A 2

Fortschritte der praktischen Dermatologie und Venerologie

Neunter Band

Vorträge der IX. Fortbildungswoche der Dermatologischen Klinik und
Poliklinik der Ludwig-Maximilians-Universität München
in Verbindung mit dem Berufsverband der Deutschen Dermatologen e.V.
vom 30. Juli bis 3. August 1979

Herausgegeben von
O. Braun-Falco und H.H. Wolff

Mit 69 Abbildungen

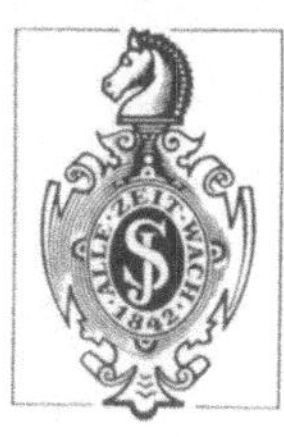

Springer-Verlag
Berlin Heidelberg New York 1979

Dr. O. Braun-Falco, o. ö. Professor für Dermatologie und Venerologie
Direktor der Dermatologischen Klinik und Poliklinik der Universität München
Frauenlobstraße 9–11, D-8000 München 2

Dr. H. H. Wolff, Professor für Dermatologie und Venerologie
Leitender Oberarzt an der Dermatologischen Klinik und Poliklinik der Universität München
Frauenlobstraße 9–11, D-8000 München 2

CIP-Kurztitelaufnahme der Deutschen Bibliothek

Fortschritte der praktischen Dermatologie und
Venerologie : Vorträge d. ... Fortbildungswoche
d. Dermatolog. Klinik u. Poliklinik d. Univ.
München in Verbindung mit d. Verb. d. Nieder-
gelassenen Dermatologen Deutschlands e.V. ...
– Berlin, Heidelberg, New York : Springer.
NE: Dermatologische und Poliklinik <München>
Bd. 9. Vorträge der 9. Fortbildungswoche ...
vom 30. Juli bis 3. August 1979. – 1979.
ISBN-13: 978-3-540-09802-7   e-ISBN-13: 978-3-642-81412-9
DOI: 10.1007/978-3-642-81412-9

Satz: Fotosatz Service Weihrauch, Würzburg

Verantwortlich für den Anzeigenteil: L. Siegel, W. Pehla, Kurfürstendamm 237, D-1000 Berlin 15
2329/3321-543210

Inhaltsverzeichnis

Diagnostik und Praxis

Mikrobiologie

Neuere Entwicklungen

Moderne Therapie

Sachverzeichnis 387

Verzeichnis der Autoren

Baer, R.L., Prof. Dr. med.
Chairman, Department of Dermatology, New York University Medical Center,
School of Medicine, 550 First Avenue, New York, N.Y. 10016, USA

Balda, B.-R., Prof. Dr. med.
Dermatologische Klinik und Poliklinik der Universität München, Frauenlobstr.
9–11, 8000 München 2

Bandmann, H.-J., Prof. Dr. med.
Chefarzt der Dermatologischen und Allergologischen Abteilung, Städtisches Krankenhaus München-Schwabing, Kölner Platz 1, 8000 München 40

Blaszczyk, M., Doz. Dr. med.
Klinika Dermatologiczna, Ul. Koszykowa 82a, Warschau, Polen

Borelli, S., Prof. Dr. med. Dr. phil.
Direktor der Dermatologischen Klinik und Poliklinik der TU München, Bieder-
steinerstr. 29, 8000 München 40

Braun-Falco, O., Prof. Dr. med.
Direktor der Dermatologischen Klinik und Poliklinik der Universität München,
Frauenlobstr. 9–11, 8000 München 2

Breit, R., Dr. med.
Oberarzt, Dermatologische und Allergologische Abteilung, Städtisches Krankenhaus München-Schwabing, Kölner Platz 1, 8000 München 40

Burg, G., Priv. Doz. Dr. med.
Dermatologische Klinik und Poliklinik der Universität München, Frauenlobstr.
9–11, 8000 München 2

Chorzelski, T., Prof. Dr. med.
Klinika Dermatologiczna, Ul. Koszykowa 82a, Warschau, Polen

Christophers, E., Prof. Dr. med.
Direktor der Abteilung Dermatologie und Venerologie im Klinikum der Universität
Kiel, Schittenhelmstr. 2, 2300 Kiel

Deinhardt, F., Prof. Dr. med.
Direktor des Max-von-Pettenkofer-Institutes für Hygiene und Medizinische Mikrobiologie der Universität München, Pettenkoferstr. 9a, 8000 München 2

Dorn, M., Dr. med.
Oberarzt, Dermatologische Klinik und Poliklinik der Universität München, Frauenlobstr. 9–11, 8000 München 2

Hellein, G., Dr. med.
Landesuntersuchungsamt für das Gesundheitswesen Südbayern, Fachbereich
Medizin, Lazarettstr. 62, 8000 München 19

Hippius, H., Prof. Dr. med.
Direktor der Psychiatrischen Klinik und Poliklinik der Universität München,
Nußbaumstr. 7, 8000 München 2

Hofmann, C., Dr. med.
Dermatologische Klinik und Poliklinik der Universität München, Frauenlobstr. 9–11,
8000 München 2

Hölzle, E., Dr. med.
Dermatologische Klinik und Poliklinik der Universität München, Frauenlobstr. 9–11,
8000 München 2

Holubar, K., Prof. Dr. med.
I. Universitäts-Hautklinik, Allgemeines Krankenhaus der Stadt Wien, Alser Str. 4,
A-1097 Wien

Hornstein, O.P., Prof. Dr. med.
Direktor der Dermatologischen Universitäts-Klinik und Poliklinik, Hartmannstr. 14,
8520 Erlangen

Illig, L., Prof. Dr. med.
Direktor des Zentrums für Dermatologie, Andrologie und Venerologie am Klinikum
der Universität Gießen, Gaffkystr. 14, 6300 Gießen

Jablonska, S., Prof. Dr. med.
Direktor der Klinika Dermatologiczna, Ul. Koszykowa 82a, Warschau, Polen

Juhlin, L., Prof. Dr. med.
Chairman, Department of Dermatology and Venerology, University Hospital,
S-750 14 Uppsala 14, Schweden

Konz, B., Priv. Doz. Dr. med.
Oberarzt, Dermatologische Klinik und Poliklinik der Universität München,
Frauenlobstr. 9–11, 8000 München 2

Korting, G.W., Prof. Dr. med.
Direktor der Hautklinik der Universität Mainz, Langenbeckstr. 1, 6500 Mainz

Kresbach, H., Prof. Dr. med.
Direktor der Universitätsklinik für Dermatologie und Venerologie, Landeskranken-
haus, A-8020 Graz

Lubach, D., Dr. med.
Oberarzt, Hautklinik Linden der Medizinischen Hochschule und der Landeshaupt-
stadt Hannover, Ricklinger Str. 5, 3000 Hannover 91

Marghescu, S., Prof. Dr. med.
Direktor der Hautklinik Linden der Medizinischen Hochschule und der Landes-
hauptstadt Hannover, Ricklinger Str. 5, 3000 Hannover 91

Meigel, W., Prof. Dr. med.
Hautklinik des Universitätskrankenhauses Eppendorf, Martinistr. 52, 2000 Hamburg 20

Meinhof, W., Prof. Dr. med.
Direktor der Abteilung Dermatologie der Medizinischen Fakultät an der Technischen Hochschule Aachen, Goethestr. 27/29, 5100 Aachen

Metz, J., Prof. Dr. med.
Dermatologische Klinik der Universität Würzburg, Josef-Schneider-Str. 2, 8700 Würzburg

Nasemann, Th., Prof. Dr. med.
Direktor der Hautklinik des Universitäts-Krankenhauses Eppendorf, Martinistr. 52, 2000 Hamburg 20

Neubert, U., Dr. med.
Dermatologische Klinik und Poliklinik der Universität München, Frauenlobstr. 9–11, 8000 München 2

Orfanos, C.E., Prof. Dr. med.
Direktor der Dermatologischen Klinik und Poliklinik, Klinikum Steglitz der Freien Universität, Hindenburgdamm 30, 1000 Berlin 65

Petzoldt, D., Prof. Dr. med.
Direktor der Universitäts-Hautklinik, Voßstraße 2, 6900 Heidelberg

Plewig, G., Prof. Dr. med.
Dermatologische Klinik und Poliklinik der Universität München, Frauenlobstr. 9–11, 8000 München 2

Pohl, J., Dr. rer. nat.
Abteilung Dermatologie und Venerologie im Klinikum der Universität Kiel, Schittenhelmstraße 2, 2300 Kiel

Röckl, H., Prof. Dr. med.
Direktor der Klinik und Poliklinik für Hautkrankheiten der Universität Würzburg, Josef-Schneider-Str. 2, 8700 Würzburg

Schill, W.-B., Priv. Doz. Dr. med.
Dermatologische Klinik und Poliklinik der Universität München, Frauenlobstr. 9–11, 8000 München 2

Schnyder, U.W., Prof. Dr. med.
Direktor der Dermatologischen Universitätsklinik, Gloriastr. 31, CH-8000 Zürich

Schöpf, E., Prof. Dr. med.
Direktor der Dermatologischen Universitätsklinik Freiburg, Hauptstr. 78, 7800 Freiburg i. Br.

Schulz, K.H., Prof. Dr. med.
Hautklinik des Universitäts-Krankenhauses Eppendorf, Martinstr. 52, 2000 Hamburg 20

Steigleder, G.K., Prof. Dr. med.
Direktor der Universitäts-Hautklinik Köln, Joseph-Stelzmann-Str. 9, 5000 Köln 41

Stüttgen, G., Prof. Dr. med.
Direktor der Hautklinik der Freien Universität im Rudolf-Virchow-Krankenhaus, Augustenburger Platz 1, 1000 Berlin 65

Thyresson, N., Prof. Dr. med.
Chairman, Department of Dermatology, Karolinska sjukhuset, S-104 01 Stockholm 60

Urbach, F., Prof. Dr. med.
Director, Center for Photobiology, Skin and Cancer Hospital, Temple University, School of Medicine, 3322 N. Broad St., Philadelphia, Pa 19140, USA

Wolff, H.H., Prof. Dr. med.
Dermatologische Klinik und Poliklinik der Universität München, Frauenlobstr. 9–11, 8000 München 2

Wolff, K., Prof. Dr. med.
Direktor der Universitätsklinik für Dermatologie und Venerologie, Anichstr. 35, A-6020 Innsbruck

Zaun, H. Prof. Dr. med.
Chefarzt der Hautklinik am Zentralkrankenhaus Reinkenheide, Postbrookstr., 2850 Bremerhaven

Vorwort

Die IX. Fortbildungswoche für Praktische Dermatologie und Venerologie der Dermatologischen Klinik und Poliklinik der Ludwig-Maximilians-Universität fand in diesem Sommer wieder im Sheraton-Hotel München statt und führte fast 800 Teilnehmer zusammen. Die Tatsache, daß wiederum so viele Kolleginnen und Kollegen aus dem In- und Ausland an dieser Tagung teilgenommen haben, zeigt nicht nur, daß viele Dermatologen im deutschen Sprachraum die Verpflichtung zu ärztlicher Fortbildung ernst nehmen, sondern auch, daß unsere Fortbildungswoche zu einer internationalen Veranstaltung für Dermatologen deutscher Sprache geworden ist. Mit besonderer Freude und Herzlichkeit haben wir Kollegen aus Amerika, Belgien, Bulgarien, der CSSR, Dänemark, Holland, Israel, Italien, Jugoslawien, Kolumbien, Luxemburg, Norwegen, Österreich, Schweden, der Schweiz, Polen, der UdSSR und Ungarn begrüßen können.

Die auf die Initiative von Alfred Marchionini und auf das Jahr 1951 zurückgehende Fortbildungswoche für Praktische Dermatologie und Venerologie unserer Klinik findet in drei- bis vierjährigen Abständen statt. Sie soll den an seiner Fortbildung interessierten Teilnehmer mit praktischen Fortschritten und großen Entwicklungstendenzen der Dermatologie und Venerologie konfrontieren. Natürlich ist es bei einer Teilnehmerzahl von über 500 Personen unmöglich, genügend zeitlichen Raum für eine seminarhafte Kongreßveranstaltung bereitzustellen. Das Rezeptive muß daher naturgemäß stärker im Vordergrund stehen. Ich bin aus diesem Grund auch froh darüber, daß die ausgewerteten Fragebögen, die 1976 anläßlich der letzten Fortbildungswoche den Tagungsteilnehmern angeboten worden sind, im Grunde aufgezeigt haben, daß man mit der jetzigen Form der Fortbildungswoche und der Art der Thematik einverstanden ist.

Das Prinzip der Strukturierung der Münchener Fortbildungswoche geht davon aus, daß eine derartige Veranstaltung auch die Beschäftigung mit der dermatologischen Erkrankung, d.h. mit dem Patienten, nicht verlieren sollte. Da andererseits bei einer Tagung dieser Größe eine Vorstellung von Patienten heutzutage praktisch nicht mehr durchzuführen und auch ärztlich nicht mehr zu verantworten ist, haben wir bereits 1973 den Versuch der Kasuistik der Patientenvorstellung in Form einer *Dia-Klinik* erstmalig in der Bundesrepublik unternommen; es ist nicht nur erfreulich, daß dieser Versuch seinerzeit ein positives Echo fand, sondern auch, daß die Dia-Klinik nunmehr bei vielen Kongressen zu einem festen Bestandteil des Tagungsprogrammes geworden ist. Nach unserem Eindruck ist ihr didaktischer Effekt wesentlich größer als der einer persönlichen Patienteninspektion im dichten Gedränge. Auch bei unserer diesjährigen Veranstaltung war die Dia-Klinik wiederum ein wesentlicher Teil des Fortbildungsangebotes und sollte von der Thematik der Kasuistik her bereits einstimmen auf die Thematik des betreffenden Tages. Ein Buch über alle vorgestellten Fälle, das diesmal je ein Leitfoto in Farbe enthält, soll dem Teilnehmer auch später noch die Möglichkeit geben, sich mit den demonstrierten Sachlagen zu beschäftigen.

Daneben wurden größere Gebiete an den jeweiligen Vormittagen durch Experten in mehreren Referaten abgehandelt. Auch an dieser Stelle soll den Vortragenden nochmals besonderer Dank dafür ausgesprochen werden, daß sie sich so bereitwillig zur Verfügung gestellt haben, das von der Tagungsleitung übertragene Thema zu übernehmen, publikatorisch zu bearbeiten und so wesentlich zum Gelingen der Fortbildungswoche beizutragen. Als wichtige Neuerung im Ablauf der diesjährigen Fortbildungswoche wurde der Zeitraum für Diskussionen deutlich vergrößert. Durch diese Änderung hatten wir mehr Zeit für Fragen und Antworten und kamen dadurch ebenso wie durch die Dia-Klinik mehr von einem ausschließlichen Vortragskongreß ab. Die Nachmittagsveranstaltungen waren mehr umschriebenen Themen gewidmet und hatten insofern mehr symposiumartigen Charakter.

Herzlicher Dank gilt an dieser Stelle auch allen ärztlichen und nichtärztlichen Mitarbeitern der Dermatologischen Universitätsklinik München, die sich freiwillig und aus bester Klinikkooperation heraus zur Verfügung gestellt haben, durch ihre zusätzliche Einsatzbereitschaft über viele Monate hin die Voraussetzung für einen guten Ablauf unserer Fortbildungswoche zu schaffen. Besonders hervorheben möchte ich in diesem Zusammenhang Herrn Professor Dr. H. H. Wolff, Leitender Oberarzt, der mir bei der Vorbereitung und Durchführung der IX. Fortbildungswoche für Praktische Dermatologie und Venerologie in den letzten zwei Jahren fortwährend mit wertvollen Anregungen und Hilfe zur Seite stand.

Dermatologische Fortbildung, und generell Fortbildung in der Medizin, besteht nicht nur in Vorträgen und in Diskussionen. Wichtig ist auch das Gespräch unter Kollegen in den Pausen, im Foyer, im Restaurant; kurz das Fachsimpeln und der Erfahrungsaustausch. Gerade hier scheint es mir außerordentlich erfreulich, daß so viele Kolleginnen und Kollegen auch aus dem Ausland zu uns gekommen sind, hat doch die Dermatologie in anderen Ländern vielfach auch andere Aspekte und andere Entwicklungstendenzen. So erhoffen wir uns gerade von diesem europäischen Austausch unter uns besonders viel für die tägliche Arbeit in Klinik und Praxis, doch auch für die Entwicklung unseres Spezialgebietes.

In diesem Sinne haben wir wie bei unseren letzten Tagungen auch in diesem Jahr wieder großen Wert auf ausreichenden Platz für die Pharmaausstellung gelegt. Hier hat der Kongreßteilnehmer nicht nur die Möglichkeit, sich über neue Entwicklungen der einzelnen pharmazeutischen Häuser in persönlichen Gesprächen zu informieren, er kann auch über Wirkungen und Nebenwirkungen von Arzneimitteln diskutieren und trägt durch seine Kommentare über persönliche Erfahrungen zur weiteren Entwicklung von pharmazeutischen Präparaten bei. Der Gedankenaustausch zwischen Dermatologen und Repräsentanten pharmazeutischer Häuser ist für beide Teile wertvoll. An dieser Stelle sei der Pharmaindustrie Dank für ihren wesentlichen fachlichen, aber auch finanziellen Beitrag zum Gelingen dieser Fortbildungswoche zum Ausdruck gebracht.

Ein besonderes Anliegen ist es mir ferner, dem Berufsverband der Deutschen Dermatologen e.V. und besonders seinem derzeitigen Präsidenten Dr. Böcker für die wertvolle Zusammenarbeit und die vielen Anregungen zu der Erarbeitung unseres Programmes zu danken. Alfred Marchionini, der Initiator dieser Tagungen, hat anläßlich der ersten derartigen Veranstaltung im Jahre 1951 in unserer Klinik geschrieben: „Einer der Wege, um die Krise der praktischen Dermatologie zu überwinden, ist, die Fachärzte in den Stand zu setzen, ihre Kranken nach den modernsten Grundsätzen unserer Disziplin zu behandeln und zu heilen. Damit erfüllen wir den Sinn unseres Berufes, und der Erfolg bleibt auch für den Arzt der beste Werber." Das Schritthalten mit den fortschreitenden wissenschaftlichen Erkenntnissen und ihren praktischen Auswirkungen ist auch heutzutage die wichtigste Forderung, welche man auch an den modernen Dermatologen, sei er in der Klinik oder in der Praxis tätig, stellen wird. Die heutige Gesellschaft fordert von ihren Ärzten beste Behandlung und sieht im Arztberuf immer mehr ein Dienstleistungsgewerbe, in dem kein Fehler passieren darf. Wenn wir Ärzte uns auch gegen diese Art der Einordnung verwahren müssen, so wird man doch zugeben können, daß man von dem heutigen Arzt eine kontinuierliche Fortbildung verlangen muß, damit er mit den Fortschritten der Medizin auf dem laufenden bleibt. Es dürfte an uns Ärzten selbst liegen, ob diese jedem Einsichtigen notwendige Fortbildung reglementiert wird oder wie bisher frei bleiben kann.

In dem vorliegenden Band wurden alle Referate und Vorträge der Fortbildungswoche mit wichtigen Literaturhinweisen zusammengestellt. So gibt diese Publikation nicht nur eine Übersicht über die Fortbildungswoche 1979, sondern kann gleichzeitig als Informationsquelle bei der täglichen praktischen Arbeit dienen.

Dem Springer-Verlag gebührt für die rasche und zeitgemäße Verwirklichung dieses Bandes besonderer Dank.

München, September 1979   Otto Braun-Falco

X

Phadebas®
IgE PRIST® RAST®

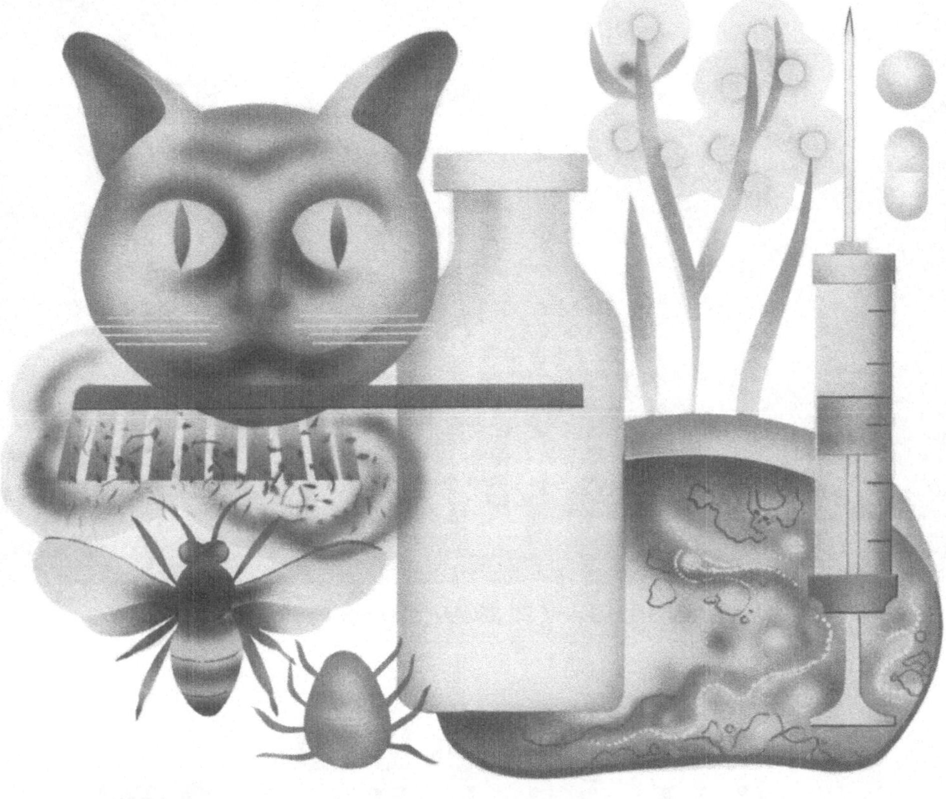

Allergiediagnostik in vitro

- stützt die Anamnese
- schont den Patienten
- sichert die Therapie

Deutsche Pharmacia GmbH
Abteilung Diagnostika
Munzinger Straße 9
7800 Freiburg 1
Telefon (0761) 41011

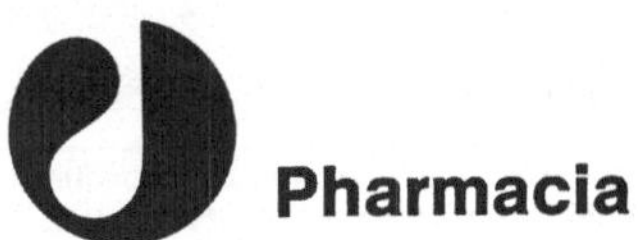

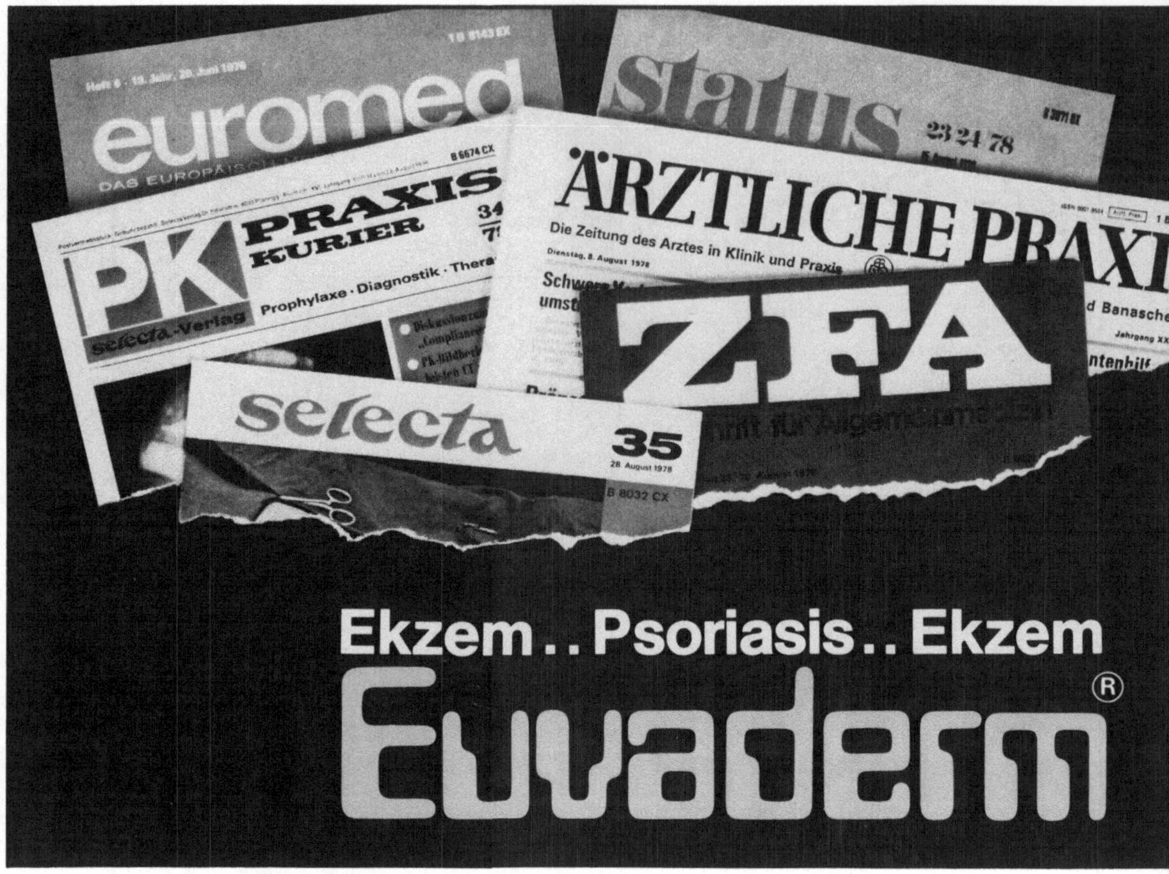

euromed
DAS EUROPÄISCH
status
23 24 78
PK PRAXIS KURIER
selecta-Verlag
Prophylaxe · Diagnostik · Thera
ÄRZTLICHE PRAXI
Die Zeitung des Arztes in Klinik und Praxis
Dienstag, 8. August 1978
d Banasche
ZFA
selecta
35
28. August 1978
B 8032 CX
Ekzem.. Psoriasis.. Ekzem
Euvaderm®

Klinische Dermatologie

Gerd Klaus Steigleder

Differentialdiagnose des allergisch bedingten Kontaktekzems

Es ist mir eine besondere Ehre, mit dem ersten Vortrag diese Fortbildungsveranstaltung zu eröffnen. Der wesentliche Grund dieses Vorzugs liegt wohl darin, daß das Ekzem Kernstück unseres Faches ist. Entsprechend wurde das Ekzem auch von einem Komitee der Amerikanischen Dermatologischen Akademie gewertet.

Einteilung

Meine Einteilung des Ekzems (Tabelle 1) ist im Vergleich zu der anderer Kollegen sehr einfach, da ich nur zwischen einem *exogen* bedingten und einem *endogen* bedingten unterscheide [14, 15]. Wenn ich an dem Ausdruck Ekzem festhalte, so deswegen, weil er selbst für den Laien ein Begriff ist und der Ersatz durch die Bezeichnung Dermatitis nur unvollständig gelingt. Eine Bezeichnung, mag sie noch so viele Schwächen philologischer oder sachlicher Art haben, ist dann ausreichend, wenn jeder weiß, was damit gemeint ist. Für diese Ansicht kann ich als Kronzeugen Horaz anführen.

Tabelle 1. Differentialdiagnose Ekzem (Dermatitis)

---

1. Exogenes Ekzem (Kontaktekzem)
   a) toxisch
   b) allergisch
2. Endogenes Ekzem
   (Atopische Dermatitis,
   Neurodermitis constitutionalis)

Exogene Ekzeme

Das exogen bedingte Ekzem wird meist als Kontaktekzem bezeichnet und zerfällt in zwei Hauptgruppen, das toxisch bedingte und das allergisch bedingte Kontaktekzem. So einfach sich diese Unterscheidung anhört, so schwierig ist sie in der Praxis, aber auch so fundamental, denn die Bewertung der Läppchenteste stellt den Dermatologen täglich vor diese Frage.

Toxisch bedingte Ekzeme

Nach der Arbeit von Foussereau und Cavelier sind 80% der Ekzeme toxisch und nur 20% allergisch bedingt [6]. Allerdings muß man dabei berücksichtigen, daß diese Autoren alle Hautreizungen, also etwa Erytheme unter dem Einfluß von Leichtbenzin, bereits als Ekzem auffassen, was in der dermatologischen Praxis wohl nicht üblich ist. Der Patient, der mit einem hautreizenden Stoff in Berührung kommt, weiß meistens, warum seine Haut gerötet, trocken und schuppig ist, und behandelt sie selbst mit einer entsprechenden Creme. Ein besonders interessantes Phänomen ist nun die Tatsache, daß *nicht alle Menschen in gleicher Weise auf eine hautreizende Substanz ansprechen* und daß die Irritation der Haut auf toxischer Basis Wegbereiter allergisch bedingter Kontaktekzeme sein kann [5, 6]. Der wesentliche Unterschied zwischen toxischen und allergischen Reaktionen wird nun darin gesehen, daß bei einer toxischen Einwirkung nahezu alle betroffenen Personen Hautveränderungen zeigen, bei Allergien jedoch nur wenige, eben die sensibilisierten, betroffen sind. Leider ist die Situation wesentlich komplizierter. Auch toxische Substanzen rufen nur bei einem Teil der Betroffenen Ekzeme hervor, abhängig von der Intensität der toxischen Wirkung. Ein oft vergessenes Phänomen ist das der Adaptation der Haut, oder anders ausgedrückt, der Gewöhnung. Es gibt Substanzen, die beim ersten Umgang reizen, dann aber aufgrund der Schwielenbildung von dem betreffenden Individuum toleriert werden. Grundsätzlich stehen sich zwei Auffassungen gegenüber; die einen Autoren glauben, daß man aufgrund einer Testreihe mit toxischen Substanzen gewissermaßen die Empfindlichkeit des Individuums bestimmen und damit Berufsdermatosen oder die Ungeeignetheit eines Individuums für einen bestimmten Beruf voraussagen könne, andere dagegen sehen individuelle Unterschiede bei jeder einzelnen der geprüften toxischen Substanzen. Auch der Alkalineutralisationstest und der Alkaliresistenztest haben in dieser Sicht nur eine bedingte Aussagekraft. Läppchenteste mit obligat hautreizenden Substanzen, etwa Detergentien, Zahnpasten, Terpentin, Formaldehyd, sind deshalb schwer zu bewerten:

Die unterschiedliche Empfindlichkeit ein- und desselben Individuums gegenüber toxischen Substanzen kann leicht zu Irrtümern bei der Epikutantestung führen. Testet man etwa Detergentien oder Vollwaschmittel in einer Konzentration, die üblicherweise nicht hautreizend ist und stellt bei Testen mit verschiedenen Waschmitteln etwa bei einem nur eine Rötung der Haut fest, so bedeutet dieser Befund nicht notwendig eine Allergie. Er zeigt lediglich, daß bei diesem Patienten die bestimmte Substanz stärker hautreizend ist als bei anderen. Man wird diesen Befund *nicht* in den Allergiepaß eintragen, aber dem Patienten raten, die betreffenden Stoffe zu meiden.

Auch Kosmetika können toxische Wirkungen auf die Haut ausüben, die leicht mit allergischen verwechselt werden. Es sei darauf hingewiesen, daß manche Autoren das toxisch bedingte Kontaktekzem grundsätzlich als Dermatitis bezeichnen und von dem allergisch bedingten Kontaktekzem unterscheiden. Rein feingeweblich gibt es beim toxisch bedingten Kontaktekzem eine große Zahl von Variationen, so daß die Beurteilung histologisch nicht immer leicht ist.

Allergisch bedingte Kontaktekzeme

Das allergisch bedingte Kontaktekzem wird zur Gruppe der Allergien vom Spättyp oder der zellulär vermittelten Immunreaktionen gerechnet; man nimmt an, daß T-Lymphozyten die hervorragende Rolle spielen. Neue Untersuchungen zeigen aber, daß es in dieser Gruppe wesentliche Unterschiede gibt, so daß etwa eine Tuberkulin-Reaktion keineswegs pathogenetisch mit dem allergisch bedingten Kontaktekzem gleichzusetzen ist [10, 12]. Seit den Untersuchungen von Dvorak weiß man, daß basophile Leukozyten bei dem allergisch bedingten Kontaktekzem eine wesentliche Rolle spielen und daß die wahrscheinlich durch Lymphokinine herbeigelockten anderen Leukozyten für das Zustandekommen des allergisch bedingten Kontaktekzems im Gegensatz zur Tuberkulinreaktion nicht essentiell sind [10]. Man weiß auch, daß Haptene, also sehr einfache chemische Substanzen, Kontaktekzeme hervorrufen können, weiß aber nicht, wie diese Haptene wirken. Nach der alten Auffassung verbanden sich die Haptene mit Eiweißen der Haut und wurden zu Vollantigenen. Jetzt nimmt man an, daß die Langerhanszellen, Makrophagen oder auch Lymphozyten eine vermittelnde Rolle spielen, und daß erst dort möglicherweise die Bindung zum Vollantigen erfolgt. Die schweren Formen des Kontaktekzems mit Nässen und sogar Blasenbildung sind nach meinem Eindruck an unserem Patientengut in Köln im Gegensatz zu früheren Jahrzehnten zurückgegangen. Bei allergisch bedingten Vorgängen ist die Suche nach dem Allergen vordringlich. Diese erfolgt nicht durch die Auflage einer Batterie von Läppchentesten, sondern durch eine eingehende Anamnese. Nach Ansicht aller Experten ist die Anamnese neben der gründlichen klinischen Untersuchung der wichtigste Hinweis auf das Allergen. Erst der zweite Schritt ist, wie dies Ruppert und Wettengl bei der Hausstaub- und Hausstaubmilben-Allergie gesagt haben, eine *in ihrem Umfang der Anamnese angepaßte Allergen-Hauttestung* [11]. Einen wichtigen Hinweis gibt beim allergisch ebenso wie beim toxisch bedingten Kontaktekzem die Lokalisation des Ekzems, worauf ich hier nicht weiter einzugehen brauche. Im Gegensatz zum toxisch bedingten Kontaktekzem neigt das allergisch bedingte zu Streureaktionen über das gesamte Integument. Eine Sonderform des allergisch bedingten Kontaktekzems ist das hämatogen ausgelöste Kontaktekzem, wenn nämlich das Allergen innerlich aufgenommen wird und in genügend hoher Konzentration an die Haut gelangt [5, 15]. Im englisch-amerikanischen Schrifttum wird dieses Aufflammen als „flare-up" oder auch neuerdings als „Jones-Mote-Reaktion" bezeichnet; der letzte Ausdruck kommt aus der Transplantationsimmunologie. Es ist bekannt, daß bei interner Aufnahme bestimmter Allergene oder auch bei Auftragen dieser Allergene auf eine andere Hautstelle alte Ekzemstellen oder Teststellen aufflammen können. Es ist aber falsch, aus diesem Phänomen zu schließen, daß etwa ein einmal Sensibilisierter durch neue Allergene leichter sensibilisiert werde als ein Normaler. Dieser Tatbestand darf aber nicht mit der Beobachtung verwechselt werden, daß die Haut eines Ekzemkranken im akuten Stadium besonders empfindlich ist und nunmehr *polyvalent* auf zahlreiche aufgelegte Stoffe mit positiven Testreaktionen reagiert. Es ist deshalb falsch, Läppchenteste aufzulegen, solange der Patient sich noch in einem akuten Ekzemstadium befindet.

Mit dem Vorkommen von Nickel in Nahrungsmitteln ist zu rechnen [2, 9]. Als Sicherheitsgrenze gelten 0,06 mg pro kg, bei einer höheren Dosis kann ein allergisch bedingtes Kontaktekzem an der Haut wieder ausgelöst werden. Interessanterweise ist der Nickelgehalt in Büchsennahrung höher und wird auch gesteigert durch die Aufbereitung der Nahrung in Töpfen oder Pfannen aus farblosem Stahl, da besonders Säuren in den Nahrungsmitteln (Oxalsäure, Zitronensäure, Äpfelsäure) Nickel aus dem farblosen Stahl herauslösen [2]. Auch bei innerer Zufuhr von Chromaten ist mit einem Aufflammen der Ekzeme zu rechnen.

In der Differentialdiagnose des Kontaktekzems müssen das toxisch bedingte und das allergisch bedingte *Photoekzem* erwähnt werden. Die Ursache sind Substanzen, meist Medikamente, die den Patienten photosensibilisieren [5, 16]. Daneben gibt es das photosensitive Ekzem und das aktinische Retikuloid, bei denen keine phototoxische Substanz und kein Allergen als auslösend gefunden werden [8]. Differentialdiagnostisch sind bei solchen Veränderungen die verschiedenen Formen der Porphyrien zu erwägen.

Dyshidrotisches Ekzem

Einer besonderen Erwähnung bedarf noch das dyshidrotische Ekzem (Tabelle 2). Gewöhnlich ist es ausgezeichnet durch spongiotische Bläschen in der mittleren Epidermis, die mit den Schweißdrüsenausführungsgängen in Zusammenhang stehen können; ob als Ursache oder Folge, bleibt offen.

Es kann sich bei dem dyshidrotischen Ekzem um ein einfaches toxisch oder allergisch bedingtes Kontaktekzem handeln, wobei nickelbedingte Handekzeme sich auch in der Handfläche äußern (s. oben). Die Zahl der möglichen Kontaktallergene ist besonders an den Händen sehr groß und schließt auch Nahrungsmittel, Gewürze und Gewächse in Haus und Garten ein. Das Auftreten dyshidrotischer Veränderungen als Streuherde bei interner Aufnahme von Allergenen ist bekannt, sei es in Form eines hämatogen bedingten Kontaktekzems oder eines Arzneiexanthems. Mykide äußern sich mit Bläschen an

Tabelle 2. Differentialdiagnose dyshidrotisches Ekzem

1. Kontaktekzem
   (Ni, Streuung)
2. Arzneiexanthem
3. Mykid (Primärherd Füße!)
4. Ursache unklar (Schweißverhaltung ???)

Ausschluß: Pustulosis palmaris et plantaris,
           Dermatitis plantaris sicca [8, 15]

Handtellern und Fußsohlen, in diesem Falle ist aber ein symmetrisches Auftreten in Zusammenhang mit einem Pilzbefall, meist der Füße, zu fordern. Pilze können sich ohne klinische Symptome in der Hornschicht der Fußsohlen verbreiten, möglicherweise kommt es bei derartigen, dem Patienten unbekannten Veränderungen unter Feuchtigkeit und Wärme zu Streuherden. Es bleiben aber noch Beispiele von dyshidrotischem Ekzem, bei denen die Ursache nicht klar ist. Die übersteigerte Form des dyshidrotischen Ekzems mit Blasenbildung ist der (Cheiro-)Pompholyx. Offenbar ist auch die Pustulosis palmaris et plantaris mit der Dyshidrosis verwechselt worden.

Windelekzem

Die Windelekzeme bei Kindern weisen auf eine besondere Hautempfindlichkeit (endogenes Ekzem) hin, dem Freiwerden von Ammoniak wird nicht mehr die große Bedeutung wie früher beigemessen. Teils stellen die Windelekzeme ein Teilsymptom des endogenen Ekzems dar, teils gehören sie zum psoriasiformen Windelekzem (Dermatitis seborrhoides oder psorioides) und sind dann oft durch Hefemykosen kompliziert. Die prospektive Bedeutung dieser letzten Form ist nicht klar, es ist nicht erwiesen, daß sie Auftakt einer Psoriasis ist.

Analekzem

Das Analekzem (Tabelle 3) hat die gleichen Ursachen wie andere Ekzeme, manchmal sind diese jedoch nicht so offensichtlich. Toxisch und allergisch bedingte Kontaktekzeme können durch die Körperpflege, Kleidungsstücke, mit dem Stuhl ausgeschiedene

Tabelle 3. Differentialdiagnose Analekzem

1. Kontaktekzem
toxisch
allergisch   Stuhl
                  Arzneien
                  Körperpflege
2. Analpruritus
3. Mykosen (Hefen)
4. Arzneiexanthem
5. Psoriasis, incl. seborrhoisches Ekzem
6. Lichen Vidal
7. Syphilis
8. Parasitäre Erkrankungen

hautreizende Substanzen (Abführmittel) und durch örtlich angewandte Arzneien ausgelöst werden [15]. Das Analekzem kann klinisch kaum sichtbar sein (subklinisches Analekzem). Zuweilen irritieren Medikamente, die auf der übrigen Haut vertragen werden, und unterhalten den Juckreiz. Differentialdiagnostisch ist ein Analpruritus auszuschließen, ein sehr komplexes Krankheitsbild mit Analekzem als Therapiefolge.

Mykosen, meist Hefemykosen, finden sich in der Rima ani. Die Erreger können mit Stuhl- oder Vaginalsekret auf die Haut gelangen. Fixe Arzneiexantheme äußern sich im Analbereich, und die Psoriasis ist als Folge eines isomorphen Reizeffektes (Stuhl, Hefen) häufig perianal lokalisiert. Solche Herde sind offenbar früher auch als seborrhoisches Ekzem bezeichnet worden, zumal, wenn die psoriatischen Veränderungen am übrigen Integument nicht ausgesprochen waren. Der Lichen Vidal (umschriebene Neurodermitis) ist auch perianal zu finden und an seiner Lichenifikation zu erkennen. Breite, nässende syphilitische Papeln werden manchmal als nässendes Analekzem verkannt. Parasitäre Erkrankungen sind auszuschließen, im besonderen Hautreizungen und Kratzeffekte als Folge von Oxyurenbefall. Ein eindrucksvoller Fall von Amöbiasis wurde kürzlich im „Hautarzt" beschrieben [7]. Erkrankungen mit Abszeß- und Fistelbildungen im Analbereich (Dermatitis perianalis fistulosa, Acne conglobata, Lymphogranuloma inguinale etc.) dürften ebenso wenig wie die Analfistel als Analekzem zu verkennen sein, das letzte kann sich aber als Folge (Therapie!) auf toxischer und allergischer Basis einstellen.

Nummuläres Ekzem

Das nummuläre Ekzem, das mikrobielle Ekzem, die Unterschenkelekzeme und die Handekzeme betrachten wir nicht als Sonderformen des Ekzems, sondern ordnen sie in die angegebenen Ekzemformen ein. Unterschenkelekzeme sind besonders häufig auf Allergien gegenüber Therapeutika zurückzuführen, wie die Untersuchungen zahlreicher Autoren ergeben haben [16]. Das nummuläre Ekzem ist bei älteren Menschen oft ein Austrocknungsekzem, also ebenso wie das Eczéma craquelé eine Variante des toxischen Ekzems. Eine andere Ursache des nummulären Ekzems ist eine ekzematöse Reaktion als Ausdruck eines Arzneiexanthems, wobei dieses Phänomen dann in die Gruppe des hämatogen bedingten Kontaktekzems fiele (s. oben).

Endogenes Ekzem

Das endogene Ekzem (konstitutionelle Neurodermitis, atopische Dermatitis) ist einem anderen Reaktionstyp zuzuschreiben. Wir halten den Ausdruck endogenes Ekzem für günstig, weil diese Ekzemform den vorwiegend exogen bedingten Ekzemen gegenübersteht und der Name impliziert, daß Kontaktallergene beim endogenen Ekzem relativ selten gefunden werden. Die Neurodermitis ist zwar für den Dermatologen ein Begriff, könnte aber bei den neuen Strömungen in der und gegen die Medizin mißverstanden werden, die im Gegensatz zum Somatischen das Psychische ganz in den Vordergrund stellen. Die Bezeichnung Atopie wurde 1923 von Coca und Cooke eingeführt für Phänomene, die bereits seit langem bekannt waren [1]. Neuerdings aber wird diese Auffassung wieder in Frage gestellt: Atopiker werden oft nur gegen bestimmte Allergene überempfindlich und bleiben es, selbst wenn das Allergen in der Umwelt nicht mehr vorhanden ist [12, S. 779]. Andererseits aber werden sie bei Exposition gegen starke Allergene in der neuen Umgebung keineswegs immer sensibilisiert. Die anlagemäßige Prädisposition, ganz allgemein gegen Allergene überempfindlich zu werden, ist also offenbar nicht gegeben [12, S. 779].

Schon die Anamnese trennt das endogene Ekzem differentialdiagnostisch von den übrigen Ekzemformen. In der Familie findet man bekanntlich entsprechende Ekzeme, weiterhin eine Rhinitis allergica und allergisch bedingtes Asthma. Die Verteilung der Hauteffloreszenzen ist charakteristisch, die Primäreffloreszenzen sind im Gegensatz zum Ekzem nicht Bläschen, sondern hautfarbene, rötliche oder bräunliche Papeln. Randformen des endogenen Ekzems, wie etwa eine Cheilitis oder eine Perlèche, kann man mißdeuten. Der weiße Dermographismus und die Abblassung unter Cholinergica sind wahrscheinlich nicht spezifisch für dieses Krankheitsbild. Chronische Handekzeme werden dem endogenen Ekzem zugeschrieben, und in der Tat sieht man bei Patienten, die in ihrer Kindheit ein endogenes Ekzem durchgemacht haben, später nicht selten Handekzeme, wenn etwa bei Frauen die Hände nach der Geburt von Kindern besonders belastet sind. *Daneben findet man aber auch häufig Frauen mit Handekzemen, bei denen sich weder eine entsprechende Anamnese noch ein entsprechendes Allergen anamnestisch oder im Läppchentest eruieren läßt.* Ekzeme der Fußsohlen bei Kindern (*Dermatitis plantaris sicca*, Synonyme: Reccurrent Juvenile Eczema, atopische Winterfüße bei Kindern, peridigitale Dermatitis), die man dem endogenen Ekzem zugeschrieben hat, erweisen sich wahrscheinlich als ekzematöse Veränderungen verbunden mit Schweißverhaltungen, bedingt durch Gummisohlen [13]. Eine große Rolle wurde dem erhöhten IgE-Spiegel im Blutserum und im Gewebe bei Patienten mit endogenem Ekzem zugeschrieben, doch wird die ursächliche Bedeutung heute bestritten [1, 4]. Bei Ausbruch des endogenen Ekzems bei Kindern ist der IgE-Spiegel normal [4]. Abnormalitäten der Leukozytenfunktionen sind beim endogenen Ekzem nachgewiesen, so ist die Bereitschaft zur Lymphozytentransformation bei diesen Patienten herabgesetzt, auch finden sich Defekte der Chemotaxis von Neutrophilen und Monozyten, und die T-Zellen formen seltener Rosetten als bei Normalen; doch sind diese Phänomene nicht Ursache des endogenen Ekzems, sondern Folge [1, 3, 4]. Die immunologischen Defekte führen dazu, daß diese Patienten besonders empfindlich sind gegenüber Virusinfektionen, wie Herpes, Pockenimpfvirus und jeder Art von Warzen. Über 90% dieser Patienten weisen auf ihrer Haut eine pathogene Form von Staphylococcus aureus auf, besonders einige Patienten neigen zu starken eitrigen pustulösen Infektionen (Hiob(Job)-Syndrom). Auffallend ist das plötzliche Aufflammen des endogenen Ekzems im Gesicht, vor allem im Bereich der Augenlider, was auf volatile Stoffe (Schuppen, Pollen, ätherische Öle) hinweist.

Seborrhoisches Ekzem

Abschließend erwarten Sie sicher noch einige Worte über das seborrhoische Ekzem. Ich bin der Ansicht, daß eine große Zahl der früher als seborrhoisches Ekzem diagnostizierten Veränderungen anderen Hautveränderungen zuzuordnen ist; ich bezeichne als seborrhoisches Ekzem passagere und wenig ausgesprochene Formen der Psoriasis in den seborrhoischen Lokalisationen, da dem Patienten die Diagnose „Psoriasis" nachteilig werden könnte. Ich habe gesehen, daß Patienten mit „seborrhoischem Ekzem" entweder psoriatische Stigmata hatten oder diese später entwickelten. Es bleibt nur ein geringer Prozentsatz von Patienten übrig, meist mit Schuppung auf dem Sternum oder Rötung und Schuppung im Bereich des Nasolabialbereiches, die sich zur Zeit der Konsultation nicht befriedigend einordnen lassen. Auch hier darf man sich mit der Diagnose seborrhoisches Ekzem nicht begnügen, sondern muß zumindest versuchen, diese Hautveränderungen einer anderen Diagnose zuzuordnen; bei Schuppung im Bereich des Sternums muß im besonderen an eine Mykose oder eine verwandte Erkrankung gedacht werden [15].

Schluß

Nur wenige Gesichtspunkte zur Differentialdiagnose des Ekzems konnten angeführt werden. Ich darf zu meinem Ausgang zurückkehren. Die Differentialdiagnose des Ekzems ist für den Dermatologen von fundamentaler Wichtigkeit. *Erst wenn der Verdacht auf ein allergisch bedingtes Kontaktekzem begründet und die in Frage kommenden Allergene eingeengt sind, darf gezielt getestet werden.* Die Testung steht am Ende, nicht am Anfang der Differentialdiagnose.

6

Zusammenfassung

Es muß versucht werden, jedes Ekzem entweder dem toxisch bedingten Kontaktekzem, dem allergisch bedingten Kontaktekzem oder dem endogenen Ekzem zuzuordnen. Alle anderen Ekzemformen sind u.E. nur Varianten der vorgenannten Ekzemformen. Auch das seborrhoische Ekzem läßt sich in den meisten Fällen entweder als eine der drei Ekzemformen (Tabelle 1) deuten oder aber stellt eine ungewöhnliche Verlaufsform der Psoriasis oder einer anderen Dermatose dar.

Literatur

1. Austen, K.F..: The atopic diseases. In: Samter, M., Immunological diseases, 3rd ed., Vol II, pp. 779–803. New York: Little, Brown and Co. 1978
2. Brun, R.: Nickel in food: The role of stainless-steel utensils. Contact Dermatitis *5*, 43–45 (1979)
3. Byrom, N.A., Timlin, D.M.: Immune status in atopic eczema: a survey. Br. J. Dermatol. *100*, 491–498 (1979)
4. Dobson, R.L.: What's new in atopic dermatitis. Gastvortrag 59. Jahresstreffen der Br. Assoc. of Dermatologists, London, 6. 7. 1979
5. Fisher, A.A.: Contact dermatitis 2nd ed. Philadelphia: Lea & Febiger 1975
6. Foussereau, J., Cavelier, G.: Toxische Dermatitis und Pseudo-Kontaktallergie. Dermatosen in Beruf und Umwelt *26*, 156–161 (1978)
7. Fritsch, P.O., Danner, M., Kraus, H.: Kutane Amöbiasis. Hautarzt *30*, 89-99 (1979)
8. Hawk, J.L.M., Magnus, J.A.: Chronic actinic dermatitis, an idiopathic photosensitivity syndrome including actinic reticuloid and photosensitive eczema. Br. J. Dermatol. *109*, 24 (1979)
9. Menne, T., Solgaard, P.: Temperature-dependent nickel release from nickel alloys. Contact Dermatitis *5*, 82–84 (1979)
10. Polak, L.: Recent trends in the immunology of contact sensitivity, I und II. Contact Dermatitis *4*, 249–256, 256–263 (1978)
11. Ruppert, V., Wettengl, U.: Praxiserfahrung mit dem RAST bei Hausstaub- und Hausstaubmilbenallergien. Z. Hautkr. *54*, 144–146 (1979)
12. Samter, M.: Immunological diseases. 3rd ed., Vol II. New York: Little, Brown and Co. 1978
13. Shrank, A.B.: The aetiology of juvenile plantar dermatosis. Br. J. Dermatol. *100*, 641–655 (1979)
14. Steigleder, G.K.: Differentialdiagnose des allergisch bedingten Kontaktekzems. Hautarzt *26*, 62–64 (1975)
15. Steigleder, G.K.: Therapie der Hautkrankheiten mit Hinweisen zur Differentialdiagnose. Stuttgart: Thieme 1977
16. Steigleder, G.K., Gottmann-Lückerrath, I.: Arzneibedingte Ekzeme. Z. Hautkr. *49*, 445–452 (1979)

Hans Kresbach

Knotige Unterschenkeldermatosen

Unter „knotigen Unterschenkeldermatosen" möchten wir in notwendiger Beschränkung einige mehr oder weniger gut charakterisierte Krankheitszustände verstehen, die vorzugsweise in der tiefen Kutis und in der Subkutis der Unterschenkel lokalisiert sind und sich klinisch als knotige oder plattenartige Läsionen eher derber Konsistenz mit unterschiedlicher Schmerzhaftigkeit und teils fehlender, teils fakultativer Exulzeration äußern. Neben dem Biotop „Unterschenkelregion" mit seinen besonderen anatomischen und funktionellen Gegebenheiten spielen fallweise besondere Dispositionsfaktoren eine Rolle.

Nicht berücksichtigt werden in diesem Zusammenhang u.a. Knotenprozesse mit bestimmter definierter Spezifität wie z.B. syphilitische Gummen, Pilzkrankheiten, das Erythema nodosum leprosum, die knotige und subkutane Sarkoidose, Tumoren, Halogenoderme, ferner aber auch nicht rheumatische Hautmanifestationen oder das kutane und subkutane Granuloma anulare, die Necrobiosis lipoidica mit Varianten, das prätibiale Myxödem, die Pernionen und schließlich auch nicht nodöse Erytheme im Rahmen primär generalisierter Eruptionen wie z.B. bei Arzneiexanthemen, bei der Subsepsis allergica Wissler-Fanconi, bei der akuten febrilen neutrophilen Dermatose (Sweet-Syndrom) oder auch bei der „Grande aphthose".

Beim Versuch einer Orientierung möchten wir zunächst auf die *Subkutis als Krankheitssitz* zurückkommen. Das subkutane Fettgewebe oder der Panniculus adiposus besteht der Hauptsache nach aus Fettzell-Läppchen, bindegewebigen Septen und Gefäßen (in beiden). Für das Verständnis der Krankheiten des subkutanen Fettgewebes ist die Kenntnis der *allgemeinen Pathologie des „Fettorgans"* unerläßlich (Ehlers; Cairns; Nürnberger). Wir können hier nur stichwortartig einige Gesichtspunkte herausstellen: Fettzellen reagieren auf pathogene Stimuli jeglicher Art, auf Ischämie und benachbarte entzündliche Prozesse sehr empfindlich und monoton mit Nekrobiose oder Nekrose. Als deren Ergebnis resultiert ein sog. lipophages Granulom oder Lipogranulom. Ein lipophages Granulom kann ein tuberkuloides Granulom imitieren. Andererseits kann ein tuberkuloides oder sarkoides Granulom über eine Fettzellschädigung wieder ein lipophages Granulom induzieren. Fettzellnekrosen können mit fibrotischer Knotenbildung abheilen. Von besonderer Bedeutung sind bestimmte „Kettenreaktionen" in der Subkutis, die u.a. zur zentrifugalen Ausbreitung einer Läsion (Wechselwirkung Nekrose: Entzündung) oder zur Selbstunterhaltung einer Nekrose (Wirkung lysosomaler Enzyme aus chemotaktisch angezogenen neutrophilen Leukozyten) beitragen. Intraläsionale Mikrofremdkörperreaktionen durch freigesetzte und aufgespaltene Lipide kommen fallweise hinzu. Die Fettläppchen sind sehr gut vaskularisiert. Arterielle Störungen (Endarterien!) bewirken eine lobuläre Pannikulitis, venöse manifestieren sich vorwiegend in den Septen bzw. in der angrenzenden Läppchenperipherie (septale Pannikulitis) (Ackerman; Nürnberger). Vaskulitis und Entzündung können Primärereignisse oder Nekrosefolgen sein. Dieses hier kurz skizzierte, morphologisch und biochemisch geprägte *„allgemeine und stereotype Reaktions- und Reparationssyndrom der Subkutis"* macht die histopathologische Diagnose der entsprechenden Krankheiten so schwierig, weil einerseits verschiedene Ursachen zu gleichen Bildern und andererseits gleiche Ursachen zu phasenhaft und örtlich verschiedenen Reaktionsmustern führen können. Histologisch handelt es sich zusammengefaßt um ein Neben- und Nacheinander von Vaskulitis und/oder sekundärer Gefäßbeteiligung, unspezifischer Entzündung,

Wucheratrophie des Fettgewebes, tuberkuloiden und sarkoiden Granulomen, Nekrosen verschiedener Art und Fibrose. Was der histologische Untersucher infolge zu später oder inadäquater Biopsie meist zu sehen bekommt, sind Sekundär- und Tertiärphänomene.

Tabelle 1. Knotige Unterschenkeldermatosen, Einteilung

Septale Pannikulitis
ohne (maßgebliche) Vaskulitis
= Erythema nodosum

Lobuläre Pannikulitis
mit Vaskulitis
= Erythema indurativum – Vasculitis nodularis

ohne (maßgebliche) Vaskulitis
= Pfeifer-Weber-Christian-Syndrom

Weil die pannikulitische Reaktionsform u.E. im Mittelpunkt steht, möchten wir die Krankheitsbilder unter diesem Gesichtspunkt einteilen (Tabelle 1). Eine Gegenüberstellung von Klinik und Nosologie ergibt folgende Übersicht (Tabelle 2a, b). Wir haben also von der *Erythema nodosum-Gruppe*, dem *Erythema induratum-Vasculitis nodularis-Komplex* und von dem *Syndrom der spontanen oder primären Pannikulitiden* zu sprechen.

Tabelle 2a. Knotige Unterschenkeldermatosen, Klinik

---

1. Akute erythemato-nodöse Pannikulitis

2. Subakute und chronische rezidivierende nodös-indurative
Pannikulitis mit fakultativer Exulzeration (vorwiegend regionär)

3. Rekurrierende nodöse Pannikulitis mit fakultativer Liquefaktion
bzw. Suppuration und sekundärer Exulzeration (vorwiegend disseminiert)

Tabelle 2b. Knotige Unterschenkeldermatosen, Nosologie

---

1. Erythema nodosum (typicum, migrans; chronicum)

2. Erythema induratum – Vasculitis nodularis–Komplex

3. a) Pfeifer-Weber-Christian-Syndrom
   b) Pankreopathische und enzymatische Pannikulitiden

Erythema nodosum-Gruppe

Auf die *klassische akut-episodische Erscheinungsform*, mitunter mit den klinischen Attributen einer „Infektionskrankheit", braucht hier wohl nicht im einzelnen eingegangen zu werden (Greither; Schuppli; Ryan u. Wilkinson). Von 52 eigenen Fällen der letzten Jahre waren 90% Frauen mit einem Durchschnittsalter von 38 ± 17 Jahren. Auffallend erscheint uns die gegenwärtige Seltenheit bei Jugendlichen und Kindern. Mag sein, daß dies mit der Rarität tuberkulöser Erstinfektionen in diesen Altersgruppen zusammenhängt und auch damit, daß rheumatische Affektionen diesbezüglich doch keinen

10

„Ersatz" darstellen. Die überwiegend multiplen, meist intensiv geröteten erbs- bis mandarinengroßen Knoten bzw. kleinmünz- bis handtellergroßen plattenartigen Infiltrate sind bekanntlich sehr schmerzhaft, bevorzugen eindeutig symmetrisch die Unterschenkelstreckseiten, traten aber bei 48% unserer Fälle auch außerhalb der Unterschenkel auf. Geschwürige „Aufbrüche" kommen nicht vor. Die Blutsenkung ist praktisch stets extrem beschleunigt. 75% unserer Fälle waren Tuberkulin-negativ und zeigten auch anamnestisch und klinisch keine Beziehung zur Tuberkulose. Nur bei knapp 4% fanden wir alte inaktive tuberkulöse Lungenherde. Immerhin fast 12% zeigten Hiluslymphknoten-Vergrößerungen, die sich jedoch nur bei einem Drittel dieser Fälle lymphknotenhistologisch als frühe Sarkoidose verifizieren ließen. Wir glauben, daß das Löfgren-Syndrom nosologisch nicht in jedem Fall der Sarkoidose zuzuordnen ist. Hohe Antistreptolysintiter, negative Rheumaserologie, zahlreiche „Fokalinfekte" bzw. akute Racheninfekte runden das Bild des typischen Erythema nodosum zu einer nach wie vor charakteristischen *klinischen Entität* ab, zu deren Diagnose eine histologische Untersuchung kaum je gemacht wird und offensichtlich auch nicht unbedingt nötig ist. *Ätiopathogenetisch* stehen noch immer einerseits die Mieschersche Konzeption einer Krankheit sui generis mit der Aktivierung eines unbekannten Agens durch verschiedene Realisationsfaktoren und andererseits die Hypothese einer polyätiologischen Reaktionsform mit einheitlicher Pathogenese zur Diskussion. Bezüglich letzterer erscheint die Annahme einer immunologischen Spätreaktion derzeit wohl am wahrscheinlichsten (Frank). Als „austauschbare" Auslöserfaktoren kommen bekanntlich zahlreich bakterielle, virale und mykotische Affektionen, daneben aber auch Systemkrankheiten in Betracht. Yersinia enterocolitica-Infektionen spielen bei uns bis jetzt – im Gegensatz zu anderen Regionen (Seebacher et al.) – offensichtlich keine Rolle. Die wichtigsten „Triggerfaktoren" sind derzeit u.E. Streptokokkeninfekte, wahrscheinlich gefolgt von Medikamenten. Die Provozierbarkeit durch Medikamente ist seit den Cibazol–Exanthemen von Miescher ja bekannt. Hinzuweisen ist derzeit auf das Auftreten nach Kontrazeptiva (Äthinylöstradiol), womit eine hormonelle Reaktivität impliziert wird, die angesichts der Gynäkotropie des Leidens und seines möglichen Auftretens auch in der ersten Hälfte einer Gravidität besonderes Interesse beansprucht. Außer den vorhin erwähnten Untersuchungen (einschließlich Blutbild) halten wir eine Hautbiopsie, Rachenabstriche, spezielle bakteriologische und virologische Untersuchungen sowie fallweise eine Lymphknotenbiopsie und eine Sternalpunktion für angebracht.

Unter den *klinischen Atypien* stellt die *kleinknotig-disseminierte Form* lediglich eine Variante des akut-episodischen typischen Erythema nodosum dar. Beim seit Pick bekannten *Erythema nodosum chronicum* handelt es sich um das Persistieren der klassischen Erscheinungsform bzw. um primär chronische Knotenbildungen über Monate und Jahre. Hier ergeben sich auch histologisch mitunter Abgrenzungsschwierigkeiten zur Vasculitis nodularis, obwohl die Histologie des Erythema nodosum ein breites Spektrum von akuten und chronischen Veränderungen umfaßt. Das von Bäfverstedt herausgestellte *Erythema nodosum migrans*, klinisch durch das oft einseitige, monatelang rezidivierende Auftreten erysipelähnlicher Plattenherde mit schließlicher Ringform nach Art eines Erythema nodosum anulare in Gelenksnähe gekennzeichnet, läßt sich histologisch nach Ansicht vieler Autoren (Röckl u. Metz; Winkelmann u. Förström) durchaus als Erythema nodosum identifizieren. Wahrscheinlich ist diese Form mit der „Panniculitis subacuta nodularis migrans" von Vilanova u. Aguadé identisch, obwohl es diesbezüglich auch andere Auffassungen gibt (Niemi et al.; Schnyder).

Histologisch ist das Erythema nodosum der Prototyp einer septalen und paraseptalen Pannikulitis ohne maßgebliche Vaskulitis (Röckl u. Metz; Ackerman). Frühe Phasen zeigen Ödem, gelegentlich Hämorrhagie, Leukozyten, Lymphozyten, Histiozyten, Eosinophile, geringfügige Fettzellnekrose sowie – offensichtlich doch nicht konstant – die sog. Miescherschen Radiärknötchen aus länglichen Histiozyten. Letztere werden heute mitunter als abortive Palisadengranulome angesehen. Wahrscheinlich entwickeln sich aus ihnen die zahlreichen pathognomonischen bizarren vielkernigen und vielgestaltigen histiozytären Riesenzellen, die einen wesentlichen Bestandteil der gelegentlich auch tuberkuloiden Granulome der späteren Phasen ausmachen, zu denen auch Fibrosen zwischen Septen und Fettläppchen und wenige Schaumzellen gehören. Die Variationsbreite erstreckt sich also von fokalen akuten leukozytären Pannikulitiden bis zu chronisch-granulomatösen Veränderungen. Phasenhaft besteht damit durchaus Ähnlichkeit mit anderen Knotenprozessen, womit die Wichtigkeit klinisch-pathologischer Korrelationen nachdrücklich unterstrichen wird (Förström u. Winkelmann). Die histologischen Veränderungen sind fallweise keineswegs sehr diskret und mitunter auch ausgesprochen polymorph, was vielleicht bisher zu wenig berücksichtigt wurde.

Erythema induratum-Vasculitis nodularis-Komplex

Klinisch umfaßt dieser Komplex entzündliche knotige, mitunter ausgesprochen plattenartige Krankheitszustände namentlich an den Unterschenkelbeugeseiten. Zentrale nekrotische Einschmelzungen sind häufig und führen zu rundlichen und randwärts nicht unterminierten Ulzera. Träger dieses Krankheitsbildes sind für gewöhnlich Frauen im jüngeren und mittleren Alter mit pyknischer Konstitution und gesteigerter Kälteempfindlichkeit (Korting u. Denk). Fälle mit ausgeprägten dispositionellen „Minusfaktoren" sind oft mit regionär akzentuierten besonders torpiden Krankheitsverläufen korreliert, Fälle ohne solche neigen mitunter eher zu „temperamentvolleren" Abläufen mit auch extrakruraler Manifestation und fehlender oder geringerer Exulzerationsneigung der rundlichen bläulichen „kalten" Knoten. Der Begriff *„Erythema induratum Bazin"* ex 1861 hat im Lauf der Jahrzehnte viel, wenn nicht alles, an Inhalt und Bedeutung verloren, vor allem in ätiologischer und histologischer Hinsicht (Eberhartinger; Röckl; Röckl u. Metz). Eine Interpretation als „Tuberculosis cutis indurativa" muß vollkommen abgelehnt werden, für ein „Tuberkulid" in des Begriffes verschiedener Deutung (Orfanos) finden sich ebenfalls keinerlei grundsätzliche Argumente. Der Begriff *„Vasculitis nodularis"* hat seit seiner Kreation 1945 (Montgomery et al.) einen interessanten Bedeutungswandel mitgemacht. Ursprünglich unter Betonung der vaskulitischen Note als nichttuberkulöses Erythema induratum konzipiert, später unscharfer Kompromißbegriff für unklare Fälle (Eberhartinger; Kresbach), dann Oberbegriff für u.E. allzu viele Zustände, präsentiert er sich heute als histologisches Substrat des tradierten klinischen Begriffes „Erythema induratum". Unserer Ansicht nach deckt der histologische Begriff „Vasculitis nodularis" alle histologischen Erscheinungsweisen der tiefen nichtsystemischen Vaskulitiden der Haut unter dem Bild des Erythema induratum ab. Dieser Unitarismus will keine bloße Vereinfachung sein, sondern stützt sich auf einen differenzierten und kritischen Vaskulitis-Begriff (Kogoj; Schneider; Haustein u. Klug; Partsch). Ob es günstiger ist, statt Vasculitis nodularis *„Vasculitis allergica profunda"* (Röckl u. Metz; Metz) zu sagen oder ob diese Vasculitis allergica profunda eventuell eine spezielle definierte Variante der Vasculitis nodularis ist, können wir derzeit nicht entscheiden. Monosymptomatische kutane „periarteriitische" Gefäßbefunde („nach Art der Periarteriitis nodosa") (Eberhartinger; Kresbach; Undeutsch) dürfen fallweise nicht überfolgert werden. Die zweifellos seltene *Periarteriitis nodosa cutanea (benigna)* (Ackerman; Metz) ist als oligosymptomatische Hautform einer etablierten Systemkrankheit vom Erythema induratum-Vasculitis nodularis-Komplex wohl völlig abzutrennen. Sie besitzt eine ganz andere Symptomatik (z.B. auch Kombination mit Livedo-Krankheiten, Purpura und Nekrosen) und als septale Pannikulitis auch wesentlich geringfügigere pannikulitische Folgereaktionen als die Vasculitis nodularis. Periarteriitis nodosa bedeutet im übrigen „fokal-knotiger Befall einer Arterie", Vasculitis nodularis hingegen „klinische Knotenbildung bei tiefer Vaskulitis".

Tiefe kutane Vaskulitiden sind morphologisch und funktionell schwieriger zu beurteilen als oberflächliche (Schneider). Ein echtes Pendant zur Ruiterschen Vasculitis allergica superficialis im tiefen Korium und in der Subkutis im Sinne einer leukozytoklastischen Immunkomplexvaskulitis (Katz), gemeiniglich als „allergische" Vaskulitis benannt, haben wir selbst bisher nur bei Systemkrankheiten wie z.B. dem Lupus erythematodes beobachtet.

Namentlich die tiefe nichtsystemische Vaskulitis der Haut ist ein Produkt von immunologischen und vielen „unspezifischen" und funktionellen Faktoren. Sie kann nur vor dem Hintergrund der Wechselwirkungen zwischen Reizqualität und Reizstärke einerseits und Reaktionslage bzw. Immunprofil des Trägers sowie Etage, Art und Kaliber des als Zielsubstrat verfügbaren Gefäßes andererseits interpretiert werden. Verschiedene Erscheinungsbilder dieser vaskulitischen Reaktionsform mit Überlappungen sind daher durchaus zu erwarten. Wir möchten es daher vorläufig auch vermeiden, histologische Detailkriterien als Grundlage nosologischer Klassifikationen zu benützen.

Histologisch ist die Vasculitis nodularis als nekrotisierende, suppurative und granulomatöse lobuläre Pannikulitis mit schließlicher extensiver Fibrose als Folge einer Vaskulitis einer größeren muskulären Septum-Arterie aufzufassen (Ackerman). Routinehistologisch überwiegen einmal mehr die Vaskulitis mit Fettnekrose und Granulomen, ein anderes Mal mehr Epitheloidzellgranulome mit fokalen Nekrosen, mitunter auch ausgesprochene Palisadengranulome (Niemi et al.). Die Suche nach dem befallenen Gefäß kann sehr schwierig sein.

Wir haben den Eindruck, daß die „klassischen" indurativen Formen des Erythema induratum an den Unterschenkelbeugen bei adipösen jüngeren Frauen viel seltener geworden sind. In den letzten Jahren sahen wir gehäuft Fälle mit knotiger Dissemination auch außerhalb der Unterschenkel. Nur bei etwa einem Drittel unserer Fälle fanden wir eine gesteigerte Tuberkulinempfindlichkeit, nur bei 20% alte nichtaktive tuberkulöse Lungenherde. Die *Ursache* der Affektion ist letztlich unbekannt. Die Anamnese fast aller Fälle ist „leer". Überempfindlichkeitsreaktionen gegen Arzneimittel waren bei keinem unserer Fälle wahrscheinlich. Bakteriell induzierte Immunreaktionen – vermutlich auch einmal gegenüber dem Tuberkelbakterium – sind fallweise eher anzunehmen. Fluoreszenzimmunologische Befunde im Bereich der Gefäße und deren Umgebung (Ablagerung von IgG, IgM, Komplement C_3 und C_{1q}, Fibrin), teils auch mit Antigennachweis, sprechen dort, wo sie erhoben werden konnten, jedenfalls im Sinne von Immunphänomenen.

Differentialdiagnostisch sind in erster Linie das atypische chronische Erythema nodosum, die Periarteriitis nodosa cutanea (benigna), das Pfeifer-Weber-Christian-Syndrom, „hypodermitische" Infiltrationen im Rahmen der chronischen venösen Insuffizienz, seien sie periphlebitisch oder bakteriell bedingt, ferner die nicht selten knotige *Phlebitis saltans sive migrans* zu berücksichtigen. Letztere, die meist eine Thrombangiitis obliterans, mitunter auch eine Periarteriitis nodosa und einen Lupus erythematodes begleitet, muß übrigens von paraneoplastischen Thrombosen differenziert werden (Leu u. Bollinger).

Syndrom der primären knotigen Pannikulitiden

Zu den lobulären Pannikulitiden ohne Vaskulitis gehören verschiedenartige knotige Krankheitszustände, von denen für die Unterschenkelregion allerdings nur einige von Bedeutung sind.

Als „Spontanpannikulitis" imponiert zunächst die *Lipogranulomatosis subcutanea Rothman-Makai*, die meist bei älteren Kindern afebril und sukzessiv chronisch-rezidivierend in Gestalt kirsch- bis pflaumengroßer druckschmerzhafter Knoten auftritt. Spontane Rückbildung kommt ebenso vor wie Erweichung und Ulzeration mit narbiger Abheilung. Der Entitätscharakter ist stark umstritten (Undeutsch u. Berger; Reed et al.). Vielleicht handelt es sich teils um eine milde apyretische kutane Variante des Pfeifer-Weber-Christian-Syndroms, teils um andere Knotenprozesse.

Beim *Pfeifer-Weber-Christian-Syndrom* treten unter Fieberschüben und Beeinträchtigung des Allgemeinbefindens mehr oder weniger symmetrisch subkutane Knoten von Kirsch- bis Faustgröße auf. Hauptlokalisationen sind Oberschenkel und Gesäß. Die Knoten können auch erweichen, suppurieren und exulzerieren und heilen somit teils narbig und teils mit dellenförmigen Einziehungen ab. Beteiligung des viszeralen Fettes ist möglich.

Wahrscheinlich verbirgt sich dahinter ein *polyätiologisches Syndrom*, bei dem differentialdiagnostisch das ganze Spektrum lobulärer Pannikulitiden in Frage kommt. Zu berücksichtigen sind also angefangen von der Vasculitis nodularis auch traumatische, physikalische und artifizielle Pannikulitiden, ferner infektiöse, infektallergische, arzneiinduzierte und autoallergische (Leukoagglutinine) Pannikulitiden und schließlich solche bei Allgemein- und Systemkrankheiten und bei metastasierenden Malignomen. Wir selbst konnten einen Fall nach Wochen als staphylogene Botryomykose aufklären. Nachgewiesene Enzymveränderungen (Lipase u.a.) müssen nicht immer ätiologisch bedeutsam, sondern können auch Marker der kutanen und viszeralen Gewebsdestruktion sein. Möglicherweise ist z.B. der mitunter nachgewiesene Alpha 1-Antitrypsin-Mangel lediglich für die Verstärkung und Ausbreitung der entzündlichen Läsion verantwortlich.

Histologisch sind Lipogranulomatose Rothman-Makai und Pfeifer-Weber-Christian-Syndrom weitgehend identisch: Einer akuten lobulären leukozytären Pannikulitis mit Steatonekrose folgen später histiozytär-lipophagozytäre Granulome und Fibrose.

Ferner ist hier noch eine vor allem bei Männern an den Unterschenkeln, namentlich in der inneren Supramalleolärregion (später auch am übrigen Körper) auftretende schmerzhafte entzündliche Knotenbildung zu erwähnen, die mit Fieber, Leukozytose, Eosinophilie, Arthralgien und auch viszeraler Fettbeteiligung assoziiert sein kann. Größere Knoten können erweichen und aufbrechen. Histologisch handelt es sich um eine fokale Fettnekrose aus „geisterartigen" kernlosen Fettzellen mit schattenhaften Zellmembranen und mit basophilen Kalkseifengranula, umgeben von einem polymorphen entzündlichen Infiltrat. Wucheratrophie und tuberkuloide Strukturen fehlen (Unterschied zu anderen nekrotisierenden Pannikulitiden!). Es handelt sich hier um die sog. *pankreopathische subkutane Fettgewebsnekrose,* mitunter auch – wenn glücklich – pankreatische Pannikulitis genannt. Sie kommt bei chronischen Pankreatitiden und bei bestimmten seltenen Pankreaskarzinomen vor und kann diesbezüglich auch Frühsymptom sein (Wuketich u. Pavlik; de Moragas; Sibrack u. Gouterman). Pathogenetisch sind Amylase, Trypsin und Lipase aus dem Pankreas bedeutsam.

Tiefkutan-subkutane Knotenbildungen an den Beinen bzw. Unterschenkeln sind schließlich auch im Zusammenhang mit *malignen lympho-histiozytären Systemkrankheiten* zu erörtern. Wie eigene Erfahrungen zeigen, kann sich einerseits mitunter ein vermeintliches malignes Lymphom histologisch als Vasculitis nodularis herausstellen. Andererseits gibt es derbe, braunrote bis rötlichviolette Knoten mit und ohne Exulzeration namentlich bei der von Liebow et al. 1972 beschriebenen *lymphomatoiden Granulomatose.* Dabei handelt es sich um einen proliferativen lympho-histiozytären und granulomatösen Prozeß mit einer nekrotisierenden Vaskulitis, der vorwiegend die Lungen befällt. Die Hautbeteiligung, im allgemeinen bei etwa 50% der Patienten zu erwarten, kann auch die primäre Manifestation darstellen. Pannikulitis- und Erythema nodosum-artige Läsionen sind auch wichtige dermatologische Symptome der kutanen Form der *malignen Histiozytose* (Rappaport) oder *histiozytären medullären Retikulose* (Scott u. Robb-Smith), bei der es sich um eine systemische progressive Proliferation von morphologisch atypischen Histiozyten mit Erythrophagozytose handelt. Im Vordergrund der Hautläsionen steht eine Infiltration der tieferen Kutis und der Subkutis mit Beteiligung der Septen und Lobuli (Hödl et al., 1978).

Die kausale *Therapie* der knotigen Unterschenkeldermatosen, die viel Eigendynamik und viel „Unspezifisches" enthalten, setzt eine umfassende Diagnostik voraus, die sämtliche Möglichkeiten einer modernen klinischen Exploration beansprucht. Mit Ausnahme des akuten typischen Erythema nodosum sind subtile histologische Untersuchungen unerläßlich. Soll der Untersucher angesichts der wechselnden diagnostischen Gemeinsamkeiten und der Überlappungen der Knotenprozesse (Winkelmann u. Tukker) nicht vor einer unlösbaren Aufgabe stehen, benötigt er
1. ein adäquates Biopsiematerial und
2. ausreichende klinische Informationen.
Die Exzisionsbiopsie muß breit und tief genug sein, der exzidierte Knoten soll keinesfalls älter als 10–14 Tage und möglichst klein sein. Große Schnittserien sind ebenso

selbstverständlich wie Spezialfärbungen und Untersuchungen auf Erreger und Fremd-
körper sowie fallweise biochemische Analysen. Eine eindeutige histologische Beurteilung ist trotzdem keineswegs immer möglich. (Eine histologische Diagnose „Erythema
induratum Bazin" und eine darauf basierende antituberkulöse Therapie sollten wohl der
Vergangenheit angehören.)

Grundkrankheiten, Auslöserfaktoren und Reaktionsmechanismen muß nachge-
gangen, in Frage kommende Noxen müssen ausgeschaltet bzw. vermieden werden.
Symptomatisch bewähren sich bei allen Prozessen neben Bettruhe Antiphlogistika, Kortikosteroide und fallweise auch Antibiotika. Auf die alte Jodkalitherapie wurde neuer-
lich hingewiesen. Kompressionsverbände sind dort angebracht, wo Ödemneigung und
Stauungszustände offensichtliche Konditionalfaktoren darstellen.

Literatur

Ackerman, A.B.: Histologic diagnosis of inflammatory skin diseases. Philadelphia: Lea &
Febiger 1978
Cairns, R.J.: The subcutaneous fat. In: Textbook of dermatology, 2nd ed., Vol. II, Rook, A., Wilkin-
son, D.S., Ebling, F.J.G., (eds.) Oxford-London-Edinburgh-Melbourne: Blackwell 1972
Eberhartinger, Chr.: Das Problem des Erythema induratum Bazin. Arch. klin. exp. Derm. *217*,
196–254 (1963)
Ehlers, G.: Allgemeine Pathologie des Fettgewebes. In: Handbuch der Haut- und Geschlechts-
krankheiten, Ergänzungswerk, Band I/1, Gans O., Steigleder G.K. (Hrsg.). Berlin-Heidelberg-
New York: Springer 1968
Förström, L., Winkelmann, R.K.: Acute panniculitis. A clinical and histopathologic study of 34
cases. Arch. Dermatol. *113*, 909–917 (1977)
Frank, H.: Immunhistologische Untersuchungen bei Erythema nodosum. Hautarzt Suppl. I,
85–88 (1976)
Greither, A.: Erythema nodosum und Erythema exsudativum multiforme. In: Dermatologie und
Venerologie, Band II/1, Gottron, H.A., Schönfeld, W. (Hrsg.). Stuttgart: Thieme 1958
Haustein, U.F., Klug, H.: Ultrastrukturelle Untersuchungen der Blutgefäße beim Erythema
nodosum. Dermatol. Monatsschr. *163*, 13–22 (1977)
Hödl, St., Auböck, L., Kerl, H.: Maligne Histiocytose. Hautarzt Suppl. III. 93–96 (1978)
Katz, St.I.: Subtle clues to diagnosis by immunopathology. Leukocytoclastic vasculitis. Am. J. Der-
matopathol. *1*, 83–85 (1979)
Kogoj, Fr.: Ein Vierteljahrhundert Vasculitis. Folia angiologica *22*, 313–324 (1974)
Korting, G.W., Denk, R.: Dermatologische Differentialdiagnose. Stuttgart-New York: Schat-
tauer 1974
Kresbach, H.: Zur Ätiopathogenese der Vasculitiden. Arch. klin. exp. Derm. *227*, 759–769 (1966)
Leu, H.J., Bollinger, A.: Phlebitis saltans sive migrans. Vasa *7*, 440–442 (1978)
Metz, J.: Entzündliche Vaskulitiden. In: Dermatologie in Praxis und Klinik, Band III, Korting,
G.W. (Hrsg.). Stuttgart: Thieme 1979
Montgomery, H., O'Leary, P.A., Barker, N.W.: Nodular vascular diseases of the legs. J. Am. Med.
Ass. *128*, 335–340 (1945)
Moragas, de, J.M.: Nodules-on-the-leg syndromes. In: Dermatology in general medicine, Th. B.
Fitzpatrick et al. (eds.). New York: McGraw-Hill 1971
Niemi, K.M., Förström, L., Hannuksela, M., Mustakallio, K.K., Salo, O.P.: Nodules on the
legs. A clinical, histological and immunohistological study of 82 patients representing different
types of nodular panniculitis. Acta Derm. Venereol. (Stockh.) *57*, 145–154 (1977)
Nürnberger, F.: Krankheiten des subkutanen Fettgewebes. In: Dermatologie in Praxis und Klinik,
Band III, Korting, G.W. (Hrsg.). Stuttgart: Thieme 1979
Orfanos, C.: Tuberkulose der Haut. In: Dermatologie und Venerologie, Ergänzungs- und
Registerband. Gottron, H.A., Schönfeld, W. (Hrsg.). Stuttgart: Thieme 1970
Partsch, H.: Nodularvaskulitis. Schrifttum und Praxis *9*, 121–124 (1978)
Reed, R.J., Clark, W.H., Mihm, M.C.: Disorders of the panniculus adiposus. Hum. Pathol. *4*,
219–229 (1973)
Röckl, H.: Die Bedeutung der Histopathologie für die Diagnostik knotiger Unterschenkel-
Dermatosen, Hautarzt *19*, 540–547 (1968)

Röckl, H., Metz, J.: Nodöse Erytheme. In: Fortschritte der praktischen Dermatologie und Venerologie, 7. Band, Braun-Falco, O., Petzoldt, D. (Hrsg.). Berlin-Heidelberg-New York: Springer 1973

Ryan, T.J., Wilkinson, D.S.: Cutaneous vasculitis („angiitis"). In: Textbook of Dermatology, Vol. 1, 2nd ed., Rook, A., Wilkinson, D.S., Ebling, F.J.G. (eds.). Oxford-London-Edinburgh-Melbourne: Blackwell 1972

Schneider, W.: Die Vasculitis, eine Krankheit oder eine Reaktionsform? Phlebol. u. Proktol, *6*, 19–31 (1977)

Schnyder, U.W.: Entzündliche Erkrankungen der Subcutis. In: Spezielle pathologische Anatomie, Doerr, W., Seifert, G., Uehlinger, E. (Hrsg.), 2. Aufl., Band 7, 1, redigiert von U.W. Schnyder. Berlin-Heidelberg-New York: Springer 1978

Schuppli, R.: Erythema nodosum. In: Handbuch der Haut- und Geschlechtskrankheiten, Ergänzungswerk, Band II/2, Miescher, G., Storck, H. (Hrsg.). Berlin-Heidelberg-New York: Springer 1965

Seebacher, C., Hillmann, E., Roitzsch, E., Küster, P.: Yersinia enterocolitica, eine Ursache von Erythema nodosum und Erythema exsudativum multiforme. Dermatol. Monatsschr. *164*, 779–785 (1978)

Sibrack, L.A., Gouterman, I.H.: Cutaneous manifestations of pancreatic diseases. Cutis *21*, 763–768 (1978)

Undeutsch, W.: Klinik und Histologie der subcutanen Vasculitiden und ihre Beziehung zu generalisierten Gefäßerkrankungen. Arch. klin. exp. Derm. *227*, 769–775 (1966)

Undeutsch, W., Berger, H.E.: Lipogranulomatosis Rothman-Makai – eigenständiges Krankheitsbild oder polyätiologisches Syndrom? Hautarzt *21*, 221–225 (1970)

Winkelmann, R.K., Förström, L.: New observations in the histopathology of erythema nodosum. J. Jnvest. Dermatol. *65*, 441–446 (1975)

Winkelmann, R.K., Tucker, S.B.: Biopsy in diagnosis of inflammatory nodules of the leg. Cutis *21*, 183–187 (1978)

Wuketich, St., Pavlik, F.: Syndrom des metastasierenden lipasebildenden Pankreasadenoms. Arch. klin. exp. Derm. *216*, 412–426 (1963)

Sándor Marghescu und Dietrich Lubach

Figurierte Erytheme

Eine durch aktive Hyperämie entstandene Hautrötung wird als *Erythem* bezeichnet und zu den Flecken gerechnet. Streng genommen müßte daher gefordert werden, daß das Erythem im Hautniveau liegt und daß die Epidermis darüber unbeteiligt bleibt. Eine alleinige funktionelle Gefäßerweiterung kommt zwar vor, z.B. als Erythema e pudore, und erfüllt diese Kriterien. Die meisten Erytheme bei Dermatosen entsprechen jedoch nicht der oben gegebenen Definition. Sie liegen oft über dem Hautniveau und weisen häufig eine Schuppung auf. Sie sind meist entzündlicher Natur und werden durch zusätzliche Folgen des Entzündungsreizes geprägt. Der Serumaustritt durch erhöhte Permeabilität erweiterter Gefäße hebt dabei das Erythem ebenso über das Hautniveau (*eleviertes Erythem*), wie eine umschriebene Ansammlung von Entzündungszellen (*infiltriertes Erythem*). Der entzündliche Reiz erhöht gleichzeitig die Mitoserate in der Epidermis und akzeleriert den Keratinisierungsprozeß. Die entstandene Parakeratose erscheint als sichtbare Schuppung auf gerötetem Grund (*schuppendes Erythem*).

Von den fleck- und flächenförmigen Erythemen abzutrennen sind solche, die auf der Hautoberfläche als Linien und Bänder erscheinen (*figuriertes Erythem*). Die Linienzeichnung kann annulär, serpiginös oder bizarr ausfallen. Annuläre Zeichnungen können dabei durch Kombination und Konfluenz zirzinäre und gyrierte Varianten ergeben.

Die seltenen *serpiginösen* und *bizarr konfigurierten Erytheme* verursachen im allgemeinen keine diagnostischen Schwierigkeiten. Eine Larva migrans, eine Kontaktdermatitis durch flüssige Kontaktnoxen und eine Livedo racemosa sind klar erkennbar und einer Ursache zuzuordnen.

Anders verhält es sich mit den *annulären Erythemen*, bei denen unterschiedliche Pathomechanismen gleichartige Morphen hervorrufen können. Während annuläre Erythemkombinationen im Hautniveau und ohne Schuppung für Ringelröteln typisch sind, und elevierte, nicht schuppende Erytheme an die Urtikaria und an das Erythema chronicum migrans denken lassen, gestaltet sich bereits die Diagnose nicht schuppender infiltrierter Erytheme wesentlich schwieriger. In Grenzfällen ist nur durch zusätzliche Untersuchungen ein Granuloma annulare, eine zirzinäre Sarkoidose oder eine Necrobiosis lipoidica diagnostisch einzuordnen. Die meisten Unklarheiten bestehen aber in der Gruppe annulärer schuppender Erytheme. Diese sollen deshalb ausführlicher dargestellt werden.

Eine erste klinische Differenzierungsmöglichkeit annulärer schuppender Erytheme ergibt sich aus der Beurteilung der Schuppenart. Diese kann pityriasiform, halskrausenartig und psoriasiform erscheinen.

Zu den *annulären Erythemen mit pityriasiformer Schuppung* zählen die figurierten Ekzematide, die aphlegmasische Tinea superficialis, das Erythema gyratum repens und der Lupus erythematodes gyratus repens (Tabelle 1).

Die *Ekzematide* zeichnen sich grundsätzlich nur durch Rötung und Schuppung aus und unterscheiden sich so vom Ekzem durch das Fehlen echter Ekzem-Morphen, wie Papulovesikel oder Lichenifikation. Sowohl das sebostatische als auch das seborrhoi-

Tabelle 1. Annuläre Erytheme mit pityriasiformer Schuppung

Figuriertes Ekzematid
  sebostatisch
  seborrhoisch
Aphlegmasische Tinea superficialis
Erythema gyratum repens
Lupus erythematodes gyratus repens

sche Ekzematid können eine deutliche Randbetonung aufweisen und dadurch annuläre, gyrierte oder zirzinäre Zeichnungen auf der Haut hervorbringen. Bei den sebostati-
schen Ekzematiden imponiert die Randbetonung besonders bei der Pitytriasis simplex
corporis, fehlt dagegen bei den ausgeprägteren Exsikkationszuständen, die unter dem
klinischen Bild eines Eczéma craquelé oder canalé erscheinen. Als Sonderform der Pityriasis simplex corporis mit deutlicher Randbetonung sei hier noch die Dermatitis ekzematoides circinata migrans erwähnt [8]. Das seborrhoische Ekzematid neigt besonders in
der Brustmitte zur Bildung figurierter erythemato-squamöser Herde.

Die *Tinea superficialis* zeichnet sich gewöhnlich durch randbetonte follikuläre Papulopusteln aus. Nur die seltene aphlegmasische Form weist lediglich Rötung und Schuppung auf und bereitet so differentialdiagnostische Schwierigkeiten mit den figurierten
Ekzematiden, mit dem Erythema gyratum repens und mit dem Lupus erythematodes
gyratus repens.

Das *Erythema gyratum repens* zählt zu den sicheren paraneoplastischen Syndromen.
Seit der Erstbeschreibung 1952 durch Gammel [2] wurden nach einer Zusammenstellung von Verret et al. [10] bis jetzt insgesamt 24 Fälle publiziert. Es betraf immer Patienten in der zweiten Lebenshälfte. Bei 22 von ihnen konnte ein Malignom innerer Organe
nachgewiesen werden, wobei die Dermatose eine deutliche Abhängigkeit vom Behand-
lungsstand des Malignoms aufwies. Auf der Haut sieht man multiple erythemato-squamöse Bänder, die Ringe und Wellenfiguren bilden und in ihrer Gesamtheit an eine Holz-
maserung erinnern [10].

Der *Lupus erythematodes gyratus repens* [5] stellt eine seltene Variante eines oberflächlichen Lupus erythematodes dar. Klinisch imponieren z.T. doppelt konturierte
annuläre oder gyrierte erythemato-squamöse, stellenweise auch erosiv-krustöse Bänder.
Die Verdachtsdiagnose Tinea kann durch mykologische Untersuchung ausgeschlossen
werden. Histologisch verleiht dieser Erythematodes-Variante die extreme Atrophie der
Epidermis mit einer überdeutlichen Zellvakuolisierung in den unteren Epidermis-
schichten bis zur Bildung subepidermaler Spalten und Mikrobläschen bei nur mäßigem
zellulären Infiltrat eine gewisse Eigenständigkeit [7]. Das Fehlen antinukleärer Autoantikörper und des LE–Phänomens in einer eigenen Beobachtung spricht für das Vorliegen
eines nur integumentalen Lupus erythematodes.

Annuläre Erytheme mit halskrausenartiger Schuppung charakterisieren die Pityriasis
rosea bzw. das pityriasiforme Seborrhoid, das Erythema annulare centrifugum und das
Sweet-Syndrom (Tabelle 2).

Die *Pityriasis rosea* beginnt bekanntlich mit einer Primärplaque, und das nachfolgende Exanthem beschränkt sich in typischer Anordnung entlang der Hautspaltlinien auf
den Stamm. Eine häufige Variante, pityriasiformes Seborrhoid genannt, läßt eine Primärplaque vermissen und befällt auch die Extremitätenhaut. Beiden gemeinsam sind

Tabelle 2. Annuläre Erytheme mit halskrausenartiger Schuppung

Pityriasis rosea – Pityriasiformes Seborrhoid
Erythema annulare centrifugum-Gruppe
Sweet-Syndrom

das exanthematische Auftreten und die pathognomonischen Einzeleffloreszenzen als blaßrote, rundovale Erytheme mit halskrausenartiger Schuppung.

Das klassische *Erythema annulare centrifugum* unterscheidet sich von einer Pityriasis rosea durch größere, am Rande z.T. deutlich infiltrierte Einzelmorphen. Ihre Zahl ist meist gering. Ihre Abtrennung von einer annulären Urtikaria gelingt zuverlässig durch den Nachweis einer halskrausenartigen Randschuppung. Die letzlich unbekannte Ätiopathogenese des Erythema annulare centrifugum beginnt sich zu lichten durch die Beobachtung klinisch weitgehend identischer Morphen, die sich bei näherer Untersuchung als Varianten sonst andersaussehender Dermatosen erweisen. So kann eine *Psoriasis pustulosa generalisata* klinisch ohne Pusteln, lediglich als Erythem mit halskrausenartiger Schuppung in Erscheinung treten [1]. Angaben über frühere Schübe mit typischen Psoriasis-Morphen und der anamnestische Hinweis auf eine entsprechende familiäre Belastung können zwar den Psoriasisverdacht erhärten. Beweisend ist letztlich nur das Ergebnis der feingeweblichen Untersuchung durch den Nachweis einer unregelmäßigen Parakeratose mit Munroschen Mikroabszessen bzw. subkornealen spongiformen Pusteln, einer unregelmäßigen Akanthose mit Papillomatose und der entzündlichen Reaktion im Korium mit Neigung zu Exozytose.

Arzneiexantheme haben eine große morphologische Variationsbreite [6]. Nur selten wird dabei auch das Erythema annulare centrifugum nachgeahmt.

Schließlich kann auch ein *Lupus erythematodes disseminatus superficialis* unter dem klinischen Bild eines Erythema annulare centrifugum in Erscheinung treten [3]. Die annulären, gyrierten oder zirzinären erythematösen Herde mit nur geringem Infiltrat haben eine zentrifugale Ausbreitungstendenz und sind deutlich randbetont. Das Randerythem trägt vielfach eine halskrausenartige Schuppung. Letztlich entscheidet auch hier das feingewebliche Bild die endgültige Diagnose. Die beim Lupus erythematodes sonst ungewöhnlichen parakeratotischen Abschnitte in der Hornschicht einer auf wenigen Zellagen reduzierten Epidermis mit deutlicher Vakuolisierung der Keratinozyten werden dabei nur von einem relativ spärlichen, perivaskulär und perifollikulär orientierten Infiltrat aus Lymphozyten begleitet. Das histologische Bild ist so nahezu identisch mit dem des Lupus erythematodes gyratus repens.

Bei der 74jährigen Patientin, die wir beobachtet haben, fanden sich keine Zeichen für eine viszerale Beteiligung, so daß ein integumentaler disseminierter Lupus erythematodes superficialis angenommen werden konnte. Besonders bemerkenswert war bei ihr die klinisch außerordentlich große Ähnlichkeit der Hautveränderung im Rückenbereich mit denen einer retikulären erythematösen Muzinose [9]. Orientierende histochemische Untersuchungen zeigten auch Niederschläge eines mit Alcianblau dargestellten Materials in der Kutis. Die Syntopie von Veränderungen im Sinne einer retikulären erythematösen Muzinose (REM-Syndrom) im Rückenbereich mit Herden eines an Erythema annulare centrigum erinnernden Lupus erythematodes disseminatus superficialis an den Oberarmen der gleichen Patientin könnte dahingehend interpretiert werden, daß auch das REM-Syndrom eine Sonderform des Lupus erythematodes darstellt. Dies umsomehr, da auch vom REM-Syndrom eine Lichtprovozierbarkeit und das gute Ansprechen auf Antimalariamittel bekannt sind. Bei unserer Patientin bildeten sich in 14 Tagen bei Verabreichung von tgl. 2 × 0,25 g Resochin die Veränderungen im Gesicht, an den Oberarmen, an der Brust und im Rückenbereich gleichermaßen zurück.

Die klinischen Morphen eines Erythema annulare centrifugum verpflichten also nach heutigen Kenntnissen, an eine Psoriasis pustulosa zu denken, eine Medikamentenanamnese zu erheben und einen Lupus erythematodes auszuschließen.

Rein morphologisch stellt sich die *akute febrile neutrophile Dermatose* (Sweet-Syndrom) als eine infiltratbetonte Maximalvariante annulärer Erytheme mit halskrausenartiger Schuppung dar. Ihre Kenntnis ist insbesondere der richtigen Interpretierung des begleitenden pseudoleukämischen Blutbildes dienlich. Die bisherigen Daten sprechen dafür, daß das Sweet-Syndrom eine allergische Reaktion vom Typ III und IV nach Gell und Coombs auf Streptokokken-Antigene darstellt [4].

Nur vollständigkeitshalber sollen am Schluß *annuläre, gyrierte und zirzinäre Erytheme*

Psoriasis vulgaris
Mykosis fungoides

mit psoriasiformer Schuppung erwähnt werden (Tabelle 3). Ihre diagnostische Einordnung als Psoriasis vulgaris oder als Lymphom, vor allem als Mycosis fungoides, bereitet im allgemeinen keine Schwierigkeiten.

Keine Antwort haben wir bis jetzt in den meisten Fällen auf die Frage, warum ein Erythem sich zentrifugal ausbreitet und so annuläre, gyrierte und zirzinäre Zeichnungen auf der Haut hervorbringt. Erklärbar ist diese Ausbreitungstendenz bei erregerbedingten Dermatosen, wie bei Tinea superficialis oder Erythema chronicum migrans. Nachvollziehbar ist auch die zentrifugale Ausbreitung einer urtikariellen Morphe, wobei eine Diffusion des Mediators Histamin im Gewebe die Randerscheinungen erklärt, während der schnelle Abbau des freien Histamins die zentrale Regredienz der Morphe verständlich macht. Die Frage allerdings, ob bei allen erwähnten Dermatosen annulärer Prägung Erreger bzw. diffundierende vasoaktive chemische Noxen die zentrifugale Ausbreitung verursachen, oder aber auch andere, bis jetzt nicht bekannte Mechanismen hierfür verantwortlich sind, wird erst nach ätiopathogenetischer Klärung dieser Dermatosen beantwortet werden können.

Literatur

1. Degos, R., Civatte, J., Arrouy, M.: Psoriasis et psoriasis pustuleux à type d'érythème annulaire centrifuge (3 cas). Bull. Soc. Fr. Derm. Syph. (Paris) *73*, 356–358 (1966)
2. Gammel, J.A.: Erythema gyratum repens. Arch. Dermatol. *66*, 494–505 (1952)
3. Heid, E., Meyer, E., Grosshans, E., Reuter, G.: Lupus érythémateux à type d'érythème annulaire centrifuge. Ann. Dermatol. Venereol. *104*, 397–399 (1977)
4. Hofmann, C., Braun-Falco, O., Petzoldt, D.: Akute febrile neutrophile Dermatose (Sweet-Syndrom). Dtsch. Med. Wochenschr. *101*, 1113–1118 (1976)
5. Laugier, P.: Lupus érythémateux gyratus repens. Ann. Dermatol. Venereol. *104*, 464–466 (1977)
6. Marghescu, S.: Allergische Arzneiexantheme. Erlangen: peri med Verlag Dr. med. D. Straube 1978
7. Marghescu, S., Rudolph, P.-O.: Lupus erythematodes gyratus repens. Hautarzt (im Druck)
8. Miescher, G.: Dermatitis ekzematoides circinata migrans. Dermatologica *112*, 529–531 (1956)
9. Steigleder, G.K., Gartmann, H., Linker, U.: REM-Syndrom. Retikuläre erythematöse Mucinosis (Rundzellerythematosis). Z. Hautkr. *49*, 235–238 (1974)
10. Verret, J.L., Schnitzler, L., Schubert, B., Alain, Y.-M., Bertrand, G.: Erythema gyratum repens (Gammel-Syndrom). Hautarzt *30*, 213–215 (1979)

Birger Konz

Melanomtherapie: Zwischenbilanz 1979

In den letzten 15 Jahren haben zahlreiche klinisch-makroskopische, histologische und immunologische Untersuchungen unser Verständnis über die malignen Melanome verbessert. Es hat sich gezeigt, daß die *frühzeitige Diagnose* und die *adäquate Soforttherapie* der malignen Melanome die Lebenserwartung der Patienten deutlich erhöht haben. Am Anfang dieser Bilanz sollen einige wichtige Punkte dieser Entwicklung kurz dargestellt werden.

Auffallend ist, daß in fast allen Teilen der Welt die *Zahl der malignen Melanome* deutlich im Ansteigen begriffen ist. Neuere Statistiken aus den Vereinigten Staaten zeigen, daß dort die Häufigkeit der Melanomerkrankung heute im Durchschnitt bei 4,2 Patienten auf 100 000 Einwohner liegt [11]. Statistiken aus Schweden zeigen einen jährlichen Anstieg um 7% [17]. Weiterhin ist festzustellen, daß in zunehmendem Maße Patienten in den mittleren Lebensjahren von der Krankheit betroffen werden, so daß der Häufigkeitsgipfel zwischen dem 4. und 5. Lebensjahr liegt.

Maligne Melanome können auf einer *melanotischen Präkanzerose,* auf *unveränderter Haut* oder innerhalb eines *Nävuszellennävus* entstehen. Der Einfluß der *UV-Strahlung* für die Entwicklung maligner Melanome kann heute als gesichert gelten, da die Häufigkeit der Melanome in Regionen starker Sonneneinstrahlung deutlich erhöht ist [2, 22]. Auch werden Menschen mit einem *hellen Hauttyp,* rötlicher Haarfarbe und blauen Augen von dieser Erkrankung häufiger betroffen als solche mit einer dunklen Hautpigmentierung. Über die Entwicklung maligner Melanome innerhalb eines junktional aktiven Nävuszellennävus gibt es in der Literatur unterschiedliche Angaben. Nach einigen Autoren finden sich bei 40–50% der Patienten mit malignen Melanomen in der Anamnese aktive Nävuszellennävi im Bereich des späteren Melanoms. Ob sich maligne Melanome wirklich aus einem junktional aktiven Nävus entwickeln, ist bis heute nicht eindeutig geklärt, jedoch erscheint es möglich, daß innerhalb eines Nävuszellennävus besondere, fördernde Milieufaktoren für die Entwicklung eines malignen Melanoms vorhanden sind [1].

Die Mehrzahl maligner Melanome der Haut können klinisch-makroskopisch in *vier Typen* eingeteilt werden [8]:
1. Lentigo-maligna-Melanom,
2. Oberflächlich spreitendes Melanom,
3. Primär knotiges Melanom,
4. Akro-lentiginöses Melanom.

Diese vier Melanomtypen unterscheiden sich nicht nur in ihrem klinischen Bild, sondern auch in ihrem biologischen Verhalten. Mit Ausnahme des primär knotigen Melanoms, das von vornherein eine zur Tiefe gerichtete, vertikale Wachstumsform aufweist, ist den anderen Melanomtypen gemeinsam, daß sie meist über lange Zeit zunächst in horizontaler Richtung wachsen und erst später zur Tiefeninvasion neigen. Deshalb sind für die prognostische Beurteilung maligner Melanome nicht nur der klinische Melanomtyp, das Geschlecht, die Lokalisation, das Alter des Patienten und das klinische Stadium der Melanomerkrankung von Bedeutung, sondern auch die Invasionstiefe des Tumors und weiterhin das Tumorvolumen und die Mitoseaktivität. Es kann als ein besonderes Verdienst von Clark et al. angesehen werden [7], nicht nur die einzelnen Melanomtypen klinisch-makroskopisch klassifiziert zu haben, sondern diese Einteilung durch ein histopathologisches Konzept zu ergänzen, welches dem tiefenwärts gerichteten Ausbreitungsgrad folgt. Hiernach werden fünf Niveau- oder Level-Grade unterschieden:

Level I = Tumorzellen nur in der Epidermis;

Level II = Tumorzellen durchbrechen die Basalzellschicht und dringen in das Stratum papillare ein;

Level III = Tumorzellen füllen die Papillarschicht aus und reichen bis zum Stratum reticulare;

Level IV = Tumorzellen dringen in das Stratum reticulare ein;

Level V = Tumorzellen dringen in das subkutane Fettgewebe ein.

Aufgrund dieser histopathologischen Einteilung konnte ermittelt werden, daß die Prognose der malignen Melanome mit der *Eindringtiefe* korreliert ist: Je tiefer die Invasion des Tumors in die Dermis fortgeschritten ist, desto größer ist die Wahrscheinlichkeit von späteren Metastasen. Dieses prognostische Beurteilungsprinzip, welches nur die tiefenwärts gerichtete Tumorproliferation berücksichtigt, wurde durch die Untersuchung von Breslow [5] vervollständigt. Da sich maligne Melanome nicht nur endophytisch, sondern auch exophytisch entwickeln, wurde von Breslow als weiterer Parameter die *Tumordicke* eingeführt. Er konnte zeigen, daß eine Tumordicke von größer als 0,76 mm als prognostisch ungünstiges Zeichen zu werten ist.

Schmoeckel und Braun-Falco [20] konnten anhand einer retrospektiven Studie die Untersuchungsergebnisse von Breslow bestätigen. Sie fanden, daß bei einer Tumordikke von größer als 0,75 mm die Metastasenhäufigkeit kontinuierlich ansteigt. Als weiterer Parameter für die prognostische Beurteilung wurde in ihren Untersuchungen die *Mitosehäufigkeit* innerhalb des Tumors pro mm^2 Schnittfläche beurteilt. Durch das Produkt von Tumordicke und Mitosehäufigkeit konnte ein *prognostischer Index* erarbeitet werden. Neuere Untersuchungen dieser Autoren (noch nicht publiziert) zeigen, daß bis zu einem Produkt von 6 die Metastasenhäufigkeit relativ gering ist, zwischen 6 und 13 bestanden bereits bei 43,9% der Patienten Metastasen, und bei einem Produkt über 13 entwickelten sich in 80% im späteren Verlauf Metastasen. Im Vergleich zur Clarkschen Einteilung erscheinen die Messung der Tumordicke sowie die Bestimmung des prognostischen Index weniger subjektiv und erlauben wesentlich genauer, die Wahrscheinlichkeit des Auftretens von Metastasen zu bestimmen. Es ist somit aufgrund von objektiven Messungen möglich, die Melanompatienten in drei Gruppen einzuteilen: Nämlich in solche mit einem hohen Risiko, später Metastasen zu entwickeln, und solche mit einem niedrigen Risiko. Zwischen beiden Gruppen läßt sich eine weitere Patientengruppe bestimmen, die in Bezug auf die Metastasenentwicklung ein mittleres Risiko aufweist. Diese prognostische Einschätzung kann in Bezug auf das operativ-chirurgische Vorgehen bei der Erstbehandlung in zweierlei Weise von Bedeutung sein: Bei Patienten mit niedrigem Risiko könnte ein kleinerer chirurgischer Eingriff angezeigt sein, während man bei Patienten mit mittlerem und hohem Risiko auch im klinischen Stadium I neben einer großzügigen chirurgischen Entfernung des Primärtumors eine prophylaktische regionale Lymphknotenausräumung anschließen sollte.

In der *Therapie* maligner Melanome wurden in den letzten Jahren eine große Anzahl therapeutischer Verfahren angewandt. Es kann nicht Zweck und Ziel dieser Bilanz sein, all diese Behandlungsmöglichkeiten im Detail zu besprechen, sondern es soll versucht werden, den heutigen Stellenwert der einzelnen Therapieformen zu bestimmen. Das therapeutische Vorgehen variiert je nach Stadium der Melanomerkrankung. Man unterscheidet drei klinische Stadien:

Stadium I: Primärtumor

Stadium II: Primärtumor plus regionale Lymphknotenmetastasen;

Stadium III: Disseminierte Metastasierung.

Folgende Behandlungsverfahren werden heute allgemein angewandt: *Chirurgische, chemotherapeutische, immuntherapeutische, immuno-chemotherapeutische und radiologische Verfahren.*

Chirurgie

Die meisten Autoren stimmen augenblicklich darin überein, daß die operativ-chirurgische Behandlung primärer Melanome an erster Stelle des Therapieplanes steht. Hierüber gibt es eine große Zahl gut belegter Statistiken, die die klinisch-makroskopische Einteilung von Clark u. Mihm sowie deren Level-Einteilung berücksichtigen [9, 24, 25].

Dabei werden heute verstümmelnde Operationen wie Amputationen ganzer Extremitäten vermieden. Es konnte gezeigt werden, daß durch eine adäquate chirurgische Frühtherapie der malignen Melanome die Prognose dieses Tumors wesentlich verbessert werden konnte. Der Primärtumor wird nach den Empfehlungen von Petersen u. Bodenham [4, 18] im Extremitäten- und Rumpfbereich mit einem Sicherheitsabstand von 5 cm exzidiert und das subkutane Fettgewebe bis zur Faszie mitentfernt. Im Gesichtsbereich scheint ein Sicherheitsabstand von 2–3 cm je nach Lokalisation des Tumors ausreichend zu sein, da größere Sicherheitszonen aufwendige plastisch-rekonstruktive Maßnahmen erfordern und letztlich keine Prognoseverbesserung erbringen. Im Extremitäten- und Rumpfbereich haben sich die freien Spalthauttransplantate zur Defektdeckung bestens bewährt, da sie auch in funktionell schwierigen Regionen, wie im Bereich der Gelenke, neben befriedigenden kosmetischen Ergebnissen auch gute funktionelle Resultate erbringen. Liegt der Primärtumor in der direkten Nachbarschaft zum regionalen Lymphabflußgebiet, empfiehlt es sich in der Regel, die regionale Lymphknotenausräumung als prophylaktische Maßnahme in die Primäroperation einzuschließen. Zur Defektdeckung im Gesichtsbereich haben sich, mit Ausnahme in der Stirn- und Schläfenregion, regionale Lappenplastiken wie Rotations- und Transpositionslappen gut bewährt. Sie gewährleisten einen spannungsfreien Defektverschluß mit meist ausgezeichneten postoperativen rekonstruktiv-kosmetischen Ergebnissen.

Über den Wert der prophylaktischen Lymphknotenausräumung bei malignen Melanomen im klinischen Stadium I gibt es seit Jahren ein Pro und Kontra. Die Verfechter der prophylaktischen Lymphknotenausräumung glauben, daß es bei einer großen Anzahl von Melanomen im Bereich der regionalen Lymphabflußwege Mikrometastasen gibt. Diese Behauptung wurde durch Untersuchungen von Weidner u. Hornstein [26] bestätigt, die in 30% klinisch nicht befallener Lymphknoten Mikrometastasen eines malignen Melanoms fanden.

Die Gegner der prophylaktischen Lymphknotenausräumung hingegen verweisen darauf, daß diese Mikrometastasen eine geringe biologische Aktivität besäßen, da sie durch körpereigene immunkompetente Mechanismen zerstört würden. In einer multizentrischen Studie konnten Veronesi et al. [23] feststellen, daß die prophylaktische Lymphknotenausräumung bei Extremitätenmelanomen keinerlei Verbesserung der Prognose mit sich bringt. Zu ähnlichen Ergebnissen kamen auch andere Untersucher [21].

Im folgenden sollen kurz die Ergebnisse der chirurgischen Behandlung maligner Melanome im Stadium I an der Dermatologischen Klinik und Poliklinik der Universität München dargestellt werden. Von 197 Patienten mit primären Melanomen konnte nach Ablauf von 5 Jahren das Schicksal von 172 Patienten nachverfolgt werden. 15 Patienten waren über diesen Zeitraum nicht verfolgbar, und 10 Patienten waren infolge anderer Todesursachen verstorben. An malignen Melanomen waren 43 Patienten verstorben, was einer Absterberate von 25% entspricht. Somit waren 75% (129) der Patienten mit malignen Melanomen nach 5 Jahren noch am Leben. Bei den Männern betrug die 5-Jahres-Überlebensrate 64,4% und bei den Frauen 80,5%. In Abhängigkeit von der Invasionstiefe zeigte sich bei beiden Geschlechtern, daß mit zunehmender Eindringtiefe des Melanoms ein Absinken der Überlebensrate feststellbar ist (Tabelle 1). Die relativ

Tabelle 1. 5-Jahres-Überlebensrate bei malignen Melanomen.
Stadium I (1968–1972: 172 Patienten)

Level	I	II	III	IV	V
Männer	100%	100%	64,3%	61,9%	0
Frauen	100%	100%	92,5%	70,0%	75%

Tabelle 2. 5-Jahres-Überlebensrate nach Melanomtyp und Invasionstiefe
(1968–1972: 172 Patienten)

Level	I	II	III	IV	V	Gesamt
LMM	100%	100%	77,0%	78,0%	0	82,0%
SSM	0	100%	87,0%	72,0%	66,7%	80,6%
NM	0	0	88,9%	61,9%	60,0%	65,0%

Tabelle 3. 5-Jahres-Überlebensrate nach Geschlecht und Lokalisation
(1968–1972: 172 Patienten)

	Kopf	Rumpf	o. Extrem.	u. Extrem.
Männer	75%	52%	75%	80%
Frauen	88%	63%	100%	82%

Tabelle 4. 5-Jahres-Überlebensrate bei malignen Melanomen im Klinischen Stadium I

Breslow	1970	72 %	(n = 98)
Tonak et al.	1976	58 %	(n = 124)
Storck	1976	71,8%	(n = 248)
Encke	1976	58,7%	(n = 182)
Milton	1977	76,1%	
Dermatol. Univ.-Klinik München	1978	75 %	(n = 172)

hohe Überlebensrate (75%) bei malignen Melanomen mit Level V bei den Frauen war
überraschend, konnte jedoch bei nochmaliger Kontrolle der klinischen und histologischen Befunde bestätigt werden. Ordnet man die 5-Jahres-Überlebensrate nach Invasionstiefe und klinischen Melanomtyp (Tabelle 2), so zeigt sich, daß außer beim Lentigo-
maligna-Melanom in Abhängigkeit von der Invasionstiefe des Tumors ein stetiger
Abfall der Überlebensrate zu registrieren ist. Insgesamt findet man eine deutlich günstigere Situation beim Lentigo-maligna-Melanom (82,0%) und beim oberflächlich spreitenden Melanom (80,6%) gegenüber den Verhältnissen beim primär knotigen Melanom
(65,0%). Betrachtet man die 5-Jahres-Überlebensrate nach der Lokalisation bei Männern
und Frauen getrennt, so ist festzustellen, daß sowohl bei Männern als auch bei den
Frauen die Rumpfmelanome eine deutlich schlechtere Prognose besitzen (Tabelle 3).
Von den 172 Patienten, die in dieser retrospektiven Studie ausgewertet werden konnten,

waren nach 5 Jahren ca. 60% (105 Patienten) frei von regionalen und internen Metastasen. Bei den Frauen waren 61,1% (71 Patienten) und bei den Männern 57,6% (34 Patienten) erscheinungsfrei.

Auch hier findet sich, daß die 5-Jahres-Erscheinungsfreiheitsrate in direkter Beziehung zur mikroskopischen Eindringtiefe des Tumors steht. In Tabelle 4 sind unsere 5-Jahres-Überlebensraten bei malignen Melanomen im klinischen Stadium I im Vergleich zu den Werten anderer Autoren dargestellt.

Chemotherapie

Die Behandlung maligner Melanome mit Zytostatika wird hauptsächlich in fortgeschrittenen Stadien der Erkrankung eingesetzt. Hierbei wurden eine große Reihe von Chemotherapeutika klinisch erprobt (Tabelle 5). Sie wurden als Monotherapie, hauptsächlich

Tabelle 5. Chemotherapie maligner Melanome

Alkylierende Substanzen:	Cyclophosphamid (Endoxan)
	Phenylalanin-Lost (Alkeran)
	Chlorambucil (Leukeran)
Antimetaboliten:	5-Fluorouracil
	Methotrexat
	6-Mercaptopurin (Purinethol)
Vinka-Alkaloide:	Vinblastin (Velbe)
	Vinkristin (Vincristin Lilly)
Antibiotika:	Actinomycin D
	Bleomycin
Andere Substanzen:	DTIC (Darcabazine)
	Nitrosourea: BCNU
	CCNU
	Methyl-CCNU
	Hyroxyurea
	Ifosfamid (Holoxan) und
	cis-Diamino-dichloro-platin (II)

aber als Polytherapie, d.h. in der Kombination mehrerer Substanzen aus verschiedenen Wirkungsgruppen eingesetzt. Allgemein kann festgestellt werden, daß die Chemotherapie bei den malignen Melanomen enttäuscht hat, da die Prognose durch toxische Nebenwirkungen und Hemmung des Immunsystems ungünstig beeinflußt wurde, zumal diese Substanzen meist in hoher Dosierung verabreicht werden mußten, um einen erkennbaren Effekt auf die Erkrankung zu haben [3]. Zytostatika wurden nicht nur systemisch als Intervallbehandlung verabreicht, sondern auch zur regionalen Perfusion, besonders im Bereich der unteren Extremitäten.

Bei der Chemotherapie maligner Melanome wird als Maß für die Effektivität der Behandlung die partielle bzw. komplette Ansprechrate angegeben. Die beobachtete Ansprechrate bei den alkylierenden Substanzen, Antimetaboliten, Vinkaalkaloiden und Antibiotika ist sehr unterschiedlich und liegt in der Regel unter 15%. Die einzige Substanz, die einen deutlichen Effekt bei den malignen Melanomen hat, ist die Imidazol-Carboxamid-Verbindung DTIC. Bei der Monotherapie mit DTIC konnte mit statistischen Methoden eine wahre Ansprechrate von größer als 20% errechnet werden. Im Vergleich hierzu ist z.B. die wahre Ansprechrate der Nitroso-Urea-Präparate ca. 15% [8].

Vor kurzem wurden über therapeutische Erfolge bei metastasierenden Melanomen mit einer Kombinationsbehandlung von Ifosfamid und cis-Diamino-dichloro-platin (II) berichtet [19]. Es wurden 15 Patienten im klinischen Stadium III der Melanomerkrankung behandelt, und es zeigte sich in drei Fällen eine komplette Remission sowie bei fünf Patienten eine Teilremission mit einer Tumorrückbildung von mehr als 50%. Insgesamt liegt mit dieser Behandlung die vorläufige Ansprechquote bei ca. 50%.

Das Hauptziel einer Chemotherapie kann nicht die Beseitigung und Zerstörung größerer Tumormassen sein, sondern sie zielt darauf ab, die Entwicklung von Metastasen durch die Zerstörung von Tumorzellen zu verhüten, die nach einem chirurgischen Eingriff im Körper verbleiben. Als das effektivste Präparat kann augenblicklich DTIC angesehen werden.

Immuntherapie

Als Grundlage für das Verständnis der Immuntherapie maligner Melanome können folgende Punkte dienen:
1. Es ist erwiesen, daß es im Serum von Patienten mit malignen Melanomen Antikörper gegen tumorassoziierte und tumorspezifische Antigene gibt. Lewis [14] konnte feststellen, daß diese Antikörper bei Patienten mit einem lokalisierten Tumor vorhanden sind, jedoch im Verlauf der Erkrankung bei diffuser Metastasierung verschwinden.
2. Zahlreiche Untersuchungen haben gezeigt, daß Lymphozyten von Patienten mit malignen Melanomen eine spezifische zytotoxische Aktivität gegen die eigenen Melanomzellen aufweisen. Diese Zytotoxizität wird ebenfalls nur im Frühstadium der Erkrankung beobachtet und verschwindet bei der Ausbreitung des Tumors.
3. Das wesentliche Problem, das sich aus diesen Untersuchungen ergibt, ist die Feststellung, daß eine Immunantwort, die in frühen Krankheitsstadien nachweisbar ist, im Verlauf der Erkrankung verloren geht und dadurch keine Kontrolle über die Ausbreitung und Metastasierung des Tumors verbleibt. Eine mögliche Erklärung dafür wäre, daß das Immunsystem durch das beständige „Bombardement" mit freiwerdenem Tumorantigen die Fähigkeit zur Eigenkontrolle verliert.

Grundsätzlich gibt es zwei Verfahren zur Immuntherapie:
1. Unspezifische Methoden und
2. spezifische oder gezielte Methoden zur Immunstimulation [14, 16].

Unspezifische Immunstimulation

Die Grundlage dieser Methoden ist der Versuch, durch eine unspezifische Stimulation des gesamten Immunsystems eine immunologische Antwort gegenüber dem Tumor zu erzielen. Dies ist möglich durch lokale und systemische Maßnahmen. Die lokalen Verfahren werden hauptsächlich im Stadium III der Melanomerkrankung angewendet.

Über die intrafokale Injektion des BCG-Impfstoffes vom Stamm Pasteur gibt es in der Literatur wiedersprüchliche Angaben. Nach der mehrfachen Injektion des Impfstoffes in den metastatischen Tumorknoten kommt es nach einigen Tagen zu einer starken lokalen entzündlichen Reaktion und teilweise zur Ausbildung von Ulzerationen [12]. Bemerkenswert ist die Beobachtung, daß nicht nur behandelte Metastasen sich zurückbilden können, sondern auch unbehandelte kutane Metastasen, und daß sogar Regression pulmonaler Metastasen nach einer solchen Behandlung beobachtet wurde. Trotz der beschriebenen Erfolge dieser Therapieform sollten die teilweise schwerwiegenden Nebenwirkungen, wie hohe Fieberschübe, Übelkeit, Erbrechen und als schwerste Komplikation das Auftreten einer granulomatösen Hepatitis, nicht vergessen werden. Außer mit diesen Nebenwirkungen muß unter Umständen damit gerechnet werden, daß durch die intrafokale BCG-Therapie möglicherweise ein Zusammenbruch des Immunsystems provoziert werden kann.

Eine weitere Methode der lokalen unspezifischen Immunstimulation ist die Anwendung von Dinitrochlorbenzol (DNCB). Diese Methode wurde von Malek-Mansour in die Therapie eingeführt und bei Hautmetastasen sowie auch bei Primärtumoren angewendet. Illig u. Paul [13] berichteten über ihre Ergebnisse mit dieser Methode bei 18 Patienten, worunter 12 Patienten ein Primärmelanom hatten. Über Erfolge lokaler unspezifischer Immunstimulation mit Dinitrochlorbenzol-Salbe bei Hautmetastasen [6], aber auch bei Primärtumoren [15], liegen teilweise Erfolgsberichte vor.

Die systemische unspezifische Immunstimulierung kann durch die Skarifizierung der Haut und Einbringen von Bakterien sowie die intrakutane und intramuskuläre Injektion von Bakterienantigenen erzeugt werden. Die systemische Stimmulierung mit BCG wird bei der Immuno-Chemotherapie heute allgemein angewendet. Bei dieser Behandlungsmethode sind die Nebenwirkungen weniger gravierend als bei der Injektion in den Tumorknoten selbst.

Auch die Behandlung von Melanompatienten mit Levamisol scheint eine Veränderung sowohl der antikörperabhängigen als auch der zellvermittelten Immunantwort zu bewirken. Dabei scheint Levamisol kein Immunstimulans an sich zu sein, sondern bewirkt eher den Ausgleich eines funktionellen Defektes der T-Lymphozyten, der bei fortgeschrittenen Melanomstadien sekundär auftritt [14]. Eine abschließende Beurteilung der klinischen Wirksamkeit dieses Medikamentes ist momentan aufgrund zu geringer Erfahrungen nicht möglich.

Spezifische Immuntherapie

Diese Behandlungsform gründet sich auf die Vorstellung, direkt gegen den Tumor gerichtete Antikörper zu stimulieren. Hier sei auf die Arbeit von Lewis [14] verwiesen, da eigene Erfahrungen fehlen und die Erfolge der spezifischen Immunstimulation in der Literatur widersprüchlich sind; diese Therapieform ist bisher auf einzelne Studien beschränkt und hat sich nicht allgemein für die praktische Melanomtherapie durchgesetzt.

Vor Beginn jeglicher Immuntherapie sollte durch chirurgische Maßnahmen so viel als möglich antigenes Tumormaterial entfernt werden, um die malignen Zellen auf ein Minimum zu reduzieren. In Ergänzung dieser operativen Maßnahmen ist es naheliegend, mit chemotherapeutischen Behandlungsprinzipien die Menge der Melanomzellen weiter zu reduzieren. Als weitere unterstützende Maßnahmen zur Beseitigung von Melanomzellen kann die Immuntherapie eingesetzt werden. Aus dieser Überlegung heraus ist es verständlich, die chirurgischen Maßnahmen mit immuno-chemotherapeutischen Behandlungsprinzipien zu verbinden, in der Hoffnung, auf allen Ebenen die Melanomkrankheit prognostisch günstig zu beeinflussen.

Immuno-Chemotherapie

Nach Gutterman et al. [10] hat sich als wirksamste Kombination in dieser Hinsicht die alternierende Verknüpfung einer Chemotherapie mit DTIC und einer unspezifischen Immunstimulation mit BCG erwiesen. Sie konnten in einer randomisierten Studie 1976 feststellen, daß die kombinierte Behandlung von DTIC und BCG bei disseminiert metastasierenden Melanomen in 27% der Fälle ein positives Ansprechen mit Tumorrückbildung gezeigt hat. Im Vergleich hierzu war durch Monotherapie mit DTIC nur in 15% ein Erfolg zu erzielen. Eine adjuvante Immuno-Chemotherapie sollte deshalb bei allen Patienten im klinischen Stadium I ab einer Eindringtiefe Level III nach Clark durchgeführt werden sowie bei Patienten im klinischen Stadium II nach großzügiger chirurgischer Entfernung bestehender Tumormassen. Augenblicklich sind mehrere randomisierte adjuvante Chemotherapiestudien mit DTIC bei Melanompatienten in klinischer Überprüfung. Abschließende Behandlungsergebnisse liegen jedoch augenblicklich nicht vor.

Der Wirkungsmechanismus von DTIC in der Behandlung maligner Melanome ist derzeit noch nicht hinreichend geklärt. Es wird vermutet, daß DTIC einerseits die DNA- und RNA-Synthese hemmt und daß Abbauprodukte des DTIC eine alkylierende Wirkung haben. Diese Effekte sind nach Untersuchungen von Carter sehr wahrscheinlich dosisabhängig. Die größte Effektivität scheint DTIC in mittlerer Dosierung von ca. 250–300 mg/m^2 Körperfläche zu haben.

Tabelle 6: Immuno-Chemotherapie maligner Melanome:
Behandlungsschema mit DTIC und BCG

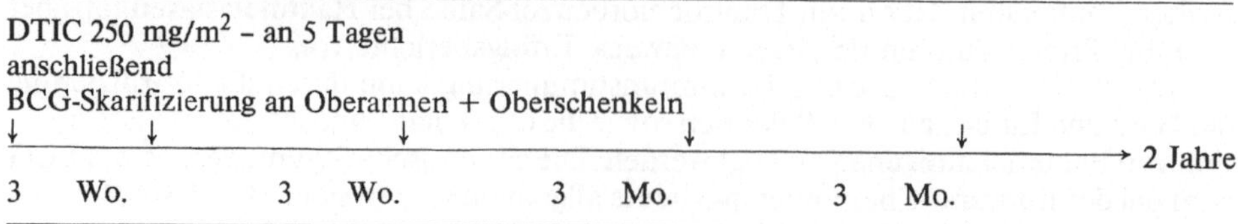

An der Münchener Dermatologischen Klinik wird unter stationären Bedingungen
folgendes Behandlungsschema durchgeführt (Tabelle 6): Nach chirurgischer Entfernung des Primärtumors bzw. im klinischen Stadium II auch der regionalen Lymphknotenmetastasen werden 250 mg DTIC/m^2 Körperoberfläche an fünf aufeinanderfolgenden Tagen intravenös verabreicht. Anschließend, am 7., 14. und 17. Tag nach Beginn der
DTIC-Behandlung folgt die unspezifische, systemische Immunstimulation durch BCG-
Skarifizierung an beiden Oberarmen und Oberschenkeln. Dieses Schema wird nach
jeweils 3 Wochen zweimal wiederholt. Danach wird im Abstand von 3 Monaten insgesamt 2 Jahre lang eine Intervallbehandlung in gleicher Weise durchgeführt. Die berichteten Nebenwirkungen von DTIC stimmen weitgehend mit den eigenen Erfahrungen
überein. In den ersten 2 Tagen ist in der Regel mit Übelkeit und Erbrechen zu rechnen.
Weiterhin treten grippeähnliche Symptome auf, es kann zu einer Leukozyten- und
Thrombozytendepression kommen, Leber- und Nierenfunktionsteste zeigen gelegentlich pathologische Abweichungen, die sich im Intervall meist zurückbilden. Es ist festzustellen, daß einige Patienten die DTIC-Behandlung ausgesprochen schlecht vertragen,
so daß dies neben der psychischen Belastung zum Abbruch der Behandlung führt.

Die Wirksamkeit der Immuno-Chemotherapie hat dann ihre Grenzen, wenn es zu
einer ausgedehnten Disseminierung des Tumors kommt. Besonders beim Auftreten
von Hirn- und Lebermetastasen kann von einer Immuno-Chemotherapie keine Wirksamkeit mehr erwartet werden, da zahlreiche Beobachtungen darauf hinweisen, daß diese Organmetastasen auf die Therapie kaum ansprechen.

Bestrahlungstherapie

Die Röntgenbestrahlung primärer Melanome ist heute weitgehend zugunsten der chirurgischen Behandlung verlassen worden. Bei Patienten mit regionären Lymphknotenmetastasen, die chirurgisch nur palliativ entfernt werden konnten, kann eine Kobalt-60-
Gamma-Bestrahlung Remissionen erzielen.

Bei oberflächlichen kutanen und subkutanen Metastasen sind durch eine Bestrahlung mit schnellen Elektronen gute Erfolge zu erzielen. Die endolymphatische Radionu-
klidtherapie kann bei Extremitätenmelanomen kurative Effekte erzielen.

Zusammenfassung

Die therapeutischen Maßnahmen müssen sich immer nach dem klinischen Stadium der
Melanomerkrankung richten. So sind im *Stadium I* der Erkrankung die großzügige chirurgische Entfernung des Primärtumors sowie eine Immuno-Chemotherapie ab Level III
angezeigt. Im *Stadium II* wird bei bestehendem Primärherd dieser großzügig entfernt
und eine diskontinuierliche regionäre Lymphknotenausräumung durchgeführt. Im An-
schluß daran erfolgt eine Immuno-Chemotherapie sowie eine ergänzende Bestrahlung
der chirurgisch behandelten regionären Lymphabflußgebiete, wenn hier nur eine pallia-
tive Operation möglich war. Im klinischen *Stadium III* der Erkrankung sollten alle
erreichbaren Melanommetastasen operativ entfernt werden, eine Bestrahlungstherapie,

eine lokale Immuntherapie sowie eine Immuno-Chemotherapie sind je nach Einzelfall abzuwägen.

Eine weitere Verbesserung der Prognose maligner Melanome kann durch *möglichst frühzeitige Erkennung der Tumoren,* eine optimale patientenbezogene Kombination der Behandlungsmethoden sowie von einer weiteren Erforschung der immunologischen Mechanismen der Erkrankung erwartet werden.

Literatur

1. Ackerman, A.B., Su, D.: Histology of cutaneous malignant melanoma. In: Malignant Melanoma, pp. 25–147, Kopf et al. (eds.). New York: Masson Publ. USA, Inc. 1979
2. Anaise, D., Steinitz, R., Ben Hur, N.: Solar Radiation: A possible etiological factor in malignant melanoma in Israel: A retrospective study (1960–1972). Cancer *42,* 299–304 (1978)
3. Block, J.B., Tabbarah, H., Isacoff, W., Drakes, T.P.: Chemotherapy of unresectable or recurrent metastasic malignant melanomas: An update. J. Dermatol. Surg. Oncol. *5,* 118–123 (1979)
4. Bodenham, D.C.: The present day management of malignant melanoma. In: Plastische Chirurgie des Kopf- und Halsbereiches und der weiblichen Brust, S. 20–27, Bohmert, H. (Hrsg.). Stuttgart: Thieme 1975
5. Breslow, A.: Tumor thickness, level of invasion and node dissection in stage I cutaneous melanoma. Ann. Surg. *182,* 572–575 (1975)
6. Burg, G., Braun-Falco, O.: 1-Chlor-2,4-dinitrobenzol(DNCB)-Salbe zur Sensibilisierung, Testung und Behandlung von Patienten mit malignem Melanom. Dtsch. Med. Wochenschr. *102,* 210–211 (1977)
7. Clark, W.H., From, L., Bernardino, E.A., Mihm, M.C.: The histogenesis and biologic behaviour of primary human malignant melanomas of the skin. Cancer Res. *29,* 705–726 (1969)
8. Clark, W., Goldman, W.H., Mastrangelo, M.J.: Human malignant melanoma. New York, San Francisco, London: Grune and Stratton 1979
9. Das Gupta, T.K: Results of treatment of 269 patients with primary cutaneous melanoma. A five-year prospective study. Ann. Surg. *186,* 201–209 (1977)
10. Gutterman, J.V., Mavligit, G.M., Reed, R. et al.: Bacillus Calmette-Guérin immun-therapy in combination with DTIC for the treatment of malignant melanoma. Cancer Treat. Rep. *60,* 177–182 (1976)
11. Kopf, A.W., Bart, R.S., Rodiguez-Sains, R.S., Ackerman, A.B.: Malignant melanoma. New York: Masson Publ. USA, Inc. 1979
12. Kunze, J., Lesch, R., Plagwitz, R., Hagedorn, M.: Intrafokale BCG-Therapie des metastasierenden malignen Melanoms. Hautarzt *29,* 597–600 (1978)
13. Illig, L., Paul, E.: Unspezifische epifokale Immuntherapie des malignen Melanoms der Haut mit DNCB nach Malek-Mansour. Hautarzt *27,* 579–583 (1976)
14. Lewis, M.G.: Möglichkeiten der Immuntherapie beim malignen Melanom. Hautarzt *29,* 619–624 (1978)
15. Loth, H., Ehring, F.: Die Behandlung des malignen Melanoms mit Dinitrochlorbenzol-Salbe. Hautarzt *29,* 141–146 (1978)
16. Macher, E.: Was leisten Chemotherapie und Immuntherapie des malignen Melanoms? Therapiewoche *27,* 7415–7418 (1977)
17. Malec, E., Eklund, G.: The changing incidence of malignant melanoma of the skin in Sweden, 1959–1968. Scand. J. Plast. Reconstr. Surg. *12,* 19–27 (1978)
18. Petersen, N.C., Bodenham, D.C., Lloyd, O.C.: Malignant melanomas of the skin. Br. J. Plast. Surg. *15,* 97–116 (1962)
19. Schmidt, C.G., Becher, R.: Kombinierte Chemotherapie des metastasierenden Melanoblastoms mit Ifosfamid und cis-Diamino-dichloro-platin (II). Dtsch. Med. Wochenschr. *104,* 872–875 (1979)
20. Schmoeckel, C., Braun-Falco, O.: Prognostic index in malignant melanoma. Arch. Dermatol. *114,* 871–873 (1978)
21. Sim, F.H., Taylor, W.F., Ivins, J., et al.: A prospective randomized study of the efficacy of routine elective lymphadenectomy in management of malignant melanoma. Cancer *41,* 948–956 (1978)
22. Teppo, L., Pakkanem, M., Hakulinsen, T.: Sunlight as a risk factor of malignant melanoma of the skin. Cancer *41,* 2018–2027 (1978)

23. Veronesi, U., Adamus, J., Bandiera, D.C. et al.: In efficacy of immediate node dissection in stage I melanoma of the limbs. N. Engl. J. Med. *297*, 627–630 (1977)
24. Wanebo, J.J., Fortner, J.G., Woodruff, J. et al.: Selection of the optimum surgical treatment of stage I melanoma by depth of microinvasion. Ann. Surg. *182*, 302–315 (1975)
25. Wanebo, H.J., Woodruff, J., Fortner, J.G.: Malignant melanoma of the extremities: A clinicopathologic study using levels of invasion. Cancer *39*, 666–676 (1975)
26. Weidner, F., Hornstein, O.P.: Das Problem der regionalen Lymphknoten-Metastasierung beim malignen Melanom. Arch. Dermatol. Res. *245*, 50–62 (1972)

Venerologie

Detlef Petzoldt

Lues und Gonorrhoe: Diagnostik und Therapie im Lichte neuer wissenschaftlicher Erkenntnisse

Die fundamentalen Probleme der Lues und Gonorrhoe sind auch heute nur unzureichend erhellt. Diese fundamentalen Probleme sind bei der Syphilis: Erarbeitung einer in Dauer und Heilungseffekt optimalen Therapie auf der einen Seite und die Verfügbarkeit einer Serologie, aus der Heilerfolg und Reinfektion abgelesen werden können, auf der anderen Seite. Das fundamentale Problem der Gonorrhoe ist die Verfügbarkeit einer Serologie, die in der Lage ist, die Abstrichuntersuchungen – unangenehm für den Patienten und nicht zuverlässig genug für den Arzt – zu ersetzen.

So kann mein Referat nur das Niveau einer Standortbestimmung erreichen, einer Standortbestimmung unter Berücksichtigung derjenigen kleinen Schritte, die wir in den letzten Jahren vorangekommen sind.

Lues

Die *Therapie der Syphilis* ist nach wie vor eine Therapie mit Penizillin. Ein Empfindlichkeitsverlust der Treponemen ist bis heute offenbar nicht eingetreten, eine Erhöhung der bisher empfohlenen Dosis erscheint nicht notwendig. Zwei in den letzten Jahren publizierte Fälle von möglichen Therapieversagern müssen jedoch zur Kenntnis genommen werden:

Dem 1977 von Herrmann u. Pantelelos mitgeteilten Kölner Fall lag folgender Sachverhalt zugrunde: Eine Patientin mit Sekundärlues wurde mit 16 Mill. IE Aquacillin comp. an 16 aufeinanderfolgenden Tagen behandelt. Aquacillin comp. besteht zu 75% aus Procainpenizillin. Es kam zur Abheilung und zur Negativierung der klassischen Seroreaktionen und trotzdem nach 5 Jahren zu einer Tertiärlues, in der Tat ein schwer zu interpretierender Sachverhalt.

Etwas anders liegen die Verhältnisse bei einem jüngst im British Journal of Venereal Diseases publizierten Londoner Fall. Hier waren bei einer Primärsyphilis täglich 0,6 Mill. IE wässerigen Depotpenizillins über 12 Tage injiziert worden. 38 Tage nach Beendigung der Behandlung wurden in dem reindurierten Primäraffekt Treponemen nachgewiesen. (Giles u. Lawrence): Mögliches Rezidiv oder natürlich auch Zeit genug für eine Reinfektion.

Ich glaube, daß man diese beiden Fällen zunächst registrieren muß; Schlußfolgerungen auf eine Neugestaltung von Dosierungsempfehlungen sind sicher noch nicht möglich.

Welches aber ist die heute empfohlene Penizillin-Dosis? Das „Münchener Behandlungsschema" von 1970 stellte das Präparat Tardocillin comp. in den Vordergrund und sah eine 30tägige Behandlungsdauer vor (Braun-Falco u. Petzoldt). Tardocillin comp. enthielt neben 300 000 IE Procainpenizillin 300 000 IE des Langzeitpenizillins Benzathinpenizillin. Dieser Anteil an Langzeitpenizillin ermöglichte Injektionsintervalle von 2 bis 3 Tagen, was für Patient und Arzt vorteilhaft war. Nachteilig dagegen war, daß sich der Aufbau eines eutherapeutischen Serumspiegels durch die verhältnismäßig kleine Dosis von 300 000 IE Benzathinpenizillin nur langsam vollzog und daß deshalb die verhältnismäßig lange Therapiedauer von 30 Tagen gewählt werden mußte. Tardocillin comp. ist nicht mehr im Handel. Das Präparat Depotpen ist ähnlich zusammengesetzt, enthält aber noch weniger Langzeitpenizillin, nämlich 200 000 IE. Das bedeutet, daß der Aufbau eines eutherapeutischen Penizillinserumspiegels noch langsamer vor sich geht und damit noch schwerer überschaubar wird.

Aus diesen Überlegungen heraus hat eine internationale Expertenkonferenz, die im Herbst 1978 unter den Auspizien des Ludwig-Boltzmann-Institutes in Wien tagte, empfohlen, auf Penizillin-Mischpräparate in der Behandlung der Syphilis grundsätzlich zu verzichten.

Es war nicht die Absicht dieser Wiener Konferenz, der großen Zahl von Therapieempfehlungen eine weitere hinzuzufügen. Trotzdem gelang es, die teilweise sehr verschiedenartigen Standpunkte zur Syphilis-Behandlung einander anzugleichen und sich auf ein gemeinsames Protokoll zu einigen. Dieses beinhaltet außer der Empfehlung zur Vermeidung von Penizillin-Mischpräparaten folgende Hauptpunkte (Luger u. Petzoldt):
1. Zur Behandlung der Frühsyphilis (Tabelle 1) hat sich Procain-, Clemizol- und Benzathinpenizillin als geeignet erwiesen. Die Injektionsdosis sollte bei Procainpenizillin 0,6 Mill. IE und bei Clemizolpenizillin 1,0 Mill. IE nicht unterschreiten. Die Behandlungsdauer sollte mindestens 10 Tage betragen. Bei Verwendung von Benzathinpenizillin genügt die einmalige Verabfolgung von 2,4 Mill. IE.

Tabelle 1. Möglichkeiten zur Behandlung der Frühsyphilis ($<$ 1 Jahr) (Wiener Treffen 1978)

Procain- oder Clemizolpenizillin	1 Mill. IE tgl. mind. 10 Tage
Benzathinpenizillin	2,4 Mill. IE in einer Sitzung

2. Zur Behandlung der Spätsyphilis (Tabelle 2) sind die gleichen Penizillinarten in den gleichen Einzeldosen geeignet; die Behandlungsdauer sollte aber 21 Tage betragen.

Tabelle 2. Möglichkeiten zur Behandlung der Spätsyphilis ($>$ 1 Jahr) (Wiener Treffen 1978)

Clemizolpenizillin	1 Mill. IE tgl. über 21 Tage
Benzathinpenizillin G	2,4 Mill. IE, nach 1 u. 2 Wochen wdh.
Penizillininfusionen	2–4 Mill. IE alle 4 Std., 10–15 Tage

Insbesondere für die Neurosyphilis – natürlich auch für alle anderen Formen der Syphilis – kann eine Infusionsbehandlung durchgeführt werden. Alle 4 Stunden sollten 2 bis 4 Mill. IE verabfolgt werden bei einer Therapiedauer von 10 bis 15 Tagen.

Wohlgemerkt handelt es sich bei diesem Protokoll nicht um eine Therapieempfehlung, von der auch nur einer der Teilnehmer annähme, daß sie die optimale, die verbindliche und die endgültige sei. Es handelt sich vielmehr lediglich um einen gemeinsamen Nenner, auf den man sich einigen konnte. Grundsätzliche Fragen der Syphilis-Behandlung, deren Beantwortung für eine endgültige und wissenschaftlich begründete Therapieempfehlung der Syphilis notwendig sind, bleiben weiterhin offen, und diese sind:

Ist für die Spätsyphilis tatsächlich eine längere Behandlungszeit als für die Frühsyphilis notwendig?

Sollte die Behandlungszeit nicht grundsätzlich verkürzt und durch Kurzzeitbehandlung mit hohen Dosen ersetzt werden (Stüttgen)?

Ist die Erfahrung, die wir mit Benzathinpenizillin bei Fällen von Spätsyphilis besitzen, ausreichend, um dieses Präparat zu empfehlen?

Ist zur Sanierung einer Syphilis notwendig, daß im Liquor cerebrospinalis treponemizide Serumspiegel erreicht werden?

Ist die Verringerung der Erkrankungsfälle an Neurosyphilis in vielen Ländern tatsächlich ein Indiz für die Richtigkeit unserer Behandlung, oder bleiben viele Fälle von asymptomatischer Neurosyphilis unentdeckt, weil wir nicht danach fahnden?

Es scheint immerhin so, daß die *moderne Syphilisserologie* bald in der Lage sein wird, diese Fragen zu beantworten.

Die Grundlage dafür bildet das Verhalten der treponemenspezifischen IgM-Antikörper, d. h. der gegen Treponema pallidum gerichteten Immunglobuline der Klasse M im menschlichen Serum. Es ist anzunehmen, daß die Produktion eines erregerspezifischen IgM-Antikörpers nach Eliminierung des infektiösen Agens eingestellt wird. Für die Syphilis würde das bedeuten, daß das Verschwinden der treponemenspezifischen IgM-Antikörper aus dem Serum die Abtötung aller Treponemen und damit die Sanierung der Erkrankung anzeigt.

Dem Nachweis der treponemenspezifischen IgM-Antikörper dient der IgM-FTA-Test (O' Neill u. Nicol). Sein Prinzip ist einfach: Treponema pallidum wird mit Patientenserum inkubiert. Wenn im Serum treponemenspezifische Antikörper vorhanden sind, werden diese an der Treponemenoberfläche gebunden und in einem zweiten Inkubationsgang durch ein fluoreszenzmarkiertes Anti-IgM-Serum zur Darstellung gebracht (Abb. 1). Ein Verschwinden der treponemenspezifischen Antikörper aus dem Serum müßte zu einem nicht-reaktiven Ausfall des IgM-FTA-Testes führen.

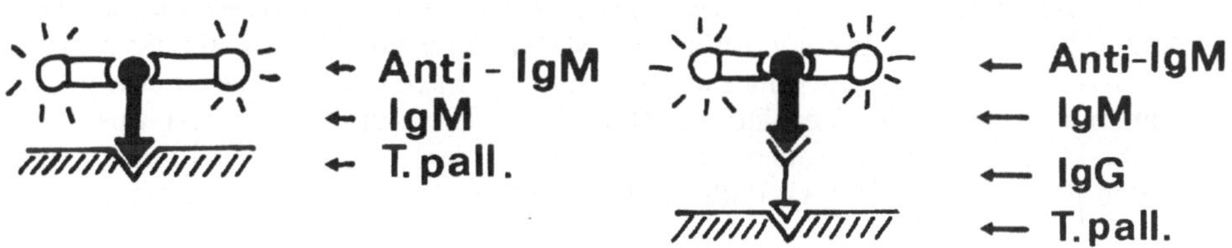

Abb. 1. Prinzip des IgM-FTA-Testes

Abb. 2. Fehlermöglichkeit des IgM-FTA-Testes

In der Vergangenheit war das aber durchaus nicht immer der Fall. Nach ausreichend behandelter Syphilis blieben 15–20% der Seren reaktiv, und zwar länger als ein Jahr, was dazu führte, daß der IgM-FTA-Test als Indikator für den Behandlungserfolg in Mißkredit geriet.

Die Ursache für die Persistenz des reaktiven IgM-FTA-Testes dürfte im wesentlichen in folgendem Mechanismus zu suchen sein (Schmidt u. Luger):

Es kann im Syphilisserum ein IgM-Antikörper vorhanden sein, der nicht direkt gegen Treponema pallidum gerichtet ist, sondern gegen treponemenspezifische IgG. Während der Erstinkubation verbindet sich dieser IgM-Antikörper mit dem auf der Treponeme haftenden IgG-Antikörper und wird in der zweiten Inkubation mit fluoreszenzmarkiertem Anti-IgM-Serum dargestellt (Abb. 2). So kommt es zu einem reaktiven Ausfall des IgM-FTA-Testes, ohne daß im untersuchten Serum treponemenspezifische IgM-Antikörper vorhanden waren. Zwangsläufig müßte sich der Fehlschluß ergeben, daß es sich um eine nicht sanierte Syphilis handelt.

Diese Fehlerquelle ist zu umgehen, wenn man das IgG vor Durchführung des Testes aus dem Patientenserum eliminiert. Das geschieht im sogenannten IgM-FTA-19S-Test. Die komplizierte Bezeichnung IgM-FTA-19S-Test bedeutet nichts anderes, als die Durchführung des IgM-FTA-Testes mit der 19S-Fraktion des menschlichen Serums, einer Fraktion, die vorwiegend aus Immunglobulinen der Klasse M besteht. Nach übereinstimmender Meinung handelt es sich bei diesem Testverfahren um eine zuverlässige Methode zur Behandlungskontrolle der Syphilis (Müller u. Oelerich). Nach ausreichender Behandlung einer Syphilis kommt es in einer Zeit, die meist unter einem Jahr liegt, zum nicht-reaktiven Testausfall (Leyh u. Müller).

Das sehr elegante Testverfahren des IgM-FTA-19S-Testes darf uns aber auch heute noch nicht zu Serologiegläubigen machen. Auch der IgM-FTA-19S-Test ist noch nicht frei von Fehlermöglichkeiten. Die 19S-Fraktion des menschlichen Serums kann einen Anteil von IgG haben. Die Größe dieses Anteils ist von der Art des zur Trennung benutzten Verfahrens abhängig und kann variieren (Schmidt und Luger). Außerdem müssen wir uns darüber im klaren sein, daß die Erfahrungen mit dem IgM-FTA-19S-Test insgesamt gesehen noch gering sind. Wer verfügt beispielsweise über eine Zahl von 50 oder 100 dokumentierten Fällen von Tertiärsyphilis, um statistisch sichere Aussagen über das Verhalten dieses Testes bei der Tertiärsyphilis zu machen? Das Ergebnis eines IgM-FTA-19S-Testes ist deshalb ein interessanter und sicherlich wichtiger Indikator für die Sanierung einer Syphilis; die Gesamtbeurteilung einer Behandlungsbedürftigkeit darf jedoch heute noch nicht diejenigen klinischen und serologischen Daten, mit denen wir längere Erfahrungen haben, außer acht lassen.

Gonorrhoe

Die Erkrankungsziffern der Gonorrhoe sind rückläufig. Das gilt praktisch weltweit und trifft auch für die Bundesrepublik Deutschland zu. Nicht für die Bundesrepublik trifft ein anderer Trend zu, der in vergleichbaren Ländern seit Jahren zu beobachten ist, nämlich die Angleichung der Erkrankungsziffern von Mann und Frau (Abb. 3). Bei uns besteht nach wie vor ein krasses Mißverhältnis zwischen den Erkrankungsziffern der Männer und denen der Frauen. Das Verhältnis liegt bei 2,7 : 1, d. h. auf etwa drei an Gonorrhoe erkrankte Männer kommt eine erkrankte Frau. In den USA, Großbritannien und Schweden ist das Erkrankungsverhältnis zwischen den Geschlechtern ausgeglichener

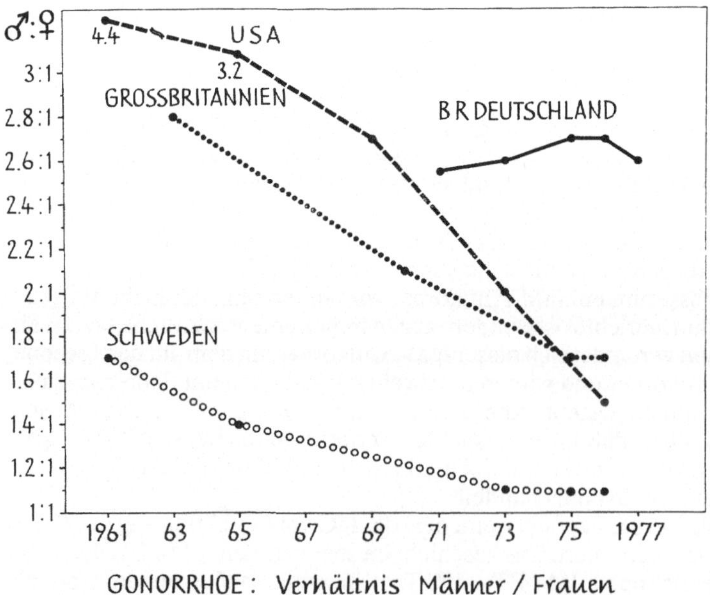

Abb. 3. Geschlechtsverhältnis gemeldeter Erkrankungsfälle an Gonorrhoe

und nähert sich sogar einem Verhältnis von 1 : 1 (Petzoldt). Das kann eigentlich nur bedeuten, daß die Gonorrhoe der Frau bei uns zu selten erkannt und daß entzündliche Erkrankungen des weiblichen Genitale – Urethritis, Zervizitis, Salpingitis – offenbar behandelt werden, ohne daß adäquate mikrobiologische diagnostische Maßnahmen vorausgehen.

Wenn die *Gonorrhoe-Diagnostik* durch serologische Untersuchungsverfahren vereinfacht werden könnte, würde sich die Situation sicherlich ändern. Daß eine brauchbare serologische Methode heute noch nicht zur Verfügung steht, hat mehrere Gründe.

Ein Teil der Gründe liegt in der Art der Immunantwort: Die humorale Immunantwort einer Gonokokkeninfektion benötigt eine Anlaufzeit, so daß Antikörper erst 1 bis 2 Wochen nach der Infektion nachweisbar werden, bei akuter Gonorrhoe zu spät, um diagnostisch hilfreich zu sein. Nach einer Behandlung kommt es zu einem nur sehr langsamen Absinken der Antikörpertiter, das erst nach Wochen oder Monaten einzusetzen braucht: zu langsam für eine Therapiekontrolle und für die Erkennung einer eventuell in dieser Zeit liegenden Reinfektion.

Ein anderer Teil der Gründe liegt in der sehr komplexen Antigenstruktur von N. gonorrhoeae, die immunologische Forschergruppen lange von der Beschäftigung mit dieser Materie abgehalten hat. Ein allgemein gültiges System für die Serotypisierung, wie es für E. coli oder Salmonellen besteht, ist für N. gonorrhoeae heute erst in den Anfängen erkennbar. In den letzten 10 Jahren allerdings hat die Aufklärung der Antigenstruktur von N. gonorrhoeae erhebliche Fortschritte gemacht. Neben den Polypeptidantigenen der äußeren Membran, die eine Unterscheidung in mindestens 16 Serotypen erlauben, scheinen die Proteine der fimbrienartigen Fortsätze, der sogenannten Pili, für die serologische Diagnostik besonders wichtig zu sein. Durch Verwendung von hochempfindlichen modernen immunologischen Verfahren, wie passive Hämagglutination und Radioimmunassay auf der einen Seite und hochgereinigten Piliantigenen auf der anderen Seite, ist es immerhin gelungen, serologische Ergebnisse von einer Spezifität von 97% und einer Sensibilität von 86% zu erreichen (Reimann u. Lind; Oates et al.). Die Sensibilität dieser Testverfahren erwies sich gerade bei der symptomlosen Gonorrhoe der Frau als hoch, so daß berechtigte Hoffnung besteht, eines Tages mit Hilfe serologischer Verfahren das große Erregerreservoir der symptomlos erkrankten Frau erfassen und behandeln zu können.

Solange wir über serologische Nachweisverfahren nicht verfügen, müssen wir uns mit dem mikrobiologischen Erregernachweis begnügen und sind verpflichtet, diesen besonders sorgfältig durchzuführen. Die Sorgfalt beginnt mit der Entnahme des Abstrichmaterials von Patienten. Ein Maximum an subtiler Arbeit im Labor mit maximal empfindlichen Methoden nutzt wenig, wenn die Abstrichentnahme nachlässig oder unsachgemäß erfolgte. Ich habe den Eindruck, daß hier Verbesserungen möglich sind, insbesondere auch in der Weitergabe dieser Fertigkeiten an jüngere Kollegen.

Die endgültige Identifizierung von N. gonorrhoeae im Labor erfolgt nach wie vor durch die Zuckervergärung, die sogenannte Lingelsheim-Reihe. Verzichtet man auf die Zuckervergärung und führt die Diagnostik nur über die Anzüchtung auf einem Selektivnährboden bis zur positiven Oxidasereaktion, so hat die Gonorrhoe-Diagnose nur einen Wahrscheinlichkeitsgrad von 95%, da gelegentlich auch andere Neisserienarten und kokkoide Stäbchen Gonokokken vortäuschen können.

Es ist möglich, aber noch nicht erwiesen, daß die aufwendige Lingelsheim-Reihe durch den sogenannten Co-agglutinationstest ersetzt werden kann. Das Prinzip dieses bereits im Handel befindlichen Testes ist, daß Staphylokokken mit Antigonokokkenantikörpern beladen werden, was beim Hinzubringen von Gonokokken zu einer sichtbaren Agglutination führt. Die spezifizierte Reaktion wurde durch vorherige Absorption des Testreagenz mit N. meningitidis und Keimen der Moraxellagruppe erhöht (Danielsson u. Kronvall). Der Vorteil dieses Testes liegt in seinen geringen Anforderungen an zeitlichen und apparativen Aufwand. Die Reaktion wird auf dem Objektträger durchgeführt und ist nach 1 bis 2 Minuten ablesbar.

Unsere bisherige Prüfung dieser Testmethode ergab durchaus zufriedenstellende

Tabelle 3. Spezifität und Sensibilität des Co-agglutinationstests

Species	+++	++	+	ø	Summe
N. gonorrhoeae	92	29	37	2	Σ = 160
N. subflava				13	
N. flava				4	
N. perflava				17	
N. catarrhalis				20	Σ = 100
N. fulva				34	
N. fulva-sicca				7	
N. sicca				5	

Ergebnisse (Tabelle 3). Untersucht wurden 160 Stämme von N. gonorrhoeae und 100 Stämme von apathogenen Neisserienarten. Die Spezifität des Testes lag bei 100%, die Sensibilität bei 98%. Bei der Bewertung dieses Testresultates muß jedoch die verhältnismäßig kleine Zahl der pathogenen Neisserienarten und das Fehlen von N. meningitidis berücksichtigt werden.

In der *Therapie der Gonorrhoe* haben sich in den letzten Jahren keine wesentlichen neuen Gesichtspunkte ergeben. Die auf dem letzten Fortbildungskurs gegebenen Therapieempfehlungen gelten auch heute noch. Ein kleines Ergebnis am Rande: Auch bei Verwendung der in Deutschland üblichen 4-Mega-Präparate kann auf das halbstündige Intervall zwischen oraler Gabe von Probenecid und der Injektion von Penizillin verzichtet werden. Untersuchungen mit Megacillin forte zeigten (Abb. 4), daß die resultierenden Penizillinserumspiegel durch gleichzeitige oder vorzeitige Verabfolgung des Probenecid nicht verändert werden (Petzoldt et al.)

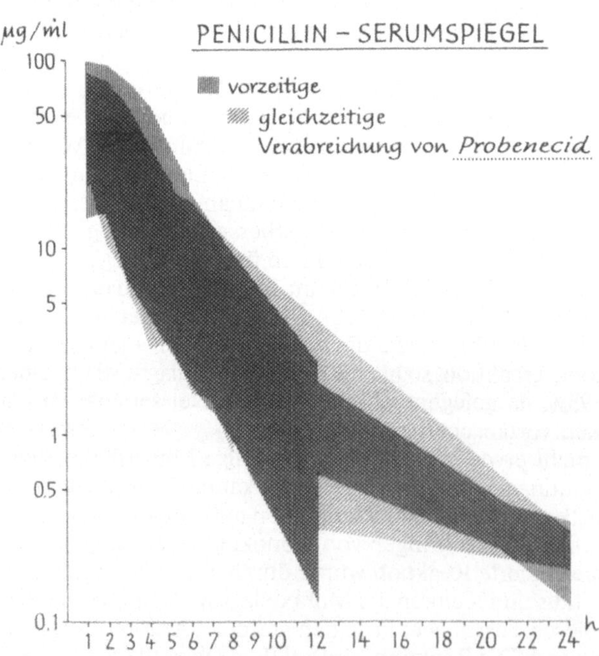

Abb. 4. Streuungsbreiten von Penizillinserumspiegeln nach vor- und gleichzeitiger Verabfolgung von Probenecid

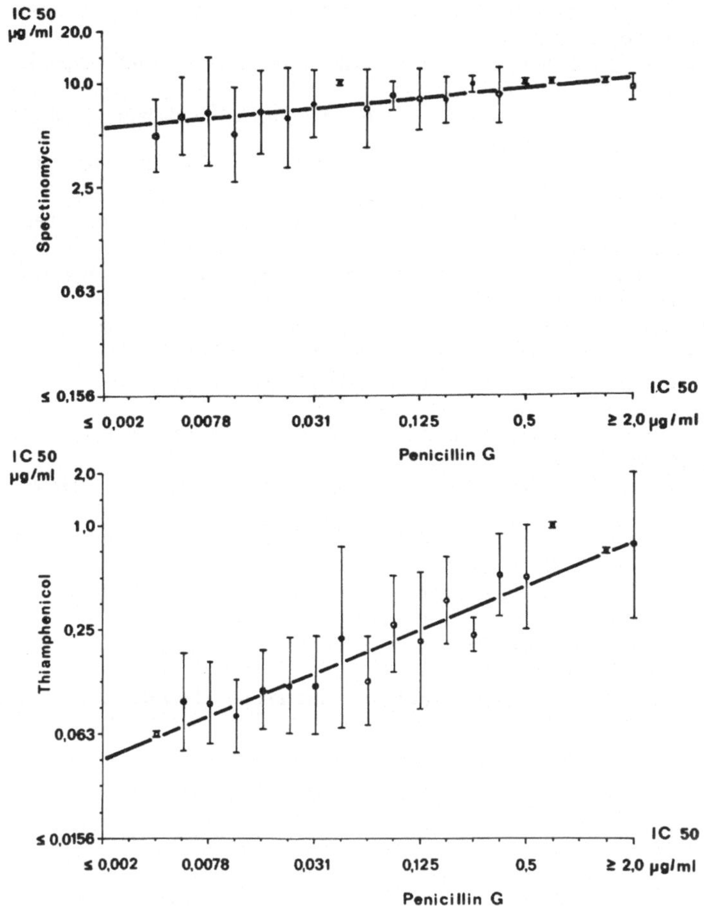

Abb. 5. Korrelation der Penizillinempfindlichkeit zur Spectinomycin- und Thiamphenicolempfindlichkeit

Der wesentliche neue Gesichtspunkt in der Therapie der Gonorrhoe ergibt sich aus dem Auftreten penizillinasebildender Gonokokkenstämme, was im Referat von Herrn Neubert behandelt werden wird.

Wir sollten unseren Blick jedoch nicht allzusehr vom spektakulären Auftreten der plasmidgesteuerten Penizillinase gefangen nehmen lassen. Auch die chromosomal gesteuerte Empfindlichkeitseinbuße gegenüber Penizillin nimmt kontinuierlich zu, wie unsere fortlaufenden Untersuchungen in Lübeck zeigen. Die Empfindlichkeitseinbuße gegenüber Penizillin korreliert mit der Empfindlichkeitseinbuße gegenüber anderen Antibiotika (Abb. 5), z.B. Thiamphenicol (Gründer u. Petzoldt). Die Größenordnung dieser Empfindlichkeitseinbuße ist gegenwärtig zwar relativ gering, durch die empfohlenen Dosen der Antibiotika abzufangen und daher zur Zeit noch von mehr akademischem Interesse. Trotzdem verlangt auch diese Entwicklung unsere fortlaufende Aufmerksamkeit.

Literatur

Braun-Falco, O., Petzoldt, D.: Lues und Gonorrhoe. Ein Münchener Behandlungsschema. Dtsch. Ärzteblatt *67*, 29–34 (1970)
Danielsson, D., Kronvall, G.: Slide agglutination method for the serological identification of

Neisseria gonorrhoeae with antigonococcal antibodies adsorbed to protein A-containing staphylococci. Appl. Microbiol. *27*, 368–374 (1974)

Giles, A.H.J., Lawrence, A.G.: Treatment failure with penicillin in early syphilis. Br. J. Vener. Dis. *55*, 62–64 (1979)

Gründer, K., Petzoldt, D.: Sensitivity of N. gonorrhoeae to spectinomycin and thiamphenicol. Vortrag M.S.S.V.D.-meeting Lübeck, 17.–19. 5. 1979

Herrmann, W.P., Panteleos, D.: Tertiäre Syphilis nach Penicillinbehandlung: Rückfall oder Reinfekt? Z. Hautkr. *52*, 635–639 (1977)

Leyh, F., Müller, F.: Bewertung der Syphilis-Therapie durch immunologische Verlaufskontrollen. Hautarzt *28*, Suppl. II, 82–83 (1977)

Luger, A., Petzoldt, D.: Serumdiagnose und Behandlung der Syphilis. Einige wichtige Gesichtspunkte. Hautarzt (im Druck)

Müller, F., Oelerich, St.: Korrelation immunologischer Parameter zu den Stadien der apparenten und der klinisch stummen Syphilis. Dermatol. Monatsschr. *165*, 385–395 (1979)

Oates, S.A. et al.: Asymptomatic females: detection of antibody activity to gonococcal pili antigen by radioimmunoassay. J. Clin. Microbiol. *5*, 26–30 (1977)

O'Neill, P., Nicol, C.S.: IgM class antitreponemal antibody in treated and untreated syphilis. Br. J. Vener. Dis. *48*, 460–463 (1972)

Petzoldt, D.: Die Gonorrhoe. In: „Dermatologie in Praxis und Klinik", Korting, G.W. (Hrsg.). Stuttgart: Thieme (im Druck)

Petzoldt, D., Sturm, V., Freiesleben, H.: Die simultane Verabfolgung von Penicillin und Probenecid in der Gonorrhoebehandlung. Hautarzt (im Druck)

Reimann, K., Lind, I.: An indirect haemagglutination test for demonstration of gonococcal antibodies using gonococcal pili as antigen. Acta Pathol. Microbiol. Scand. *85*, 115–122 (1977)

Schmidt, B., Luger, A.: 19-S-IgM-FTA-ABS-Test in the serumdiagnosis of syphilis. Vortrag M.S.S.V.D.-meeting Lübeck, 18.–19. 5. 1979

Stüttgen, G., Bartunek, J.: Zur Kurzbehandlung der Frühlues mit maximal dosierten Penicillin-Infusionen. Med. Welt *6*, 219–221 (1973)

Uwe Neubert und Gotthard Ruckdeschel

Penizillinresistente Gonokokken: Ende der Penizillinbehandlung der Gonorrhoe?

Wenn heute von penizillinresistenten Gonokokken die Rede ist, so sind damit Penizillinase (β-Laktamase) produzierende Gonokokkenstämme (PPGS) gemeint. Das Enzym β-Laktamase hydrolysiert den β-Laktamring des Penizillins und läßt die antibakteriell unwirksame Penizilloylsäure entstehen. Gonokokken mit dieser Eigenschaft sind hochresistent gegenüber Penizillin, Ampizillin und weiteren β-Laktam-Antibiotika. Sie wurden Anfang 1976 erstmals in den USA und in England nachgewiesen, wie bereits in Übersichtsarbeiten berichtet wurde [10, 15]. Es stellte sich später heraus, daß die genetische Information für die Enzymbildung auf extrachromosomaler doppelsträngiger Desoxyribonukleinsäure, auf sogenannten Resistenz-(R)-Plasmiden lokalisiert ist. Nach der Größe dieser Plasmide lassen sich heute zwei Typen von PPGS unterscheiden. Die zuerst in den USA gefundenen, aus Südostasien stammenden β-Laktamase bildenden Gonokokken besitzen ein 4,4 Mega-Dalton (Mdal) großes R-Plasmid. Bei etwa 40% dieser Stämme findet sich zusätzlich ein weiteres 24,5 Mdal großes Plasmid, das die Übertragung des kleineren R-Plasmids von einer Bakterienzelle in die andere durch Konjugation ermöglicht. Bei diesem Vorgang nehmen fadenförmige Proteinausläufer des Bakteriums, sogenannte Sexpili, Kontakt zu einer Nachbarzelle auf und leiten die Plasmid-Übertragung ein. Die zuerst in England isolierten, möglicherweise aus Westafrika eingeschleppten PPGS beherbergen ein kleineres, 3,2 Mdal großes R-Plasmid. Beide Arten von R-Plasmiden enthalten ungefähr 40% eines transponierbaren DNS-Segments (Transposon A), welches das Gen für β-Laktamasebildung einschließt. Dieses findet sich auf den R-Plasmiden von Enterobakteriazeen, Pseudomonas aeruginosa und Haemophilus influenzae – ein Hinweis auf die mögliche Herkunft der neuen Gonokokkeneigenschaft [13, 19].

Wie verbreitet sind gegenwärtig, drei Jahre nach ihrer Entdeckung, β-Laktamasebildende Gonokokken? Bisher wurden der WHO Isolierungen aus 27 Ländern in Europa, Asien, Afrika, Australien, Ozeanien und Nordamerika mitgeteilt [1]. Stark ausgebreitet haben sich PPGS allerdings nur in wenigen Gebieten und unter Bevölkerungsgruppen, die für sexuelle Promiskuität und die prophylaktische Einnahme von Antibiotika zum Schutz vor venerischen Erkrankungen bekannt sind. Tabelle 1 zeigt die Anzahl der in verschiedenen Regionen während eines bestimmten Zeitraumes isolierten PPGS. Als Hauptverbreitungsgebiete gelten die Philippinen, Singapur und Thailand [6, 7, 23]. Lao et al. fanden in Manila von September 1978 bis März 1979 bei insgesamt 300 Patientinnen mit Gonorrhoe in 200 Fällen β-Laktamase bildende Gonokokken [7]. In Singapur wurden allein zwischen Januar und Oktober 1978 713 PPGS isoliert [6], mehr als in 3 Jahren in den USA. Die 554 von Februar 1976 bis Februar 1979 in den USA isolierten Stämme [2] betragen bei jährlich über einer Million Neuerkrankungen an Gonorrhoe weit weniger als 1‰. 40% der penizillinresistenten Gonorrhoefälle in den USA konnten direkt auf eine Infektion in Fernost zurückgeführt werden [20].

Tabelle 1. Isolierungshäufigkeit β-Laktamase bildender N. gonorrhoeae.
In Klammern: Untersuchungen an einem begrenzten Patientengut

Gebiet	Zeit	Stammanzahl	Prozent der Isolate
Philippinen	1978/1979	(200)	(66%)
Singapur	Jan./Okt. 1978	713	16,7%
Thailand	1977/1978	(267)	(8,6%)
USA	1976–1979	554	< 0,02%
Rotterdam	Jan./März 1979	90	3,6%
Dänemark	1978	14	~ 0,1%
Schweden	1978	29	~ 0,1%
Finnland	1978	35	?
München	1978	(3)	(~ 1%)

Wie häufig wurden Penizillinase bildende Gonokokken in Europa nachgewiesen? In England wurden die ortsständigen PPGS praktisch eliminiert, nachdem sie in Liverpool zeitweilig bis zu 7% der Isolate ausmachten [13]. Wie Stolz aus Rotterdam mitteilte, ist in den Niederlanden eine starke Zunahme zu verzeichnen. Im ersten Vierteljahr 1979 wurden 90 PPGS gefunden, das sind 3,6% aller Isolate [22]. Über steigende Isolierungsziffern wird auch aus Dänemark und Schweden berichtet. Dort wurden im ersten Halbjahr 1979 15 bzw. 18 PPGS registriert, in Finnland dagegen nur 4, weit weniger als 1978 [8]. An der Dermatologischen Universitätsklinik in München fanden wir 1978 unter 300 angezüchteten Gonokokkenstämmen 3 β-Laktamasebildner, darunter war im Februar 1978 die erste Isolierung in der Bundesrepublik [11]. 1979 isolierten wir bisher einen PPGS. In allen 4 Fällen lag eine akute gonorrhoische Urethritis bei Männern mittleren Alters vor, die sich jeweils kurz zuvor auf den Philippinen (Cebu, Manila) und in Bangkok infiziert hatten. Einem dieser Patienten wurden 5 Tage 10 Mill. E. Penizillin G täglich intravenös infundiert. Er wurde unter dieser Behandlung symptomfrei; mikroskopisch und kulturell konnten Gonokokken nicht mehr nachgewiesen werden. Sicherheitshalber erhielt er anschließend 2 g Spectinomycin i.m. Zwei der Patienten wurden ausschließlich mit Spectinomycin, ein Patient mit 1,5 g Cefuroxim und 1 g Probenecid erfolgreich behandelt [11]. In München wurde 1978 ein weiterer, von einer Prostituierten stammender PPGS beschrieben [9]. Auch aus Norddeutschland wurde über die Isolierung eines β-Laktamase-Bildners berichtet. Der Patient, ein Seemann, hatte sich in Manila infiziert [4].

Welche Alternativpräparate empfehlen sich zur Behandlung einer penizillinresistenten Gonorrhoe? Die Tabelle 2 zeigt fünf dem Penizillin gleichwertige oder überlegene Antibiotika und ihre Dosierung. An erster Stelle ist hier das *Spectinomycin* zu nennen, in Deutschland als Stanilo im Handel. In der empfohlenen Dosierung von einmalig 2 g i.m. ist es praktisch atoxisch und frei von unerwünschten Nebenwirkungen [17]. Weltweit wurden erst drei gegen Spectinomycin hochresistente Gonokokkenstämme gefunden [18, 24]. In gemeinsam mit Ruckdeschel durchgeführten Untersuchungen fanden wir bei

Tabelle 2. Alternativpräparate zur Einzeitbehandlung bei penizillinresistenter Gonorrhoe

Spectinomycin	Stanilo 2,0 g i.m.
Thiamphenicol	Urfamycine 2,5 g p.o.
Cefuroxim	Zinacef 1,5 g i.m.
	+ Probenecid (Benemid) 1 g p.o.
Cefoxitin	Mefoxitin 2,0 g i.m.
	+ Probenecid (Benemid) 1 g p.o.
Cefotaxim	Claforan 0,5 g i.m.
	+ Probenecid (Benemid) 1 g p.o.

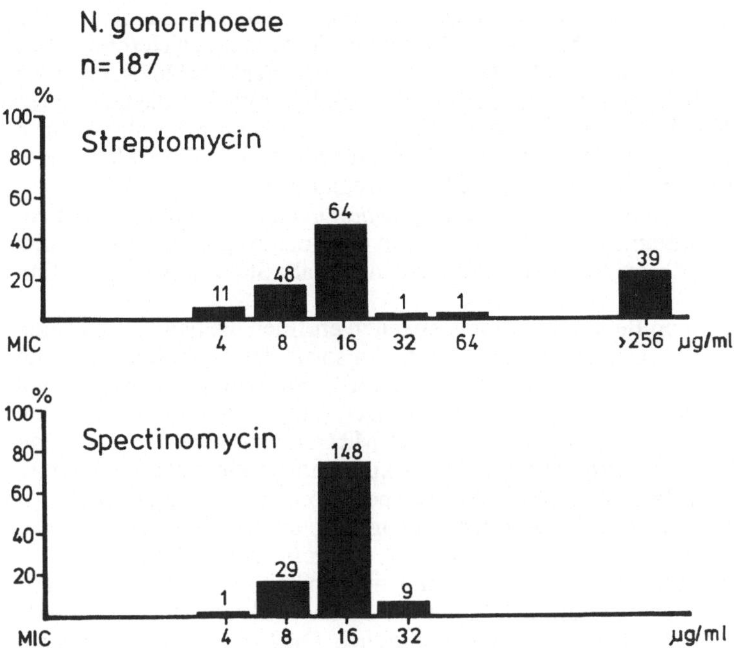

Abb. 1. Empfindlichkeit von N. gonorrhoeae, β-Laktamase-negativ, gegenüber Streptomycin und Spectinomycin: München 1978

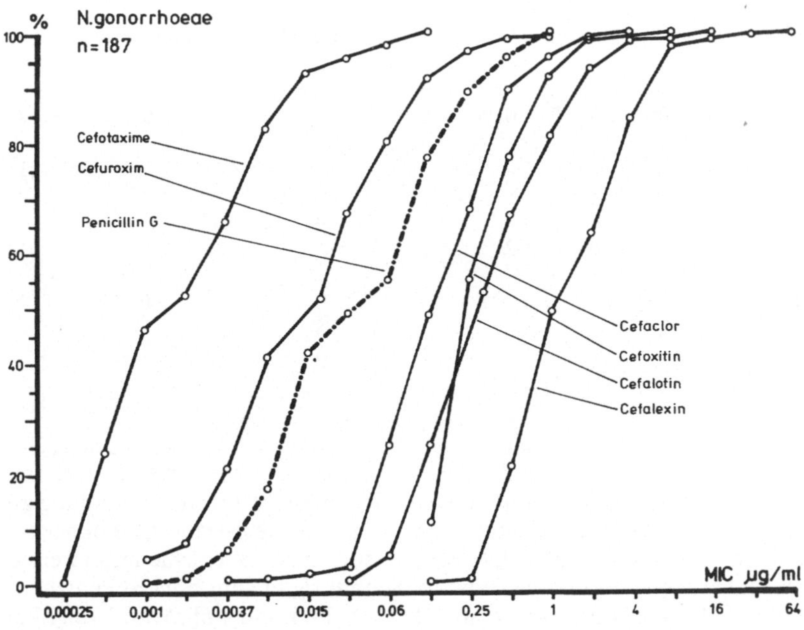

Abb. 2. Empfindlichkeit von N. gonorrhoeae, β-Laktamase-negativ, gegenüber Penizillin, Cefoxitin und vier Cephalosporinen: München 1978

187 β-Laktamase-negativen und 11 β-Laktamase-positiven Gonokokkenstämmen keine Spectinomycin-Resistenz [12]. Abb. 1 läßt eine Verteilung der minimalen Hemmkonzentrationen durch Spectinomycin von 4 bis 32 µg/ml mit einem „Peak" bei 16 µg/ml erkennen. Bei erreichbaren Serumkonzentrationen von etwa 100 µg/ml sind alle Stämme als empfindlich anzusehen. Befürchtet wird aber, daß ein routinemäßiger Einsatz von Spectinomycin zu einer Selektion hochresistenter Stämme führen könnte. Eine solche „high-level resistance" zeigen 21% der Isolate gegenüber Streptomycin.

Ein weiteres Ausweichpräparat ist das *Thiamphenicol* in einer Einzeitdosierung von 2,5 g peroral oder 1,5 g intramuskulär. Wir fanden an den von uns getesteten Gonokokkenstämmen Hemmwerte zwischen 0,06 und 4 µg/ml, d.h. alle Stämme waren empfindlich.

Ein neues Reservoir an Behandlungsmöglichkeiten eröffnen die neuen β-Laktamase-stabilen *Cephalosporine* Cefuroxim und Cefotaxim sowie das *Cefamycin* Cefoxitin. Sehr gute klinische Behandlungsergebnisse liegen von Cefuroxim (Zinacef) und von Cefoxitin (Mefoxitin) bereits vor. Erprobte Dosierungen sind jeweils 1 g Probenecid p.o. und 1,5 g Cefuroxim bzw. 2,0 g Cefoxitin i.m. [3, 21]. Mit Cefotaxim erzielten wir ausgezeichnete Testergebnisse in vitro. Abb. 2 zeigt die kumulativen Prozentsätze der minimalen Hemmwerte von Penizillin und 5 Cephalosporinen bei β-Laktamase-negativen Stämmen. Sie veranschaulicht die Überlegenheit von Cefotaxim auf Gewichtsbasis gegenüber Cefuroxim, Penizillin, Cefaclor, Cefoxitin, Cefalotin und Cefalexin.

Wie Tabelle 3 verdeutlicht, erwies sich Cefotaxim auch bei 11 von uns getesteten, in Europa isolierten β-Laktamase-positiven Stämmen als das wirksamste Präparat. Alle Stämme waren bei 0,03 µg/ml oder darunter empfindlich. Die Hemmwerte von Penizillin und Ampizillin lagen dagegen meist über den praktisch erreichbaren Serumspiegeln. Gegenüber Spectinomycin waren alle Stämme bei 16 µg/ml empfindlich. Die meisten β-Laktamase-Bildner wurden durch Tetrazyklin erst bei 1 bis 4 µg/ml gehemmt, d.h. sie sind relativ Tetrazyklin-resistent. Tetrazyklin ist demnach kein sehr geeignetes Präparat zur Behandlung einer penizillinresistenten Gonorrhoe trotz seines unbestrittenen Vorzugs, gegenüber gleichzeitig erworbenen Chlamydien- oder Mykoplasmeninfektionen zu wirken.

Tabelle 3. Empfindlichkeit von N. gonorrhoeae, β-Laktamase-positiv, gegenüber 8 Antibiotika (n = 11)

MHK (µg/ml)	≦0,03	0,06	0,125	0,25	0,5	1	2	4	8	16	32	≧64
Penicillin G												11
Ampicillin											1	10
Cefoxitin						4	4	3				
Cefuroxim		1	6	2	1	1						
Cefotaxim	11											
Spectinomycin										11		
Thiamphenicol						2	8	1				
Tetrazyklin					3	4	3	1				

Ist es sinnvoll, trotz der aufgezeigten guten Alternativen am Penizillin als dem Gonorrhoetherapeutikum der Wahl festzuhalten? Wegen ihres bisher seltenen Vorkommens liefern uns die β-Laktamase-Bildner keinen Grund, die Penizillinbehandlung zu verlassen. Wie penizillinempfindlich sind heute β-*Laktamase-negative* Gonokokkenstämme? Innerhalb der Bundesrepublik gibt es dabei regionale Unterschiede. So weisen 1977 in Lübeck isolierte N. gonorrhoeae eine im Schnitt signifikant höhere Penizillinempfindlichkeit auf als Münchner Isolate aus dem gleichen Jahr [16]. Abb. 3 zeigt bei den 1978 in München isolierten β-Laktamase-negativen Stämmen eine Verteilung der Hemmwerte von Penizillin über einen weiten Bereich von 0,001 bis 1,0 µg/ml mit zwei

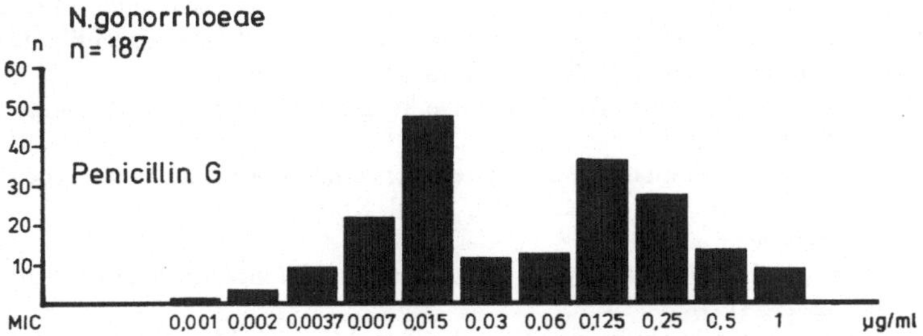

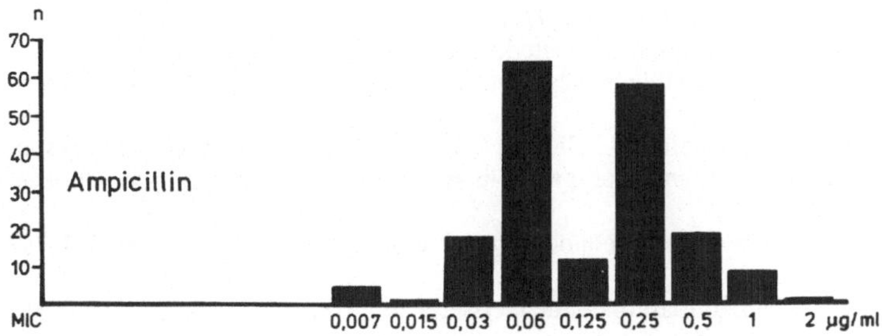

Abb. 3. Empfindlichkeit von N. gonorrhoeae, β-Laktamase-negativ, gegenüber Penizillin und Ampizillin: München 1978

typischen Gipfeln bei 0,015 und 0,125 µg/ml. (Eine gleichartige bimodale Verteilungskurve ergibt sich mit Ampizillin.) Der Anteil der weniger empfindlichen Stämme mit Hemmwerten von Penizillin über 0,06 µg/ml beträgt 51% [12]. Wir können davon ausgehen, daß der größte Teil von ihnen durch unsere Einzeitbehandlung mit 4 Mill. E. Penizillin und 1 g Probenecid [14] erfaßt wird. Eine kritische therapeutische Grenze wird allerdings bei minimalen Hemmkonzentrationen von 1,0 µg/ml und darüber erreicht. Bei unseren Untersuchungen betraf das 4,3% aller Stämme. Jaffe et al. fanden bei Patienten, die durch Gonokokken mit derart hohen Hemmwerten infiziert waren, eine Versagerquote der Einzeitbehandlung mit 4,8 Mill. E. Procain-Penizillin und Probenecid von 13,5% [5].

Zusammenfassend läßt sich sagen, daß Penizillin bei der heutigen Resistenzlage immer noch ein gut zu vertretendes Gonorrhoetherapeutikum ist. Um eine penizillinresistente Gonorrhoe nicht zu übersehen, ist es aber wichtiger als je zuvor, eine genaue Anamnese zu erheben und den Behandlungserfolg sorgfältig zu kontrollieren. Bei Versagen der Penizillinbehandlung sollte unbedingt eine Kultur angelegt und auf Penizillinase-Bildung geprüft werden. Im positiven Falle muß besonders intensiv nach den sexuellen Kontaktpersonen der Patienten gesucht werden.

Literatur

1. Center for Disease Control: Penicillinase-producing Neisseria gonorrhoeae – United States, worldwide. Morbid. Mortal. Weekly Rep. *28*, 85–87 (1979)
2. Center for Disease Control: Penicillinase-producing Neisseria gonorrhoeae – Alaska. Morbid. Mortal. Weekly Rep. *28*, 189–190 (1979)
3. Fowler, W., Rahim, G., Brown, J.D.: Clinical experience in the use of cefuroxime in gonorrhoea. Br. J. Vener. Dis. *54*, 400–402 (1978)
4. Gründer, K., Petzoldt, D., Schoop, H.J., Eidmann, E.: Erneutes Auftreten penicillinasebildender Neisseria gonorrhoeae in Deutschland. Z. Hautkr. *54*, 465–468 (1979)

5. Jaffe, H.W., Briddle, J.W., Thornsberry, C., Johnson, R.E., Kaufman, R.E., Reynolds, G.H., Wiesner, P.I.: National gonorrhea therapy monitoring study: in vitro antibiotic susceptibility and its correlation with treatment results. N. Engl. J. Med. *294*, 5–9 (1976)
6. Khoo, R.: Gonorrhoea: problems in control and effective treatment. Viewpoint from Singapore. Med. Progr. *6*, 20 (1979)
7 Lao, L.M., Lao, L.M., Bautista, A., Francisco, M., Mijares, G.: Penicillin-resistant gonorrhoea in the Philippines, 10th Seminar on Tropical Medicine. Seoul, Korea, 11.–13. 6. 1979
8. Lind, I.: Persönliche Mitteilung
9. Milatoviĉ, D. Machka, K., Galla, O., Braveny, I.: Beta-laktamasebildende Gonokokken in München. Infection *6*, 242–243 (1978)
10. Neubert, U.: Zum Auftreten Penicillin-resistenter Gonokokken. Münchn. Med. Wochenschr. *119*, 829–830 (1977)
11. Neubert, U., Ruckdeschel, G.: Isolierung penicillinasebildender Gonokokken in München. Münchn. Med. Wochenschr. *120*, 1063–1064 (1978)
12. Neubert, U., Ruckdeschel, G.: Antibiotic sensitivity and auxotypes of Neisseria gonorrhoeae isolated in Munich. Vortrag anläßlich des Spring Meeting der M.S.S.V.D. Lübeck, 18.–19. 5. 1979
13. Perine, P.L., Thornsberry, C., Schalla, W., Biddle, J., Siegel, M.S., Wong, K.H., Thompson, S.E.: Evidence for two distinct types of penicillinase-producing Neisseria gonorrhoeae. Lancet *2*, 993–995 (1977)
14. Petzoldt, D., Neubert, U.: Die Einzeitbehandlung der Gonorrhoe. Z. Hautkr. *51*, 701–707 (1976)
15. Petzoldt, D., Gründer, K.: Penizillinasebildende Neisseria gonorrhoeae. Hautarzt *28*, 507–510 (1977)
16. Petzoldt, D., Gründer, K., Neubert, U.: Sensitivity of Neisseria gonorrhoeae to penicillin in West Germany. Br. J. Vener. Dis. *55*, 80–82 (1979)
17. Raab, W.: Spectinomycin (Trobicin) – Indikationen und unerwünschte Wirkungen. Schweiz. Med. Wochenschr. *105*, 1116–1123 (1975)
18. Reyn, A., Schmidt, H., Trier, M., Bentzon, M.W.: Spectinomycin hydrochloride (Trobicin) in the treatment of gonorrhea. Observation of resistant strains of Neisseria gonorrhoeae. Br. J. Vener. Dis. *49*, 54–59 (1973)
19. Roberts, M., Falkow, S.: Conjugal transfer of R plasmids in Neisseria gonorrhoeae. Nature *266*, 630–631 (1977)
20. Siegel, M.S., Thornsberry, C., Biddle, J.W., O'Mara, P.R., Perine, P.L., Wiesner, P.J.: Penicillinase-producing Neisseria gonorrhoeae: results of surveillance in the United States. J. Infect. Dis. *137*, 170–175 (1978)
21. Siegel, M.S., Thompson, S.E., Perine, P.L., Browne, S.T. Reynolds, G., Thornsberry, C.: Treatment of uncomplicated gonococcal urethritis with cefoxitin: comparison with penicillin. Rev. Infect. Dis. *1*, 183–187 (1979)
22. Stolz, E.: Persönliche Mitteilung
23. Suvanamalik, S.: Gonorrhoea: problems in control and effective treatment. Viewpoint from Thailand. Med. Progr. *6*, 16–18 (1979)
24. Thornsberry, C., Jaffe, H., Brown, S.T., Edwards, T., Biddle, J.W., Thompson, S.E.: Spectinomycin-resistant Neisseria gonorrhoeae. J.A.M.A. *237*, 2405–2406 (1977)

Lennart Juhlin

Manifestationen der extragenitalen Gonorrhoe

Neonatale orogastrische Gonorrhoe

Die orogastrische Gonorrhoe ist am besten von Handsfield et al. beschrieben worden [4]. Bei Untersuchungen in Seattle hat er bei 14 von 187 Neugeborenen Gonokokken und Leukozyten im oro-gastrischen Aspirat gefunden.

Histologisch fand sich eine Chorioamnionitis. Die Befunde bei der neonatalen Gonorrhoe sind Frühgeburt, verspätetes Entfalten der fetalen Membranen, peripartales Fieber der Mutter, Sepsis des Neugeborenen und in einigen Fällen auch Pneumonie und Meningitis. Es ist zu empfehlen, die Anwesenheit von Gonokokken im oro-gastrischen Aspirat als eine potentiell gefährliche Infektion für das Kind zu betrachten. Da außerdem ein erhöhtes Risiko für Gonokokkensepsis bei der Mutter besteht, sollte man in Ländern, in denen Gonorrhoe verbreitet ist, eine Kultur vom Zervixsekret bei Schwangeren vornehmen.

Die Gonorrhoe des Auges

Die gewöhnlichste Form der Gonokokken-Konjunktivitis sieht man bei Neugeborenen, die während der Geburt infiziert worden sind. Diese manifestiert sich als eine meist bilaterale, purulente Konjunktivitis und tritt 3 bis 5 Tage nach der Geburt auf. Eine schnelle Behandlung ist wichtig, da sonst ernsthafte Komplikationen, wie z.B. Keratitis mit Ulzerationen, auftreten können. Die Credésche Prophylaxe mit 1%iger Argentum-nitricum-Lösung gibt guten Schutz. Es kann aber trotzdem eine Augeninfektion auftreten [1].

Diese Krankheit tritt in großen Gebieten Europas nur selten auf; mehrere Fälle sind aus Schottland und den USA berichtet worden. Die Behandlung ist wie folgt: 50 000 I.E. Na-Penizillin pro kg Körpergewicht täglich intramuskulär während 5 Tagen, daneben Spülungen der Augen mit physiologischer Kochsalzlösung und Anwendung von Augentropfen oder -salben mit Tetrazyklinen.

Differentialdiagnostisch läßt sich eine Infektion mit Chlamydia schwer abtrennen. Bei 103 Neugeborenen mit Konjunktivitis in Liverpool fand man Chlamydia in 33% [5]. Die Chlamydiainfektion bewirkt auch eine purulente Konjunktivitis, die aber erst nach 5 bis 21 Tagen auftritt. In 65% der Fälle ist diese Konjunktivitis einseitig. Oft sieht man hierbei kleine Papeln auf der Konjunktiva.

Die Infektion heilt langsam und rezidiviert oft. Diese Infektion geht bei Behandlung mit Tetrazyklin- oder Sulfonamidaugentropfen zurück. Eine Infektion mit Gonokokken kommt nur in seltenen Fällen bei älteren Kindern und Erwachsenen vor. Autoinokulation ist der gewöhnliche Infektionsweg.

Mund- und Rachengonorrhoe

Diesen Gonorrhoetyp sieht man bei Homosexuellen und Frauen nach orogenitalem
Kontakt in 5 bis 25% der Fälle. Die Mehrzahl der Fälle sind asymptomatisch. Ungefähr
10% der Patienten klagen über Halsschmerzen; eine erythematöse Entzündung mit ödematöser Schwellung des Tonsillarbereichs kann vorkommen. Die Diagnose sichert man
durch kräftigen Abstrich von Rachen und Tonsillen mit einem Watteträger und durch
die Kultur [7]. Eine Infektion des Pharynx kommt meistens nach Fellatio vor, wobei das
Risiko bei Kontakt mit einem infizierten Patienten 31% ist [3]. Das Risiko bei Cunnilingus ist wahrscheinlich geringer als 10%. Keine sicheren Fälle von Pharynx-Gonorrhoe,
die durch Küsse übertragen wurden, sind berichtet worden. Das Risiko dürfte daher minimal sein. Wallin u. Siegel untersuchten 18 asymptomatische Patienten, bei denen positive Gonokokkenkulturen nur vom Pharynx vorlagen. Man ließ die Patienten unbehandelt und nahm jede zweite Woche Abstriche [15]. Die Patienten durften Mund-zu-
Mund-Kontakt haben. Neun der Patienten kamen mit ihren Partnern zur Untersuchung
zurück. Wiederholte Pharynxkulturen von diesen 9 Partnern waren trotz häufigem
Küssen negativ.

Rachengonorrhoe ist oft schwer behandelbar, wenngleich Selbstheilung vorkommt.
Folgende Behandlungen werden empfohlen [16]:
1. 4,8 Millionen I.E. Prokainpenizillin G intramuskulär + 1 Gramm Probenezid oder
2. 1,5 Gramm Tetrazyklin peroral, danach 0,5 Gramm viermal täglich während 7 Tagen
   oder
3. Sulfamethoxazol-Trimethoprim (Bactrim, Eusaprim), 2 Tabletten dreimal täglich
   während 7 Tagen.

Wann soll ein Pharynxabstrich entnommen werden?

Routinemäßige Abstriche sind aus Kostengründen nicht praktikabel. Abstriche können
in folgenden Fällen empfohlen werden:
1. Bei allen Patienten mit Verdacht auf Gonokokkensepsis.
2. In allen Fällen, bei denen man annimmt, daß eine Gonokokkeninfektion eine Pharyngitis verursacht hat.
3. Bei Patienten, die Fellatio praktizieren, kann eine selektive Untersuchung aus epidemiologischen Gründen wichtig sein, um eine Gonokokkensepsis zu verhindern.
4. Bei peripartalen Frauen mit Verdacht auf Gonorrhoe sollte man eine Rachenuntersuchung in Erwägung ziehen.

Anorektale Gonorrhoe

Bei Frauen infiziert sich die Anorektalregion leicht durch Kontamination mit dem vulvovaginalen Sekret. Bei Männern mit rektaler Gonorrhoe ist homosexueller Anogenitalverkehr eine Voraussetzung. Symptome sind Brennen und Irritation, Befunde eitriger
Ausfluß, hyperämische, ödematöse und mukopurulente Rektalschleimhaut, aber auch
fehlende Symptome oder Befunde kommen vor. Die Behandlung erfolgt mit 4,8 Millionen I. E. Prokainpenizillin G intramuskulär plus 1 g Probenezid peroral [17].

Perihepatitis acuta gonorrhoica (Fritz-Hugh–Curtis-Syndrom)

Das Syndrom entsteht bei Frauen durch Weiterwandern der Keime von einem Beckenfokus. Die Symptome sind Schmerzen im rechten Oberbauch, die in die rechte Schulter
ausstrahlen. Die Schmerzen verstärken sich beim Atmen, Husten und bei Bewegungen.
Die Patienten haben Fieber, Übelkeit, Kopfschmerzen und Brechreiz. Bei der Untersuchung findet man einen peritonitischen Lokalbefund, Subikterus und Leukozytose.

Im Zervikalsekret findet man Gonokokken. Bei Laparoskopie sieht man die pathognomonischen Verwachsungen der Leberoberfläche mit dem parietalen Peritoneum, die sogenannten Violinsaitenadhäsionen.

Litt u. Cohan untersuchten das Vorkommen von Perihepatitis bei Teenagern mit Salpingitis [8]. Bei 27 von 137 Patienten fand man Empfindlichkeit im rechten Oberbauch oder Lebervergrößerung. Leberenzymteste zeigten bei einem Drittel der Fälle erhöhte Werte. Dieses Syndrom ist vielleicht deshalb nicht so ungewöhnlich wie man früher angenommen hat.

Gonokokkensepsis

Diese Krankheit wird auch disseminiertes Gonorrhoe- oder Dermatitis-Arthritis-Syndrom genannt. Das Syndrom ist zum ersten Male von Selle 1793 beschrieben worden. Wellander in Stockholm beschrieb 1895, daß man bei diesem Syndrom oft eine positive Blutkultur von Gonokokken hatte. 1937 fanden Spink u. Keefer, daß die Gonokokken von Patienten mit einer disseminierten Infektion resistent gegen Tötung durch normales Serum sind [13]. Die Ursache wurde von Mecutchan et al. 1978 studiert [10]. Sie zeigten, daß IgG an spezielle Gonokokken gebunden wird und dadurch verhindert, daß sie von Antikörpern und Komplement im Serum getötet werden. Im letzten Jahr hat man auch gefunden, daß die Gonokokken, die man von Patienten mit Sepsis isoliert hat, viel besser als andere Gonokokken Eisen aufnehmen und vielleicht dadurch leichter überleben können [11].

Barr u. Danielsson berichteten 1971 über Gonokokkensepsis bei 0,7% der Männer und 3% der Frauen mit Gonorrhoe [2]. Heute ist diese Frequenz bei uns viel niedriger, was vielleicht mit dem starken Rückgang von Gonorrhoe in Schweden in den letzten 8 Jahren von 484 auf 253 Fälle pro 100 000 Einwohner zusammenhängt.

Die dominierenden Symptome der Gonokokkensepsis, die die Patienten zum Arzt bringen, sind Fieberattacken von 39 bis 40 °C und Polyarthritis, oft mit Tendovaginitis. Die typischen Hautläsionen werden nicht so oft vom Patienten bemerkt, sind aber für

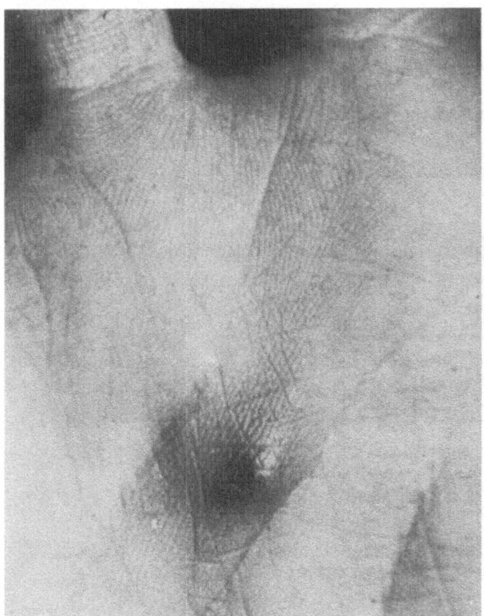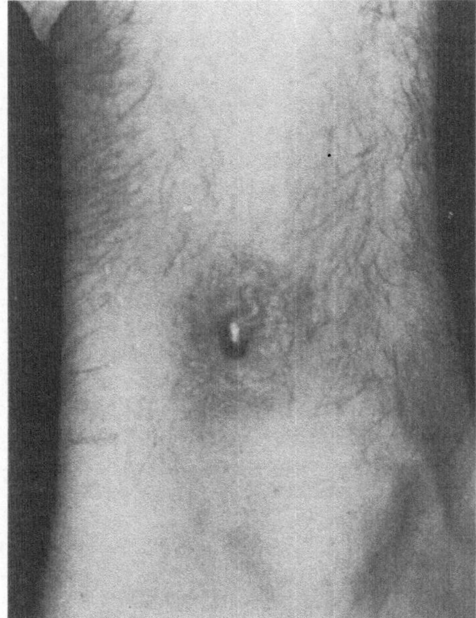

Abb. 1 und 2. Typische Hautläsionen bei der Gonokokkensepsis

den Arzt ein sehr wichtiges Zeichen für die Diagnose. Die Hautläsionen kommen in über 90% der Fälle vor und erscheinen zuerst als Makulopapeln, Vesikulopusteln und später oft als hämorrhagische Nekrosen mit einer erythematösen Zone (Abb. 1 und 2). Sie befinden sich vornehmlich an den Extremitäten.

Holmes et al. fanden ein abnormales EKG in der Hälfte der Fälle [6]. Es ist wahrscheinlich, daß Manifestationen wie Myokarditis, Endokarditis und Perikarditis gerade bei unbehandelten Patienten vorkommen. Gonokokkenmeningitis kommt auch vor, ist aber selten und hat dieselben Symptome wie die Meningokokkenmeningitis.

Die Diagnose einer Gonokokkensepsis wird gestellt bei dem Befund von Hautläsionen, Fieber und von Gonokokken im Urogenitalgebiet oder im Rachen. In jüngeren Hautläsionen kann man die Gonokokken mit Immunfluoreszenztechnik nachweisen. Man macht einen Abstrich auf einem Objektträger, läßt ihn an der Luft trocknen und sendet den Objektträger zu einem Speziallaboratorium. Blutkulturen auf Gonokokken sind oft positiv, wenn sie während einer Fieberattacke entnommen worden sind.

Wie entstehen die Hautläsionen?

Die gewöhnliche Erklärung ist eine Embolisierung mit Gonokokken. Eine Endotoxinaktivierung des Komplements wurde von Scherer u. Braun-Falco postuliert [9, 12]. Eine Fibrindeposition durch Endotoxin wie beim Schwartzmann-Phänomen hat auch einen zusätzlichen Effekt. Immunkomplexe können dabei eine Rolle für die Disseminierung spielen.

Behandlung

Die Patienten bessern sich schnell innerhalb einiger Tage unter der Behandlung mit Penizillin oder Tetrazyklin, da die Gonokokken bei der Sepsis dagegen sehr empfindlich sind. Um sicher zu sein, geben wir die Behandlung für sieben Tage. Standardbehandlung ist Ampizillin 3,5 g plus Probenezid 1 g am ersten Tage, dann Ampizillin 0,5 g viermal täglich [17]. Nur in schweren Fällen, z.B. mit Endokarditis, geben wie die Medikamente intravenös in höheren Dosen und für längere Zeit.

Literatur

1. Armstrong, J.H., Zacarias, F., Rein, M.F.: Ophtalmia Neonatorum: A chart review. Pediatrics *57*, 884–892 (1976)
2. Barr, J., Danielsson, D.: Disseminated gonococcal infections (Gonococcal septicemia). In: Genital infections and their complications; Danielsson, D., Juhlin, L., Mårdh, P.-A. (eds.), pp. 77–84. Stockholm: Almquist & Wiksell 1975
3. Bro-Jørgensen, A., Jensen, T.: Gonococcal pharyngeal infections. Report of 110 cases. Br. J. Vener. Dis. *49*, 491–499 (1973)
4. Handsfield, H.H., Hodson, A., Holmes, K.K.: Neonatal gonococcal infection, I. Orogastric contamination with Neisseria gonorrhoeae. JAMA *225*, 697–701 (1973)
5. Hobson, D., Rees, E.: Maternal genital chlamydial infection as a cause of neonatal conjunctivitis. Postgrad. Med. J. *53*, 595–597 (1977)
6. Holmes, K.K., Counts, G.W., Beaty, H.N.: Disseminated gonococcal infection. Ann. Intern. Med. *74*, 979–993 (1971)
7. Juhlin, L.: Gonorrhoische Pharyngitis. Hautarzt *30*, Nov. (1979)
8. Litt, I.F., Cohen, M.I.: Perihepatitis associated with salpingitis in adolescents. JAMA *240*, 1253–54 (1978)
9. Ludivico, C.L., Myers, A.R: Survey for immune complexes in disseminated gonococcal arthritis-dermatitis syndrome. Arthritis Rheum. *22*, 19–24 (1979)
10. Mccutchan, J.A., Katzenstein, D., Norquist, D., Chikami, G., Wunderlich, A., Braude, A.I.: Role of blocking antibody in disseminated gonococcal infection. J. Immunol. *121*, 1884–1888 (1978)

11. Payne, S.M., Holmes, K.K., Finkelstein, R.A.: Role of iron in disseminated gonococcal infections. Infect. Immun. *20*, 573–574 (1978)
12. Scherer, R., Braun-Falco, O.: Alternative pathway complement activation: a possible mechanism inducing skin lesions in benign gonococcal sepsis. Br. J. Dermatol. *95*, 303–309 (1976)
13. Spink, W.W., Keefer, C.S.: Studies of gonococcal infection II. The bacteriolytic power of the whole defibrinated blood of patients with gonococcal arthritis. J. Clin. Invest. *16*, 177–183 (1973)
14. Walker, L.C., Ahlin, T.D., Tung, K.S.K., Williams Jr. R.C.: Circulating immune complexes in disseminated gonorrheal infection. Ann. Intern. Med. *89*, 28–33 (1978)
15. Wallin, J., Siegel, M.S.: Pharyngeal Neisseria gonorrhoeae: coloniser or pathogen? Br. Med. J. *1*, 1462–1463 (1979)
16. Wiesner, P.J.: Gonococcal pharyngeal infection. Clin. Obstet. Gynaecol. *18*, 121–129 (1975)
17. U.S. Department of Health: Gonorrhea: CDC recommended treatment schedules 1979. Sex. Transm. Dis. *6*, 38–40 (1979)

Gislint Hellein und Uwe Neubert

Diagnose und Therapie der chlamydienbedingten Urethritis

Die abakterielle, nicht gonorrhoische, sogenannte unspezifische Urethritis ist eine weltweit verbreitete, sehr häufige Erkrankung von multipler Ätiologie, deren Diagnostik auch heute noch mit erheblichen Schwierigkeiten belastet ist und daher leider nur selten angestrebt wird.

Obwohl bereits seit Anfang dieses Jahrhunderts bekannt ist, daß Chlamydien nicht nur die Krankheitserreger des Trachoms darstellen, sondern auch bei entzündlichen Erkrankungen im männlichen und weiblichen Urogenitaltrakt nachgewiesen werden können, fand diese Tatsache jahrzehntelang keine Beachtung [9]. Die Gründe hierfür waren sicherlich durch die schwierige kulturelle Züchtbarkeit dieser Mikroorganismen bedingt. Die Entwicklung einer Gewebekulturtechnik zum Nachweis von Chlamydieninfektionen durch Gordon et al. 1965 ermöglichte es, die bis dahin praktizierte umständliche und zeitraubende Chlamydienisolierung auf dem Hühnerei so gut wie vollkommen zu verdrängen [5]. Von diesem Zeitpunkt an haben die Chlamydieninfektionen zunehmend an Interesse gewonnen, vor allen Dingen, nachdem aus England und den Vereinigten Staaten bekannt geworden war, daß Chlamydien als ätiologisches Agens bei unspezifischen Urethritidien verantwortlich zu machen sind. Die hierbei ermittelten Isolierungsraten von 23 bis 57% bei männlichen Patienten mit unspezifischer Urethritis sprechen sicherlich dafür, daß die Chlamydien zu den wichtigen pathogenen Keimen im männlichen Urogenitaltrakt gehören [11].

Diese Erkenntnisse sowie die in den letzten Jahren nochmals verbesserte Labortechnik haben uns veranlaßt, die Rolle der Chlamydien bei den auch bei uns zahlreichen Fällen von unspezifischer Urethritis bei Männern abzuklären.

Taxonomie

Die Chlamydien, früher auch Bedsonien, Miyawaganellen oder „große Viren" genannt, stellen heute auf Grund des nur ihnen eigenen Entwicklungszyklus eine selbständige Gruppe von Mikroorganismen dar, die eine Zwischenstellung zwischen Viren und Bakterien einnimmt und durch Pathogenität für Menschen, Säugetiere und Vögel gekennzeichnet ist. In der Ordnung Chlamydiales sind die Chlamydien in der Familie Chlamydiaceae unter der Gattung Chlamydia mit den beiden Spezies *Chlamydia trachomatis* und *Chlamydia psittaci* zu finden. Chlamydia trachomatis umfaßt die primär humanpathogenen Erreger, nämlich die des Trachoms, der Einschlußkonjunktivitis, des Lymphogranuloma venereum – welche früher auch TRIC-Organismen genannt wurden – sowie wenige tierpathogene Erreger. In der Spezies Chlamydia psittaci sind außer den für den Menschen pathogenen Psittakose- und Ornithoseerregern animale Chlamydienstämme anzutreffen [14].

Mikrobiologie der Chlamydien

Chlamydien sind rundlich-ovale Mikroorganismen, enthalten stets RNS und DNS, besitzen Enzymsysteme und sind von einer Membran aus muraminsäurehaltigen Mukopeptiden umgeben. Das wichtigste Unterscheidungsmerkmal der Chlamydien gegenüber den Viren ist durch ihre Sensibilität gegenüber verschiedenen Antibiotika wie etwa Tetrazykline, Erythromycin, Spiramycin oder Rifampicin bedingt [16], gemeinsam mit den Viren ist ihnen der obligat intrazelluläre Vermehrungszyklus [11]. Im Verlauf dieses komplizierten Entwicklungszyklus werden sie als extrazelluläre Elementarkörperchen in die Zelle aufgenommen; durch einfache Querteilung entstehen aus ihnen Initialkörperchen, welche in ihrer Gesamtheit das Einschlußkörperchen bilden. Nach einem Reifungsvorgang werden die Initialkörperchen wiederum aus der Zelle als infektionsfähige Elementarkörperchen abgegeben [6].

Krankheitsbild bei genitaler Chlamydieninfektion

Beim Mann verursacht eine genitale Chlamydieninfektion meist eine Urethritis, seltener eine Prostatitis oder Epididymitis. Bei der Frau verläuft die urogenitale Infektion mit Chlamydia trachomatis häufig symptomlos, doch es sind auch chlamydienbedingte Entzündungen der Zervix, Adnexe, Parametrien und der Urethra, bekannt. Die Übertragung der genitalen Chlamydienstämme erfolgt durch den Geschlechtsverkehr [11].

Kulturelle Züchtung der Chlamydien

Die Chlamydien benötigen für ihre Vermehrung lebendes Gewebe. Vor Einführung der Gewebekulturtechnik wurden Chlamydien auf der Dottersackmembran des vorbebrü-

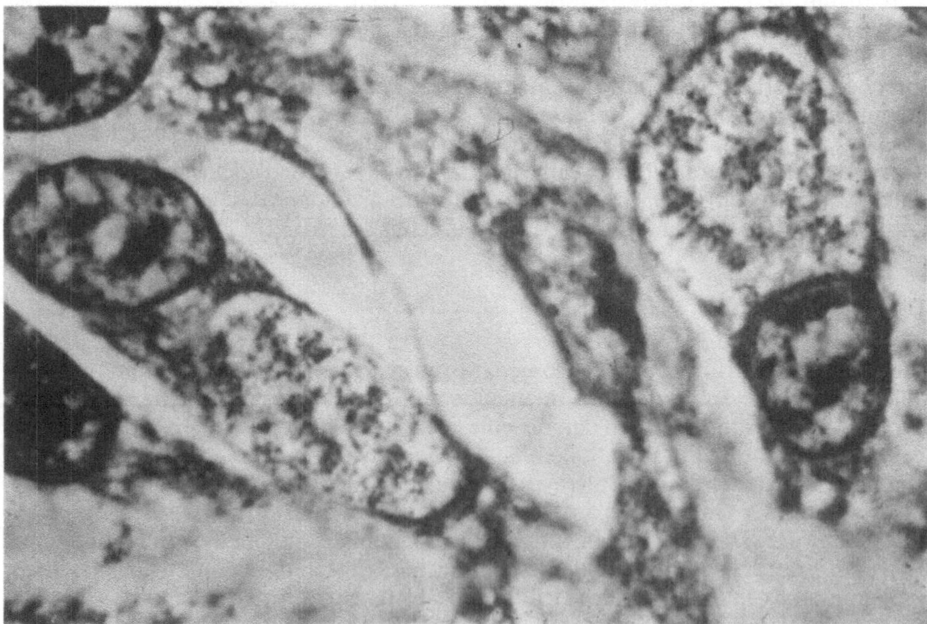

Abb. 1. Chlamydien-Einschlußkörperchen in Mc-Coy-Zellen (Giemsa-Färbung, 800fache Vergrößerung)

teten Hühnereis gezüchtet. Diese Methode – bis zur Erregerisolierung vergeht in der Regel ein Zeitraum von etwa 6 Wochen – wird heute dank der in den letzten Jahren weiter verbesserten und vereinfachten Züchtung der Chlamydien auf Deckglas-Zellkulturen nur noch selten durchgeführt [2, 3].

Erstmals wurden die Chlamydien in Mc-Coy-Zellen, einer permanenten Mäuse-Fibroblastenzellinie, isoliert, doch sind heute zehn weitere Zellinien bekannt, in denen eine Vermehrung von Chlamydia trachomatis erfolgt [1]. In diesen Zellen kann, wenn das chlamydienhaltige Inokulum durch hochtouriges Zentrifugieren bei einer Temperatur von 30 bis 35 °C an die Zellen adsorbiert wird, ein Chlamydien-Entwicklungszyklus induziert werden. Die Chlamydien können dann nach 48 bis 60 Stunden durch die Bildung von Einschlußkörperchen in den gefärbten Deckglaskulturen nachgewiesen werden (Abb. 1). Für die Färbung der Einschlußkörperchen haben sich die verlängerte Giemsa-Färbung und die Färbung mit einer modifizierten Lugolschen Jodfärbung besonders bewährt.

Neben der Zentrifugation spielt für ein optimales Chlamydien-Isolierungsergebnis die Vorbehandlung der Zellkulturen eine nicht unerhebliche Rolle. Hierfür sind in den letzten Jahren neben der schon länger bekannten γ- oder Röntgenbestrahlung verschiedene Vorbehandlungsmethoden mit chemischen Agentien wie die mit Cytochalasin B, 5-Jod-2-Desoxyuridin, Cykloheximid oder auch Dextran beschrieben worden [10]. Sowohl durch die Bestrahlung als auch durch die eben beschriebenen Zusätze können annähernd gleich gute Chlamydien-Isolierungsergebnisse erzielt werden. Dabei darf man aber nicht vergessen, daß die Zentrifugation des chlamydienhaltigen Untersuchungsmaterials auf die Zellkulturen den wesentlichsten Schritt im Isolierungsverfahren darstellt [7].

Diagnose

Die Diagnose einer Chlamydieninfektion im männlichen Urogenitaltrakt erfolgt durch den direkten Erregernachweis auf Zellkulturen. Hierfür wird das Untersuchungsmaterial durch Abstrich von der Urethrawand gewonnen und anschließend auf Zellen verimpft.

Serologische Untersuchungen von Serumpaaren haben sich bisher nicht durchsetzen können, da die einfache Komplementbindungsreaktion einerseits wegen ihrer Unspezifität keine brauchbaren Ergebnisse liefert, und der spezifische Mikroimmunfluoreszenztest andererseits für Routineuntersuchungen zu aufwendig und teuer ist [13].

Eigene Untersuchungen

Wir arbeiteten zunächst mit ^{60}Co-bestrahlten Mc-Coy-Zellen, stellten aber nach einiger Zeit wegen der bei gleicher Sensibilität einfacheren und schnelleren Durchführbarkeit auf die Methode mit Cykloheximid-Zusatz zu den Zellkulturen um, bei welcher Cykloheximid, ein Proteinsynthesehemmer, in einer Konzentration von 1 μg/ml Mc-Coy-Zellen zugesetzt wurde. Als Färbemethode wählten wir die Giemsa-Färbung. Hierbei erscheinen die Chlamydien-Einschlußkörperchen bei Dunkelfeld-Betrachtung als hellgelb leuchtende rundliche Gebilde in bläulich-angefärbter Umgebung (Abb. 2).

Wir untersuchten nur solche männlichen Patienten, bei denen eine mehr oder weniger starke urethrale Sekretion und/oder Beschwerden im Bereich der Harnwege wie Dysurie oder Brennen beim Wasserlassen vorlagen. Nicht mit einbezogen in die Studie wurden diejenigen Probanden, die in den vergangenen 4 Wochen irgendwelche Antibiotika eingenommen hatten. Außerdem mußte die letzte Urinentleerung mindestens 2 Stunden zurückliegen. War dies nicht der Fall, so bestellten wir den Patienten für den folgenden Tag nochmals ein (Tabelle 1).

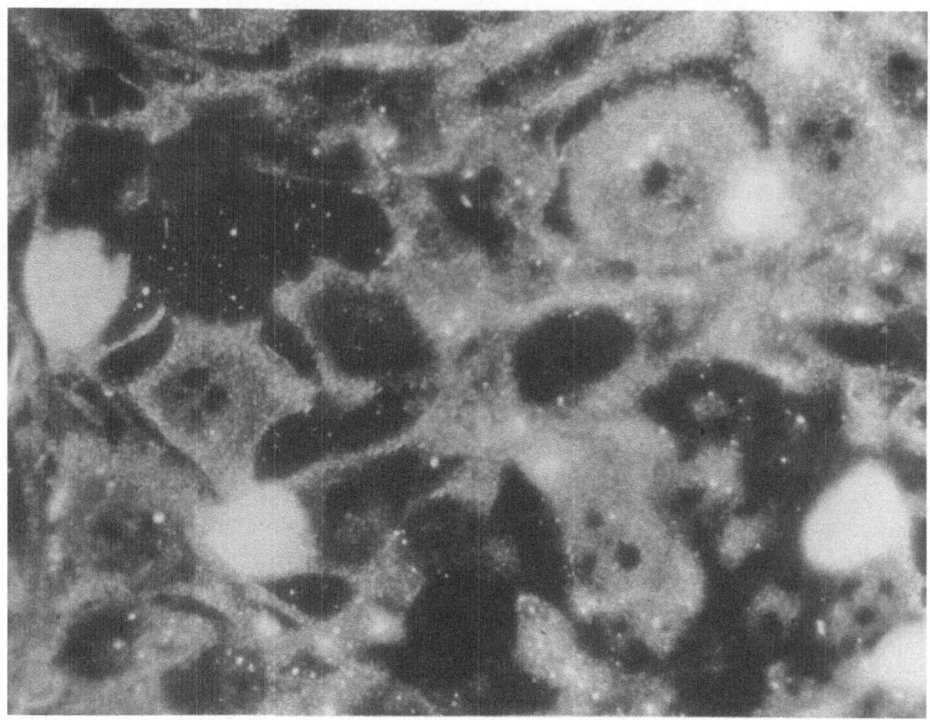

Abb. 2. Einschlußkörperchen in ^{60}Co-bestrahlten Mc-Coy-Zellen (Giemsa-Färbung, 320fache Vergrößerung, Dunkelfeld)

Nach Erstellung der Anamnese und Inspektion der Regio genitalis wurde ein Tropfen Urethralsekret mit einer Öse entnommen, auf einem Objektträger ausgestrichen, mit Methylenblau gefärbt und mikroskopisch auf die Anwesenheit von Leukozyten, Bakterien und Hefen untersucht. Gleichzeitig wurde ein Nativpräparat zur Feststellung von Trichomonaden angelegt. Bei Fehlen jeglicher Mikroorganismen, insbes. von Gonokokken, die zusätzlich noch durch einen Kulturversuch ausgeschlossen werden mußten, und einer Anwesenheit von zehn oder mehr Leukozyten im Direktpräparat bei 800facher Vergrößerung, wurde die bei dem betreffenden Patienten vorliegende Urethritis als „unspezifisch" eingestuft. War dies der Fall, so entnahmen wir bei den auf diese Weise selektionierten Patienten nach Desinfektion des Orificium externum urethrae einen endourethralen Abstrich, der je nach Möglichkeit 2 bis 4 cm tief aus der Urethra entnommen werden sollte. Dieser Tupfer wurde dann in einem Transportmedium aufgefangen und bis zur Verarbeitung auf die Deckglaskulturen entweder in flüssigem Stickstoff oder bei –80 °C gelagert [8].

Tabelle 1. Untersuchungsgang bei der Diagnostik der unspezifischen Urethritis

1. Anamnese
2. Inspektion und Palpation des äußeren Genitale
3. Methylenblau-Präparat vom Urethralsekret:
   Zur Bestimmung von Leukozytenzahl, Bakterien, Hefen, Epithelien
4. Endourethraler Harnröhrenabstrich nach Desinfektion des Orificium externum urethrae

Tabelle 2. Die Diagnose unspezifischer Urethritis wird gestellt, wenn

1. eine vermehrte urethrale Sekretion vorliegt
2. bei 800facher Vergrößerung im mit Methylenblau gefärbten Ausstrichpräparat zehn oder
   mehr Leukozyten sowie keine Bakterien – insbesondere Gonokokken – oder Hefen zu
   sehen sind
3. die Gonokokkenkultur auf Kochblutagar negativ ausfällt
4. im Nativpräparat keine Trichomonaden nachgewiesen werden können

Es ist zu beachten, daß die Diagnose „unspezifische Urethritis" eine Ausschlußdiagnose darstellt (Tabelle 2). Vor allen Dingen muß sowohl eine Gonorrhoe als auch eine Infektion mit Trichomonas vaginalis, Candida albicans oder Herpesviren ausgeschlossen werden [15].

Ergebnisse

Insgesamt untersuchten wir in Zusammenarbeit mit der Dermatologischen Klinik der Universität München 156 ambulante männliche Patienten, bei denen eine unspezifische Urethritis diagnostiziert worden war. Hiervon konnten bei 59, dies entspricht 37%, im endourethralen Harnröhrenabstrich Chlamydien nachgewiesen werden.

Bei 142 der 156 Patienten bestand ein meist weißlich-wässeriger Fluor von leichten bis zu äußerst massiven Schweregraden. Davon konnten 125 eine Angabe über die Fluordauer machen. Bei 14 Probanden war allerdings zum Zeitpunkt der Untersuchung kein Fluor vorhanden; in der Anamnese wurde jedoch über Fluor berichtet. 85 Patienten, dies entspricht 60%, klagten über Dysurie und/oder Brennen beim Wasserlassen.

Die Altersverteilung der Patienten (Tabelle 3) zeigte, daß das Hauptmanifestationsalter bei unspezifischer Urethritis in unserem Krankengut zwischen dem 20. und 30. Lebensjahr lag, knapp 50% befanden sich nämlich in dieser Altersstufe. Der älteste Patient war 56, der jüngste 18 Jahre alt. Das Durchschnittsalter betrug 29 Jahre.

Tabelle 3. Altersverteilung von 156 Patienten mit unspezifischer Urethritis

Alter (Jahre)	Anzahl der Patienten	Chlamydien-positiv
16–20	14	6
21–30	80	34
31–40	49	16
41–50	12	3
51–60	1	

Hauptmanifestationsalter: 20.–30. Lebensjahr

Eine deutliche Beziehung konnten wir zwischen Fluormenge bzw. Fluordauer und positivem Chlamydienbefund herstellen (Tabelle 4). Je stärker und länger anhaltend der Fluor, desto größer war die Wahrscheinlichkeit der Chlamydienisolierung. Bei 20 Patienten mit reichlich Fluor war in 18 Fällen (90%) der Chlamydiennachweis positiv.

Ebenso konnte Chlamydia trachomatis bei einer Fluordauer von mehr als 7 Tagen mit zunehmender Persistenz öfter nachgewiesen werden als bei solchen mit einer Fluordauer von weniger als 7 Tagen (Tabelle 5). Die höchste Isolierungsrate von 54% konnten wir bei einer Fluordauer von mehr als 4 Wochen ermitteln.

Anhand unserer Untersuchungen war außerdem festzustellen, daß neben dem Fluor die Leukozytenzahl im Direktpräparat als wesentlichster Parameter für eine Chla-

Tabelle 4. Beziehung zwischen Fluormenge und Chlamydienisolierung

	kein Fluor Zahl	leichter Fluor Zahl	reichlich Fluor Zahl
Chlamydien			
positiv	3	38 (31,1%)	18 (90%)
negativ	11	84	2
insgesamt	14	122	20

mydieninfektion anzusehen ist (Tabelle 6). 79% der Probanden mit positiven Chlamy-dienbefund wiesen massenhaft Leukozyten im Direktpräparat auf, bei mäßigen Leuko-zytenzahlen lagen die Isolierungsraten deutlich niedriger.

Tabelle 5. Beziehung zwischen Fluor-Dauer und Chlamydienisolierung

	Fluor-Dauer (Tage)			
	< 7	8–14	15–28	> 28
Chlamydien				
positiv	17 (34%)	6 (40%)	6 (46%)	26 (54%)
negativ	32	11	7	22
insgesamt	49	15	13	48

Unsere Ergebnisse beweisen also, daß Chlamydien bei unspezifischer Urethritis auch in dem von uns untersuchten Patienten-Kollektiv eine Rolle spielen, und daß die hierbei ermittelte Isolierungsrate von 37% chlamydienpositiver Befunde in etwa mit den-jenigen aus England und den Vereinigten Staaten zu vergleichen ist [11]. Die Selektion des Krankengutes scheint für die Höhe der Isolierungsraten von entscheidener Bedeutung zu sein. Werden nur Patienten mit reichlich und bereits länger bestehenden Fluor sowie stark erhöhten Leukozytenzahlen im Direktpräparat vom Urethralsekret in eine Studie aufgenommen, so können die Isolierungsraten noch wesentlich gesteigert werden.

Tabelle 6. Beziehung zwischen Leukozytenzahl pro Gesichtsfeld und Chlamydienisolierung

	Leukozahl massenhaft Anzahl	Leukozahl reichlich Anzahl
Chlamydien		
positiv	46 (45%)	12 (21%)
negativ	55	43
insgesamt	101	55

Therapie

Bei der Behandlung der chlamydienbedingten Urethritis ist die gute Empfindlichkeit der Chlamydien gegenüber den bereits erwähnten Antibiotika von großem Vorteil. Die nichtgonorrhoische, unspezifische Urethritis gilt aber nach wie vor als therapeutisch schwer zugänglich. Dabei ist aber zu beachten, daß die durch Chlamydien verursachte „unspezifische" Urethritis eigentlich als spezifisch anzusehen ist und damit die Bezeich-nung „unspezifische Urethritis" nicht mehr zutreffend ist. Für diese spezifische chlamydienbedingte Urethritis steht auch eine sehr effektive Therapie zur Verfügung, nämlich vor allen Dingen die mit Tetrazyklinen. Dabei haben sich Oxytetrazykline, Doxycyklin und Minocyklin etwa gleich gut bewährt [12]. Über die optimale Dosierung und Behandlungsdauer liegen noch keine einheitlichen Empfehlungen vor. Als Richtlinie kann jedoch eine 14- bis 21tägige orale Verabreichung von 1 g eines Tetrazyklinpräparates täglich bzw. von 2 g täglich über eine Dauer von 7 Tagen gelten [4]. Eine erfolgreiche Behandlung führt zu einer vollkommenen mikrobiologischen Heilung – zu einer Ausrottung der Chlamydien. Es ist zu fordern, daß die Sexualpartner der Patienten mit Chlamydieninfektionen im Urogenitaltrakt parallel mitbehandelt werden. Eine allgemeine Übereinstimmung besteht darin, daß bei 70% der weiblichen Geschlechtspartner von Männern mit unspezifischer Urethritis eine Chlamydieninfektion der Zervix besteht. Werden diese Frauen nicht mitbehandelt, so kommt es bei einem Großteil der Männer zu einer Reinfektion. Bei einer zu kurzen Behandlungsdauer der Partner von nur 7 Tagen kann es ebenfalls zu einer Reinfektion der Männer kommen, da bei Frauen eine 7tägige Behandlung mit Antibiotika nicht immer ausreichend ist [12].

Resistenz gegenüber Tetrazyklinen ist für Chlamydia trachomatis bisher noch nie nachgewiesen worden. Spricht eine unspezifische Urethritis nicht auf Tetrazykline an, so ist sie sicherlich nicht durch Chlamydien und mit großer Wahrscheinlichkeit auch nicht durch Mykoplasmen bedingt, die ebenfalls gute Tetrazyklineempfindlichkeit zeigen [12]. Es darf dabei nicht vergessen werden, daß die unspezifische Urethritis multiple Ursachen haben kann und neben Chlamydien und Mykoplasmen sicherlich noch andere, zum Teil heute noch unbekannte, schwer nachweisbare Mikroorganismen oder auch exogene und endogene Faktoren für die Entstehung einer Urethritis verantwortlich zu machen sind.

Literatur

1. Croy, T.R., Cho-Chou, Kuo, San-Pin-Wang: Comparative susceptibility of eleven mammalian cell lines to infection with trachoma organisms. J. Clin. Microbiol. *1*, 434 (1975)
2. Darougar, S.: The technique employed for the isolation of Chlamydia by the Virus Laboratory of the Institut of Ophtalmology London. Persönl. Mitteilung, London 1976
3. Jones, B.R., Kinnison, J.R.: Advances in the diagnostic isolation of Chlamydia. Brit. J. Vener. Dis. *48*, 416 (1972)
4. Dunlop, E.M.C.: Treatment of patients suffering from Chlamydial infections. J. Antimicrob. Chemother. *3*, 377 (1977)
5. Gordon, F.B., Quan, A.L.: Isolation of the trachoma agent in cell culture. Proc. Soc. Exp. Biol. Med. *118*, 354 (1965)
6. Grayston, J.Th., San-Pin-Wang: New knowledge of Chlamydiae and the diseases they cause. J. Infect. Dis. *132*, 87 (1975)
7. Hobson, D.: Tissue culture procedures for the isolation of Chlamydia trachomatis from patients with nongonococcal genital infections. In: Hobson, D. (ed.): Nongonococcal urethritis and related infections, p. 286. Am. Soc. Microb., Washington/D.C. 1977
8. Hobson, D.: Chlamydia methods. Persönl. Mitteilung, Berlin 1978
9. Lindner, K.: Zur Ätiologie der gonokokkenfreien Urethritis. Wien. klin. Wochenschr. *33*, 283 (1910)
10. Ripa, K.T., Mardh, P.A.: New simplified culture technique for Chlamydia trachomatis. In: Hobson, D. (ed.): Nongonococcal urethritis and related infections, p. 323. Am. Soc. Microb., Washington/D. C. 1977
11. Schachter, J.: Chlamydial infections. New Engl. J. Med. *298*, 428 (1978)
12. Schachter, J.: Chlamydial infections. New Engl. J. Med. *298*, 490 (1978)
13. Schachter, J.: Chlamydial infections. New Engl. J. Med. *298*, 540 (1978)
14. Storz, J., Page, L.A.: Taxonomy of the Chlamydiae. Int. J. Systematic Bacteriol. *21*, 332 (1971)
15. Swartz, St.L.: Diagnosis of nongonococcal urethritis. In: Hobson, D. (ed.): Nongonococcal urethritis and related infections, p. 15. Am. Soc. Microb. Washington/D. C. 1977
16. Treharne, J.D., Day, J., Yeo, C.K.: Susceptibility of Chlamydiae for chemotherapeutic agents. In: Hobson, D. (ed.): Nongonococcal urethritis and related infections, p. 214. Am. Soc. Microb., Washington/D. C. 1977

Theodor Nasemann

Ulcus molle: Diagnose und Therapie einer wieder zunehmenden Geschlechtskrankheit

Definition

Das Ulcus molle (Synonyma:
  Weicher Schanker
  Chankroid
  Ducreysche Krankheit)
ist eine *meldepflichtige Geschlechtskrankheit,* die fast nur sexuell direkt übertragen wird, keine Spätmanifestationen wie die Lues verursachen kann, daher immer eine gute Prognose besitzt, und die früher vorwiegend in den Subtropen und Tropen sowie in den großen europäischen Hafenstädten beobachtet wurde. Seit etwa 3 Jahren tritt sie zunächst in der Türkei, jetzt auch bei uns häufiger in Erscheinung und kann sowohl diagnostisch als auch therapeutisch Schwierigkeiten machen.

Ätiologie

Der Erreger des Ulcus molle wurde voneinander unabhängig 1889 von Ducrey und 1892 von Unna erstmals beobachtet und in seiner lichtoptisch erfaßbaren Morphologie beschrieben. Es handelt sich um gramnegative Stäbchen. Die mikrobiologische Fachbezeichnung lautet: *Hämophilus ducreyi* (oder auch Ducrey-Unna). Die Inkubationszeit beträgt 2 bis 5 Tage, mit Grenzen von 1 bis 14 Tagen, wobei die längeren Zeiten meist durch Virulenzschwäche des Erregers bedingt werden, jedoch sind sie immer kürzer als die Inkubationszeit der Syphilis.

Zur epidemiologischen Situation

Der Grund für den Einbezug des Ulcus molle in die Thematik dieser Fortbildungswoche ist die in letzter Zeit beobachtete Zunahme der Erkrankungen. In der Bundesrepublik wurden 1976 insgesamt 125 Chankroid-Infektionen registriert, ganz überwiegend eingeschleppte Fälle in den großen Hafenstädten und den Städten mit sehr frequentem internationalem Luftverkehr. Von amerikanischen Soldaten ist aus der Zeit der Korea- und Vietnam-Kriege bekannt, daß durch die besonderen Verhältnisse dieser Extrembedingungen die Zahl der Ulcus molle-Erkrankungen fast die Größenordnung der gonorrhoischen Infektionen erreichte. Wie Braun-Falco u. Neubert (1978) berichteten, ist in der BRD seit 1977 ein Anstieg des Ulcus molle im dermatologischen Krankengut zu verzeichnen. Voraus ging eine Chankroid-Epidemie in der Türkei, über die Murat et al. (1978) Einzelheiten mitteilten. Sie konnten im Laufe eines Jahres, und zwar ab März

1976, in Istanbul 240 Ulcus molle-Patienten erfassen. Bemerkenswert ist, daß hiervon nur drei weiblichen Geschlechts waren. Die Inkubationszeit variierte ganz überwiegend zwischen 3 und 7 Tagen. Erst kürzlich hat Greither (1979) wieder darauf hingewiesen, daß bei Frauen eine Persistenz des Erregers im Genitaltrakt vorkommen kann, ohne daß einschlägige Symptome vorliegen müssen. Auch bei solchen Bedingungen sind Übertragungen durch Sexualverkehr auf den Partner möglich.

In der BRD ist die Quote der Zunahme an Ulcus molle-Infektionen sowohl regional als auch von den Bevölkerungsschichten her gesehen sehr unterschiedlich. In der Bundeswehr war die Häufigkeit in den Jahren 1976 und 1977 sehr gering (Sturde, 1979). In ländlichen Gebieten, Kleinstädten und Regionen mit geringer Bevölkerungsfluktuation und niedrigem Anteil von ausländischen Arbeitnehmern ist keine Frequenzzunahme bekannt geworden. In den Hafenstädten wie z.B. Hamburg hat das Ulcus molle in den letzten $1^1/_2$ Jahren leicht zugenommen, aber keineswegs im Sinne einer Endemie. Anders ist die Situation in West-Berlin, das bekanntlich einen hohen Anteil an türkischen Arbeitnehmern besitzt. Marsch et al. (1978) konnten diagnostische Erfahrungen anhand von 26 Patienten mitteilen, eine Zahl, über die wir in der Hamburger Universitäts-Hautklinik im gleichen Zeitraum nicht verfügen. Alle neueren Mitteilungen bestätigen das, was aus älteren Veröffentlichungen bekannt war, daß nämlich ganz überwiegend Männer erkranken und die Streptobazillen nahezu ausschließlich sexuell übertragen werden. Für die Praxis gilt, daß vor allem bei Patienten, die aus dem vorderen Orient oder Berlin stammen und bei türkischen Arbeitnehmern in anderen Städten, aber auch bei Reisenden, die aus den Tropen und Subtropen kommen, wieder mehr als früher an das Ulcus molle gedacht werden muß. Immer noch liegt die Hauptbedeutung dieser venerischen Infektion in der Differentialdiagnose gegenüber der Syphilis, vor allem gegenüber dem Primäraffekt und dem Ulcus mixtum.

Klinik und Komplikationen

Etwa 98% der Ulcus molle-Infektionen werden durch Geschlechtsverkehr übertragen (Braun-Falco u. Neubert, 1978). Männer erkranken 10- bis 20mal häufiger als Frauen, jedoch können – wie bereits erwähnt – vor allem Prostituierte asymptomatische Keimträgerinnen sein. Ganz überwiegend nach 2 bis 5 Tagen tritt an der Inokulationsstelle zunächst eine kleine rote Papel auf, die sich pustulös umwandelt und dann rasch erosiv zerfällt. Aus der auch *Primärläsion* genannten Erosion entwickelt sich dann im Verlauf einiger Tage ein Ulkus von palpatorisch weicher Beschaffenheit, das unterschiedlich groß sein kann. Neben miliaren Formen kommen auch größere Geschwüre mit unterminierten Rändern und unebenem Grund vor, die schmierig-eitrig belegt sind (Abb. 1). Die Größenvarianz der Ulzerationen ist beträchtlich. So werden, wenn auch viel seltener, Monsterformen mit tiefer Gangrän beobachtet, das sog. Ulcus molle gangraenosum. Meist tritt das Ulcus molle solitär auf (etwa 70% der Fälle), weniger häufig, jedoch keineswegs selten, multipel. Murat et al. (1978) geben bei der Analyse ihrer 240 Patienten folgende Zahlen an:
71% der Patienten hatten 1 Ulkus
15% der Patienten hatten 2 Ulzera
14% der Patienten hatte 3 und mehr Ulzera.
Selten können sich acht bis zehn Geschwüre gleichzeitig oder in kürzerem Abstand ausbilden. Häufigster Sitz der Läsionen ist die Genitalregion. Beim Manne werden vor allem Glans, Präputium, Frenulum, Sulcus coronarius, Penisschaft, Skrotum, Mons pubis und After, bei der Frau die großen und kleinen Labien, die Urethralmündung, die hintere Kommissur, die Portio, der Damm, der Analtrichter und nur relativ selten die Vagina befallen. Sehr selten kommt extragenitaler Sitz der Ulzera vor, z.B. an den Lippen und auf der Zunge. Murat et al. (1978) sahen nur bei 2 von 240 Patienten extragenitale Lokalisation, und zwar einmal an der Unterlippe und bei einer Frau am Anus. Auf Berührung sind die Geschwüre schmerzhaft. Extragenitale Ulcera mollia sind schwer zu

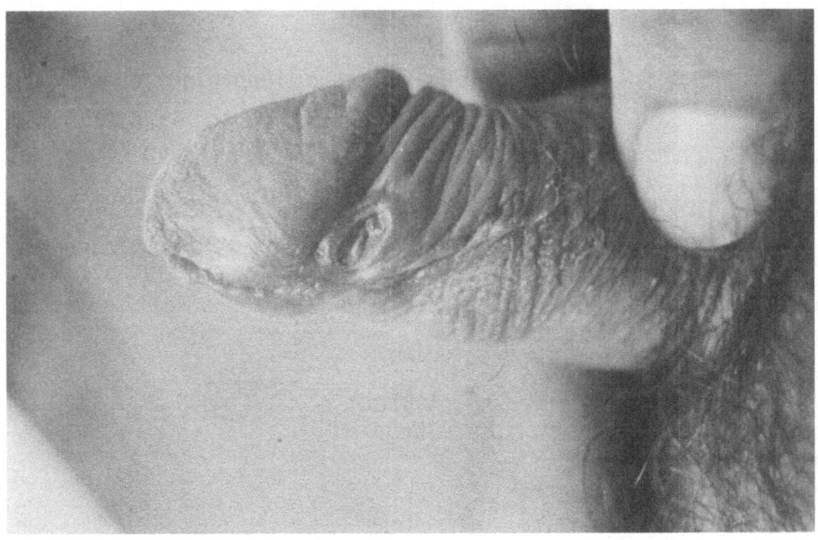

Abb. 1. Ulcus molle

diagnostizieren. Bei einem Verdacht in dieser Richtung muß immer das gesamte diagnostische Rüstzeug eingesetzt werden.

Im weiteren Verlauf folgt dem primären Ulkus eine Lymphbahnentzündung und dann eine entzündliche Schwellung der regionalen Lymphknoten (Bildung von Bubonen). 30 bis 50% der Patienten weisen Bubonen auf, meist einseitig. Murat et al. (1978) registrierten 33% Bubonen in ihrem Krankengut, davon 8,8% mit bilateraler Lokalisation. Sind Ulkus und Bubo gleichzeitig vorhanden, spricht man wie bei anderen spezifischen Infektionen von einem *Primärkomplex*. Bleiben die Bubonen unbehandelt, so schwellen sie unter Schmerzen weiter an, bis sie perforieren und Eiter abfließt. Zunächst rötet sich die Haut über dem Bubo, und die zentrale Partie verfärbt sich vor dem Aufbruch livide bis violett-schwärzlich. Beim Palpieren ist Fluktuation festzustellen. Früher wurden Stichinzisionen vorgenommen oder die schon vorhandene Fistelmündung mit Jodoformgaze tamponiert, täglich frisch bis zur endgültigen narbigen Abheilung. Seeleute behandelten sich in diesem Sinne oft selbst. Bei Abszedierung kann Fieber auftreten. Spätveränderungen innerer Organe gibt es nicht, daher ist die Prognose immer gut. Bei früh einsetzender Therapie kann narbenlose Abheilung eintreten. Murat et al. (1978) geben hier folgende Daten an:

81% Abheilung mit atrophischen Narben,

1,3% Abheilung mit hypertrophischen Narben und

15,6% Abheilung ohne sichtbare Narbenbildung.

In sehr seltenen Fällen verschwindet das Ulkus spontan innerhalb weniger Tage, um dann aber nach 10 bis 20 Tagen von einer eitrig einschmelzenden Lymphadenitis gefolgt zu werden. Man spricht dann von einem fliegenden Schanker (chancre mou volante). Bei gleichzeitigem Vorhandensein von Ulcus molle und syphilitischem Primäraffekt liegt ein sog. *Ulcus mixtum* vor.

Die *Meldepflicht* für das Ulcus molle besteht wie bei der Lues nicht namentlich.

Diagnose und Differentialdiagnose

Die Differentialdiagnose des Ulcus molle wird vor allem gegenüber folgenden Krankheiten notwendig:
    Primäraffekt der Syphilis und
    Ulcus mixtum,
    Herpes genitalis,
    Lymphogranuloma inguinale,
    Plattenepithelkarzinom (vor allem bei großen Geschwüren und älteren Männern),
    Schankriforme Pyodermie,
    Granuloma venereum (vor allem bei aus Tropen und Subtropen Einreisenden),
    Ulcus vulvae acutum Lipschütz.

Die diagnostische Klärung bringen:
    die Klinik (makroskopische Morphologie, Verlauf),
    der Erregernachweis im gefärbten Ausstrichpräparat,
    der kulturelle Nachweis,
    der Autoinokulationsversuch und
    evtl. die Elektronenoptik.

Über den *elektronenmikroskopischen Nachweis* der Ducreyschen Streptobazillen siehe den Beitrag von G. Stüttgen.

Klinisch sind besonders der weiche Palpationsbefund und die gegenüber der Lues kürzere *Anamnese* von Bedeutung. Unbedingt müssen wiederholt Dunkelfelduntersuchungen durchgeführt werden, und diese müssen immer negativ ausfallen, wenn es sich um ein Ulcus molle handelt (Nasemann u. Sauerbrey, 1979).

Zum *direkten Erregernachweis* entnimmt man mit einem zugespitzten Holzstäbchen nekrotisches Gewebsmaterial von den unterminierten Rändern des Geschwürs und streicht auf dem Objektträger nur jeweils in einer Richtung aus. Zur *färberischen Darstellung* dienen:
    die Unna-Pappenheim-Färbung mit Methylgrün-Pyronin,
    die Giemsafärbung und
    die Gramfärbung.

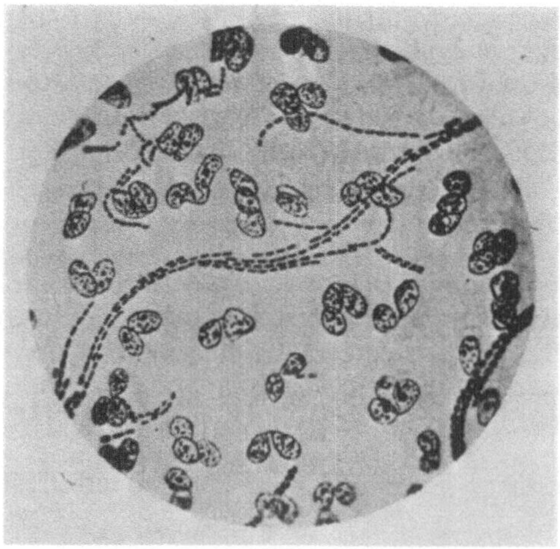

Abb. 2. Nach Unna-Pappenheim angefärbte Streptobazillen (Ducrey-Unna) in typischer Fischzug-Lagerung

Bei der erstgenannten Tinktion färben sich die Stäbchen rot an und lagern sich in fischzugähnlichen Ketten (Abb. 2). Bei der Giemsafärbung zeigen die Streptobazillen eine bipolare Farbintensität. Sie sind gramnegativ. Der direkte Erregernachweis gelingt – (wohl nach Erfahrung der jeweiligen Autoren) – in einer Quote, die zwischen 50 und 90% variiert.

Zum *kulturellen Nachweis* dient die Anzüchtung auf defibriniertem Kaninchenblut. Der Arbeitskreis von Stüttgen (1978) berichtete auch über gelungene Übertragungsversuche auf Leber und Milz von Mäusen.

Elektronenoptisch waren bislang die Streptobazillen nur durch Zwischenschaltung der Kultur dargestellt worden. Marsch et al. (1978) gelang der ultrastrukturelle Nachweis sowohl aus nekrotischem Gewebsmaterial und Bubonenpunktat als auch aus Biopsien direkt vom Ulkus (Details siehe im Beitrag von Stüttgen).

Gelingt der Erregernachweis nicht im ersten Anlauf, so sollte unbedingt eine *Autoinokulation* vorgenommen werden. Im Bereich der Bauchhaut wird in einem briefmarkengroßen Areal in Form der Gitterimpfung mit der Kanülenspitze skarifiziert. Das vom Ulkus entnommene Gewebsmaterial wird mit sterilem Pistill im skarifizierten Areal verrieben und dann mittels Uhrglasverband eine feuchte Kammer hergestellt. Nach 24–48 Stunden ist dann im positiven Fall ein Ulkus entstanden, das reichlich Streptobazillen enthält.

Der Intrakutantest nach Ito u. Reenstierna ist heute obsolet. Er lieferte bis zu 77% positive Reaktionen. Auch die Ulcus molle-KBR besitzt nur geringe diagnostische Bedeutung, da sie frühestens 3 Wochen nach Ulkusbildung positiv wird. Die serologischen Luesreaktionen sollten in jedem Fall zweimal im Abstand von 6 bis 8 Wochen gemacht werden, damit kein Ulcus mixtum und überhaupt keine Lues übersehen wird. Routinemäßige Biopsien vom Ulcus molle-Rand für die histologische Untersuchung sind nicht notwendig. Sie dienen wissenschaftlichen Fragestellungen oder der Elektronenmikroskopie der Erreger.

Therapie

Zur Behandlung des Ulcus molle werden heute folgende Medikamente herangezogen:
Cotrimoxazol,
Sulfonamide,
Streptomycin,
Erythromycin,
Aminoglykoside, z.B. das Pathomycin,
Tetrazykline,
Gentamycin und
Kanamycin.
Murat et al. (1978) bevorzugen die Gabe von Depotsulfonamiden mit einer Dosierung von 1 g täglich über die Distanz einer Woche, oder 7 bis 14 Tage lang 80 mg Gentamycin pro die. Die Behandlung sollte möglichst vor Entwicklung eines Bubos einsetzen. Grundsätzlich sollten Treponemen-unwirksame Präparate bevorzugt werden, um keine Syphilis zu verschleiern. Tetrazycline wirken nicht in jedem Fall, auch das Vibramycin nicht, das beim Ulcus molle 16 Tage lang mit 200 mg/die zugeführt werden muß. Tetrazykline sind aber treponemozid und können im Sommer lichtsensibilisierend wirken. Wir setzen sie daher in der Hamburger Klinik nicht mehr beim Ulcus molle ein.

Greither (1979) erzielte sehr gute Erfolge mit Pathomycin und empfiehlt eine Behandlung über einen Zeitraum von 10 Tagen. Sulfonamide haben insgesamt eine Versagerquote von 11%. Auch Gentamycin und Streptomycin sind durchweg in der Wirkung zuverlässig, wenn auch hier Resistenzentwicklungen beschrieben wurden. Streptomycin wird mit täglich 1 g über 6 Tage verabfolgt. Sehr wirksam ist das Cotrimoxazol (Bactrim forte), das 1 bis 2 Wochen lang mit 2 × 1 Tablette täglich gegeben wird. Bactrim macht jedoch nicht so selten Nebenwirkungen, auf die geachtet werden muß.

Zusammenfassung

Aus heutiger Sicht werden Ätiologie, Klinik, Diagnostik und Therapie des Ulcus molle beschrieben. Dabei liegt die Betonung auf den für die Praxis wichtigen Daten. Da diese venerische, meldepflichtige Infektion in den letzten Jahren auch in der BRD zugenommen hat, wird die gegenwärtige epidemiologische Situation analysiert. Weil organische Spätveränderungen wie bei der Syphilis niemals vorkommen, ist die Prognose aller Erkrankungen stets gut.

Literatur

Braun-Falco, O., Neubert, U.: Ulcus molle. Dtsch. Ärztebl. *75*, 1779–1784 (1978)

Greither, A.: Ulcus molle, 11. Fortbild.-Seminar, Düsseldorf 1977. Der Deutsche Dermatologe *27*, 295–297 (1979)

Marsch, W.Ch., Haas, N., Stüttgen, G.: Ultrastructural detection of haemophilus Ducreyi in biopsies of chancroid. Arch. Dermatol. Res. *263*, 153–157 (1978)

Murat, A., Öke, N., Baransü, O.: Ulcus molle-Epidemie in der Türkei. Hautarzt *29*, 583–585 (1978)

Nasemann, Th., Sauerbrey, W.: Lehrbuch der Hautkrankheiten und venerischen Infektionen, 3. Aufl., S. 147–148. Berlin, Heidelberg, New York: Springer 1979

Sturde, H.C.: Häufigkeit venerischer Infektionen bei Soldaten der Deutschen Bundeswehr. Hautarzt *30*, 349–352 (1979)

Günter Stüttgen

Ulcus molle in Berlin

1976 konnten wir in Berlin über eine bemerkenswerte Zunahme venerischer Bubonen berichten, unter denen das Ulcus molle die deutlichste Zunahme aufwies.

Es sind über 40 Jahre her, daß das Ulcus molle in Berlin eine Rolle spielte, und zwar zu Zeiten der Olympischen Spiele 1936, als recht diskret die Häufung der venerischen Infektionen inklusive des Ulcus molle vermerkt und mit dem internationalen Besucherstrom zu diesen Spielen in Zusammenhang gebracht wurde. Nach dem 2. Weltkrieg wurden in der Zeit von 1945 bis 1948 um die 270 Fälle von Löhe berichtet, während 1949 nur noch vier Infektionen bemerkt wurden.

Das Einzugsgebiet des Rudolf-Virchow-Krankenhauses erfaßt im Berliner Norden die Bezirke Wedding und Kreuzberg und schließt damit einen Bevölkerungsteil von türkischen und anderen ausländischen Arbeitnehmern besonders aus Nahost ein (etwa 150 000). Darüber hinaus sind in diesen Bezirken besonders günstige Wohnmöglichkeiten für eine nicht seßhafte Bevölkerung, weiterhin für jugendliche Ausländer, nicht legal eingewanderte Personengruppen und nicht zuletzt Personen mit niedrigem Einkommen. Diese soziologischen Aspekte gelten nicht nur für Berlin, sondern auch für die übrigen Gebiete der Welt, in denen das Ulcus molle neben dem Lymphogranuloma venereum vorkommt.

Die Altersverteilung der Patienten im Berliner Raum zeigte ab 1946, daß im Alter zwischen 17 und 25 Jahren die höchste Inzidenzquote an venerischen Erkrankungen vorlag. Das Ulcus molle wurde demgegenüber in der Gruppe der 30- bis 45jährigen häufiger festgestellt und zudem bei dieser Gruppe eine überwiegende Kontaktaufnahme über Prostitution vermerkt.

Epidemiologisch konnte beobachtet werden, daß zunächst eine Einschleppung aus Nahost nach Berlin erfolgte und sich danach eine Häufung in den Berliner Bezirken in der Form entwickelte, daß in Zeitabständen von einigen Monaten jeweils kleinere Schübe mit 5 bis 30 Ulcus-molle-Infektionen sich recht ortsgebunden in den Berliner Bezirken darstellten. Das Auftreten des Ulcus molle war im Berliner Raum mit einer bemerkenswerten Entwicklung des schankrösen Bubo gekennzeichnet.

Verlauf

Innerhalb einiger Tage nach Entwicklung der Primärläsion, vornehmlich im Bereiche des Sulcus coronarius, entwickelt sich eine Periadenitis mit Neigung zur zentralen eitrigen Einschmelzung des regionären Lymphknotens. Unter einer diffusen Entzündung im Bereiche der inguinalen Lymphknoten spannt sich die darüberliegende Haut. Es bildet sich ein Abszeß, der zur spontanen Fistelbildung neigt. Bei Inzision mit einem spitzen Messer – eine Lokalanästhesie ist nicht notwendig – läuft ein rahmig gelblicher Eiter ab. Unter Perforation des Bubo kann es durch Inokulation des Hämophilus in die umge-

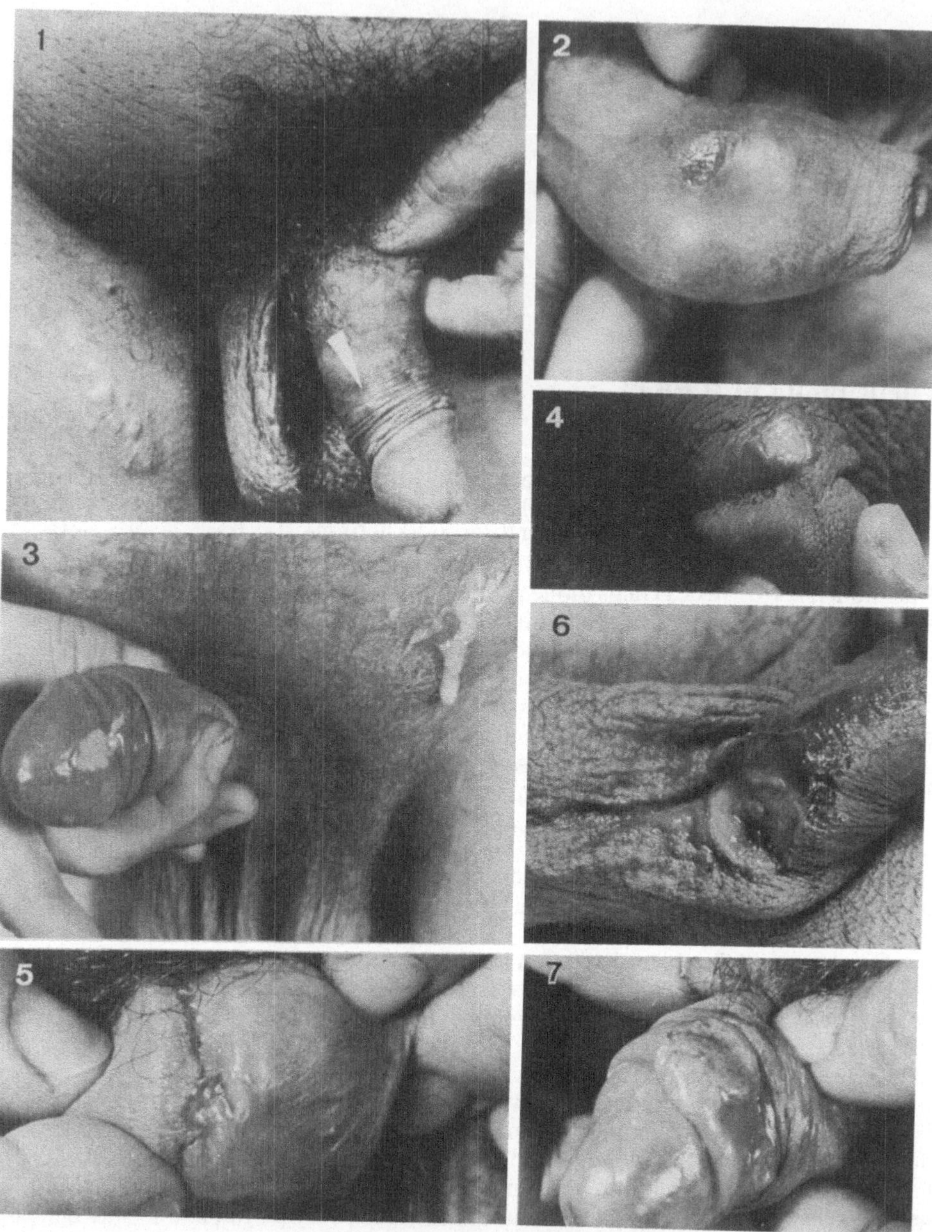

Abb. 1. Klinische Bilder des Ulcus molle in Berlin, Nr. 1 u. 3 Frühstadien der Bubonen, Nr. 7 gleichzeitiger Nachweis von Haemophilus Ducrey und Spirochaeta pallida nach etwa 10tägigem Bestand des Ulkus

bende Haut zu ausgedehnten isolierten bzw. multiplen Geschwüren kommen. Eine Beziehung zwischen der Größe des primären Ulkus und den sich entwickelnden inguinalen Bubonen, soweit es den Schweregrad der Periadenitis bzw. Abszedierung betrifft, besteht nicht. Der Durchmesser der Bubonen betrug in unseren Fällen durchschnittlich, bevor sich die Abszedierung entwickelt hatte, um 3 bis 4 cm. Die Mehrzahl der Bubonen lagen einseitig vor, doch spricht ein beidseitiger Befall nicht gegen Ulcus molle. Unter den *Allgemeinsymptomen* sind die Erhöhung der Blutsenkungsgeschwindigkeit maximal um 50 mm in der ersten Stunde und eine Leukozytose über 10 000 hervorzuheben. In etwa 15% der Fälle werden neben dem Ulcus molle andere venerische Erkrankungen, in unserem Raum vornehmlich gonorrhoische Urethritis und Syphilis, akquiriert. Wird zusätzlich zum Ulcus molle eine Syphilis akquiriert, zeigen sich zunächst die charakteristischen Veränderungen für ein Ulcus molle. Zwei oder drei Wochen später ändert sich der klinische Aspekt. Das Ulkus verliert seinen „molle"-Charakter und geht in eine indolente Induration über. Dann sind die Charakteristika des Primäraffektes mit dem Nachweis der Spirochäten ausgeprägt.

In Berlin haben wir durchweg Patienten mit Ulcus molle bioptisch (Stanze, Durchmesser 3 mm) *histologisch* und *elektronenmikroskopisch* untersucht. Wir haben im Ulkusmaterial neben dem Haemophilus Ducrey gelegentlich Spirochäten vom Pallidatyp nachweisen können, ohne daß die klinischen Symptome und Seroreaktionen zu diesem Zeitpunkt für einen syphilitischen Primäraffekt sprachen. Die *Histologie* des Ulcus molle zeigt eine Schichtung in drei Zonen; zunächst die nekrotische Zone des Ulkusgrundes mit Fibrinablagerung und Infiltration von polymorphkernigen Leukozyten, darunter die Entwicklung eines ödematösen Gewebsbezirks mit Entwicklung von Kapillarneubildungen, und schließlich in der Tiefe ein dichtes Infiltrat aus Plasmazellen und Lymphozyten. Die Histologie ist allerdings nicht besonders charakteristisch und differentialdiagnostisch schwer zu verwerten. Demgegenüber zeigte die *Elektronenmikroskopie* sowohl im Eiter des Bubo als auch in Biopsien von ulzerösen Läsionen recht regelmäßig die charakteristische Struktur des Hämophilus in Form einer extrazellulären Gruppierung zwischen Makrophagen. Die Bakterien sind kurze Stäbchen mit abgerundgeten Enden. Sie sind 1,25 bis 1,40 µm lang und 0,55 bis 0,60 µm breit. Die Zellwand ist 115 bis 125Å dick und trilaminär entsprechend der Wand von gramnegativen Bakterien aufgebaut. Zwei etwa gleichdicke elektronendichte Schichten sind durch eine elektronentransparente Lamina getrennt. Der Erreger löst eine Attraktion von Makrophagen aus, persistiert aber lange im Extrazellularraum. Phagozytierte Erreger finden sich selten (Marsch et al. 1978).

Kulturverfahren

Der Nachweis des Haemophilus Ducrey aus dem Gewebsmaterial ist kulturell bei unbehandelten Patienten mit hoher Sicherheit (über 90%) möglich. Die besten Kulturresultate ergibt die Anzüchtung des Hämophilus im Serumüberstand von frischem koaguliertem menschlichen Blut. Der Erreger wächst innerhalb von 48 Stunden in kleinen konvexen klaren tropfenartigen Kolonien. Technisch wurde dabei so vorgegangen, daß 10 ml Blut (nicht vom Patienten) in ein steriles Röhrchen gegeben wurden, worauf sich unter Schräglage im Blutröhrchen etwa 3 ml Serum absetzen. Das Blutröhrchen wurde für 5 Minuten in ein Wasserbad von 55 bis 65 °C gestellt und danach auf Zimmertemperatur abgekühlt. Die Oberfläche des Serumspiegels wurde mit Material beimpft, welches vom unterminierten Rand des Ulkus mit einer Öse entnommen wurde. Danach wurde das beimpfte Röhrchen mit einem sterilen Stopfen fest verschlossen. Für 48 Stunden wurde diese Blutkultur bei 33 bis 35 °C im Brutschrank belassen. Danach konnten von der Oberfläche der jetzt hämolysierten Blutkultur Präparate hergestellt werden, die die typische Fischzuglagerung des Haemophilus Ducrey zeigte, wenn das Material in einer Richtung ausgestrichen wurde. Die Giemsafärbung reichte aus, um die Erreger in charakteristischen Form zur Darstellung zu bringen (Abb. 2).

Eine *Ulcus-molle-Komplementbindungsreaktion* entwickelt sich einige Wochen nach der Infektion und ist für die Differentialdiagnose zu Beginn der Erkrankung von untergeordnetem Wert.

Die *Autoinokulation* von Eiter auf einen skarifizierten Unterarm oder Bauchhautbezirk unter einem Uhrglasverband führt auch zur Anzüchtung des Erregers. Dieses Verfahren hat historischen Wert und brauchte bei der Diagnostik unserer Patienten nicht eingesetzt zu werden. Die intrakutane Injektion von erhitztem Buboneneiter oder von

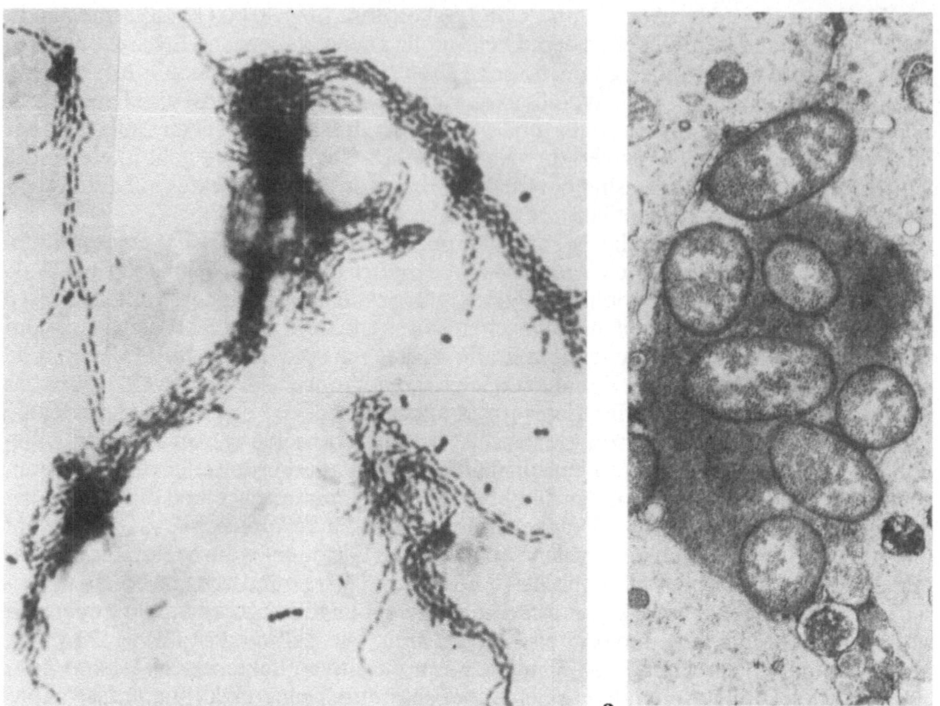

Abb. 2 a) Wachstum von Haemophilus Ducrey in der Menschenblutkultur. Ausstrich, Giemsa-färbung, Fotomontage. **b)** Elektronenmikroskopische Aufnahme des Haemophilus Ducrey in der Kultur. Vergrößerung × 21000

abgetöteten Ducrey-Bakterien (Ducrey- oder Dmelcos-Vakzine) ist in der Routinediagnostik nicht möglich, zumal ein Drittel von falsch positiven Reaktionen vom Tuberkulintyp den Wert dieses Testes einschränken.

Behandlung

Sulfonamide sind zweifelsohne das Mittel der Wahl. Wir geben der Kombination von Trimethoprim und Sulfamethoxazol (Eusaprim, Bactrim) den Vorzug. Der klinisch sichtbare Effekt dieser Chemotherapie tritt schnell ein. Die Schmerzen lassen innerhalb von 24 Stunden nach, das Geschwür beginnt sich zu säubern. Wird das Ulkus frühzeitig behandelt, so entwickelt sich nach zweitägiger Sulfonamidtherapie keine Lymphadenopathie. Die Therapie wird bis zum Abheilen der Ulzerationen fortgesetzt. Unser Behandlungsschema bestand zunächst in der Gabe von Eusaprim 2 × 2 Tabletten/die über 7 bis 14 Tage. 1979 gingen wir auf Eusaprim forte (2 × 1/die; je Tbl. 160 mg Trimethoprim und 800 mg Sulfamethoxazol) über. Neben Sulfonamiden wird auch Doxicyclin (300 mg) bzw. Minocyclin (300 mg) bei der Ulcus-molle-Behandlung eingesetzt. Die lokale Behandlung der Ulzerationen wurde bei unseren Patienten mit Betaisodona-Lösung durchgeführt. Diese Behandlung begannen wir selbstverständlich erst dann, wenn die diagnostischen Maßnahmen, Nativpräparat und Kultur, durchgeführt waren.

Zusammenfassung

Das Ulcus molle tritt im Berliner Raum nunmehr gehäuft auf und gehört zur täglichen Routine. Insgesamt sind etwa seit 1976 um 150 Fälle zur Beobachtung gekommen. Über

68

50 Patienten konnten bei uns kulturell und histologisch/elektronenmikroskopisch untersucht, behandelt und nachbeobachtet werden. Zum Nachweis dient das Abstrichpräparat, gefärbt nach Giemsa bzw. mit Methylgrünpyronin.

Die kulturelle Anzüchtung des Hämophilus im Serumüberstand von frischem koaguliertem menschlichen Blut ist der optimale Nachweis des Erregers. Auch die Elektronenmikroskopie kann im Rahmen der routinemäßigen Untersuchung aufgrund der charakteristischen Erregerstruktur durchgeführt werden. Therapeutisch haben Sulfonamide (Trimethoprim + Sulfamethoxazol) zweifelsohne bei uns den besten therapeutischen Erfolg gezeigt. Eine Behandlung mindestens über 7 Tage mit täglich 320 mg Trimethoprim und 1,6 g Sulfamethoxazol ergibt hier die besten Resultate.

Literatur

Löhe, H.: Chemotherapeutica und Antibiotica in der Behandlung des Ulcus molle und der Lymphogranulomatosis inguinalis. Zentralbl. Haut- u. Geschlechtskrankheiten *74*, 13 (1949)

Löhe, H.: Geographisch-ethnographische Venerologie. Dermatol. Wochenschr. *127*, 433–445 (1953)

Dewald, W.: Ulcus molle. Hautarzt *31*, 529–530 (1952)

Ducrey, A.: Experimentelle Untersuchungen über den Ansteckungsstoff des Weichen Schankers und über die Bubonen. Monatsh. Prakt. Dermatol. *9*, 387 (1889)

Gaisin, A., Heaton, Ch.L.: Chancroid: alias the Soft Chancre. Int. J. Dermatol. *14*, 188–197 (1975)

Jarisch, R.: Ulcus molle: Probleme in der Diagnostik und Therapie. Z. Hautkr. *54*, 509–513 (1979)

Marsch, W., Haas, N., Stüttgen, G.: Ultrastructural detection of Haem. Ducreyi in biopsies of chancroid. Arch. Dermatol. Res. *263*, 153–157 (1978)

Stüttgen, G., Knöchel, W., Haas, N., Rohr, P.: Bubonen in Berlin. Vortrag anl. der Tagung der Berliner Dermatologischen Gesellschaft am 7. 12. 1977 in Berlin

Immundermatologie

Karl Heinz Schulz

Stellenwert und Aussagekraft von Testmethoden bei allergischen Arzneiexanthemen

Die Haut ist häufig das Manifestationsorgan unerwünschter Arzneimittelreaktionen. Ein großer Teil von ihnen wird dem allergischen Formenkreis zugerechnet; und das oft auch dann, wenn die Pathogenese noch nicht geklärt ist.

Die medikamentös bedingten allergischen Reaktionen der Haut sind vielgestaltig, und die Variationsmöglichkeiten so mannigfaltig wie die Ätiologie und Pathogenese.

Wenn nicht die tägliche Erfahrung uns eines anderen belehrt, bedürfte es eigentlich keiner besonderen Erwähnung, daß eine subtil erhobene, alle Einzelheiten erfassende *Anamnese* für die ätiologische Diagnose von größtem Wert ist. Sie gibt Auskunft über die vom Patienten eingenommenen Arzneimittel und anderen Fremdstoffe, ist aber bei flüchtiger Befragung nicht selten unvollständig, so daß wiederholte Explorationen notwendig sind.

Auch das *klinische Bild* kann bis zu einem gewissen Grade zur Ermittlung der Ursache beitragen. Zwar gehört es zu den seit langem bekannten Kriterien der Allergie, daß das Erscheinungsbild keine Rückschlüsse auf die Ätiologie zuläßt, die Erfahrung hat aber gelehrt, daß manche Manifestationsformen bevorzugt durch ganz bestimmte Medikamente hervorgerufen werden, oder anders ausgedrückt, daß Allergien auf manche Arzneimittel sich vorzugsweise unter ganz bestimmten Bildern zeigen. So sei daran erinnert, daß beispielsweise die Allergie gegen Penizillin am häufigsten als Urtikaria und die durch Carbromal und verwandte Bromharnstoffderivate hervorgerufenen Hautveränderungen fast ausschließlich unter dem Bild einer Purpura pigmentosa progressiva auftreten. Auch die durch Hydantoine oder Nitrofurantoin verursachten allergischen Erscheinungen haben eine charakteristische Note.

Wenn somit die Kenntnis des klinischen Bildes und des Verlaufes nicht selten zur Klärung der Ätiologie beitragen können, so sind allergologisch-immunologische Teste damit aber nicht zu ersetzen. Denn es darf nicht vergessen werden, daß die Symptome zwar auf eine allergische Genese hinweisen, sie aber nicht beweisen. Gleiche Erscheinungen können auf anderen, nicht-allergischen Wegen entstehen. Nicht-immunologisch bedingte Arzneimittelreaktionen können immunologisch bedingte imitieren (Tabelle 1).

Urtikaria, Erythem, Bronchospasmus und Schleimhautschwellungen sowie Kreislaufkollaps bis zum anaphylaktischen Schock können bekanntlich Ausdruck einer IgE-vermittelten allergischen Reaktion sein (Beispiel: Allergie auf Penizilline, Pyrazolone u.a.). Die gleichen Symptome können sich aber auch infolge einer direkten, von Antikörpern unabhängigen Freisetzung von Histamin und anderen gefäßaktiven Stoffen (Mediatoren) entwickeln (Kallós u. Schlumberger).

Den nicht-allergischen, am besten unter dem Begriff anaphylaktoid zusammengefaßten, klinisch mit den echten anaphylaktischen identischen Reaktionen liegen drei verschiedene Mechanismen zugrunde.

Tabelle 1. Anaphylaktische und anaphylaktoide Reaktionen

Symptome:	Urtikaria, Ödeme, Rhinorrhoe, Asthma, Darmkoliken Schock
Entstehung:	1. allergisch: IgE-vermittelt (IgG?) 2. nichtallergisch:

Symptome: Urtikaria, Ödeme,
Rhinorrhoe, Asthma,
Darmkoliken
Schock

Entstehung: 1. allergisch: IgE-vermittelt (IgG?)
2. nichtallergisch:
a) Komplementaktivierung
(z.B. Dextran; Rö-Kontrastmittel)

Hautteste: $\emptyset$
b) Direkte Histaminfreisetzung
(z.B. Alkaloide, Muskelrelaxantien, Chemotherapeutika, Sympathikomimetika
Hautteste immer +, daher nicht verwertbar.
c) anaphylaktoide Intoleranz
(z.B. Analgetika, Farbstoffe, Konservierungsmittel)
Hautteste: $\emptyset$

1. In den letzten Jahren sind mehrere Arzneimittel und Diagnostika bekanntgeworden, die das Komplementsystem direkt, ohne Beteiligung von Antikörpern aktivieren, und zwar entweder über den klassischen Weg ($C_1q - C_4 - C_2$) wie z.B. Dextrane (Ring; Hedin) oder über den Nebenschluß (Angriff an C_3) wie z.B. manche Röntgen-Kontrastmittel (Till). Im Laufe der kaskadenartig ablaufenden Aktivierung der einzelnen Komplementfaktoren werden biologisch aktive Spaltprodukte wie Kinine und Anaphylatoxine (C_{3a}, C_{5a}) gebildet; und diese Spaltprodukte sind für die Symptome entweder direkt oder indirekt über eine Histaminliberierung verantwortlich. Hautteste sind bei diesen Reaktionen immer negativ, diagnostisch also nicht verwertbar.

2. Eine andere Gruppe von Substanzen greift direkt an den Mastzellen an und führt zur Freisetzung von Histamin und somit bei intrakutaner Injektion immer zu einer urtikariellen Reaktion. Es bestehen gute Gründe für die Annahme, daß diese antikörperunabhängige Histaminfreisetzung unter besonderen Umständen auch bei intravenöser oder intramuskulärer Zufuhr eintreten kann. Einige Histaminliberatoren aus der Reihe der Arzneimittel finden sich in Tabelle 2.

Tabelle 2. Medikamentöse Histaminliberatoren

Zentral wirkende Stoffe:	Morphin; Meperidin; Atropin; Codein; Papaverin; Propanidid; Althesin
Muskelrelaxantien:	D-Tubocurarin; Laudexium; Succinylcholin
Sympathikomimetika:	Amphetamin; Tyramin; Phenyläthylamin
Blutdrucksenkende Stoffe:	Hydralazin; Tolazolin; Trimetaphan
Chemotherapeutika:	Pentamidin, Propamidin, Stilbamidin, Chinin, Aminoglykoside
Sonstige:	Gelatine, Rö-Kontrastmittel u.a.

3. Schließlich können anaphylaktoide Erscheinungen, insbesondere Asthma und Rhinorrhoe, aber auch Urtikaria, Schleimhautschwellungen und Kreislaufkollaps als Ausdruck einer Intoleranz gegen bestimmte Medikamente, Farbstoffe, Konservierungsmittel u.a. zustande kommen. Aspirin, Indometazin, Pyrazolonderivate, Mefenaminsäure, Lebens- und Genußmittelfarbstoffe wie Tartrazin, und bestimmte Konservierungsmittel sind häufigste Ursache solcher Intoleranzphänomene, deren Entstehungsweise noch nicht geklärt ist. Von einigen Autoren wird sie auf eine genetisch determinierte Störung des Stoffwechsels zurückgeführt (Kallós u. Schlumberger). Dem ist aber entgegenzuhalten, daß die Aspirin-Intoleranz in manchen Fällen nur temporär vor-

handen ist. Die früher vertretene Ansicht, daß die ursächlich verantwortlichen Stoffe in den Prostaglandin-Stoffwechsel eingreifen, ist nach neueren Untersuchungen umstritten.

Bei dem Versuch der ätiologischen Abklärung einer medikamentös-allergischen Nebenwirkung ist es vor dem Einsatz der verschiedenen, noch zu besprechenden in-vivo- und in-vitro-Teste nützlich, die klinischen Erscheinungen mit den pathogenen Immunmechanismen zu korrelieren. Sicher ist das nur teilweise möglich, denn für viele Erscheinungsformen sind die ihnen zugrunde liegenden immunologischen Vorgänge noch unbekannt, und für andere ist anzunehmen, daß mehrere der von Gell u. Coombs definierten Reaktionensformen an der Ausprägung der Symptome entweder gleichzeitig oder nacheinander beteiligt sind. In Tabelle 3 sind die Reaktionstypen für einige Arzneimittelreaktionen der Haut angegeben; die Fragezeichen sollen darauf hinweisen, daß auf diesem Gebiet noch viele Unklarheiten existieren.

Tabelle 3. Immunologische Mechanismen von allergischen Arzneimittelreaktionen der Haut

	vorherrschender Reaktionstyp (nach Gell u. Coombs)
Urtikaria, Angioödem, systemische Anaphylaxie	Typ I
Makulo-papulöse Exantheme (morbilliform, skarlatiniform)	Typ IV, Typ III (?)
Purpura Schönlein-Henoch	Typ III
Purpura pigmentosa progressiva	Typ IV, Typ II (?)
Vasculitis allergica	Typ III
Erythema multiforme	Typ III
Fixes Exanthem	Typ III (?), Typ IV (?)
Erythema nodosum	Typ IV (?), Typ III (?)
Dermatitis exfoliativa, Erythrodermie	Typ IV
Lyell-Syndrom	Typ IV (?)
Kontaktdermatitis, Photokontaktdermatitis	Typ IV

Für die Diagnostik der Arzneimittelallergie stehen eine Reihe von Tests zur Verfügung, die teils seit langem bekannt, teils aber erst in den letzten 10 bis 15 Jahren entwickelt worden sind. Eine universell anwendbare, zuverlässige, ausreichend empfindliche Methode, mit der alle allergischen Reaktionen erfaßt werden können, fehlt aber noch; und es ist auch sehr fraglich, ob bei der Komplexität der Reaktionsmöglichkeiten und der Vielzahl der Antigene in absehbarer Zeit mit der Entwicklung eines solchen Verfahrens gerechnet werden kann. Wenn auch die Situation insgesamt noch nicht befriedigend ist, so darf sie andererseits doch nicht als so negativ angesehen werden, daß jegliche Bemühungen um die objektive Aufklärung ätiologischer Zusammenhänge von vornherein aussichtslos erscheinen. Zwar mögen die verschiedenen Methoden einzeln und für sich angewendet nur wenig aussagekräftig sein, setzt man aber mehrere Tests ein, so läßt sich in vielen Fällen doch eine spezifische Immunantwort auf ein Arzneimittel nachweisen.

Die heute gebräuchlichen Testmethoden lassen sich unterteilen in solche, die in vivo am Patienten und in solche, die in vitro mit Material von Patienten vorgenommen werden (Tabelle 4).

Hautteste haben in der Diagnostik von Arzneiexanthemen im allgemeinen keinen guten Ruf, und tatsächlich findet man bei weitem nicht in jedem Fall einen positiven Test. Dieser Umstand scheint der Grund dafür zu sein, daß manche Untersucher sie für wertlos halten. Ich meine aber, daß sie durchaus wert sind, angewendet und nicht verges-

Tabelle 4. Methoden zum Nachweis von Arzneimittelallergien

in vivo: Epikutantest
       Kutanteste (Prick, Scratch, Intrakutan)
       Provokation (Exposition)

in vitro: RAST – IgE (IgG)
       Histaminliberation aus Granulozyten
       Basophilen-Degranulationstest
       Passive Hämagglutination
       Lymphozyten-Transformationstest (LTT)
       Makrophageninhibitionstest (MIF)
       Rosetten-Test

sen zu werden. In besonderem Maße gilt das für diejenigen Arzneimittelallergien, für die geeignete Testsubstanzen zur Verfügung stehen (Tabelle 5).

Tabelle 5. Indikationen für den Epikutantest bei Arzneimittelallergie

Kontaktdermatitis; Photokontaktdermatitis
Makulopapulöse Exantheme
Fixe Exantheme (intrafokal)
Purpura pigmentosa (Carbromal)
Lyell-Syndrom

Zunächst einige Bemerkungen zum *Epikutantest*. Seine Domäne ist bekanntlich die Kontaktdermatitis, auf die aber nicht weiter eingegangen werden soll. Es wird leider viel zu oft vergessen, daß dieser einfach zu handhabende Test noch weitere Indikationen hat und in der Diagnostik von manchen Exanthemen, vor allem von Typ IV-Reaktionen, durchaus nützlich sein kann. Girard fand bei etwa einem Drittel seiner Fälle von makulo-papulösen Exanthemen positive Teste auf Antibiotika, Lokalanästhetika, Sulfonamide, Phenobutazon, Phenothiazine und auch Aspirin. Nach unseren Erfahrungen, die mit denen von Girard etwa übereinstimmen, werden die Resultate wesentlich von der Art des Arzneimittels und natürlich auch von der vorherrschenden Reaktionsform bestimmt.

Bei anderen Krankheitsbildern wie der carbromalbedingten Purpura, insbesondere wenn diese mit ekzematoiden Erscheinungen einhergeht, beim Lyell-Syndrom und auch bei fixen Exanthemen haben wir ebenfalls in einem bestimmten Prozentsatz positive Resultate erhalten; beim fixen Exanthem aber nur dann, wenn die Testsubstanz im Bereich eines abgeheilten Herdes appliziert wurde, denn nur diese Areale sind reaktiv. An vorher nicht befallener Haut ist eine Testreaktion nicht zu erwarten. Mit diesem sogenannten intrafokalen Epikutantest fanden sich die besten Resultate mit Barbituraten und Phenolphthalein, lag dagegen eine Allergie gegen Pyrazolonderivate oder Sulfonamide vor, so waren die Teste viel häufiger negativ (Louis).

In Ausnahmefällen können bei extremer Überempfindlichkeit auch einmal durch einen auf gesunder, vorher nicht befallener Haut vorgenommenen Test Rezidive provoziert werden. Die geringen, über die Haut resorbierten Arzneimittelmengen genügen offenbar, um die Exazerbation hervorbringen, ohne an der Applikationsstelle irgendwelche Veränderungen zu verursachen.

Ein Kollege erkrankte nach Einnahme von pyrazolonhaltigen Grippemitteln an einem fixen Exanthem mit multiplen münz- bis kinderhandtellergroßen Herden an Extremitäten und Stamm. Nach Abheilung wurden die einzelnen Bestandteile der Medikamente nacheinander von ihm selbst auf normaler Haut in Form eines geschlossenen Epikutantestes appliziert. Nach Aufbringen des Pyrazolonderivates trat ein Rezidiv ein, an der Applikationsstelle selbst war keine Reaktion festzustellen.

Die *Kutanteste* (Tabelle 6), also Intrakutan-, Scratch- und Pricktest, können mit den Arzneimitteln als solchen oder mit Konjugaten vorgenommen werden, wie sie im Penicilloyl-Polylysin oder Aspiryl-Polylysin vorliegen. Wenngleich ihr Hauptanwendungsgebiet die Typ I-Reaktion ist, bei der wir mit urtikariellen Hautreaktionen zu rechnen haben, eignen sich diese Teste auch für den Nachweis von Spätreaktionen (Typ IV) und – allerdings wesentlich seltener – von Immunkomplexreaktionen vom Arthus-Typ (Typ III), wobei papulöse bzw. papulös-hämorrhagische Reaktionen auftreten, die dann nach Möglichkeit histologisch und immunhistologisch untersucht werden sollten.

Tabelle 6. Intrakutan-, Scratch-, Pricktest bei Arzneimittelallergie

1. Urtikaria, Asthma, Schock (Typ I)	– abhängig von AM, 20%–60% positiv
2. Serumkrankheit	– abhängig von AM, 20%–50% positiv
3. Vasculitis allergica, Erythema multiforme, Purpura	– nur selten positiv
4. Typ IV-Reaktionen: Exantheme, Lokalreaktionen	– abhängig von AM, 20%–30% positiv

AM = Arzneimittel

Die Kutanteste sind besonders zuverlässig bei Allergien gegen makromolekulare Allergene wie z.B. Insulin und andere Proteohormone (ACTH) sowie Präparate von Eiweiß- und Polysaccaridnatur (Serumeiweiß, Impfstoffe, Heparin u.a.). Handelt es sich dagegen um Reaktionen auf kleinmolekulare Arzneimittel, so sind die Resultate mit wenigen Ausnahmen nicht überzeugend. Die bei der Penizillinallergie gewonnenen Erkenntnisse haben gezeigt, daß die Verwendung von Konjugaten (Penicilloyl-Polylysin) die Ausbeute an positiven Testen erhöht, wobei die geringe Immunogenität zusätzliche Vorteile bringt. Die intradermalen Teste sind im Vergleich zu den zum Teil sehr aufwendigen Laborverfahren auch heute noch als der beste diagnostische Test zum Nachweis einer IgE-vermittelten Penizillinallergie vom Typ I anzusehen. Da es aber auch Fälle gibt, die nur auf eine wäßrige Lösung von Penizillin, nicht aber auf Penicilloyl-Polylysin reagieren, sollten beide Testsubstanzen verwendet werden (de Weck; Levine et al.; Girard).

Es ist zu bedauern, daß solche aktiven und dabei weitgehend ungefährlichen Konjugate bis heute nicht für die Diagnostik von anderen Arzneimittelallergien zur Verfügung stehen. In dieser Situation bleibt daher nichts anderes übrig als die in Frage stehenden Medikamente selbst heranzuziehen. Auch damit sind positive Teste zu erzielen; in unserem Krankengut war das vor allem bei Typ I-Reaktionen auf Pyrazolone und auf Lokalanästhetica der Fall. Dabei ist der Zeitpunkt der Untersuchung besonders wichtig, denn die Ausbeute an positiven Testen ist am größten, wenn die Untersuchung frühestens 1 Woche und spätestens 2 bis 3 Monate nach dem Ereignis vorgenommen wird.

In Tabelle 7 ist als in-vivo-Methode auch der *Thrombozytentest* (thrombozytopenischer Index) aufgeführt, d.h. die mehrfache Zählung der Thrombozyten im peripheren Blut nach innerlicher Zufuhr der in Frage stehenden Medikamente. In der Hand von Erfahrenen hat sich dieser vor vielen Jahren von Storck u. Koller inaugurierte Test bewährt, und er wird mancherorts auch heute noch mit Erfolg eingesetzt. Wir verwenden ihn gelegentlich bei Affektionen, in denen das thrombozytäre System in Mitleidenschaft gezogen ist (Typ II, evtl. Typ I). Da der Patient dabei mit dem Allergen exponiert werden muß, ist große Vorsicht geboten.

Der *Prausnitz-Küstnersche Versuch* (PK-Versuch), mit dem Antikörper der IgE- und vielleicht auch solche der IgG-Klasse (IgG$_4$) nachgewiesen werden können, ist heute weitgehend verlassen worden, da das Risiko der Übertragung von Infektionskrankheiten, vor allem der Hepatitis, besteht. Die passive Übertragung auf Affenhaut ist zu aufwendig und zudem noch etwa zehnmal weniger empfindlich als der an menschlicher Haut vorgenommene PK-Versuch.

Die *Provokation* der Krankheitserscheinungen durch *Exposition mit kleinen Dosen* gilt nach wie vor als zuverlässigstes Kriterium für die Existenz einer Arzneimittelallergie. Jedoch sollte man sich stets bewußt sein, daß jede erneute Exposition ein nicht zu unterschätzendes Risiko in sich birgt. Da über den Sensibilisierungsgrad des Patienten nichts bekannt ist, kann auch unter Beachtung aller Vorsichtsmaßnahmen und bei Verwendung kleinster Dosen ein schwerer Zwischenfall nicht immer vermieden werden. Vor allem gilt dies für die Allergien vom Typ I. Bei anderen Formen, vor allem beim fixen Exanthem, kann man im allgemeinen großzügiger verfahren, wenngleich unvorhergesehene Ausbreitungen der Hauterscheinungen vorkommen. Die Indikation für einen Provokationstest muß immer streng gestellt werden. Führt man ihn durch, so müssen die Patienten für längere Zeit unter eingehender, am besten klinischer Beobachtung sein. Die Dosierung sollte sich nach den Gegebenheiten des jeweiligen Falles richten, im allgemeinen sollte eine Menge von 1/10 der normalen Einzeldosis nicht überschritten werden.

Tabelle 7 zeigt die wichtigsten in-vivo-Methoden. Dabei ist stark vereinfacht angegeben, auf welche Immunantwort ein positiver Test hinweist bzw. welche Antikörperklassen mit den einzelnen Verfahren erfaßt werden.

Tabelle 7. Diagnostik von Arzneimittelallergien in vivo

	IgE	IgG	Spät-Reaktion
Hautteste mit:			
a) Arzneimitteln als solchen			
epikutan	–	–	+++
scratch	+	–	(+)
intrakutan	++	(+)	++
b) Hapten-Polypeptidkonjugaten	+++	+	+
c) Hapten-Proteinkonjugaten	+++	+	+
Passive Übertragung von Serum			
auf Mensch (PK-Versuch)	+++	+ ?	–
auf Affe	+	–	–

Thrombozytopenischer Index

Provokationstest
(Exposition oral, subkutan)

Seit langem ist es das Ziel, zu zuverlässigen, praktikablen in vitro-Verfahren zu kommen, um damit riskante Reexpositionen des Patienten mit dem Allergen zu vermeiden. Diese Bemühungen haben Teilerfolge gebracht. Es stehen heute mehrere Methoden zur Verfügung, mit denen es möglich ist, eine Immunantwort des Organismus auf bestimmte Arzneimittel nachzuweisen. In Tabelle 8 sind sechs verschiedene Teste angeführt. Dabei ist auch angegeben, welche Immunglobulinklassen damit in erster Linie erfaßt werden.

Eine viel geübte, relativ leicht zu handhabende Methode stellt die *passive Hämagglutination* dar, bei der mit dem Allergen beladene Erythrozyten durch Antikörper zur Agglutination gebracht werden. Fast ausschließlich werden damit Antikörper der IgG- und IgM-Klasse nachgewiesen. Der Test hat sich durchaus als nützlich erwiesen, er erlaubt oft eine vorläufige Diagnose (Girard u. Schwartz; Oehling). Die meisten Erfah-

Tabelle 8. Diagnostik von Arzneimitteln in vitro. Nachweis von Antikörpern

	IgE	IgM	IgG
1. Passive Hämagglutination	–	+++	+++
2. Erythrozytengebundene Ag-Antiglobulin-reaktion (Coombs)	+++	+++	+++
3. Bakteriophagen-Hemmtest	+++	+++	+++
4. RAST	+++	–	+++
5. Histaminfreisetzung – Leukozyten	+++	–	–
6. Mastzelldegranulation (Shelley)	++	–	++

rungen liegen mit Allergien gegen Penizilline, Cephalosporine und Streptomyzin vor. Von mehreren Autoren durchgeführte Untersuchungen, die die Penizillinallergie zum Gegenstand hatten, konnten bestätigen, daß bei klinisch manifester Allergie die Antikörpertiter besonders hoch lagen, während behandelte Patienten ohne Hinweise auf eine Allergie niedrigere Titer aufwiesen. Bei Ampizillinexanthemen wurden nur selten hämagglutinierende Antikörper gefunden.

Der vor mehr als 10 Jahren entwickelte, sehr empfindliche RAST dient vorwiegend dem Nachweis von IgE-Antikörpern, obwohl damit auch andere Antikörperarten bestimmt werden können. Die Domäne dieses Testes liegt auf dem Gebiet der inhalativen Allergie. Aus der Gruppe der Arzneimittelallergien können routinemäßig bisher nur Antipenicilloyl-Antikörper nachgewiesen werden. Über erste gute Erfahrungen haben Juhlin u. Wide, später dann Kurvits sowie Kraft berichtet und dabei auf gute Korrelationen mit den Ergebnissen des Hauttestes hingewiesen. In eigenen Untersuchungen wurden diese günstigen Resultate allerdings nicht bestätigt; der Hauttest mit Penicilloyl-Polylysin und Penizillin G erwies sich dem RAST überlegen (Lotz u. K. H. Schulz). Die Gründe für die Diskrepanzen liegen meines Erachtens in der unterschiedlichen Auswahl des untersuchten Patientengutes.

Wegen mangelnder Kenntnis oder fehlender Verfügbarkeit der reaktiven Haptene bzw. antigenen Determinanten ist der RAST bei Allergien auf andere Arzneimittel nur vereinzelt und dann nur für wissenschaftliche Zwecke eingesetzt worden, so daß eine Aussage über seinen Wert für die Diagnostik von Arzneimittelallergien nur teilweise und punktuell möglich ist.

Die *Histaminfreisetzung* aus basophilen Leukozyten des peripheren Blutes ist bisher nur selten zum Nachweis von Arzneimittelallergien vom Typ I herangezogen worden. Das Prinzip der Methode beruht darauf, daß Basophile von sensibilisierten Menschen nach Zugabe des spezifischen Antigens Histamin freigeben, das dann fluorometrisch oder enzymchemisch bestimmt werden kann. Ein relativ großer apparativer und zeitlicher Aufwand ist erforderlich. Um die Methode für Routineuntersuchungen empfehlen zu können, reichen die bisher vorliegenden Erfahrungen noch nicht aus. Immerhin konnte in ersten Arbeiten die Brauchbarkeit bei der Penizillinallergie gezeigt werden (Stanworth).

Der von Shelly angegebene *Basophilen-Degranulationstest* war in den letzten Jahren umstritten. Viele Autoren konnten ihn nicht reproduzieren. Die von Moneret-Vautrin et al. vorgenommene Modifikation hat die Verhältnisse offenbar gebessert. Große Verbreitung hat der Test bisher nicht gefunden.

Der *modifizierte Coombs-Test* und die *Bakteriophagenhemmung* zeichnen sich durch große Empfindlichkeit aus und ermöglichen die Bestimmung von Antikörpern der IgE-, IgG- und unter Umständen auch der IgM-Klasse, was anhand der Penizillinallergie nachgewiesen wurde. Große labortechnische Voraussetzungen sind aber zur Durchführung notwendig. Dieser Umstand sowie die Tatsache, daß diese Teste erst kürzlich für die Arzneimittelallergie nutzbar gemacht worden sind, sind die Gründe für die bisher geringe Verbreitung (de Weck; Kraft).

Von den *zellulären Methoden* (Tabelle 9), deren Substrat Lymphozyten bzw. Makrophagen des peripheren Blutes sind, verdient der *Lymphozytentransformationstest* (LTT) besondere Erwähnung. Er wird als zuverlässigster in-vitro-Test in der Diagnostik von Arzneimittelallergien angesehen. Positive Resultate fanden sich in ca. 80 bis 90% der Fälle von gesicherten Allergien (Girard, Halpern et al.; de Weck). Andere Autoren berich-

Tabelle 9. Diagnostik von Arzneimittelallergien in vitro. – Zelluläre Reaktion

1. Lymphozyten-Transformations-Test (LTT)
2. Makrophagen-Inhibitions-Test
3. Rosetten-Test

ten über weniger günstige Ergebnisse (Link, Sarkany, Arbesman, K.H. Schulz und Schöpf). Nicht nur bei zellvermittelten, sondern auch bei IgE-vermittelten Reaktionen werden spezifische Stimulationen der Lymphozyten erhalten. Die Methode kann daher in gewissem Sinne als ein Test für das „immunologische Gedächtnis" sowohl von humoralen als auch von zellulären Allergien angesehen werden. Wir arbeiten damit seit vielen Jahren und mußten feststellen, daß die Ergebnisse wesentlich von der Art der Arzneimittel abhängen. Am besten war die Ausbeute zweifellos bei der Penizillin- und Phenobutazonallergie. Bei Patienten mit allergischen Reaktionen auf Lokalanästhetika, Pyrazolone oder Sulfonamide waren positive Ergebnisse weit seltener. Auch das Krankheitsbild hatte einen Einfluß, insofern als bei Manifestationen vom Typ III wie z.B. bei Vaskulitiden, Erythema-multiforme-ähnlichen Eruptionen und auch bei Purpura und fixen Exanthemen nur sehr selten eine spezifische Stimulation in vitro zu erzielen war. Die Umständlichkeit der Handhabung und der relativ große Zeitaufwand setzen die Einrichtungen eines größeren Labors voraus.

Zellvermittelte Reaktionen können in vitro mit dem *Makrophagen-Inhibitionstest* erfaßt werden. Mit Ausnahme von Penizillin ist der Test bei der Arzneimittelallergie nur selten eingesetzt worden (Panzani et al.). Die Möglichkeiten und Grenzen dieses Testes in der Diagnostik der Arzneimittelallergie scheinen noch nicht genügend ausgelotet zu sein, um seinen Wert exakt beurteilen zu können. Eine technische Vereinfachung und vielleicht auch Verbesserung ist mit der Verwendung der von Clausen angegebenen Technik zu erreichen. Wie für viele in-vito-Verfahren liegt auch hier die größte Schwierigkeit in der Gewinnung eines geeigneten Antigens.

Auch der *Rosettentest* ist für den Allergennachweis bei der Arzneimittelallergie vom Typ IV eingesetzt worden (Cruchaud und Frei). Wenngleich ein abschließendes Urteil über den Wert noch nicht gegeben werden kann, so sind doch einige Vorteile bemerkenswert, wie die einfache Handhabung und der geringe Aufwand. Hinzu kommt, daß die Resultate innerhalb von 4 bis 6 Stunden vorliegen.

Zum Schluß möchte ich einen Vorschlag unterbreiten, der ein diagnostisches Programm in Form eines Stufenplanes enthält und unser eigenes Vorgehen zeigt (Tabelle 10).

Sind die Hautteste positiv und stehen die Resultate in Übereinstimmung mit der Anamnese, so wird von weiteren Untersuchungen abgesehen. Sind sie dagegen negativ, so sind weitere Maßnahmen notwendig. In Frage kommen in erster Linie der Lymphozyten-Transformationstest, der RAST und evtl. auch die passive Hämagglutination. Fallen mehrere dieser in-vitro-Tests positiv aus, so darf auf eine Allergie geschlossen werden; bleiben auch diese negativ, so muß überlegt werden, ob ein Provokationstest unter gründlicher Abwegung des Nutzen-Risiko-Verhältnisses indiziert ist.

Bei allem sei aber nicht vergessen, daß eine gute, alle zeitlichen und quantitativen Verhältnisse berücksichtigende Anamnese manchen komplizierten Test ersetzen und Entscheidendes zur ätiologischen Diagnose beitragen kann.

78

Tabelle 10. Diagnostischer Plan

1. *Anamnese:*
   negativ → keine weiteren Untersuchungen
   positiv
   ↓
2. Hautteste: epikutan, scratch, intrakutan
   positiv → Untersuchung abgeschlossen
   negativ
   ↓
3. In-vitro-Teste: Lymphozyten-Transformationstest, RAST, passive Hämagglutination u.a.
   postitiv (mehrere Teste) → Untersuchung abgeschlossen
   negativ
   ↓
4. *Provokationsteste:* oral, sublingual, subkutan
   positiv → beweisend für Allergie
   negativ
   ↓
Anamnese und Diagnose überprüfen

Zusammenfassung

Die Situation auf dem Gebiet der ätiologischen Diagnostik von Arzneiexanthemen ist noch nicht befriedigend. Zahlreiche Methoden wurden entwickelt. Ein ausreichend zuverlässiger und empfindlicher, für alle Reaktionsformen anwendbarer Test steht bisher nicht zur Verfügung. Trotzdem besteht kein Grund zur Resignation. Werden nebenoder nacheinander verschiedene Verfahren eingesetzt, so läßt sich vielfach der Nachweis für eine Immunantwort des Organismus auf ein Medikament führen. Eine Verbesserung unserer diagnostischen Möglichkeiten verspreche ich mir von einer Erweiterung der Kenntnisse über die eigentlichen Haptene bzw. antigenen Determinaten und über die immunologischen Mechanismen. Einstweilen scheint es mehr darauf anzukommen, Möglichkeiten und Grenzen der vorhandenen Teste eingehender zu studieren als eine Serie weiterer Methoden zu entwickeln.

Literatur

1. de Weck, A.L.: Critical evaluation of diagnostic methods in drug allergy. In: Allergology, VIII. European Congress of Allergology 1971. Excerpta Med. Int. Congress Series, No. 251
2. Girard, J.P.: Allergic reactions to antibiotics. Helv. Med. Acta *36*, 3 (1972)
3. Girard, J.P.: Diagnostic tests in drug allergy. In: Allergology, VIII. Internat. Congress of Allergology 1974. Excerpta Med. Int. Congress Series, No. 323
4. Hedin, H.: Anaphylactoid reactions after dextran infusions. Acta Univ. Uppsala (1977a) – Dextran-induced anaphylactoid reactions in man. Immunological in vitro and in vivo studies. Acta Univ. Uppsala 432 (1977b)
5. Juhlin, L., Wide, C.: IgE antibiodies and penicillin allergy. In Mechanisms of drug allergy, p. 139, C.H. Dash, H.E.H. Jones (eds). Livingstone, Edinburgh: Churchill 1972
6. Kallós, P., Schlumberger, H.D.: Allergie und allergische Krankheiten, Schriftenreihe Medizin von heute 1978
7. Kraft, D., Roth, A., Miescher, P., Pichler, H., Ebner, H.: Specific and total serum IgE measurements in the diagnosis of penicillin allergy. Clin. Allergy *7*, 21 (1977)
8. Kurvits, J.: Der RAST bei Medikamenten-Allergien. Z. Hautkr. *54*, 237 (1979)
9. Levine, B.B., Redmond, A.P., Voos, H.E., Zolov, D.M.: Prediction of penicillin allergy by immunological tests. Ann. N.Y. Acad. Sci *145*, 298 (1967)
10. Lotz, G., Schulz, K.H.: Über den Wert des RAST in der Diagnose der Penicillinallergie, II. Kölner RAST-Symposium, April 1979 (im Druck)

11. Louis, Ph.: Zur ätiologischen Diagnostik von fixen Arzneimittelexanthemen. Z. Haut-Geschl. Kr. *47*, 387 (1972)
12. Moneret-Vautrin, D.A., Grilliat, J.P., Pupil, P.: Basophil degranulation in drug allergy. In: Mechanisms of drug allergy, p. 149, C.H. Dash, H.E.H. Jones (eds.). Edinburgh: Churchill Livingstone 1972
13. Panzani, R., Le Viguelloux, J.: The peripheral blood leucocyte migration inhibition test. New prospects in clinical immunology. In: Allergology, Proceedings VIIIth European Congress of Allergology, 1971, p. 35. Excerpta Med. Amsterdam 1971
14. Ring, J.: Anaphylaktoide Reaktionen nach Kolloid-Infusion. Fortschr. Med. *95*, 2481 (1977)
15. Schöpf, E.: Morbilliforme, scarlatiniforme und rubeoliforme Exantheme. Allergologie *2*, 78 (1979)
16. Schulz, K.H.: Syndrome der Arzneimittelallergie. Z. Haut-Geschl. Kr. *47*, 319 (1972)
17. Schulz, K.H., Schöpf, E., Wex, O.: Allergische Berufsekzeme durch Ampicillin. Berufsdermatosen *18*, 132 (1970)
18. Shelley, W.B., Juhlin, L.: A new test for detecting anaphylactic sensitivity, the basophil reaction. Nature (Lond.) *191*, 1056 (1961)
19. Stanworth, D.R.: Measurement of histamine release from sensitised leucocytes as a means of assaying reaginic antibodies. Proc. 8th Eur. congr. of Allergology Excerpta Medica Amsterdam, 1972
20. Till, H.: zit. v. Kallós u. Schlumberger

Karl Holubar

Immunpathologische Untersuchungen in der praktischen Diagnostik und Therapieüberwachung von Hautkrankheiten

Gezielte immunpathologische Untersuchungen werden im Bereich der Dermatologie seit etwa zwei Jahrzehnten durchgeführt. Die Entwicklung dieser Techniken erfolgte ursprünglich in den theoretisch-medizinischen Disziplinen, ihre Anwendung wurde später in unser Fachgebiet übernommen.

Einige immunpathologische Verfahren wurden genügend genau elaboriert und definiert, so daß wir heute auf einen beträchtlichen Erfahrungsschatz an Resultaten zurückblicken können, der es rechtfertigt, einen Überblick über diese zu geben sowie eine Bewertung für den praktizierenden Dermatologen anzustellen.

Verständlicherweise kann im vorliegenden Rahmen nicht die gesamte Immunpathologie mit ihren Methoden besprochen werden; es muß sowohl, was die Art der Ergebnisse, wie auch was die besprochenen Methoden angeht, „pars pro toto" gelten. Es darf auf die diesbezügliche Literatur verwiesen werden [11, 13, 17].

In erster Linie eignet sich für eine solch exemplarische Darlegung die Immunfluoreszenz-Technik; dies aus zwei Gründen:

1. Die Standardisierung der Methode und die Quantifizierbarkeit der Ergebnisse ist weltweit anerkannt [3, 9].
2. Diese Technik gestattet Aussagen zur *Histotopie* von immunpathologischen Vorgängen [10].

Besonders der zweite Grund bietet sich für eine Demonstration über den Wert dieser Verfahren vor Dermatologen an, sind diese doch mit der Histomorphologie der Haut, d.h. der Dermatopathologie vertraut.

Eine weitere Tatsache läßt die Dermatologie als Demonstrationsgebiet für die Verwendbarkeit von immunpathologischen Methoden in einem klinischen Fachgebiet geeignet erscheinen:

1. Dermatologische Symptome sind sichtbar und leicht zugänglich (Biopsie);
2. Hautentnahmen sind leicht wiederholbar;
3. die Haut eignet sich auch als Substratgewebe für die in-vitro-Nachvollziehung von immunpathologischen Prozessen.

Bevor nun im einzelnen auf methodische Details oder auf Ergebnisse von Untersuchungen eingegangen wird, sollen noch zwei Punkte gesondert erwähnt werden, nämlich die Frage der *Entstehung von Autoimmunvorgängen im allgemeinen,* sowie die immunpathologischen Untersuchungsmethoden, die mit der *Haut als Substrat oder als Zielort immunologischer Vorgänge* nichts zu tun haben.

Als Autoimmunprozesse bezeichnet man Reaktionen, bei denen körpereigene Substanzen (mit) als Antigen fungieren, offenbar solche, die *physiologisch* (Grabar) und solche, die *pathologisch* sind. Zumindest für letztere sind eine bestimmte *genetische Konstitution und Auslösefaktor(en)* als Prärequisit anzusehen. (Im vorliegenden Rahmen kann darauf nicht näher eingegangen werden.)

Was jene eingeführten und zur Routine gewordenen Techniken angeht, die mit der Haut im gegenständlichen Sinn nichts zu tun haben, so darf betont werden, daß die Verfahren der *radialen Immundiffusion* (Mancini), d.h. Präzipitationstechniken besonders zur Mengenbestimmung von Serumproteinen (wie Immunglobulinen, Komplement-Fraktionen, Paraproteinen), Allgemeingut geworden sind, die aus dem (dermato)-immunologischen Laboratorium nicht wegzudenken sind. Das gleiche gilt für Radioimmuno-Assays, vorwiegend in der Allergiediagnostik; für Enzyme-Labeled-Immuno-Sorbent-Assays; für die verschiedenen Modifikationen der Immunelektrophorese; etwas eingeschränkt auch für die Säulenchromatographie; für Ultrazentrifugen-Untersuchungen; für die HLA-Typisierung usw. [11]. Alle diese Verfahren werden jedoch, zumindest derzeit, von der *Klinik* und nicht von der *Praxis* aus gefordert. Sie dienen auch alle mehr oder weniger der Isolierung einer Substanz, beispielsweise eines Paraproteins oder von Immunkomplexen oder dem Nachweis, daß eine normalerweise vorhandene Fraktion, etwa im Serum, fehlt. D.h., der Bezug zur Dermatologie des Praktikers ist nur mittelbar, eine Detailbesprechung hier unzweckmäßig.

Was nun die methodologischen Grundlagen der Immunfluoreszenz (und zum geringen Teil der Immunelektronenmikroskopie) angeht, darf Prinzipielles vorausgesetzt werden [3, 9], und ich kann mich auf einen knappen Umriß des technischen Funktionsprinzips beschränken. Als Beispiel für die Anwendbarkeit immunpathologischer Methoden in der praktischen Dermatologie sollen vier Gruppen von Dermatosen einander gegenübergestellt werden.

1. Die sog. *bullösen Dermatosen* im engeren Sinn, i.e. die Pemphigusgruppe, die Pemphigoidgruppe und die Dermatitis herpetiformis,
2. die sog. *Kollagenosen* mit Lupus erythematodes an zentraler Stelle,
3. *Immunkomplex-Krankheiten,* beispielsweise die Vaskulitiden, und
4. *andere, nicht unter einer einheitlichen Überschrift faßbare Dermatosen* (Psoriasis; Lichen ruber planus; Porphyria cutanea tarda; rezidivierende Polychondritis; venerologische Affektionen). Letzteren wird hier allerdings keine gesonderte Besprechung zuteil, da dies ohnehin anderswo im Rahmen dieser Fortbildungswoche geschieht.

ad 1) Bullöse Dermatosen

Für die gesamte *Pemphigusgruppe* sind immunpathologische Befunde in Form des in-vivo- bzw. in-vitro-Nachweises von Antikörpern, die mit dem epidermalen Interzellularraum reagieren, diagnostisch. Die Titerhöhe erlaubt eine Verlaufsbeobachtung, da die Krankheitsaktivität mit dem Titer (parallel) schwankt. Sog. Pemphigus-artige Antikörper werden durch fehlende in-vivo-Fixation und niedrige Titer abgetrennt. Die pathogenetische Bedeutung dieser Antikörper für die in Rede stehende Dermatose steht außer Frage.

Die Gruppe des *bullösen Pemphigoids*; hierher darf heute mit Recht nicht nur das *klassische bullöse Pemphigoid* mit seinen klinischen Varianten gerechnet werden, auch das *vernarbende Pemphigoid,* dessen nur an der Haut vorkommende Variante nach Brunsting und Perry; die desquamative Gingivitis sowie der Herpes gestationis.

Die in-vivo-Ablagerung entlang der Basalmembranzone (IgG, (+M +A), nicht jedoch IgA allein), ferner die (nicht immer nachweisbaren) Antikörper gegen die Basalmembranzone im Serum sind charakteristisch. Eine Verlaufskontrolle ist hier nicht erfolgversprechend; die pathogenetische Bedeutung dieser Antikörper ist nicht im selben Maß wie beim Pemphigus gesichert.

Die Dermatitis herpetiformis zeigt ebenfalls charakteristische Befunde, deren pathognomonischer Charakter (zusammen mit dem Nachweis der glutensensitiven Enteropathie und dem HLA-Typ) unzweifelhaft ist, nämlich papilläre Ablagerungen von Immunglobulin-A in der Haut. Der Nachweis *zirkulierender* Basalmembranzonen-Antikörper im Serum ist negativ, andere Auto-Antikörper im Serum werden jedoch beobachtet (gegen Magen-, Schilddrüsen-, Kern-Antigene u.a.).

Die lange Zeit und vielfach untersuchte Frage der „Einheit" oder „Zweiheit" von bullösem Pemphigoid und Dermatitis herpetiformis ergab außer der Tatsache der definitiven Verschiedenheit dieser Krankheiten eine, man möchte sagen, Zusatzantwort: die Existenz der sogen. linearen „Dermatitis herpetiformis", jüngst auch als lineare IgA-Dermatose bezeichnet. Hierzu sind die Akten noch nicht geschlossen, möglicherweise verbirgt sich in dieser Gruppe sowohl ein IgA-Typ des bullösen Pemphigoids wie eine „lineare" Variante der Dermatitis herpetiformis.

Auch für die Formen der *Epidermolysis bullosa* darf noch einiges von der Immunpathologie erwartet werden. Die sog. Epidermolysis bullosa acquisita zeigt Ig-Ablagerungen in der Basalmembranzone und auch zirkulierende Basalmembranzonen-Antikörper. Wieweit hier eine „Verwandtschaft", d.h. Mitbeteiligung gleicher junktionaler Antikörper, vorliegt wie bei der Gruppe des bullösen Pemphigoids, bleibt ebenfalls derzeit noch offen.

ad 2) Kollagenosen

Als wichtigstes Beispiel und in zentraler Position darf hier der *Lupus erythematodes* angeführt werden (neben Sklerodermie, Dermatomyositis, „Mixed Connective Tissue Disease", rheumatoider Arthritis, Sjögren-Syndrom u.a.). Immunpathologisch können beim Lupus erythematodes Antikörper gegen DNS und andere Kernbestandteile als pathogenetisch verantwortliches Prinzip nachgewiesen werden; deren Nachweis und Titerhöhe (im Immunfluoreszenztest auf trypanosomenartigen Mikroorganismen wie Crithidia lucilia) wieder ermöglichen *diagnostische und prognostische* Aussagen. Mittels Immunfluoreszenz- und Immunpraezipitationsstests ist es leicht möglich, zwischen den Subgruppen des Lupus erythematodes mit lebensbedrohlichem Verlauf (d.h. Antikörper gegen native DNS) und anderen (mit Antikörpern gegen andere Kernbestandteile) zu unterscheiden [15].

Bezüglich der formalen Genese der Hautveränderungen muß, im Gegensatz zum Pemphigus vulgaris, wo der Bindungsort der Antikörper gleich ist dem Ort der Spaltbildung in der Epidermis, hier betont werden, daß offenbar präformierte Antigen-Antikörper-Komplexe vor allem im Bereich des Auscheidungsorgans (z.B. der Niere) oder bei Passage der Immunkomplexe durch „Filternetze" (z.B. Endothelien) hängen bleiben und zur Gewebsdestruktion führen. Allerdings muß darauf hingewiesen werden, daß auch beim Lupus erythematodes Anti-Basalmembranzonen-Antikörper eine Rolle spielen dürften. Beispiele: Elution solcher Antikörper aus der menschlichen Haut: Thivolet u. Beyvin [6], Landry u. Sams [6]; auch im Tiermodell konnten Anti-Basalmembranzonen-Antikörper gegen die Nierentubuli von Neuseeland-Mäusen (F_1-Generation der NZB/W-Mäuse) isoliert werden [16].

Sowenig im Vergleich die Immunpathologie vorerst etwa für die Sklerodermie oder die Dermatomyositis etwa gebracht hat, soviel hat sie beim Lupus erythematodes erzielt: Ganze Batterien von Antigenen [14] wurden eruiert bzw. viele Lupus-erythematodes-ähnliche Syndrome wurden bekannt [1]. Demnach wurde ein großer Fortschritt erzielt gegenüber dem bloßen Lupus-erythematodes-Zell-Test und der Lupus-erythematodes-Faktor-Bestimmung.

Auch eine direkte therapeutische Konsequenz ergab sich aus der Feststellbarkeit zirkulierender Antikörper; dies gilt sowohl für die bullösen Dermatosen wie den Lupus erythematodes: die technische Bewältigung und die Einführung der Plasmapherese in die Therapie; diese Technik kann mit Hilfe der Immunpathologie sicherlich noch weiter verfeinert werden, sobald Antigene oder Antigen-Gruppen isoliert werden können.

ad 3) Immunkomplex-Krankheiten

Für die Nachweisbarkeit von Immunkomplexen spielt deren Größe eine erstrangige Rolle, daneben auch die Frage des Antigen- oder Antikörper-Überschusses: zu große Immunkomplexe werden rasch abgebaut, zu kleine ausgeschieden ohne „hängenzubleiben"; nur Immunkomplexe „mittlerer" Größe sind leichter und mittels Immunfluoreszenz faßbar [8]. Entsprechend sind andere Nachweis-Methoden wie die analytische Ultrazentrifugen-Untersuchung, der C_{1q}-Bindungstest oder Raji-Zell-Kulturen u.a. bedeutsam. Derzeit existiert kein Verfahren, das allen Ansprüchen genügt [12]. Die existierenden Techniken haben zudem den Nachteil der Aufwendigkeit. Nichtsdestoweniger haben sie viel Neues gebracht und ebenfalls Einblick in die Pathogenese etwa der „palpable purpura" erlaubt (mit deren Agnoszierung als kutane Vaskulitis).

ad 4) Weitere Dermatosen

Positive Befunde immunpathologischer Untersuchungen beim *Lichen ruber planus* (Ablagerung von Fibrin(ogen) in der Basalmembranzone; von Immunglobulin und Komplement in zytoiden Körperchen), Vorkommen des Lichen ruber zusammen mit bullösem Pemphigoid; Immunglobulinablagerungen um die kutanen Gefäße bei *Porphyria cutanea tarda*; zirkulierende Antikörper gegen Knorpelgrundsubstanz bei *rezividierender Polychondritis* [7] haben allesamt derzeit nur den Charakter eines Auxiliarbefundes. Eine Interpretation zur Pathogenese ist noch nicht oder nur auf Umwegen möglich.

Ganz anders liegen die Verhältnisse bei der *Psoriasis*. Erstens scheint hier ein *physiologisches* Autoimmun-Phänomen die wesentliche Rolle zu spielen, zweitens möglicherweise auch exogene traumatische Faktoren. Es ist das Verdienst der Untersuchergruppen in Buffalo und Warschau, die Pionierarbeit geleistet haben, daß unser Verständnis für die (offenbar komplizierte) Pathogenese zugenommen hat [4].

Der vorliegende Rahmen erlaubt es nicht, darauf einzugehen, inwieweit die sog. Immunelektronenmikroskopie die Ergebnisse der Immunfluoreszenzmethoden bekräftigt oder in Frage stellt. Ich darf festhalten, daß diese Techniken demselben Prinzip gehorchen, nur auf einer anderen Ebene unter Verwendung von elektronendichten Markern [2]. Vorerst, d.h. zum gegenwärtigen Zeitpunkt, handelt es sich nur in Einzelfragen um diagnostische Entscheidungen, der Rest gehört noch in die investigative Dermatologie und nicht in die Praxis.

Im großen und ganzen hat die Immunelektronenmikroskopie die Ergebnisse der Immunfluoreszenz bestätigt, in manchen Fragen beispielweise im Rahmen der Frage und Bedeutung von Immunglobulinablagerungen entlang der Basalmembranzone, *wesentlich Neues* gebracht, d.h. wichtige oder diagnostische Befunde, die mittels Lichtmikroskopie nicht klärbar gewesen wären. Als weiterer Grund für die Beschränkung der Anwendung der Immunelektronenmikroskopie auf Fragen der dermatologischen Forschung muß der unverhältnismäßig hohe Arbeits- und Sachaufwand gelten.

Nicht zur Sprache gekommen ist bisher der sog. zelluläre Schenkel des Immunsystems. Dazu darf festgehalten werden, daß die Applikation immunpathologischer Techniken erlaubt hat, zwischen sog. B-(Bursa-abhängigen) Lymphozyten und T-(Thymus-abhängigen) Lymphozyten zu unterscheiden. Erste werden zu Antikörper-produzierenden Plasmazellen, letztere sind Träger der eigentlichen „zellulären" Immunität, besitzen teilweise Helfer- oder Suppressor-Funktion gegenüber den B-Zellen, bilden „Memory"-Zellen (d.h. bleiben lange Zeit imstande, einmal kontaktierte Antigene wiederzuerkennen), bilden sog. Lymphokine oder sind direkter Aktion gegen andere zelluläre Ziele (Targets) fähig (Zytotoxizität).

Auf Grund dieser Befunde konnten für die Lymphome der Dermatologie neue Einteilungsschemata geschaffen werden, die uns besonders den „Sammeltopf" Lymphome etwas besser verständlich erscheinen lassen [5]. Alle diese Unterschiede zwischen B- und T-Zellen bzw. deren Subpopulationen wurden u. a. durch die (Immunfluoreszenz-) Untersuchung der Lymphozytenoberflächen ermöglicht (ob dort Immunglobuline nachweisbar sind), weiters durch die Fähigkeit, Immunkomplexe an der Oberfläche mancher Zellen zu binden (ebenfalls mittels Immunfluoreszenz) oder durch die spontane Rosettenbildung von T-Lymphozyten (im Zentrum), mit Schaferythrozyten (rundherum).

Selbstverständlich hat die Feststellung, ob ein Lymphom B- oder T-Zell-Charakter hat, auch gewisse therapeutische Implikationen etwa hinsichtlich der Wahl des Zytostatikums, wenngleich die möglichen Konklusionen hier noch bescheiden sind.

84

In der richtigen Perspektive gesehen, d.h. also ohne zuviel von einer neuen Gruppe von Techniken wie jenen der Immunpathologie zu erwarten, kann doch mit Berechtigung gesagt werden, daß mit Hilfe der Immunpathologie in der Dermatologie viele Krankheitszusammenhänge, in einzelnen Fällen auch die formale Genese geklärt werden konnte. In einer Reihe von Dermatosen steht uns jedenfalls ein bedeutendes diagnostisches Adjuvans zur Verfügung, auf dessen Anwendung wir heute nicht mehr verzichten können. Zweifellos wird die zukünftige Entwicklung eine genauere Isolierung von Antigenen und Antikörpern bringen und damit fernere Zusammenhänge aufzeigen; teilweise hat dies die sogenannte Immunelektronenmikroskopie ja schon gebracht.

Zusammenfassung

In einer Übersicht wird dargelegt, inwieweit immunpathologische Untersuchungen heute in der dermatologischen Praxis verwertbar sind und ob deren Kenntnis für den praktizierenden Hautarzt erforderlich ist, um eine moderne Diagnostik und Therapie zu gewährleisten.

Literatur

1. Agnello, V.: Complement deficiency states. Medicine *57*, 1–23 (1978)
2. Albini, B., Holubar, K., Shu., Wolff, K.: Enzyme antibody methods in immunodermatopathology. In: Immunopathology of the skin. Beutner, E.H., Chorzelski, T.P., Bean, S.F. (eds.), 2nd ed., pp. 93–133. Philadelphia: Wiley 1979
3. Beutner, E.H, Hale, W.L. Nisengard, R.J., Chorzelski, T.P., Holubar, K.: Defined immunfluorescence in clinical immunopathology. In: Immmunpathology of the skin. Labeled antibody studies. Beutner, E.H., Chorzelski, T.P., Bean, S.F., Jordon, R.E. (eds.), pp. 197–247. Stroudsburg, PA: Dowden Hutchinson and Ross 1973
4. Beutner, E.H., Chorzelski, T.P., Jablonska, S.: Autoimmunity in psoriasis. In: Psoriasis. Farber, E.M., Cox, A.J., Jacobs, P.H., Nall, M.L. (eds.), pp. 63–72. New York: Yorke Medical Books 1977
5. Braun-Falco, O., Burg, G., Schmoeckel, Ch.: Klassifikation von malignen Hautlymphomen. Hautarzt, Suppl. III, 37–45 (1978)
6. Cormane, R.H., van Joost, Th.: Lupus erythematosus: immunologic studies of the skin. In: Immunpathology of the skin. Beutner, E.H., Chorzelski, T.P., Bean, S.F., Jordon, R.E. (eds.). Stroudsburg, PA.: Dowden Hutchinson and Ross 1973
7. Foidart, J-M., Shigeto, A., Martin, G.R., Zizic, T.M., Barnett, E.V., Lawley, T.J., Katz, S.I.: Antibodies to type II collagen in relapsing polychondritis. New Engl. J. Med. *299*, 1203–1207 (1978)
8. Germuth, F.G., Rodriguez, E.: Immunpathology of the renal glomerulus. Boston: Little, Brown and Comp. 1973
9. Holubar, K., Stingl, G., Albini, B.: Praxis und Methodologie der definierten Immunfluoreszenztechnik. Hautarzt *27*, 78–89 (1976)
10. Holubar, K., Stingl, G.: Verwendbarkeit von Immunfluoreszenzverfahren in der Diagnostik bullöser Eruptionen, des Lupus erythematodes und bestimmter anderer Dermatosen. Hautarzt *27*, 30–39 (1976)
11. Knapp, W., Holubar, K., Wick, G. (eds.): Immunofluorescence and related staining techniques. Amsterdam-New York: Elsevier/North-Holland Biomedical Press 1978
12. Knapp, W., Pehamberger, H., Holubar, K.: Immunologische Untersuchungen in der dermatologischen Diagnostik. Hautarzt (Themenheft) (im Druck)
13. Panconesi, E., (ed.): Immunopatologia cutanea. Ital. Gen. Rev. Dermatol. Supplement, Florenz 1977
14. Provost, T.T.: Subsets in systemic lupus erythematodes. J. Invest. Dermatol. *72*, 110–113 (1979)
15. Reichlin, M., Mattioli, M.: Correlation of a precipitin reaction to an RNA protein antigen and low prevalence of nephritis in patients with systemic lupus erythematosus. New Engl. J. Med. *286*, 908–911 (1972)

16. Rudofsky, U.H.: Autoantibodies to renal basement membrane in mice with lupus nephritis. New Engl. J. Med. (Letter to the editor) *301*, 46 (1979)
17. Thivolet, J., Schmitt, D. (ed.): Immunopathologie cutanée. Colloque INSERM, Nr. 11, Paris 1979

Erwin Schöpf

Immunologie und Pathogenese der atopischen Dermatitis

Trotz aller Fortschritte der Medizin stellt die atopische Dermatitis wegen ihres chronisch-rezidivierenden Verlaufes eine für Patient und Arzt gleichermaßen frustrierende Erkrankung dar, deren Ätiopathogenese noch weitgehend ungeklärt ist. In den letzten Jahren sind allerdings einige Befunde erhoben worden, die etwas Licht in das pathogenetische Dunkel bringen. Wir alle sind sicher in der Lage, die Diagnose einer atopischen Dermatitis zu stellen. Dennoch erscheint es mir sinnvoll, in Anlehnung an Hanifin u. Lobitz [4] an die diagnostischen Kriterien der atopischen Dermatitis zu erinnern. Obligate und fakultative Symptome können unterschieden werden:

A. *Obligate Symptome:*
1. Pruritus
2. Typische Morphologie und Lokalisation
   a) Beugenekzem mit Lichenifikation beim Erwachsenen
   b) Gesichts- und Streckseitenlokalisation beim Kleinkind
3. Neigung zu chronisch-rezidivierendem Verlauf

B. *Fakultative Symptome* (zwei oder mehr)
1. Persönliche oder Familienanamnese für atopische Krankheiten positiv
   (bei ca. zwei Drittel der Patienten)
2. Hauttestreaktion vom Soforttyp
3. Weißer Dermographismus, Weißreaktion auf Cholinergika
4. Subkapsulärer Katarakt

C. *Fakultative Symtome* (vier oder mehr)
1. Xerosis, Ichthyosis, verstärkte Sekundärfurchung der Palmae
2. Pityriasis alba
3. Keratosis pilaris
4. Gesichtsblässe/Halonierte Augen
5. Doppelte Lidfalte (Morgan), Rarefizierung der lateralen Augenbraue (Hertoghe)
6. Erhöhte IgE-Serum-Konzentration
7. Keratokonus
8. Neigung zu kumulativ-toxischem Handekzem
9. Neigung zu rezidivierenden Hautinfektionen

Eine Vielzahl abnormer Reaktionen und Befunde wurde bei Patienten mit atopischer Dermatitis beobachtet. Die wichtigsten betreffen humorale Immunreaktionen, zelluläre Immunreaktionen und die Reaktivität auf pharmakologische Mediatoren.

Nach einer kurzen Darstellung dieser neueren Kenntnisse möchte ich Überlegungen zur Pathogenese der atopischen Dermatitis anfügen und versuchen, Schlußfolgerungen für Diagnostik und Therapie dieser Erkrankung zu ziehen.

Humorale Immunreaktionen

Während frühere Untersuchungen keine auffälligen Unterschiede in den Konzentrationen der Serum-Immunglobuline bei Patienten mit atopischer Dermatitis und normalen Kontrollgruppen aufzeigen konnten, besteht heute kein Zweifel daran, daß etwa 90% der Patienten mit atopischer Dermatitis einen gegenüber Kontrollgruppen erhöhten IgE-Serumspiegel aufweisen [7]. Dabei läßt sich eine Korrelation zwischen der Schwere des Krankheitsbildes und der Höhe des IgE-Spiegels (Abb. 1) erkennen [20]. Es muß dabei berücksichtigt werden, daß einerseits in etwa 10% der Fälle die IgE-Serumspiegel nicht erhöht sind, andererseits bei anderen Erkrankungen wie z.B. dem Pemphigus vulgaris, Wiskott-Aldrich-Syndrom, Parasitosen und nicht zuletzt auch bei generalisierten akuten allergischen Kontaktekzemen Erhöhungen der IgE-Serum-Konzentration beobachtet werden können [19].

Am höchsten scheinen die IgE-Serumspiegel bei Patienten zu sein, die neben der atopischen Dermatitis noch eine Inhalationsallergie aufweisen. Je höher die IgE-Serumspiegel sind, desto breiter ist das Spektrum der Allergene, gegen die spezifische IgE-Antikörper gebildet wurden [23].

Von geringerer diagnostischer Bedeutung ist die Beobachtung von Taylor et al. [27], die bei Kindern eine vorübergehende Defizienz von IgA in den ersten drei Lebensmonaten beobachteten. Die Autoren vermuten, daß durch das weitgehende Fehlen der IgA-Schleimhautbarriere der Eintritt von natürlichen Antigenen wie Pollen erleichtert und eine IgE-Produktion stimuliert werden kann.

Die IgE-Konzentrationen im Serum bleiben gewöhnlich auch bei Abheilung der atopischen Dermatitis hoch. Ohman u. Johansson [14] fanden sogar normale IgE-Serum-Konzentrationen bei Patienten mit atopischer Dermatitis ohne Inhalationsallergien. Dabei ist zu berücksichtigen, daß bei Atopikern die IgE-Konzentration im Serum normal, in der Haut dagegen erhöht sein kann.

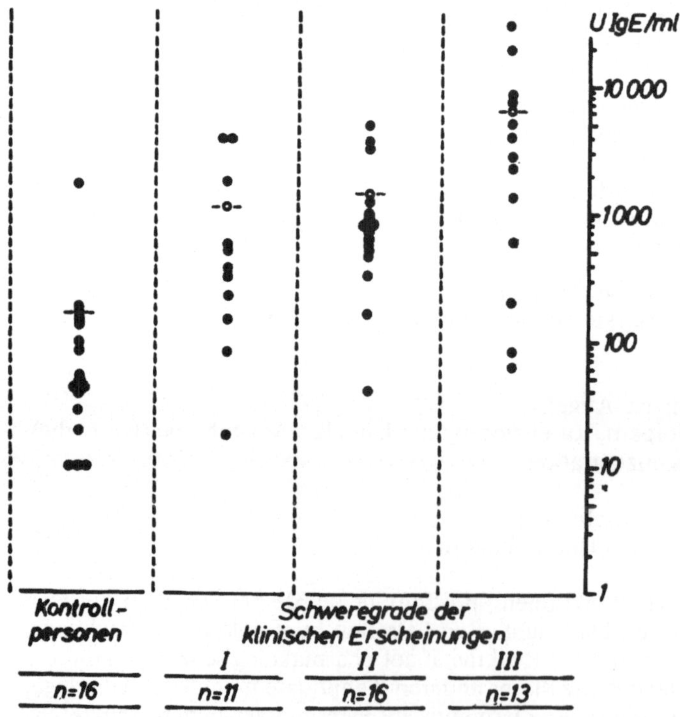

Abb. 1. Beziehungen zwischen IgE-Serumspiegel und Schwere der Dermatitis atopica

Tabelle 1. Gegenüberstellung von Anaphylaxie und Atopie

	Anaphylaxie	Atopie
Artifizielle Induktion	+	−
Abnorme Reaktivität auf pharmakologische Mediatoren	−	+
Abnorme Antikörperproduktion auf natürliche Antigenexposition	−	+
Normale Antikörperproduktion auf unnatürliche Antigenexposition	+	−
Assoziation mit Infektionen	−	+
Nicht-immunologische Triggermechanismen	−	+

Zum gegenwärtigen Zeitpunkt muß die pathogenetische Rolle von IgE für die atopische Dermatitis offen bleiben. Zunächst muß eine direkte Bedeutung von IgE für die Pathogenese der atopischen Dermatitis bezweifelt werden. Stellt doch das klinische Äquivalent einer IgE-vermittelten Immunreaktion an der Haut die Quaddel und nicht eine Ekzemreaktion dar.

Als IgE-vermittelte Immunreaktion dürfen auch bestimmte anaphylaktische Reaktionen gelten. Auch hier können Unterschiede zwischen Anaphylaxie und Atopie gezeigt werden (Tabelle 1).

Zelluläre Immunreaktionen

Ein zweiter Aspekt betrifft zelluläre Immunreaktionen, die bei Patienten mit atopischer Dermatitis gestört sind. So findet sich eine gegenüber Kontrollpersonen niedrigere Rate positiver Hauttestreaktionen vom Spättyp gegen mykobakterielle und virale Antigene [15]. Trotz erhöhter Exposition mit Kontaktallergenen durch Salbenbehandlung beobachtet man keine Häufung von Kontaktallergien. Auch weisen Patienten mit atopischer Dermatitis eine geringere Sensibilisierbarkeit mit Dinitrochlorbenzol auf [10]. Schließlich ist die Neigung zu generalisierten Viruserkrankungen wie Eccema herpeticatum, Eccema vaccinatum und Mollusca contagiosa ein bekanntes klinisches Phänomen bei Patienten mit atopischer Dermatitis. Diese klinischen Beobachtungen weisen auf eine Störung T-Lymphozyten-vermittelter Immunreaktionen hin. Eine Vielzahl von Autoren fanden eine erniedrigte T-Zellenzahl im Serum von Patienten mit atopischer Dermatitis.

Die für zelluläre Immunreaktionen verantwortlichen T-Lymphozyten besitzen an ihrer Oberfläche Rezeptoren für Schafserythrozyten, mit denen sie in vitro sogenannte Rosetten bilden. Sie sind damit identifizierbar und quantifizierbar. Die für die Transformation zu Plasmazellen und damit zur Antikörperproduktion befähigten B-Lymphozyten tragen dagegen Rezeptoren für Komplement oder Immunglobuline. Ihre Zahl ist im Serum von Patienten mit atopischer Dermatitis gegenüber Nicht-Atopikern unverändert. Darüber hinaus konnte gezeigt werden, daß die Stimulierbarkeit von T-Lymphozyten bei Patienten mit atopischer Dermatitis mit dem T-Zellenmitogen Concanavalin A gegenüber Kontrollgruppen signifikant vermindert ist [21].

Die Störungen der T-Zellen-Funktion bei Atopikern stellen den Schlüssel für das Verständnis der überschießenden IgE-Produktion dieser Patienten dar. Die IgE-Antikörperproduktion wird offenbar entscheidend kontrolliert und reguliert durch Subpopulationen von T-Zellen mit Suppressor- bzw. Helferfunktion [8]. Tada et al. [25, 26] konnten zeigen, daß thymektomierte und damit T-Zellen-freie Ratten auf eine Sensibilisierung mit Askaris-Antigen mit einer gegenüber normalen Ratten überschießenden IgE-Produktion antworten und diese durch Transfer von T-Suppressor-Zellen wiederum ge-

bremst werden kann. Die bei Atopikern zu beobachtende überschießende IgE-Antwort
kann somit auf eine Regulationsstörung der IgE-Produktion durch einen Defekt der T-
Suppressor-Zellen für IgE-Synthese erklärt werden.

Ausgeprägte Defekte der Granulozytenfunktionen mit Infektneigung, extrem hohen IgE-Serumkonzentrationen und Zeichen einer atopischen Dermatitis wurden von
dem Pädiater Buckley et al. [1] als Hyperimmunglobulin-E-Syndrom 1972 herausgestellt.
Ob dieses Syndrom als nosologische Entität überleben wird, muß offen bleiben. Es zeigt
aber, daß Granulozytenfunktionen wie Chemotaxis u.a. bei Atopikern gestört sein können und daß es sinnvoll sein kann, bei ausgeprägter Infektneigung den IgE-Spiegel zu
bestimmen.

Reaktivität auf pharmakologische Mediatoren

Die dritte Gruppe abnormer Reaktivität des Atopikers betrifft seine paradoxen Reaktionen auf vasoaktive Stoffe, wie sie klinisch als weißer Dermographismus, delayed blanch-
ing Phänomen auf Cholinergika oder Weißfärbung der Haut auf Nikotinsäurebenzyl-
ester beobachtet werden können. Seit einigen Jahren ist bekannt, daß die Konzentration
von zyklischem Adenosin-Monophosphat in der Zelle von entscheidender Bedeutung
für die Mediatorenfreisetzung bzw. deren Hemmung ist. An einem Schema von Ring
[16] sei dies verdeutlicht (Abb. 2): Eine Erhöhung der c-AMP-Konzentration erfolgt
durch Beta-Agonisten, Prostaglandin-E, Histamin (H 2-Rezeptor) und durch Hemmung
der Phosphodiesterase wie z.B. durch Theophyllin-Derivate und wirkt hemmend auf die
Mediatorenfreisetzung. Dagegen führen Alpha-Agonisten und Cholinergika zu einer verstärkten Freisetzung der Mediatoren wie z.B. von Histamin. Sowohl an basophilen Leukozyten, Mastzellen als auch an Lymphozyten wurden diese Rezeptoren nachgewiesen.

Gegenüber Normalpersonen kommt es bei Atopikern nach Mastzellenstimulation
mit Allergenen, gegen die der Atopiker IgE-Antikörper gebildet hat, zu einer überschießenden Histaminliberation. Diese Tendenz zur leichten Freisetzung vasoaktiver
Mediatoren wurde von Lichtenstein [9] als „Releasability" bezeichnet. Die Kontrolle
und Regulation der Histaminfreisetzung aus Mastzellen scheint bei Atopikern gestört zu

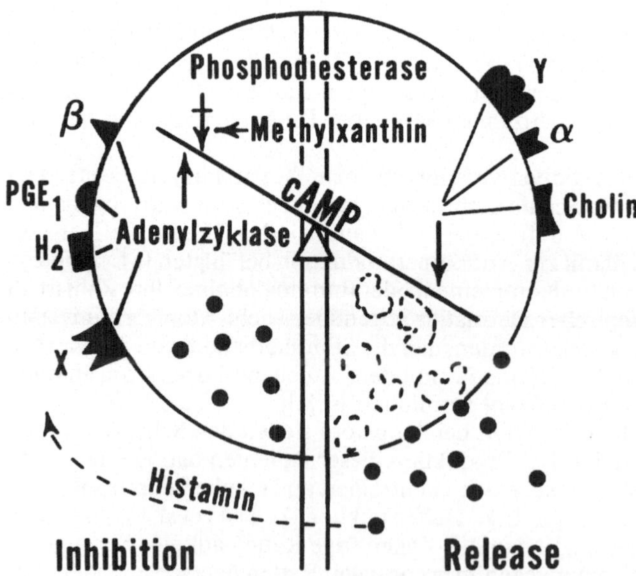

Abb. 2. Schema des intrazellulären c-AMP-Gleichgewichtes nach Ring [16]

90

sein. Dieses Phänomen wurde erstmals von Szentivanyi [17] 1968 bei Atopikern mit allergischem Asthma bronchiale als sogenannte Beta-adrenerge Blockade beschrieben. Dieser defekte Kontroll-Mechanismus der Mediatorenfreisetzung ist auch bei Patienten mit atopischer Dermatitis gefunden worden [1a, 14a].

So beobachteten verschiedene Arbeitsgruppen übereinstimmend eine abgeschwächte Antwort auf Beta-adrenerge Reize wie z.B. Isoproterenol oder Adrenalin, was zu einem niedrigeren c-AMP-Spiegel in der Zelle führt und damit zu einer vermehrten Histamin- und Mediatorenfreisetzung aus Mastzellen und basophilen Leukozyten. Die Zellen des Atopikers reagieren also auf normalerweise die Mediatorenfreisetzung hemmende Impulse abgeschwächt, was zu einer Störung des c-AMP Gleichgewichtes in der Zelle führt [16].

Immungenetik

Aufgrund zwillingspathologischer Befunde [13] besteht kein Zweifel daran, daß genetische Faktoren bei der atopischen Dermatitis eine wesentliche Rolle spielen. Ausgeschlossen werden können autosomal rezessive und X-chromosomale Vererbung. Die meisten Autoren neigen der Auffassung zu, daß die atopische Disposition durch ein multifaktorielles System mit Schwellenwerteffekt vererbt wird. Von besonderer Bedeutung sind humane Leukozytenantigene, die eine wichtige Steuerungszentrale der Immunreaktionen des Organismus darstellen und teilweise eng mit bestimmten Krankheitsdispositionen korreliert sind. So ist das Krankheitsrisiko für Morbus Bechterew und Reiter-Syndrom bei Trägern von HLA B27 erhöht. Bei Patienten mit atopischer Dermatitis wurde eine erhöhte Frequenz von HLA B35 gefunden [3]. Diese Befunde bedürfen aber noch der Bestätigung.

Überlegungen zur Pathogenese

Versucht man nun die bei Patienten mit atopischer Dermatitis gefundenen Abweichungen humoraler und zellulärer Immunreaktionen sowie des zyklischen AMP-Systems in Überlegungen zur Pathogenese dieser Erkrankung einzubeziehen, so rückt die bei Atopikern vermehrte Mediatorenfreisetzung insbesondere von Histamin in den Mittelpunkt der Betrachtung (Abb. 3). Die bekannten pharmakodynamischen Wirkungen von Hista-

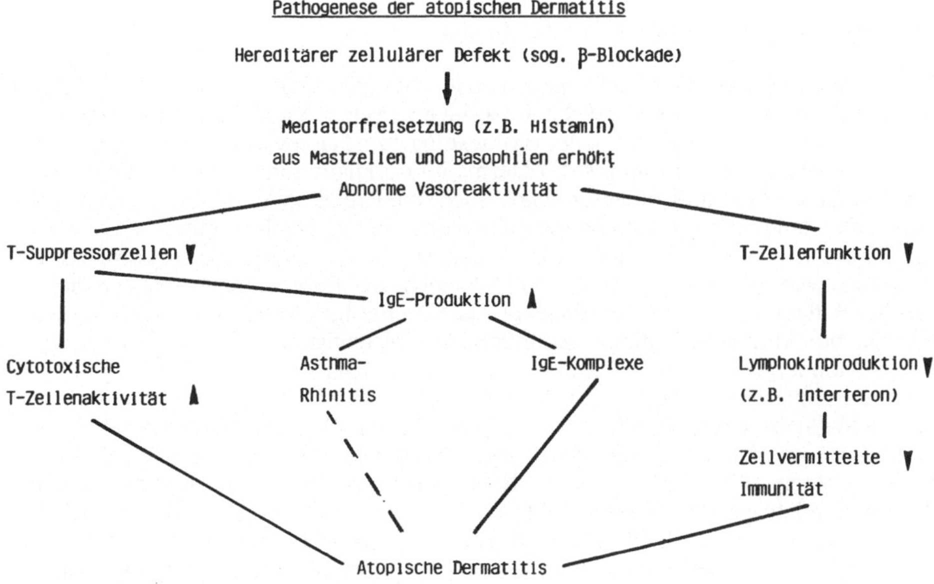

Abb. 3. Pathogenese-Schema der atopischen Dermatitis

min, nämlich Quaddelbildung an der Haut und Kontraktion der glatten Muskulatur, werden über sogenannte H 1-Rezeptoren an den Zellen vermittelt, während die histaminabhängige Stimulation der Magensäuresekretion über sogenannte H 2-Rezeptoren vermittelt werden. Diese H 2-Rezeptoren werden nicht nur im Gastrointestinaltrakt, sondern auch an weißen Blutzellen gefunden. Histamin ist daher in der Lage, Antikörperproduktion in B-Lymphozyten, Chemotaxis für eosinophile Zellen, T-Lymphozyten-vermittelte zelluläre Immunreaktionen wie allergische Spätreaktionen, zu modulieren. Dabei führt Histamin zu einer Erhöhung des zyklischen AMP-Spiegels in der Zelle [5, 9, 11, 12]. So konnte auch gezeigt werden, daß vor allem T-Zellen mit Suppressor-Funktion für die Antikörper-Bildung H 2-Rezeptoren tragen und somit Histamin in der Lage ist, die Suppressor-Funktion dieser Zellen für die IgE-Produktion zu inhibieren [16a]. Dabei scheint von Interesse, daß Lymphozyten von Atopikern offenbar besonders stark auf Histamin-Stimulation im Sinne der Hemmung ihrer Funktionen reagieren [24].

Als Basisdefekt bei Atopikern ist nach heutiger Kenntnis eine hereditäre zelluläre Störung im Sinne einer betaadrenergen Blockade anzunehmen. Dies führt zu einer erhöhten Freisetzung von Mediatoren wie z.B. Histamin aus Mastzellen und Basophilen. Die verstärkte Histaminfreisetzung bewirkt neben dem klinischen Syndrom Pruritus eine Hemmung von T-Zellenfunktionen. Einerseits zeigt sich das in einer verminderten Lymphokinproduktion, z.B. auch von Interferon, und damit in abgeschwächten zellvermittelten Immunreaktionen bei Atopikern. Andererseits wird die Funktion von T-Suppressorzellen für die IgE-Produktion inhibiert, so daß eine überschießende IgE-Antwort auf natürliche Antigene bei Atopikern stattfindet. Diese führt klinisch zu Asthma bronchiale allergicum oder Rhinitis allergica und wiederum zu einer Histaminfreisetzung in der Haut, die im Sinne eines Teufelskreises wiederum die T-Zellenfunktion inhibiert. So konnten erhöhte Plasma- und Hauthistaminkonzentrationen bei Patienten mit atopischer Dermatitis nachgewiesen werden [6, 16]. Die Schwäche der betaadrenergen Kontrollmechanismen bei Atopikern führt zu einer ständigen Freisetzung vasoaktiver Mediatoren durch alphaadrenerge und cholinergische Stimuli. Dies könnte auch die modulierende Rolle des autonomen Nervensystems und seiner Mediatoren vom adrenergen und cholinergischen Typ auf die Entwicklung und Unterhaltung der Entzündungsreaktionen bei Atopikern und deren Beeinflussung durch psychogene Faktoren erklären.

Schlußfolgerungen für Diagnostik und Therapie

Welche Schlußfolgerungen für Diagnostik und Therapie der atopischen Dermatitis sind aus diesen teilweise sehr theoretischen pathogenetischen Vorstellungen zu ziehen?

Die diagnostische Bedeutung der Hauttestung zum Nachweis spezifischer IgE-Antikörper ist bei Patienten mit atopischer Dermatitis durch die abnorme Histaminreaktion, die ohne Erythem abläuft, eingeschränkt. Auch sind Patienten mit atopischer Dermatitis wegen der Hauterscheinungen häufig nicht hauttestfähig. Die Bestimmung des Serum-IgE-Spiegels mit Hilfe eines Radioimmunoassays hat daher eine große diagnostische Bedeutung, insbesondere bei der Differentialdiagnose des Eccema infantum. Von diagnostischer Bedeutung ist auch der Nachweis spezifischer IgE-Antikörper, durch die ja neben der bei Atopikern laufend stattfindenden unspezifischen Mediatorenfreisetzung durch Cholinergika auch eine Histaminliberation induziert werden kann. Hier gelten die zuvor erwähnten Einschränkungen der Hauttestfähigkeit in gleicher Weise. Als diagnostische Maßnahme bietet sich der Radioallergo-Sorbent-Test an, wobei man ein besonderes Augenmerk auf IgE-Antikörper gegen Nahrungsmittel, aber auch Inhalationsallergene richten sollte. Wenn auch das Risiko, eine Kontaktallergie zu entwickeln, bei Atopikern relativ gering ist, so empfehle ich doch, einen Epikutantest mit Standardallergenen durchzuführen. Nicht selten findet man positive Testreaktionen auf Metalle, insbesondere Nickelsalze, deren pathogenetische Interpretation nicht ganz klar ist. Für die therapeutische Führung des Patienten ist aber diese Information von Bedeutung. Als

Diagnostikum hat sich uns der Nachweis der abnormen Vasoreaktivität im Sinne des Dermographismus albus und des Rubriment-Testes bewährt.

Schwieriger ist es, aus den neueren pathogenetischen Vorstellungen therapeutische Schlußfolgerungen zu ziehen. Ein entscheidender Faktor ist die Hemmung der überschießenden Mediatorenfreisetzung, insbesondere von Histamin durch Antihistaminika sowie durch Meidung der Allergene, gegen die der Patient spezifische IgE-Antikörper gebildet hat und die im RAST oder Hauttest nachgewiesen wurden. Dies ist bei einigen Nahrungsmitteln möglich, bei Inhalationsallergenen gewöhnlich nicht. Vor dem Versuch einer Hyposensibilisierung ist eher zu warnen, da in der Mehrzahl der Patienten eine Hyposensibilisierung zwar die inhalationsallergische Symptomatik bessert, dafür aber die Hautsymptomatik im Sinne eines alternierenden Verlaufes verschlechtert. Ein Behandlungsversuch mit Plasmapherese zur Senkung des IgE-Spiegels im Serum blieb erfolglos.

Ein neues Therapieprinzip könnte sich möglicherweise anbahnen mit dem Einsatz von Mastzellenprotektoren vom Typ des Natrium chromoglycicum (Intal), die eine Histaminliberation inhibieren. Die externe Anwendung dieser Substanz in Salbenform ist in ihrer Wirkung umstritten, das gleiche gilt auch für die Anwendung eines neuen oral resorbierbaren Chromons, mit dem wir in einer doppelten Blindstudie bei etwa zwei Drittel von elf Patienten eine Besserung der Hautsymptomatik beobachten konnten. Allerdings fanden Larsen et al. [8a] in ihrem Krankengut keinen Unterschied zwischen der Plazebogruppe und der Therapie mit dem Chromon.

Nicht zuletzt werden weiterhin Antihistaminika eine große Bedeutung in der Therapie der atopischen Dermatitis besitzen.

Ein weiterer therapeutischer Angriffspunkt betrifft die Störung der zellulären Immunreaktionen. Es wurden T-Zellen-Stimulatoren wie Levamisol, Transferfaktor oder Thymushormone in er Therapie eingesetzt, ohne daß eine entscheidende Besserung der Symptomatik beobachtet werden konnte. Therapieversuche mit dem Alpharezeptorenblocker Phenoxybenzamin blieben ebenfalls erfolglos [28].

Entsprechend der multifaktoriellen Genese der atopischen Dermatitis wird es wohl kaum möglich sein, diese Erkrankung mit einem einzigen Medikament zu therapieren. Vielmehr bedarf es eines therapeutischen Managements, das die Komplexität dieser Erkrankung berücksichtigt, in dem die dermatologische Lokaltherapie nach wie vor einen hervorragenden Platz einnimmt.

Literatur

1. Buckley, R.H., Ray, B.B., Belmather, B.Z.: Extreme hyperglobulinemia-E and undue susceptibility to infection. Pediatrics *49*, 59–70 (1972)
1a. Busse, W.W., Lee, T.P.: Decreased adrenergic responses in lymphocytes and granulocytes in atopic eczema. J. Allergy Clin. Immunol. *58*, 586–593 (1976)
2. Conroy, M.C., Adkinson, N.F., Lichtenstein, L.M.: Measurement of IgE on human basophils. Relation to serum IgE and anti-IgE-induced histamine release. J. Immunol. *118*, 1317–1321 (1977)
3. Goudemand, J., Defrenne, C., Desmons, F.: HLA Anigens and Atopic Dermatitis. Monogr. Allergy *11*, 24–29 (1977)
4. Hanifin, J.M., Lobitz, W.C.: Newer concepts of atopic dermatitis. Arch. Dermatol. *113*, 663–670 (1977)
5. Henney, C.S., Bourne, H.R., Lichtenstein, M.: The role of cyclic 3'-5'-adenosine monophosphate in the specific cytotoxic activity of lymphocytes. J. Immunol. *108*, 1526–1530 (1972)
6. Johnson, H.H., Deoreo, G.A., Lascheid, W.P., Mitchell, F.: Skin histamine levels in chronic atopic dermatitis. J. Jnvest. Dermatol. *34*, 237–238 (1960)
7. Juhlin, L., Johansson, S.G.O., Bennich, H., Högmann, C., Thyresson, N.: Immunglobulin E in dermatoses. Levels in atopic dermatitis and urticaria. Arch. Dermatol. *100*, 12–16 (1969)
8. Katz, D.H.: Control of IgE antibody production by suppressor substances. J. Allergy Clin. Immunol. *62*, 44–55 (1978)

8a. Larsen, P.O., Schultz-Larsen, F.: Clinical trial of a new chromone compound for systemic treatment of atopic dermatitis. Acta Derm. Venereol. (Stockh.) *59*, 270–271 (1979)

9. Lichtenstein, L.M., Bourne, H.R., Henney, C.S., Grennough, W.B.: Effects of cholera toxin on in vitro models of immediate and delayed hypersensitivity. Further evidence for the role of cyclic adenosine 3'–5'-monophosphate. J. Clin. Invest. *52*, 691–695 (1973)

10. Lobitz, W.C., Honeyman, J.E., Winkler, N.W.: Suppressed cell-mediated immunity in two adults with atopic dermatitis. Br. J. Dermatol. *86*, 317–328 (1972)

11. Melmon, K.L., Bourne, H.R., Weinstein, Y., Shearer, B.M., Kram, J., Bauminger, S.: Hemolytic plaque formation by leucocytes in vitro. Control by vasoactive hormones. J. Clin. Invest. *53*, 13–15 (1974)

12. Mozes, E., Shearer, G.M., Melon, K.L., Bourne, H.R.: In vitro correction of antigen-induced immune suppression effects of poly (A)-poly (U) and prostaglandin E_1. Cell. Immunol. *9*, 226–229 (1973)

13. Niermann, H.: Zwillingspathologie. Berlin-Göttingen-Heidelberg-New York: Springer 1964

14. Ohmann, S., Johansson, S.G.O.: Immunoglobulins in atopic dermatitis. Acta Derm. Venereol. (Stockh.) *54*, 193–202 (1974)

14a. Parker, C.W., Kennedy, S., Eisen, A.Z.: Leukocyte and lymphocyte cyclic AMP response in atopic eczema. J. Invest. Dermatol. *68*, 302–307 (1977)

15. Rajka, G.: Atopic dermatitis. London: Saunders 1975

16. Ring, J., Senter, T., Arroyave, C.M., Cornell, R., Tan, E.M.: Role of complement and histamine in atopic dermatitis. Abstract Clin. Res. *26*, 210A (1978)

16a. Saxon, A., Mozledge, A., Vonavida, B.: Histamine-receptor leucocytes (HRL). Organ and lymphoid subpopulation distribution in man. Clin. Exp. Immunol. *28*, 394–397 (1977)

17. Szentivanyi, A.: The beta adrenergic theory of the atopic abnormality in asthma. J. Allergy *42*, 203–221 (1968)

18. Schnyder, U.W.: Neurodermitis, Asthma, Rhinitis. Eine genetisch-allergologische Studie. Basel-New York: Karger 1960

19. Schöpf, E.: IgE Serumkonzentrationen bei allergischem Kontraktekzem. In Vorbereitung

20. Schöpf, E., Böhringer, D.: IgE and cell-mediated immunity in atopic dermatitis. J. Dermatol. (Tokyo) *1*, 133–144 (1974)

21. Schöpf, E., Kapp, A., Kim, C.W.: T-cell function in atopic dermatitis. Controlled examination of concanavalin A dose-response relations in cultured lymphocytes. Arch. Dermatol. Res. *262*, 37–44 (1978)

22. Schöpf, E.: Störung zellvermittelter Immunreaktionen bei Neurodermitis atopica. Verminderte Spontanrosettenbildung von T-Lymphozyten. Dermatologica *149*, 210–219 (1974)

23. Stone, S.P., Gleich, G.J., Muller, S.A.: Atopic dermatitis and IgE. Relationship between changes in IgE levels and severity of disease. Arch. Dermatol. *112*, 1254–1456 (1976)

24. Strannegard, I.L., Strannegard, Ö.: Increased sensitivity of lymphocytes from atopic individuals to histamine-induced suppression. Scand. J. Immunol. *6*, 1225–1229 (1977)

25. Tada, T., Okamura, K., Taniguchi, M.: Regulation of homocytotropic antibody formation in the rat. J. Immunol. *108*, 1535–1540 (1972)

26. Tada, T.: Regulation of reaginic antibody formation in animals. Progr. Allergy *19*, 122 (1975)

27. Taylor, B., Norman, A.P., Orgel, H.A.: Transient IgA-deficiency and pathogenesis of infantile atopy. Lancet *2*, 111–113 (1973)

28. Wüthrich, B.: Zur Immunpathologie der Neurodermitis constitutionalis. Bern-Stuttgart-Wien: Huber 1975

Stefania Jablonska, Tadeusz Chorzelski und Maria Blaszczyk

Überlappungssyndrome bei bullösen Dermatosen

Atypische Varianten bullöser Dermatosen

Neben typischen klinischen Bildern bullöser Dermatosen – *Pemphigus, bullöses Pemphigoid* (BP), *Dermatitis herpetiformis* (DH) – die sich, gestützt auf histologische, immunpathologische, elektronenmikroskopische und immunelektronenmikroskopische Untersuchungen, gegenwärtig genau klassifizieren lassen, werden immer häufiger atypische Abarten beobachtet. Früher war ihre Diagnose wegen des Fehlens objektiver, insbesondere immunologischer, Kriterien nicht möglich.

Pemphigus

Atypische Fälle, die verschiedene Dermatosen imitieren. Dank des Nachweises spezifischer immunologischer Phänomene für Pemphigus, d.h. interzellulärer IgG-Ablagerungen in der Epidermis sowie zirkulierender Antikörper [5], konnte man Fälle mit so atypischem klinischem Bild feststellen, daß zunächst nicht einmal der Verdacht auf Pemphigus aufgetreten war.

Pemphigus herpetiformis

Es gibt Fälle, die an die Duhringsche Krankheit erinnern, mit vesikulösen Hautveränderungen in herpetiformer Anordnung, stark juckend, oft symmetrisch und sogar in der für DH charakteristischen Lokalisation. Ein Teil von diesen Fällen weist sogar ein gutes Ansprechen auf Sulfone und Sulfapyridin auf [12, 20].

Im histologischen Bild tritt entweder eine ganz typische oberflächliche oder tiefere Akantholyse oder aber eine eosinophile Spongiose auf, d.h. intraepidermale Ansammlungen hauptsächlich von Eosinophilen [15]. Diese Mikroabszesse unterscheiden sich von Mikroabszessen bei DH durch das Überwiegen von Eosinophilen und ihre intraepidermale Lokalisation.

Es muß unterstrichen werden, daß dieser Typ von eosinophilen Mikroabszessen ebenfalls bei abortivem Pemphigus foliaceus auftritt.

Die Feststellung von Akantholyse kann in diesen Fällen schwierig sein, und manchmal zeigen erst mehrmalige histologische Untersuchungen die Akantholyse auf.

Immunfluoreszenzstudien sind hier von entscheidender Bedeutung. Während die immunpathologischen Untersuchungen in der Regel die in vivo fixierten IgG in interzellulären Räumen der Epidermis nachweisen, sind Antikörper in der Zirkulation oft nicht feststellbar [12].

Erythema-anulare-ähnlicher Pemphigus

Es gibt Erythema-anulare-ähnliche Pemphigusfälle, bei denen fast keine Blasen auftreten. Die Erytheme verbreiten sich peripher in anulärer und girlandenartiger Anordnung

[12]. Das histologische Bild ist typisch für Pemphigus, mit verhältnismäßig oberflächlicher Akantholyse. Die immunpathologische Untersuchung der Hautbiopsie ist typisch für Pemphigus, in der Zirkulation sind im allgemeinen Antikörper vorhanden.

Das Ansprechen auf die Therapie kann etwas anders als bei sonstigen Pemphigusformen sein. Wir beobachteten die günstige Wirkung einer kombinierten Therapie mit Sulfonen (200–150 mg DADPS täglich) und mittleren Kortikosteroiddosen (60–40 mg täglich). In diesen Fällen ist die Prognose gewöhnlich günstiger als bei anderen Pemphigusformen, jedoch sind Rezidive nicht selten.

Intertrigo-ähnlicher Pemphigus

Pemphigus kann in seltenen Fällen eine Intertrigo imitieren. In unserem eigenen Fall hatten wir zu Beginn sogar keinen Verdacht auf Pemphigus, die Diagnose wurde nach immunpathologischer Untersuchung einer einzelnen Erosion an den Schultern gestellt. Es muß bemerkt werden, daß ebenfalls in den Intertrigo-ähnlichen Läsionen das histologische Bild (oberflächliche Akantholyse wie bei Pemphigus foliaceus) und die Immunpathologie (in vivo fixierte IgG in den interzellulären Räumen der Epidermis) typisch für Pemphigus waren. In der Zirkulation waren periodisch Antikörper von niedrigem Titer (20–40) vorhanden.

Im weiteren Verlauf, in der Exazerbationsperiode, traten im Gesicht und am Rücken einzelne Erosionen und flache Blasen auf, die schon Pemphigus-Merkmale aufwiesen.

In diesem Falle waren Sulfone völlig unwirksam, und eine Remission wurde durch kombinierte Therapie mit Kortikosteroiden (100 mg Prednison täglich) und Azathioprin (150 mg täglich), wie bei typischen Pemphigusfällen, erzielt.

Übergänge zwischen verschiedenen Pemphigusformen

Trotz des Vorhandenseins bestimmter Pemphigusformen war die Koexistenz von typischem P. vulgaris mit P. vegetans sowie von P. erythematosus mit P. foliaceus schon früher gut bekannt.

Dennoch gibt es Fälle der Koexistenz von Hautveränderungen, die klinisch und histologisch dem P. foliaceus (oberflächliche Akantholyse) entsprechen, mit Läsionen vom P.-vulgaris-Typ (suprabasale Akantholyse und Schleimhautbefall). Letztens beobachteten wir einen Fall von P. vulgaris von besonders schwerem Verlauf, mit Schleimhautbefall, bei dem nach zweimonatiger Remission, die unter einer kombinierten Therapie mit Kortikosteroiden, Immunsupressiva und Plasmapherese erzielt wurde, während der unterstützenden Therapie ein schweres Rezidiv eintrat. Dieses zeigte dann ausschließlich klinische und histologische Merkmale von P. foliaceus (charakteristische oberflächliche, subkorneale Akantholyse). Hervorgehoben werden muß, daß es bei diesem Fall keine Rezidive an den Schleimhäuten gab, im Gegensatz zu dem, was man in der Regel bei P. vulgaris beobachten kann, bei dem Läsionen am längsten an den Schleimhäuten anhalten und hier einer besonderen Exazerbation während der Rezidive unterliegen. Dieses Beispiel weist auf die Möglichkeit des Übergangs von P. vulgaris in P. foliaceus hin, der dann keine Merkmale der vorherigen Abart beibehält.

P. erythematosus kann sich nicht nur in P. foliaceus, sondern manchmal ebenfalls in P. vulgaris umbilden. Bei einem unserer Fälle verwandelten sich die Läsionen, die sämtliche klinischen und immunologischen Merkmale des P. erythematosus hatten, anfangs in solche des P. foliaceus und dann, während der unterstützenden Behandlung, in solche des P. vulgaris mit tiefer Akantholyse und ausschließlichem Schleimhautbefall.

Fälle der Koexistenz von Pemphigus erythematosus mit Lupus erythematodes

Obgleich gewisse immunologische Merkmale von Lupus erythematodes in der Mehrzahl der Fälle von Pemphigus erythematosus auftreten [2, 8, 28], kommen ebenfalls Fälle von zweifelloser Koexistenz von Pemphigus erythematosus mit systemischem Lupus erythematodes (SLE) vor [8].

P. erythematosus kann mit verschiedenen autoimmunologischen Störungen zusammengehen, und in sehr seltenen Fällen kann er mit autoimmunologischen Krankheiten zusammenfallen wie Myasthenia gravis [6] (mit spezifischen Antikörpern gegen Acetylcholin-Rezeptoren [14]), Thymom (mit Antikörpern gegen quergestreifte Muskulatur), sowie systemischem Lupus erythematodes mit charakteristischen viszeralen Veränderungen (einschließlich Lupus-Nephritis) und immunologischen Phänomenen einschließlich positivem IF-Band in der unveränderten Haut [6].

Bullöses Pemphigoid (BP)

Nomenklatur. Wir behalten den Namen bullöses Pemphigoid lediglich im Hinblick auf die allgemein angenommene Kürzung BP bei. Es gibt jedoch eine Reihe klinischer Abarten, bei denen Blasen keine hauptsächlichen Effloreszenzen sind oder – insbesondere in den Anfangsstadien – überhaupt nicht auftreten; hier also ist die Bezeichnung gänzlich unbegründet. Es ist richtiger, die Bezeichnung Pemphigoid mit dem Adjektiv zu benutzen, welches die im Krankheitsbild dominierenden Hauterscheinungen charakterisiert.
Atypische Formen. Ähnlich wie beim Pemphigus, haben Immunfluoreszenzuntersuchungen verschiedene Pemphigoid-Abarten aufgezeigt, die nicht selten so atypisch sind, daß sie klinisch nicht diagnostiziert werden können.

Erythematöse und ödematöse Form

Sie ist eine der häufigsten und weniger bekannten Pemphigoid-Abarten. Die Hauterscheinungen sind vom Typ des Erythema multiforme oder sind urtikariell, jedoch mit morphologischen Merkmalen, die an Erythema multiforme erinnern. Im Anfangsstadium können die Blasen sogar fehlen, und in einem unserer Fälle erschienen sie erst im sechsten Beobachtungsmonat. Das histologische Bild hat manchmal nicht ganz die charakteristischen Merkmale des BP, immunpathologische Untersuchungen dagegen weisen typische IgG-Ablagerungen und Komplement in der Basalmembranzone (BMZ) auf.
In gewissen Fällen, insbesondere bei einmaligen Untersuchungen, stellt man ausschließlich Komplement in der BMZ fest, mitunter ebenfalls an den Gefäßwänden (ähnlich wie bei Herpes gestationis – s. S. 98).
Zirkulierende Antikörper werden seltener als bei typischem Pemphigoid festgestellt, bei unserem Material in 33,3% der Fälle, dagegen bei 70% in der ganzen Pemphigoid-Gruppe [11].

Vesikulöse Form

In seltenen Fällen sind die Läsionen ausschließlich vesikulös, disseminiert am Rumpf und an den Extremitäten ohne besondere Prädilektion, mitunter mit sehr intensivem Juckreiz und Brennen [3].
Diese Form kann der Duhringschen Krankheit (DH) oder der IgA-lineären Dermatose ähnlich sein (s. S. 101). Das histologische und immunpathologische Bild hat jedoch typische Merkmale des Pemphigoids. Das Ansprechen auf die Therapie war in den beschriebenen Fällen anders als bei DH, eine Behandlung mit Sulfonen war erfolglos.

Lokalisiertes Pemphigoid

Die Zugehörigkeit dieser seit langem bekannten Abart zum BP war wegen der negativen immunologischen Befunde nicht entschieden. Erst letztens wurde nachgewiesen, daß ebenfalls bei dieser Abart in vivo fixierte IgG-Ablagerungen und Komplement im Bereich der BMZ auftreten; der Zusammenhang mit dem BP ist also bestätigt worden.

Das charakteristische Zeichen dieser Variante ist das Auftreten von Blasen ausschließlich an den unteren Extremitäten, hauptsächlich an den Unterschenkeln. Die Blasen sind groß, lokalisiert an scheinbar unveränderter Haut, verursachen im allgemeinen keine subjektiven Beschwerden. Diese BP-Abart betrifft in der Regel ältere Personen [7, 29].

Disseminiertes vernarbendes Pemphigoid

Das vernarbende Pemphigoid ist in zwei Abarten bekannt:
- *das vernarbende Schleimhautpemphigoid*, mit dem Befall der Augenschleimhäute, der Mundhöhle und evtl. der Vulva sowie
- *das vernarbende Pemphigoid* Brunsting-Perry, das hauptsächlich die behaarte Kopfhaut, die Stirn und den Nacken befällt [26].

Eine weniger bekannte Abart dagegen ist die *vernarbende, disseminierte Form*, die die Haut und nicht die Schleimhäute betrifft. Die bullösen Effloreszenzen am Rumpf und den Extremitäten sind wie bei gewöhnlichem Pemphigoid gestreut, liegen jedoch tiefer. Deswegen hinterlassen sie Narben nach der Abheilung. Die Histologie und Immunologie sind charakteristisch für Pemphigoid.

Hyperkeratotische Form

Beschrieben wurden zwei Fälle, bei denen die Läsionen bullös und gleichzeitig hyperkeratotisch waren. Sie waren an den Extremitäten lokalisiert und hinterließen Narben. Die Schleimhäute waren nicht befallen [31].

Im histologischen Bild fand sich eine subepidermale Blase unter der deutlich hypertrophischen und hyperkeratotischen Epidermis. Die Immunfluoreszenzuntersuchungen waren charakteristisch für BP, und zirkulierende Anti-BMZ-Antikörper wiesen sogar einen bedeutenden Titer auf.

Koexistenz von Pemphigoid mit Pemphigus

Bekannt ist, daß verschiedene autoimmunologische Krankheiten nicht selten gemeinsam auftreten, deshalb konnte man auch die Koexistenz autoimmunologischer bullöser Krankheiten erwarten. Beschrieben wurden 4 gut dokumentierte Fälle der Koexistenz von Pemphigoid mit Pemphigus vulgaris (3 Fälle) bzw. foliaceus (1 Fall), bei denen die für beide Krankheiten charakteristischen immunologischen Phänomene vorhanden waren [9, 17]. Bei einem der Fälle ging Pemphigus voraus, bei anderen war der Verlauf umgekehrt, bzw. nach Remission der Läsionen traten bei nachfolgenden Rezidiven Symptome nur einer Krankheit auf. Es kann sein, daß diese Koexistenz häufiger vorkommt als sie nachgewiesen wird, denn im Falle der Feststellung einer dieser Krankheiten ändert sich der Verlauf unter der Applikation der Kortikosteroide und evtl. Immunsupressiva, wie wir es bei einem unserer Fälle beobachten konnten.

Koexistenz von Pemphigoid mit Lupus erythematodes

Bei SLE-Fällen können Blasen auftreten, was einst als sogenannter SLE bullosus, bzw. Senear-Ushersches Syndrom bezeichnet wurde. Erst Immunfluoreszenzuntersuchungen ermöglichten die Unterscheidung von zumindest drei SLE begleitenden Typen bullöser Krankheiten:
- Bullöses Erythema multiforme,
- Pemphigus erythematosus und
- Bullöses Pemphigoid.

Während die Diagnose des Pemphigus erythematosus, gestützt auf histologische und immunpathologische Kriterien, verhältnismäßig leicht ist, kann die Differenzierung zwischen bullösem Erythema multiforme und bullösem Pemphigoid auf große Schwierigkeiten stoßen, sogar bei der Anwendung der Immunfluoreszenztechnik.

Bei SLE treten Immunglobulinablagerungen in der BMZ scheinbar unveränderter
Haut auf, deshalb können sie auch unabhängig vom Typ der koexistierenden Hauterscheinungen in ihnen festgestellt werden, was im Falle bullöser Effloreszenzen ein bullöses Pemphigoid vortäuschen kann. Obgleich im allgemeinen Immunglobuline in der
BMZ bei SLE granulär sind, können sie mitunter linear angeordnet sein, und dann sind
sie von denen bei Pemphigoid nicht zu unterscheiden.

Aus diesem Grunde muß die Koexistenz von Pemphigoid mit SLE durch das Vorhandensein zirkulierender BMZ-Antikörper dokumentiert werden, die durch das gleichzeitige Vorkommen antinukleärer Antikörper (ANA) schwer feststellbar sein können.
Dies ist durch ein Interferenzphänomen bedingt, d.h. durch Maskierung der Antikörper
mit niedrigem Titer durch die Antikörper mit hohem Titer. Bei einem der gut dokumentierten Fälle gelang es, BMZ-Antikörper in der Hautgewebekultur festzustellen; denn
ANA reagieren nicht unter diesen Bedingungen, BMZ-Antikörper werden dagegen an
der Basalmembran fixiert, was eine Trennung dieser zwei immunologischen Phänomene ermöglicht [25].

Es muß hervorgehoben werden, daß BMZ-Antikörper in Eluaten der Hautveränderungen bei SLE festgestellt wurden. Sie bilden wahrscheinlich eine der Komponenten
immunologischer Ablagerungen; unter bestimmten Bedingungen können sie vermutlich pathogen werden und die Entstehung bullöser Erscheinungen verursachen.

Bedeutend häufiger als das BP koexistieren mit SLE Veränderungen vom Typ des
Erythema multiforme. Falls sich in ihrem Bereich Blasen bilden, ist die Unterscheidung
von BP praktisch unmöglich, umsomehr da in 30% der BP-Fälle ohne Zusammenhang
mit SLE in der Zirkulation BMZ-Antikörper nicht feststellbar sind.

Koexistenz von Pemphigoid mit Lichen planus

Ähnlich wie bei SLE war das Auftreten von Blasen bei Lichen planus (LP) seit langem
bekannt, doch erst mittels der IF-Technik konnte man zwischen LP bullosus und LP mit
koexistierendem BP differenzieren. Vom Standpunkt der klinischen Diagnose aus hat
die Feststellung von Blasen auch außerhalb der Läsionen vom Typ LP, in der scheinbar
unveränderten Haut, große Bedeutung.

Bei immunfluoreszenzmikroskopischen Untersuchungen der Läsionen, die in sich
die Merkmale beider Krankheiten verbinden, stellte man sowohl Hyalinkörper fest, die
für LP charakteristisch, obwohl nicht spezifisch sind, als auch Immunoglobulinablage-
rungen und Komplement in der BMZ, und bei einem Teil der Fälle ebenfalls BMZ-Antikörper in der Zirkulation [32]. Wir beobachteten einen Fall, bei dem bullöse Läsionen
nach mehrjähriger Dauer des LP erscheinen, als die Herde vom Typ LP schon zurücktra-
ten.

Unterstreichenswert ist, daß die Immunglobulinablagerungen in der BMZ ebenfalls
bei einigen typischen LP-Fällen ohne bullöse Läsionen auftreten. Damit könnte man
vielleicht eine gewisse Bereitschaft zur Blasenbildung und Entstehung von BP erklären.

**Bullöse Krankheiten mit vermutlichem, aber nicht bewiesenem Zusammenhang
mit Pemphigoid**

Wahrscheinlich ist der Zusammenhang von BP mit Herpes gestationis (HG), der – vermutlich – eine BP-Abart bei Schwangeren ist. Dagegen ist die Zugehörigkeit von Epidermolysis bullosa acquisita (EBA) zum Pemphigoid trotz der ähnlichen Immunofluores-
zenz-Phänomene unklar.

Herpes gestationis (HG)

Seine Hauterscheinungen sind verschiedenartig – ödematös, erythematös [21], dem Erythema multiforme ähnlich, vesikulös und bullös, sind also ähnlich wie bei Pemphigoid-

Abarten. Das histologische Bild ist den klinischen Merkmalen entsprechend unterschiedlich, ähnlich wie bei BP.

Eine wesentliche Bedeutung für die Aufklärung, ob HG eine nosologische Einheit ist, haben immunopathologische Untersuchungen; verschiedene Komponenten des Komplements, hauptsächlich C3, wurden in der BMZ sowie in den Gefäßwänden nachgewiesen [21, 30]. Zwar sind Immunglobuline im allgemeinen in der BMZ nicht feststellbar, werden jedoch bei einem Teil der Fälle in verschiedenen Krankheitsperioden bzw. bei wiederholten Biopsien festgestellt [21]. Der fehlende Nachweis von IgG-Ablagerungen kann von ihrer kleinen Menge und der unzureichend empfindlichen Immunfluoreszenzmethode abhängen, denn es gelang uns, sie immunelektronenmikroskopisch in einem Fall nachzuweisen, in dem sie lichtmikroskopisch nicht feststellbar waren.

Andererseits wiederum gibt es selten HG-Fälle, die nicht mit einer Schwangerschaft zusammenhängen, und bei denen direkte Immunfluoreszenzuntersuchungen ausschließlich Komplement in der BMZ nachweisen [11].

Bei einem Teil der HG-Fälle kann man ebenfalls zirkulierende BMZ-Antikörper feststellen, obgleich bedeutend seltener als beim Pemphigoid. Ein fast ständiges Phänomen dagegen ist die in-vitro-Komplement-Fixierung durch das Serum Kranker, was durch einen HG-Faktor erklärt wurde [30].

Bei weiteren Untersuchungen stellte sich heraus, daß die Komplement-Fixierung in Wirklichkeit durch BMZ-Antikörper in der IgG-Fraktion erfolgt. Diese sind jedoch in so niedriger Konzentration vorhanden, daß sie sich fluoreszenzmikroskopisch in den meisten Fällen nicht feststellen lassen. Letztens stellte man bei einem Teil der Pemphigoid-Fälle, die fluoreszenzmikroskopisch keine feststellbaren BMZ-Antikörper besaßen, ebenfalls den HG-Faktor fest, d.h. BMZ-Antikörper mit starken komplementfixierenden Eigenschaften; jedoch in so niedrigen Konzentrationen, daß sie mittels der Immunfluoreszenz nicht feststellbar sind [18].

Daher müßte der Herpes gestationis sowohl vom klinischen als auch vom immunologischen Standpunkt zum BP-Spektrum gezählt werden. Die Ätiopathogenese des Herpes gestationis ist, ähnlich wie die des BP, ungeklärt. Es scheint, daß BP ein Syndrom uneinheitlicher Ätiologie ist; u.a. sind durch Arzneien induzierte Fälle bekannt. Einer der induzierenden Faktoren könnten hormonale Verschiebungen während der Schwangerschaft sein, wofür HG-Fälle bei empfängnisverhütende Mittel einnehmenden Frauen zeugen könnten [27].

Epidermolysis bullosa acquisita (EBA)

Vom klinischen Standpunkt aus besteht große Ähnlichkeit mit BP, da die subepidermalen Blasen vom demselben Typ sind. Es gibt jedoch ziemlich wichtige Unterschiede, und zwar:
- die Blasen entstehen hauptsächlich unter Einwirkung von mechanischen Traumen und sind in den am meisten traumatisierten Hautregionen lokalisiert;
- nach der Remission können Narben und Hautatrophie sowie sehr charakteristische Milien, ähnlich wie bei Epidermolysis bullosa hereditaria, zurückbleiben;
- die Läsionen betreffen häufig die Schleimhäute, sie können hier sehr ausgedehnt sein und Schwierigkeiten bei der Ernährung der Kranken verursachen;
- ein besonders wichtiger Unterschied vom praktischen Standpunkt aus ist im allgemeinen das Nichtansprechen auf Kortikosteroide;
- im histologischen Bild, im Licht- und Elektronenmikroskop, bilden sich die Blasen in den dermalen Papillen; Koriumstreifen und die Basalmembran (im Lichtmikroskop: PAS-Färbung) haften an der Blasenbasis.

Immunfluoreszenzuntersuchungen weisen immunologische Phänomene vom Typ des BP nach, d.h. in vivo fixierte Immunglobuline, hauptsächlich IgG in der BMZ. Außerdem können andere Ig (IgM, IgA, IgE) sowie Komplement festgestellt werden. Bei einem Teil der Fälle sind in der Zirkulation ebenfalls BMZ-Antikörper fluoreszenzmikroskopisch nachweisbar – analog zu BP ([31] und zwei eigene Fälle).

Bei immunelektronenmikroskopischen Untersuchungen finden sich die Immunglobulinablagerungen im Korium unterhalb der Lamina basalis, sie unterscheiden sich also deutlich von der Lokalisation immunologischer Ablagerungen bei BP in der Lamina lucida. Das würde darauf hinweisen, daß Antikörper bei EBA eine andere Spezifität als bei BP haben und gegen Antigendeterminanten im Korium gerichtet sind. Es muß jedoch bemerkt werden, daß der volle Beweis für die Lokalisierung der Antikörper im Gewebe nur durch in vitro-indirekte Immunfluoreszenz-Untersuchungen des Serums Kranker an der Haut einer gesunden Person erbracht werden kann.

Die bisherigen Untersuchungen scheinen davon zu zeugen, daß immunologische Phänomene bei EBA nur BP-ähnlich und vielleicht sekundär, d.h. Folge des Krankheitsprozesses sind. Das bedeutet jedoch nicht, daß diese Antikörper keine pathogene Bedeutung haben, da sie durch die im Gewebe erfolgende Komplement-Fixierung zur Unterhaltung und Verschlechterung der Läsionen beitragen können.

Vom praktischen Standpunkt aus muß bemerkt werden, daß die EBA-Diagnose zu einer genauen klinischen Untersuchung veranlassen sollte, da bei der Mehrheit der Fälle verschiedene systemische Krankheiten vorkommen, wie Amyloidose, Leukämie, Myelom, Diabetes usw. Im Zusammenhang mit dem Nichtansprechen auf die Therapie, insbesondere Kortikosteroide, können versuchsweise Sulfone und Plasmapherese empfohlen werden, die bei unserem Fall einen ausgesprochen günstigen Effekt hatten.

Dermatitis herpetiformis (DH)

Koexistenz von DH mit anderen autoimmunologischen Syndromen. DH kann ähnlich wie die übrigen bullösen Krankheiten mit anderen autoimmunologischen Syndromen zusammengehen, obwohl dies sehr selten ist. Es ist nicht klar, ob diese Koexistenz zufällig ist, oder ob irgendein näher nicht erkannter pathogenetischer Zusammenhang besteht [1].

Koexistenz von Dermatitis herpetiformis (DH) mit Lupus erythematodes

Beschrieben wurden Fälle der Koexistenz von DH sowohl mit DLE als auch mit SLE unter Auftreten charakteristischer immunologischer Phänomene (Immunglobulinablagerungen in der BMZ, charakteristisch für LE, sowie granuläre IgA-Ablagerungen in den dermalen Papillen, charakteristisch für DH).

Koexistenz von DH mit BP oder eine nosologische Einheit (IgA-lineäre Dermatose)?

Immunfluoreszenzuntersuchungen ermöglichten eine genauere Klassifikation bullöser Krankheiten, was sich besonders auf DH und BP bezieht.

Die echte Duhringsche Krankheit – DH – ist in Wirklichkeit ein Haut-Darm-Syndrom mit charakteristischem *klinischen Bild* (papulöse und vesikulöse, stark juckende, symmetrisch angeordnete Hautveränderungen in typischer Lokalisation an den Knien, Ellenbogen, am Gesäß, in der Kreuzgegend, im Gesicht usw.), charakteristischer *Histologie* (polymorphkernige Mikroabszesse in den dermalen Papillen), und *Immunologie* (granuläre IgA-Ablagerungen in den dermalen Papillen).

Das grundsätzliche Symptom ist die *Gluten-sensitive Enteropathie*, im allgemeinen ohne klinische Symptome [16]. Praktisch wichtig sind gutes Ansprechen auf Sulfone sowie die günstige Wirkung einer glutenfreien Diät.

Gegenstand von Auseinandersetzungen dagegen sind Fälle, bei denen Hauterscheinungen vesikulös und bullös sind, häufig in herpetiformer Anordnung, mit intensivem Jucken und Brennen, welche beliebig als atypische DH oder als atypisches BP diagnostiziert werden. Erst Immunfluoreszenzuntersuchungen haben gezeigt, daß immunologische Phänomene bei diesen Fällen *sowohl verschieden von DH als auch von BP sind* und sich durch *lineäre IgA-Ablagerungen* in der BMZ charakterisieren. Dies spricht in Zusammenhang mit bestimmten klinischen, histologischen, elektronenmikroskopischen und immunelektronenmikroskopischen Merkmalen für die Zweckmäßigkeit der Abtrennung dieser Krankheitseinheit. Dennoch fassen einige Autoren derartige Fälle bisher entweder als atypische DH auf [24], als IgA-BP [31] oder als polymorphes BP [19].

IgA-lineäre Dermatose

In Tabelle 1 stellten wir die charakteristischen Merkmale der IgA-lineären Dermatose sowie ihre Differenzierung von DH und BP zusammen.

Wenn man die angeführten Kriterien berücksichtigt, unterscheidet sich die IgA-*lineäre* Dermatose von DH mit *granulären* IgA-Ablagerungen und scheint eine eigenständige bullöse Krankheit zu sein [10, 22]. Eine grundlegende Bedeutung hat das Nichtauftreten der glutensensitiven Enteropathie, also praktisch die Unzweckmäßigkeit der glutenfreien Diät. Ein ebenfalls wichtiges Merkmal, das auf die Eigenart der IgA-lineären Dermatose hinweist, ist ein unterschiedliches HLA im Vergleich zu typischer DH.

Tabelle 1. IgA-lineäre Dermatose. Differenzierung von Dermatitis herpetiformis und Pemphigoid

	IgA-lineäre Dermatose	Dermatitis herpetiformis	Bullöses Pemphigoid
Charakter der Hautveränderungen	vesikulös und bullös	papulös und vesikulös	hauptsächlich bullös
Lokalisation	keine Prädilektion	charakteristische Prädilektion	keine Prädilektion
Histologie: PMN-Mikroabszesse in dermalen Papillen	(+) und/oder (−)	(+)	(−)
Ultrastruktur: Entstehung der Blasen	über und/oder unter der Lamina basalis	unter der Lamina basalis	über der Lamina basalis
Muster der immunologischen Ablagerungen	IgA linear in der BMZ (mögliche Beimischung anderer Ig)	IgA granulär in dermalen Papillen	lineär, hauptsächlich IgG in der BMZ
Immunelektronenmikroskopie: Ablagerungen	in der Lamina lucida oder unter der Lamina basalis	unter der Lamina basalis	in der Lamina lucida
Indirekte IF: Serum-Untersuchungen	IgG anti BMZ-AK	keine spezifischen Antikörper	IgG anti-BMZ-AK
Glutensensitive Enteropathie	−	+	−
HLA − B 8	33%	85%	nicht charakteristisch
DRW 3	keine Angaben	85%	
Dauer der Krankheit	mehrere Monate oder Jahre	mehrere Jahre, oft ganzes Leben	mehrere Monate oder einige Jahre
Ansprechen auf Sulfone	sehr gut zu Beginn, später Sulfone und Kortikosteroide in kleinen Dosen	dramatisch	gewöhnlich nicht

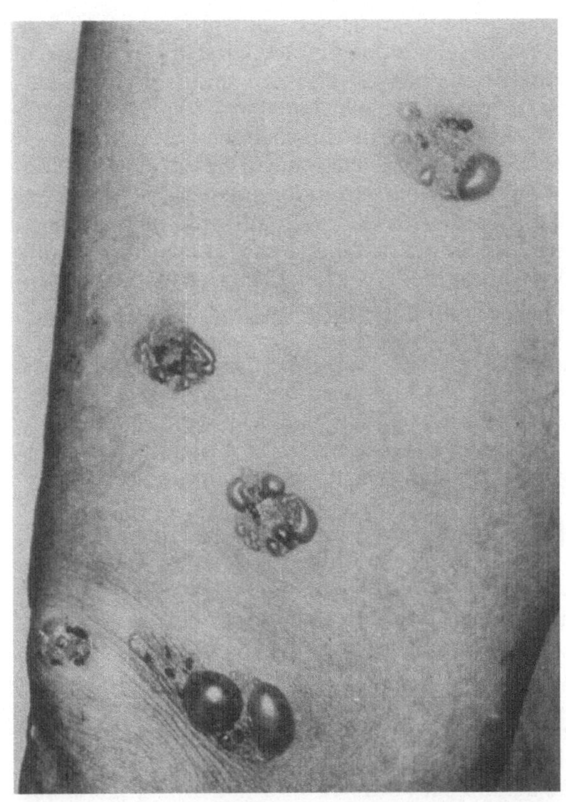

Abb. 1. IgA-lineäre Dermatose. Vesikulöse und bullöse Hautveränderungen, manche in herpetiformer Anordnung

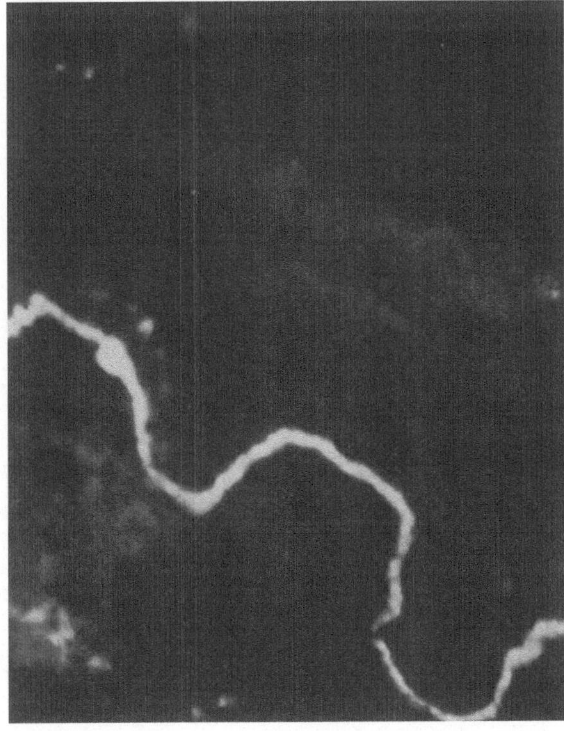

Abb. 2. Lineäre IgA-Ablagerungen in der Basalmembranzone. Anti-IgA-Konjugat – Ziegen-Gammaglobulin antihumanes IgA 2 E/1% Protein/ml; 10,2 mg Protein/ml; Fluorescein/Protein molar 2.9. Verdünnung für Gebrauch 1/4/E/ml

Eine klinische Abgrenzung der IgA-lineären Dermatose von atypischen BP-Varianten, insbesondere der vesikulösen, kann sehr schwer oder unmöglich sein. Histologische Merkmale, die bei Differenzierung von BP behilflich sein könnten, sind das häufige Auftreten polymorphkerniger Mikroabszesse in den dermalen Papillen wie bei DH, oft aber mit einem Zusatz von Eosinophilen wie bei BP. Sogar in derselben Biopsie kann es an einigen Stellen histologische Merkmale von BP und an anderen von DH geben. Bei ultrastrukturellen Untersuchungen stellt man neben der Entstehung einer Blase *über* der Lamina basalis (LB), wie bei BP, ebenfalls Blasen *unter* der LB, häufig mit Fibrin-Ablagerungen wie bei DH, fest. Bei immunelektronenmikroskopischen Untersuchungen sind die IgA-Ablagerungen entweder in der Lamina lucida wie bei BP lokalisiert, oder im Korium unter der LB wie bei DH, und mitunter sind sie bei denselben Kranken oder sogar in derselben Biopsie in beiden Lokalisationen vorhanden.

Das Ansprechen auf die Therapie ist bei IgA-lineärer Dermatose ebenfalls anders als bei BP und DH. Bei der Mehrheit der Fälle haben Sulfone eine günstige Wirkung; Kortikosteroide dagegen, die bei BP die beste Behandlung sind, sind hier allein nicht wirksam. Jedoch muß hervorgehoben werden, daß die Sulfon-Dosen, die zur Krankheitskontrolle gebraucht werden, häufig im weiteren Verlauf der Krankheit so groß sind, daß die Therapie mitunter toxisch sein kann.

Aus unseren Beobachtungen geht hervor, daß die Zugabe kleiner Dosen von Kortikosteroiden zu Sulfonen besonders günstig ist. Die kombinierte Therapie ermöglicht, beide Arzneien in sehr kleinen Dosen zu verabreichen, ohne irgendwelche Nebenwirkungen zu verursachen. Aus diesem Grunde sind wir der Meinung, daß die Anerkennung der IgA-lineären Dermatose als einer nosologischen Einheit nicht nur semantische, sondern praktische Bedeutung für die Wahl der entsprechenden Behandlungsmethode hat.

Trotz der deutlichen Unterschiede zwischen der IgA-lineären Dermatose und dem BP gibt es seltene Fälle, bei denen in der direkten Immunfluoreszenz neben lineären IgA-Ablagerungen ebenfalls IgG-Ablagerungen auftreten und neben zirkulierenden BMZ-Antikörpern der IgA-Klasse zirkulierende BMZ-Antikörper der IgG-Klasse. Derartige Fälle sind BP-ähnlicher, und vielleicht sind sie schon ein Überlappen der IgA-lineären Dermatose mit BP. Aus allen angeführten Kriterien ergibt sich jedoch ziemlich klar, daß in allen Fällen von IgA-lineärer Dermatose ebenfalls DH- und BP-Merkmale vorhanden sind, mit einem Übergewicht der für DH oder BP charakteristischen Symptome.

IgA-lineäre Dermatose bei Kindern (Chronische bullöse Dermatose der Kinder – Chronic Bullous Disease of Childhood = CBDC)

Das Äquivalent von IgA-lineärer Dermatose bei Erwachsenen ist CBCD, d.h. die IgA-lineäre Dermatose bei Kindern [4]. Ähnlich wie bei Erwachsenen gibt es bei Kindern gänzlich typische Fälle von DH mit charakteristischen klinischen, histologischen und immunpathologischen Symptomen und mit koexistierender glutensensitiver Enteropathie. Der Verlauf ist ausgesprochen chronisch, und die Hautveränderungen können sich bis nach der Pubertät erhalten. Das Ansprechen auf Sulfone und glutenfreie Diät ist ebenso gut wie bei Erwachsenen [23].

Ähnlich, obgleich bedeutend seltener als bei Erwachsenen, treten bei Kindern typische BP-Fälle, sogar mit zirkulierenden BMZ-Antikörpern in der IgG-Klasse auf, und diese Fälle sprechen besonders gut auf Kortikosteroide an [23].

Bedeutend häufiger dagegen ist bei Kindern die IgA-lineäre Dermatose, die alle Merkmale dieser Entität bei Erwachsenen hat. Die früher eingeführte Bezeichnung CBCD sollte die Andersartigkeit dieser Einheit unterstreichen, wobei zu Beginn keinerlei immunologische Phänomene im Korium mittels direkter Immunfluoreszenz festgestellt wurden, da man die Untersuchungen nicht mit dem IgA-Konjugat durchgeführt hat. Gegenwärtig wird die Bezeichnung „IgA-lineäre Dermatose der Kinder" gebraucht, obgleich einige Autoren der Meinung sind, daß das eine Abart von IgA-BP [33], andere, daß es eine Abart von DH sei, und die alte Sammelbezeichnung für subepidermale bullöse Krankheiten bei Kindern – „juvenile DH" – verwenden [13]. Der Name CBDC ist insofern unklar, als er von einigen Autoren als Sammelbezeichnung für sämtliche subepidermalen bullösen Krankheiten bei Kindern angewandt wird.

Um diese Art von Mißverständnissen zu vermeiden, sind wir der Meinung, daß es besser ist, die eindeutige Bezeichnung „IgA-lineäre Dermatose" zu verwenden, umsomehr als sie die Identität dieser Krankheit mit der bei Erwachsenen aufzeigt. Unabhängig jedoch von der verwandten Bezeichnung ist das Wichtigste vom praktischen Standpunkt aus, daß es – ähnlich wie bei Erwachsenen – bei diesen Fällen klinische und histologische Symptome von DH und BP gibt, und daß die günstigen therapeutischen Effekte durch Applikation von Sulfonen mit einem Zusatz von kleinen Dosen von Kortikosteroiden erzielt werden. Das diagnostische Merkmal sind lineäre IgA-Ablagerungen in der BMZ, so daß Immunfluoreszenzuntersuchungen von besonderer praktischer Bedeutung sind.

Zusammenfassung

Besprochen wurden atypische Fälle von Pemphigus und Pemphigoid mit Überlappungsphänomenen verschiedener bullöser Krankheiten. Immunfluoreszenzuntersuchungen sind dabei von entscheidender diagnostischer Bedeutung.

Es gibt sehr selten eine wirkliche Koexistenz von Pemphigus mit Pemphigoid sowie eines jeden von ihnen mit Lupus erythematodes und anderen autoimmunologischen Syndromen.

Als Pemphigoidspektrum wurden Herpes gestationis und Epidermolysis bullosa acquistia erfaßt, obwohl die letzte ein nicht geklärtes Krankheitssyndrom darstellt.

Besondere Aufmerksamkeit wurde auf das bisher ziemlich kontroverse Problem bullöser Hautveränderungen gerichtet, welche in sich Merkmale von Dermatitis herpetiformis und Pemphigoid vereinen und sich in der direkten Immunfluoreszenz durch lineäre IgA-Ablagerungen in der Basalmembranzone charakterisieren. Unterstrichen wurde der praktische Aspekt der Diagnose dieser bullösen Krankheitsvariante, da hier keine glutensensitive Enteropathie auftritt (glutenfreie Diät ist unzweckmäßig), und die beste therapeutische Wirkung Sulfone kombiniert mit kleinen Dosen von Kortikosteroiden haben. Die bullösen Hautveränderungen unterscheiden sich sowohl von DH als auch von BP, und deswegen scheint die Bezeichnung „IgA-lineäre Dermatose" für diese nosologische Einheit am zweckmäßigsten zu sein. Die Krankheit tritt ebenfalls bei Kindern auf und wird häufig als „chronische bullöse Dermatose der Kinder" bezeichnet.

Literatur

1. Aronson, A.J., Soltani, K., Aronson, I.K., Ong, R.T.: Systemic lupus erythematosus and dermatitis herpetiformis. Concurrence with Marfan's syndrome. Arch. Dermatol. *115*, 68–70 (1979)
2. Bean, S.F. Lynch, F.W.: Senear-Usher syndrome (pemphigus erythematosus). Immunofluorescent studies in a patient. Arch. Dermatol. *101* 642–645 (1970)
3. Bean, S.F., Michel, B., Furey, N.: Vesicular pemphigoid. Arch. Dermatol. *112*, 1402–1404 (1976)
4. Bean, S.F., Furey, N.L., Chorzelski, T.P., Jablońska, S.: Childhood form of linear IgA bullous dermatitis (benign chronic bullous disease of childhood). In: Immunopathology of the skin. Beutner, E.H., Chorzelski, T.P., Bean, S.F. (eds.), pp. 320–323. New York: Wiley 1979
5. Beutner, E.H., Jordon, R.E.: Demonstration of skin antibodies in sera of pemphigus vulgaris patients by indirect immunofluorescent staining. Proc. Soc. Exp. Biol. Med. *117*, 505–510 (1964)
6. Beutner, E.H., Chorzelski, T.P., Hale, W.L., Hausmanowa-Petrusewicz, I.: Autoimmunity in concurrent myasthenia gravis and pemphigus erythematosus. JAMA *203*, 125 (1968)
7. Björnberg, A., Mobacken, H.: Reccurent bullous eruptions on the lower legs. Acta Derm. Venereol. (Stockh.) *56*, 405–408 (1976)

8. Chorzelski, T.P., Jablońska, S., Blaszczyk, M.: Immunopathological investigations in the Senear-Usher syndrome (Coexistence of pemphigus and lupus erythematosus). Br. J. Dermatol. *80*, 211–217 (1968)
9. Chorzelski, T.P., Maciejowska, E., Jablońska, S., DeMento, F.J., Grover, R.W., Holubar, K., Beutner, E.H.: Coexistence of pemphigus and bullous pemphigoid. Arch. Dermatol. *109*, 849–853 (1974)
10. Chorzelski, T.P., Jablońska, S., Beutner, E.H.: Adult form of linear IgA bullous dermatosis. In: Immunopathology of the skin. Beutner, E.H., Chorzelski, T.P., Bean, S.F. (eds.), pp. 316–319. New York: Wiley 1979
11. Chorzelski, T.P., Jablońska, S., Beutner, E.H.: Pemphigoid. In: Immunopathology of the skin. Beutner, E.H., Chorzelski, T.P., Bean, S.F. (eds.), pp. 243–255. New York: Wiley 1979
12. Chorzelski, T.P., Beutner, E.H., Jablońska, S.: The role and nature of autoimmunity in Pemphigus. In: Immunopathology of the skin. Beutner, E.H., Chorzelski, T.P., Bean, F.S. (eds.), pp. 183–229. New York: Wiley 1979
13. Diaz, L.A., Lamkin, B.C., Dublin, M.V.: Juvenile dermatitis herpetiformis. Immunopathology and HLA typing. Arch. Dermatol. *115*, 584–586 (1979)
14. Drachman, D.B.: Myasthenia gravis. New Engl. J. Med. *298*, 136–142 (1978)
15. Emmerson, R.W., Wilson Jones, E.: Eosinophilic spongiosis in pemphigus. A report of unusual histological change in pemphigus. Arch. Dermatol. *97*, 252–257 (1968)
16. Fry, L.: Dermatitis herpetiformis. In: Immunopathology of the skin. Beutner, E.H., Chorzelski, T.P., Bean, S.F. (eds.), pp. 283–302. New York: Wiley 1979
17. Harrington, C.I., Sneddon, I.B.: Coexistence of bullous pemphigoid and pemphigus foliaceus. Br. J. Dermatol *100*, 441–445 (1979)
18. Hodge, L., Black, M.M., Ramnarian, N., Bhogal, B.: Indirect complement immunofluorescence in the immunopathological assessment of bullous pemphigoid, cicatricial pemphigoid and herpes gestationis. Clin. Exp. Dermatol. *3*, 61–67 (1978)
19. Honeyman, J.F., Honeyman, A.R., de la Parra, M.A., Pinto, A., Egniguren, G.J.: Polymorphic pemphigoid. Arch. Dermatol. *115*, 423–427 (1979)
20. Jablońska, S., Chorzelski, T.P., Beutner, E.H., Jarząbek-Chorzelska, M.: Herpetiform pemphigus a variable pattern of pemphigus. Int. J. Dermatol. *14*, 353–359 (1975)
21. Jablońska, S., Chorzelski, T.P., Beutner, E.H., Maciejowska, E.: Immunologic phenomena in herpes gestationis. Arch. Dermatol. Res. *252*, 267–274 (1975)
22. Jablońska, S., Chorzelski, T.P., Beutner, E.H., Maciejowska, E., Rzesa, G.: Dermatitis herpetiformis and bullous pemphigoid. Arch. Dermatol. *112*, 45–48 (1976)
23. Jablońska, S., Chorzelski, T., Blaszczyk, M., Maciejowska, E., Jarząbek-Chorzelska, M.: Chronische nicht erbliche blasenbildende Erkrankungen des Kindes. Pädiatrische Dermatologie. Herzberg, J.J., Korting, G.W., (Hrsg.), S. 57–64. Stuttgart-New York: Schattauer 1978
24. Katz, S.I., Strober, W.: The pathogenesis of dermatitis herpetiformis. J. Invest. Dermatol. *70*, 63–75 (1978)
25. Kumar, V., Binder, W.L., Schotland, E., Beutner, E.H., Chorzelski, T.P.: Coexistence of bullous pemphigoid and systemic lupus erythematosus. Arch. Dermatol. *114*, 1187–1190 (1978)
26. Michel, B., Bean, S.F., Chorzelski, T., Fedele, Ch.F.: Cicatrical pemphigoid of Brunsting-Perry. Immunofluorescent studies. Arch. Dermatol. *113*, 1403–1405 (1977)
27. Mitchell, D.M.: Herpes gestationis and the „pill". Br. Med. J. *2*, 1324 (1966)
28. Orfanos, C.E., Gartmann, H., Mahrle, G.: Zur Pathogenese des Pemphigus erythematosus. Übergang eines chronischen discoiden Erythematodes in einen Pemphigus erythematosus (Senear-Usher). Arch. Dermatol. Res. *240*, 317–333 (1971)
29. Person, J.R., Rogers, R.S.: Bullous and cicatrical pemphigoid. Mayo Clin. Proc. *52*, 54–66 (1977)
30. Provost, T.T., Tomasi, T.B., Jr.: Complement activation via the alternate pathway in skin disease. I. Herpes gestationis, systemic lupus erythematosus and bullous pemphigoid. J. Clin. Invest. *52*, 1779–1787 (1973)
31. Provost, T.T., Maize, J.C., Ahmed, R.A., Straus, J.S., Dobson, R.L.: Unusual subepidermal bullous diseases with immunologic features of bullous pemphigoid. Arch. Dermatol. *115*, 156–160 (1979)
32. Sobel, S., Miller, R., Shatin, H.: Lichen planus pemphigoides. Immunofluorescence findings. Arch. Dermatol. *112*, 1280–1283 (1976)
33. Van der Meer, J.B., Remme, J.J., Nefkens, M.J.J., Baart de la Faille-Kuyper, E.M.: IgA anti-basament membrane antibodies in a boy with pemphigoid. Arch. Dermatol. *113*, 1462 (1977)

Photodermatosen und Phototherapie

Frederick Urbach

Prinzipien der Lichttestung in der dermatologischen Praxis

In den letzten Jahren haben Hauterkrankungen ein zunehmendes Interesse gefunden, die mit natürlicher oder künstlicher Lichtexposition zusammenhängen [1, 5]. Gegenwärtig ist eine vollständige Klassifikation der Photodermatosen entsprechend ihrem Aktionsspektrum (d.h. eine Bestimmung der jeweils wirksamsten Wellenlänge) nicht möglich, weil die abnorme Hautreaktion durch einen breiten und variablen Spektralbereich hervorgerufen werden kann, der oft nicht klar mit einem spezifischen Chromophor korrelierbar ist [4, 6].

Die Haupttypen von Hautkrankheiten, bei denen Lichttestungen zur Aufdeckung der kausalen Ursache hilfreich sein können, sind:

1. Photokontaktdermatitis
   a) phototoxische Kontaktdermatitis
   (Dermatitis pratensis, Berloque-Dermatitis, phototoxische Dermatitis durch Teerbestandteile, Industrieprodukte, Medikamente etc.).
   Dieser Reaktionstyp ist seiner Natur nach ähnlich einer primären toxischen Kontaktdermatitis, da die Reaktion unter dem adäquaten Agens und adäquatem Licht bei fast jedem Menschen provoziert werden kann und bei der ersten adäquaten Exposition auftritt.
   b) photoallergische Kontaktdermatitis
   (ausgelöst durch Agentien wie halogenierte Salizylanilide, Bithionol, Jadit etc.).
   Dieser Reaktionstyp ist einer allergischen Kontaktdermatitis insofern ähnlich, als er wenige Personen betrifft, vorhergehenden Kontakt erfordert und sehr wenig Agens und Licht zur Auslösung benötigt.
2. Lichturtikaria.
3. Polymorphe Lichtdermatose.
4. Aktinisches Retikuloid.
5. Porphyrien.

Der Sinn einer Lichttestung bei Patienten ist ein zweifacher:
- Nachweis, ob eine abnorme Empfindlichkeit der Haut gegenüber Licht vorhanden ist, sowie
- Reproduktion der Läsionen der Erkrankung en miniature zu diagnostischen Zwecken.

Testverfahren

Photopatch-Testung bei Photokontaktdermatitis

Wie bei jedem anderen Läppchentest sind vor allem folgende praktischen Voraussetzungen zu bedenken:
1. Die Menge (die Konzentration) der verdächtigen Substanz,

2. die Lichtdosis (die Intensität) der Strahlenquelle,
3. das Spektrum (die Verteilung der Wellenlängen) der Lichtquelle.

Photoallergische Kontaktdermatitis. In den meisten Fällen sollte die Konzentration der verdächtigen Substanz, die auf die Haut aufgetragen wird, in der Größenordnung der Konzentration liegen, mit der die Patienten natürlicherweise exponiert werden. Um falsch-positive Reaktionen zu vermeiden, werden die Pflasterteste doppelt angelegt, und das Pflastermaterial muß lichtundurchlässig sein. Nach 24 Stunden wird die Hälfte der Pflaster entfernt, die Testareale werden mit der entsprechenden Lichtquelle bestrahlt und wieder mit dem lichtundurchlässigen Material bedeckt. Die Teste werden 24 Stunden nach der Bestrahlung abgelesen. Die nichtbestrahlten Pflasterteste dienen als Kontrollen, um eine primär toxische oder eine gewöhnliche (nicht lichtbedingte) allergische Kontaktdermatitis auszuschließen.

Wenn eine phototoxische Reaktion vermutet wird, ist es notwendig, die Stellen eine Stunde nach Applikation der verdächtigen Substanz zu bestrahlen (besonders wichtig, wenn Furokumarine verdächtigt werden), da die aktive Substanz durch die Haut absorbiert wird und in wenigen Stunden verschwinden kann.

Die phototoxische oder photoallergische Kontaktdermatitis wird für alle praktischen Zwecke durch UV-A (320–400 nm) oder blaues sichtbares Licht erzeugt. Das muß bei der Auswahl der Lichtquellen beachtet werden.

Andere Photodermatosen

Die *Lichturtikaria* kann durch UV-B, UV-A oder sichtbares Licht erzeugt werden. Daher müssen für die Testung entweder unterschiedliche Lichtquellen oder eine Breitspektrumquelle mit entsprechenden Filtern benutzt werden [4].

Die *polymorphe Lichtdermatose* scheint durch intensive UV-B-Strahlung bedingt zu sein – daher ist wiederholte Bestrahlung mit einer UV-B-Lichtquelle notwendig [3, 4, 6].

Porphyrien werden durch die Wellenlänge im Bereich von 400 nm ausgelöst [4].

Bestimmung der minimalen Erythemdosis (MED)

Wenn irgendeine Lichtquelle benutzt wird, die signifikante Mengen von UV-B (280 bis 320 nm) abgibt, so ist es zunächst notwendig, die Dosis (Intensität $\times$ Zeit [J/cm^2]) zu bestimmen, die bei dem speziellen Patienten ein gerade wahrnehmbares Erythem 24 Stunden nach der Exposition erzeugt. Diese Dosis von UV-B sollte für jede Lichtquelle an der Haut von Normalpersonen bestimmt werden, da eine stärkere Abweichung der MED von der Norm diagnostische Bedeutung besitzt.

Es ist daher notwendig, die jeweils richtige Lichtquelle für die jeweiligen Testumstände zu verwenden. Im folgenden werden die wesentlichen Lichtquellen kurz beschrieben, die derzeit für Lichttestungen erhältlich sind [2].

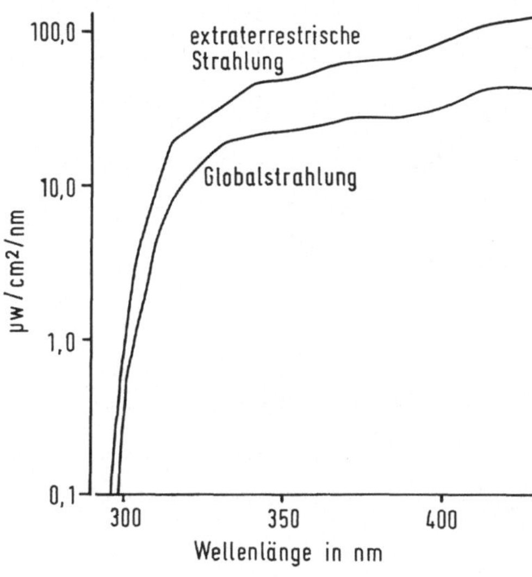

Abb. 1. Emissionsspektrum der Sonne

Vorteile:
Wenn nutzbar, ökonomisch und ideal
Exzellent für die Therapie

Nachteile:
Variable UV-Emission (jahreszeitliche Schwankungen; günstig zwischen 11 und 14
Uhr)

Typ:	Offener Bogen bei Atmosphärendruck
Emissionsspektrum:	Kontinuierlich; abhängig vom Metallgehalt der Kohle (Abb. 2)
Filter:	Schott WG-3 (2 mm), Fensterglas (3 mm), Corning C57–54
Erythemdosis:	5 bis 20 sec
Photopatch-Testdosis:	3 min (Fensterglasfilter)

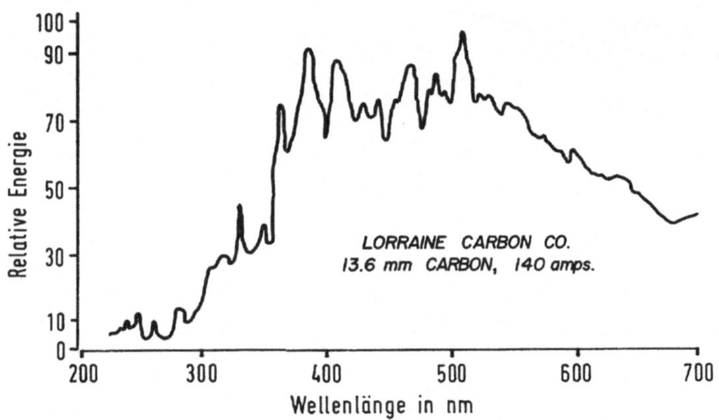

Abb. 2. Emissionsspektrum einer Kohlebogenlampe

Vorteile:
Emissionsspektrum ähnlich dem natürlichen Sonnenlicht
Verschiedene Kohlearten mit unterschiedlichen Emissionsspektren können benutzt werden

Nachteile:
Im allgemeinen ungeeignet für die Therapie
Unterschiedliche Emission mit zunehmendem Verbrauch der Elekroden
Rauchentwicklung, unpraktische Bedienung

Typ: Niederdruck-Quecksilberbogenlampe
Emissionsspektrum: Kontinuierlich; Gipfel bei 313 nm (Abb. 3)
Filter: Kalzium, Zink, Thallium-Phosphat-Phos-
                                   phor in einer speziellen Glasumhüllung
Erythemdosis: 90 bis 120 sec; 25,4 cm (10 inches)
Photopatch-Testdosis: ungeeignete Emission

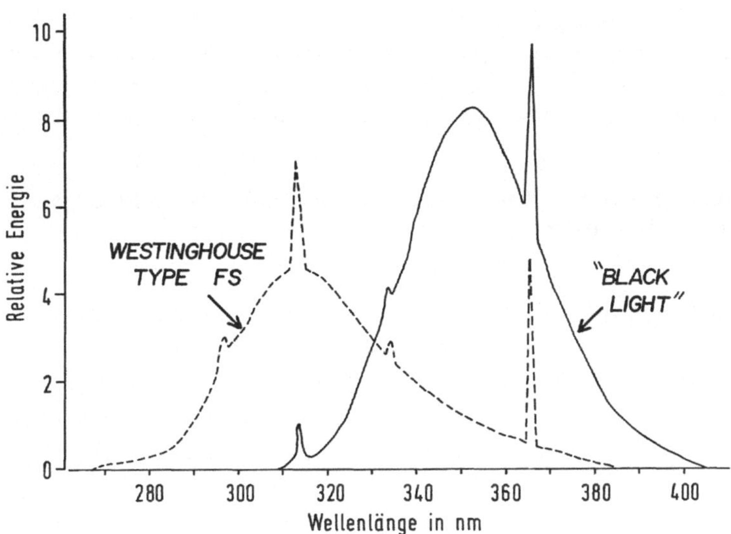

Abb. 3. Emissionsspektrum von zwei Fluoreszenzröhren

Vorteile:
Leicht zu erhalten und zu standardisieren
Nützlich zur Testung bei polymorphen Lichtdermatosen und zur Therapie der
Psoriasis
Gute Quelle für „Sonnenbrandstrahlung" (290 bis 320 nm)
Preisgünstig

Nachteile:
Ungeeignet zur Photopatch-Testung, da die Emission bei einer Wellenlänge von
weniger als 320 nm liegt

| *UV-Lichtquelle:* | *Fluoreszenzröhre – Schwarzlichtlampe* (Blacklight) |

UV-Lichtquelle: — *Fluoreszenzröhre – Schwarzlichtlampe* (Blacklight)

Typ: — Niederdruck-Quecksilberbogenlampe

Emissionsspektrum: — 320 bis 450 nm; Gipfel bei 360 nm (Abb. 3)

Filter: — Bariumdisilikat, Phosphor-Glasumhüllung

Erythemdosis: — Ungeeignete Emission

Photopatch-Testdosis: — 45 min; 25,4 cm (10 inches)

Vorteile:

Leicht erhältlich und standardisierbar

Geeignet für Photopatch-Testung, da die Emission im langen Ultraviolett liegt (320 bis 450 nm). Eine Batterie dieser Fluoreszenzröhren kann zusammenmontiert werden (4 oder mehr, 5 bis 10 cm voneinander entfernt), um die Expositionszeit zu verkürzen

Preisgünstig

Kann zur Phototherapie von Vitiligo benutzt werden, jedoch sind sehr lange Expositionszeiten (über 90 min) notwendig

Nachteile:

Lange Expositionszeiten sind für Photopatch-Testung und Therapie erforderlich

Typ:	Hochdruck-Xenon-Bogenlampe
Emissionsspektrum:	Kontinuierlich (Abb. 4)
Filter:	Schott WG Serien
Erythemdosis:	5 bis 20 sec; 25,4 cm (10 inches)
Photopatch-Testdosis:	60 bis 120 sec; 25,4 cm (10 inches)
Hersteller:	Solar Light Co., Philadelphia, Pa., USA

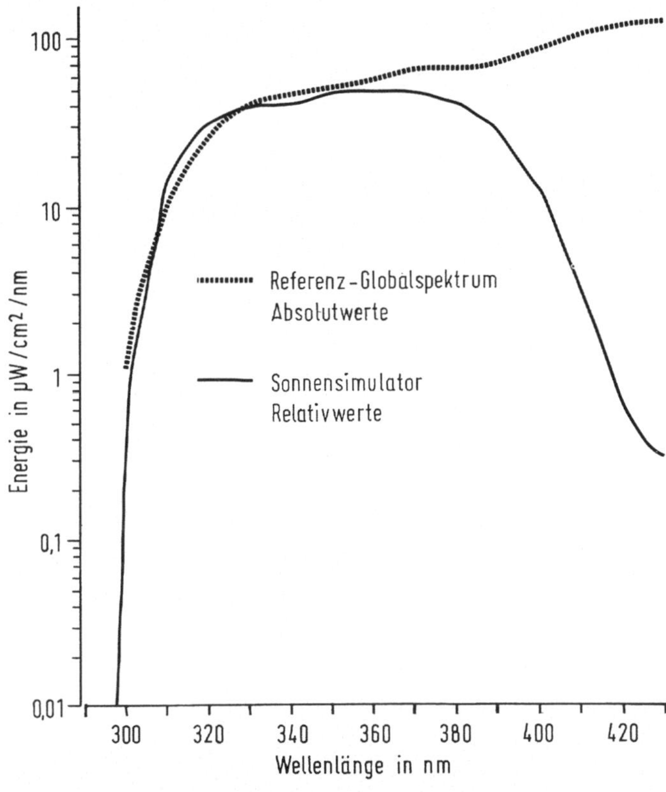

Abb. 4. Emissionsspektrum des Sonnensimulators

Vorteile:

Emissionsspektrum ähnlich dem natürlichen Sonnenlicht

Gut für wissenschaftliche Zwecke, zur Photopatch-Testung und für die Bestimmung des Spektralbereiches der Photosensitivität bei polymorpher Lichtreaktion, Porphyrie und anderen Erkrankungen. Geeignete Filter (Schott, Corning) können eingesetzt werden, um UV-A- und UV-B-Spektralbereiche auszuwählen.

Nachteile:

Teuer und unhandlich

Nur ein einziges Feld kann zu einer gegebenen Zeit getestet werden; etwa 90 min sind für einen kompletten Test erforderlich

<table>
<tr><td>UV-Lichtquelle:</td><td>„Hot Quartz-Alpine"-Lampe</td></tr>
</table>

Typ:	Hochdruck-Quecksilber-Bogenlampe
Emissionsspektrum:	Diskontinuierlich mit Banden bei 254, 297, 303 und 366 nm (Abb. 5)
Filter:	Fensterglas (3 mm), Schott WG-3 (2 mm)
Erythemdosis:	30 bis 60 sec; 45 cm (18 inches)
Photopatch-Testdosis:	7 bis 20 min; 45 cm (18 inches) bei Benutzung eines Fensterglasfilters

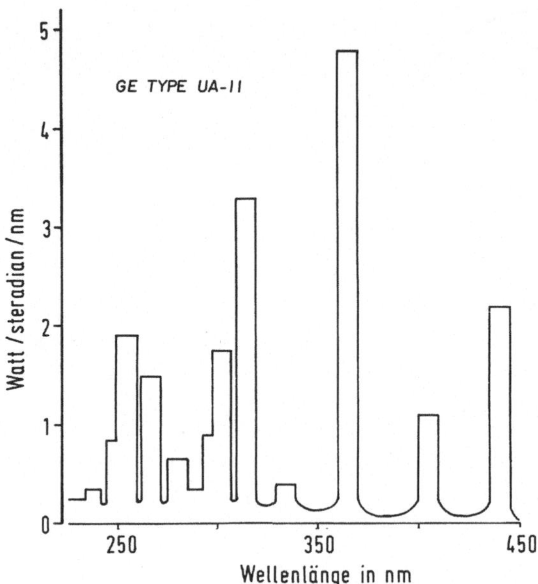

Abb. 5. Emissionsspektrum der „Hot Quartz-Alpine"-Lampe

Vorteile:
Kann sowohl für Phototestung als auch für Therapie benutzt werden
Große Hautflächen können bestrahlt werden

Nachteile:
Vorsicht bei der Benutzung ohne Filter (werden nicht geliefert)
Brenner müssen ersetzt werden
Diskontinuierliche Banden der Emission anstelle eines kontinuierlichen Spektrums

UV-Lichtquelle:	*Woodlicht-Lampe*
Typ:	Hochdruck-Quecksilber-Bogenlampe (GE 100 W flood lamp PHR 38)
Emissionsspektrum:	340 bis 450 nm, Gipfel bei 365 nm
Filter:	Glas mit Nickeloxydphosphor (Wood-Filter)
Erythemdosis:	Keine
Photopatch-Testdosis:	5 bis 10 min; 15 cm
Hersteller:	Ultraviolet Products Inc., San Gabriel, California, USA

Vorteile:

Einfache, preisgünstige, stabile, wirksame Lichtquelle für Photopatch-Testung
Gute Lichtquelle für den Screening-Test bei Porphyrie und Pilzerkrankungen (Fluoreszenz als Indikator)

Nachteile:

Nicht geeignet für die Phototestung der polymorphen Lichtdermatosen
Nicht geeignet für die Therapie, da die Feldgröße zu klein ist

Zusammenfassend kann festgestellt werden, daß Lichtquellen, insbesondere UV-B- und UV-A-Fluoreszenzlampen, erhältlich sind, die zur Feststellung oder zum Ausschluß einer abnormen Lichtempfindlichkeit bei Patienten mit Verdacht auf Photodermatosen in der dermatologischen Praxis geeignet sind.

Für detailliertere Untersuchungen ist es wahrscheinlich am besten, Patienten an Zentren zu verweisen, an denen Monochromatoren und speziell ausgebildete Fachleute zur Verfügung stehen.

Literatur

1. Fitzpatrick, T.B. (ed.): Sunlight and man. Tokyo: Tokyo University Press, 1974
2. Harber, L.C., Bickers, D.R., Epstein, J.H., Pathak, M.A., Urbach, F.: Light sources used in photo patch testing. In: Sunlight and Man, Fitzpatrick, T.B. (ed.), pp. 559–568. Tokyo: Tokyo University Press 1974
3. Jillson, O.F.: Testing for phototoxicity and photoallergy. In: The Biologic Effects of Ultraviolet Radiation, Urbach, F. (ed.). Oxford: Pergamon Press 1969
4. Magnus, I.A.: Dermatologic photobiology. Oxford: Blackwell 1976
5. Urbach, F. (ed.): The biologic effects of ultraviolet Radiation. Oxford: Pergamon Press 1969
6. Wiskemann, K.: Abnormal action spectra, in: The Biologic Effects of Ultraviolet Radiation, Urbach, F. (ed.), pp. 197–206. Oxford: Pergamon Press 1969

Gerd Plewig, Cornelia Hofmann und Erhard Hölzle

Polymorphe Lichtdermatose

Vor genau 100 Jahren beschrieb Hutchinson [15] die „Sommerprurigo", der er zugleich als Synonyma „Prurigo aestivalis", „Prurigo adolescentium" und „Acne prurigo" gab. Hutchinsons Beschreibung war akkurat: Die Krankheit befiel im Frühjahr oder Frühsommer jüngere Menschen hauptsächlich an den lichtexponierten Arealen von Gesicht und Armen. Die Einzeleffloreszenzen waren kleine entzündlich gerötete Papeln, die nicht in Pusteln übergingen und nicht ulzerierten. Der Verlauf war chronisch mit Rezidiven über viele Jahre hinweg.

Aus Skandinavien, wo die Krankheit auch heute noch häufig beobachtet wird, kam von Rasch [28] im Jahre 1900 die heute noch gebräuchliche Bezeichnung „polymorphe Lichtdermatose", ein Ausdruck, der von Hausmann u. Haxthausen [13] noch einmal definiert wurde. Bis in die Neuzeit hinein hat es nicht an umfassenden Übersichtsarbeiten gefehlt [3, 5, 9–11, 17, 19, 22, 23]. In der vorliegenden Arbeit sollen die Charakteristika der polymorphen Lichtdermatose einschließlich Klinik, Pathogenese, Diagnostik, Differentialdiagnose und Therapie beschrieben und die Erfahrungen an eigenen 101 Patienten herausgestellt werden.

Allgemeine Übersicht

Definition. Die polymorphe Lichtdermatose ist eine bei uns relativ häufig, in Skandinavien besonders häufig auftretende [17], durch Sonneneinwirkung entstehende, polymorphe Hauterkrankung an lichtexponierten Körperpartien, die über viele Jahre hinweg saisonal auftritt. Die Ätiologie ist ungeklärt, wahrscheinlich handelt es sich um eine zellvermittelte Photoallergie bei bislang nicht bekanntem Allergen.

Vorkommen. Die polymorphe Lichtdermatose tritt bei uns mit zunehmender Sonnenintensität im Frühjahr und Frühsommer (März bis Juni) auf, bei Touristen, die in sonnenreiche Regionen fahren, auch außerhalb dieser Saison. Je mehr die Patienten in sonnenarmen Wintermonaten ihre Melaninpigmentierung verlieren, um so häufiger tritt die polymorphe Lichtdermatose mit wieder zunehmender Sonneneinstrahlung im Frühjahr auf. Deshalb wird die Erkrankung in Skandinavien z.B. in den nördlich gelegenen Regionen häufiger als in Südskandinavien gesehen.

Die *Geschlechtsverteilung* wird unterschiedlich angegeben; bei uns werden vorwiegend Frauen (9 : 1) betroffen (eigene Beobachtungen). Familiäre Häufung kommt bei 10 bis 15% vor [2, 17], zuweilen wird sie noch häufiger angegeben. Rassische Unterschiede bestehen nicht sicher, da hellhäutige Menschen, Indianer und negroide Patienten befallen werden.

Ätiologie und Pathogenese. Der eigentliche Pathomechanismus ist nicht sicher bekannt. Vieles spricht für eine photoallergische Reaktion. Wir reihen daher die polymorphe Lichtdermatose, ähnlich wie die Lichturtikaria, in die Gruppe der Photoallergien mit noch unbekanntem Photosensibilisator ein (Tabelle 1). Hierfür sprechen die verzögerte

Tabelle 1. Einteilung der Photoallergien

Mit bekanntem Photosensibilisator
1. Photokontaktallergie
2. Hämatogene (systemische) Photoallergie
3. Persistierende Lichtreaktion

Mit noch unbekanntem Photosensibilisator
4. Lichturtikaria (Sonnenurtikaria)
5. Polymorphe Lichtdermatose

Reaktionszeit zwischen Sonnenexposition und Auftreten der Hauterscheinungen, die Art der Hautveränderungen, die auch Ekzemcharakter aufweisen können, die Streuherde mit unscharfer Begrenzung und das histologische Bild. Ferner ist es uns gelungen, das Krankheitsbild bei zahlreichen Patienten unter Laborbedingungen zu reproduzieren, wobei Klinik und Histologie der experimentell ausgelösten Effloreszenzen nicht unterscheidbar von den durch Sonnenexposition entstandenen Hautveränderungen sind (unveröffentlichte Befunde).

Tabelle 2. Synopsis der polymorphen Lichtdermatosen. Angaben über Kalifornien nach J.H. Epstein

Effloreszenzen	Kleinpapulöser Ekzemtyp	Großpapulöser Typ
	Papeln	Papeln, teilweise urtikariell
	Papulovesikeln	Erythema-exsudativum-multi-
	Ekzematisation	forme-artige Herde (EEM-Typ)
		Plaques
Experimentelle Auslösung	möglich	kaum möglich
Lokalisation	Gesicht	Gesicht
	Hals	Hals
	Oberarm	Oberarm
		Hände
Geschlechtsverteilung		
bei uns	9 : 1	
in Kalifornien	1 : 1	
Häufigkeit innerhalb der polymorphen Lichtdermatosen		
bei uns	sehr selten	am häufigsten
Kalifornien	häufig	selten
Differentialdiagnose	Photoallergisches	Lupus erythematodes
	Ekzem	Erythema exsudativum
	Erythropoetische	multiforme
	Porphyrie	Lichturtikaria
	Ekzematisierte	
	Neurodermitis	

Klinik. Der Name „polymorphe Lichtdermatose" soll ausdrücken, daß die Eruptionen bei verschiedenen Patienten sehr polymorph sein können. Beim einzelnen Patienten ist die polymorphe Lichtdermatose fast immer monomorph, beispielsweise vom Ekzem-, Plaque- oder Erythema-exsudativum-multiforme-artigen Typ. Die Einteilung der polymorphen Lichtdermatose in einen kleinpapulösen und großpapulösen Typ (Tabelle 2) hat sich bewährt. Befallen werden bei der polymorphen Lichtdermatose nur die unbedeckten Hautareale, wie Gesicht, Hals- und Brustausschnitt, lateraler Ober- und Unterarm, Handrücken sowie Unterschenkel bei Frauen.

Die minimale Erythemdosis (MED) liegt im Normbereich (vgl. Tabelle 4), obwohl manche Autoren eine erniedrigte MED [29, 32, 33] angeben. Das Aktionsspektrum der polymorphen Lichtdermatose ist nicht genau bekannt [29, 34]. Als auslösende Wellenbereiche wurden das UVB, das UVA und sogar das sichtbare Licht beschrieben. Eine von verschiedenen Autoren empfohlene Technik, die polymorphe Lichtdermatose unter Laborbedingungen experimentell zu reproduzieren, beinhaltet die Applikation einer drei-bis fünffachen MED UVB im Abstand von wenigen Tagen auf den gleichen Testherd, im Bedarfsfall bis zu fünfmal nacheinander [6, 7, 11, 19, 22]. Ferner wurde bei manchen Patienten ein ungewöhnlich verzögerter Verlauf des Erythems nach UVB-Applikation beschrieben, das erst nach 4 bis 5 Tagen den Höhepunkt erreichte, 7 bis 10 Tage persistierte und kaum von Pigmentierung gefolgt war [20]. Ähnliche Beobachtungen werden jedoch auch bei Patienten mit systemischem Lupus erythematodes gemacht und scheinen für die polymorphe Lichtdermatose nicht spezifisch zu sein.

Eine Reihe von Einzelbeobachtungen bei polymorpher Lichtdermatose bedürfen noch weiterer Bestätigungen, so die erhöhten Immunglobuline [16], der autosomal dominante Erbgang [17], der direkte Zusammenhang mit Kontrazeptiva [14] und Auswirkungen auf den Leukozytenmigrationstest [18]. Die früher vermutete Assoziation mit Lupus erythematodes wurde durch wiederholte Untersuchungen ausgeschlossen [4, 8, 26]. Die bei nordamerikanischen Indianern beobachtete aktinische Cheilitis bei polymorpher Lichtdermatose mit genetischer Disposition [2] ist bei uns in dieser Kombination nicht bekannt geworden.

Differentialdiagnose. Die wichtigsten differentialdiagnostisch in Frage kommenden Erkrankungen sind in Tabelle 7 zusammengefaßt.

Therapie. Lokal. Alle Versuche, das Wiederauftreten einer polymorphen Lichtdermatose durch Lokaltherapeutika zu unterdrücken, haben bisher fehlgeschlagen. Lichtschutzmittel, die im UVB und UVB/UVA-Bereich wirksam sind, reichen nicht aus. Auch die prophylaktische Anwendung von Glukokortikoiden ist unwirksam. Hingegen heilen bereits manifeste Hauterscheinungen unter lokal applizierten Glukokortikoiden und/oder Lotio zinci meist rasch ab.

Systemisch. Wiederholt wird Chloroquin empfohlen [21]; wegen der unzureichenden Schutzfunktion wird es jedoch heute kaum noch benutzt. Die ersten Mitteilungen, daß ß-Carotin die polymorphe Lichtdermatose unterdrücken kann [25, 31] wurde bei Nachuntersuchungen nicht mehr bestätigt [27, 32]. Neuerdings wird der PUVA-Therapie eine sehr gute Schutzfunktion zugeschrieben [12, 21, 27]. Werden die Patienten vor Ausbruch der polymorphen Lichtdermatose durch etwa sechs bis zehn PUVA-Bestrahlungen gut pigmentiert, bleibt die Eruption entweder ganz aus oder tritt nur abgeschwächt auf.

Eigene Untersuchungen

Zwischen Juli 1977 und Juli 1979 wurden 141 Patienten in unsere Lichtabteilung mit der Verdachtsdiagnose polymorphe Lichtdermatose oder unklare Lichtdermatose überwiesen (Tabelle 3). Durch Nachweis anderer Hauterkrankungen bei 40 Patienten konnte schließlich die Diagnose polymorphe Lichtdermatose bei 101 Patienten gestellt werden.

Dabei erwies sich die Aufschlüsselung in a) primär durch Licht ausgelöste Dermatosen, b) sekundär durch Licht provozierte Dermatosen und c) nicht durch Licht provozierte Dermatosen als praktisch.

Die *Geschlechtsverteilung* von Frauen zu Männern war 9 : 1. Das durchschnittliche *Alter* lag bei den Frauen bei 31, bei den Männern bei 38 Jahren. Die *Hauttypen* II und III waren am meisten vertreten.

Tabelle 3. Überweisungsdiagnose: Polymorphe Lichtdermatose oder unklare Lichtdermatose (Juli 1977 bis Juli 1979; 141 Patienten)

	N
Primär durch Licht ausgelöst	
Polymorphe Lichtdermatose	101
Urticaria solaris	4
Photoallergisches Ekzem	5
Persistierende Lichtreaktion	4
Sekundär durch Licht provoziert	
Lupus erythematodes integumentalis/systematisatus	6
Morbus Darier	1
Porphyria cutanea tarda	1
Nicht durch Licht provoziert	
Postherpetisches E.e.m.	5
Allergisches Kontaktekzem	5
REM-Syndrom, Pityriasis lichenoides chronica,	9
cholinergische Urtikaria, Arzneimittelelexanthem	
Neurodermitis, Rosazea	

Tabelle 4. Polymorphe Lichdermatose, eigene Patienten

	91 Frauen	10 Männer
Durchschnittliches Alter in Jahren	31 (4–69)	38 (22–58)
Hauttyp	II – III	II – III
Minimale Erythemdosis (MED) bei 300 ± 10 nm in mJ/cm^2 (normal 14–30)	31	20

Tabelle 5. Polymophe Lichtdermatose, Anamnestische Angaben

	Frauen N = 91	Männer N = 10
Atopie in der Familie	9 %	10 %
Lichtempfindlichkeit in der Familie	7 %	–
Ovulationshemmer	26 %	–
Süßstoffe	8 %	–
Abführmittel	2 %	–

Die *minimale Erythemdosis (MED)* für UVB (300 mm) wurde mit einem Hochleistungsgittermonochromator bestimmt [30]. Sie lag mit 31 mJ/cm^2 bei Frauen und 20 mJ/cm^2 bei Männern noch im Normbereich und deckt sich mit den für diese Wellenlänge in der Literatur angegebenen Normalwerten sowie den Ergebnissen bei Vergleichsuntersuchungen an hautgesunden Kontrollpersonen unserer eigenen Klinik (Tabelle 4).

Anamnestische Angaben sind in Tabelle 5 zusammengestellt. Kein Zusammenhang wird mit einer Atopieanamnese oder einem Atopiebefund bei den Patienten gesehen. Auffällig scheint bei Frauen die häufige Angabe von Ovulationshemmern, Süßstoffen und Abführmitteln zu sein.

Das *klinische Bild* war außerordentlich charakteristisch (Tabelle 6). Bevorzugt befallen waren Arme, Hals-, Brustausschnitt, Gesicht und Extremitäten, wobei alleine bei 22 Patientinnen auch die Beine betroffen waren. Stets war das Krankheitsbild bei ein und demselben Patienten monomorph, wobei vorwiegend der Plaque-Typ (großpapulöser Typ entsprechend der internationalen Literatur, Tabelle 2) vorkam und der kleinpapulöse Ekzemtyp nur sehr selten vertreten war (Tabelle 6). Die Hauterscheinungen traten im Mittel 3 bis 4 Stunden nach Sonnenexposition auf und hielten für 1 bis 2 Tage, im Extremfall 1 Tag bzw. bis zu 4 Wochen, an.

Tabelle 6. Polymorphe Lichtdermatose, 101 Patienten, klinisches Bild

Verteilung der Hauterscheinungen [a]	*Anzahl der Patienten*
Arme	70
Brust	58
Gesicht	44
Hände	30
Beine	22
Rücken	15
Art der Hauterscheinungen	
Plaques	28
Urticae + Plaques	16
Urticae	10
Ekzem	4
ohne Angabe	43

[a] Häufig mehr als eine Lokalisation befallen

Laboruntersuchungen haben bei unseren 101 Patienten keine auffälligen Befunde ergeben. Erythrozytenfluoreszenz, auch bei wiederholter Kontrolle und Porphyrinanalysen im Urin waren negativ. Antinukleäre Faktoren waren bei 30% negativ, bei zwei Patienten positiv mit niedrigem Titer und konnten nicht in Korrelation mit der polymorphen Lichtdermatose gebracht werden. Die Immunglobuline lagen ohne Ausnahme im Normbereich.

Die bei zwölf Patienten durchgeführten *histologischen Untersuchungen* waren charakteristisch [1]. Je nach Effloreszenztyp, ob Papel, urtikarielle Plaque oder Erythema-exsudativum-multiforme-artig, unterschied sich das Bild nur graduell. Immer wieder pathognomonisch auftauchende Zeichen waren die perivaskulär orientierten lymphozytären Infiltrate, die ganz gelegentlich an das Epithelband heranreichten und zu geringer fokaler Exoserose und Exozytose führten. Im Stratum Malpighi fanden sich keine gehäuften lichtgeschädigten Zellen. Subepithelial war ein Ödem je nach Schweregrad der klinischen Effloreszenz vorhanden, am stärksten beim Erythema-exsudativum-multiforme-artigen Typ. Eine vakuolige Degeneration der Basalzellschicht wie bei Lupus erythema-

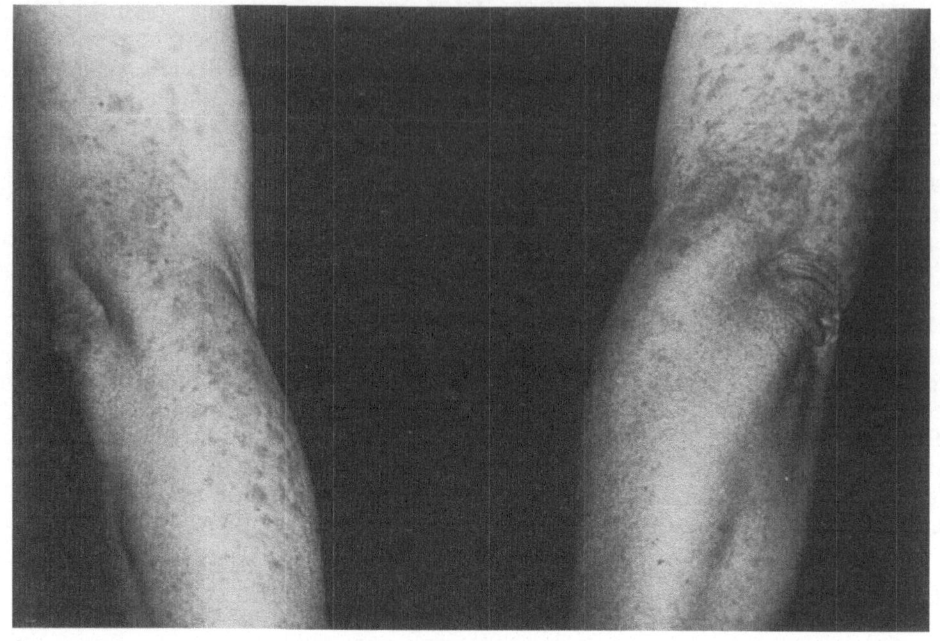

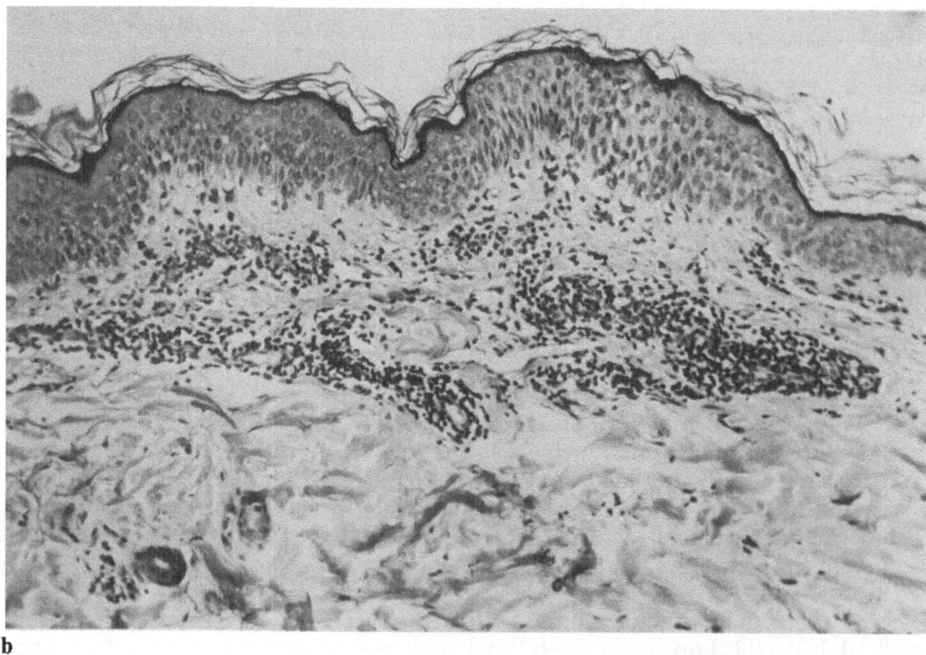

Abb. 1a und b. Polymorphe Lichtdermatose, großpapulöser Typ. a) Befall der sonnenexponierten Partien von Ober- und Unterarm. b) Histologisches Bild, perivaskuläre Rundzellinfiltrate im oberen und mittleren Korium. Vereinzelt Spongiose. HE, 70 : 1

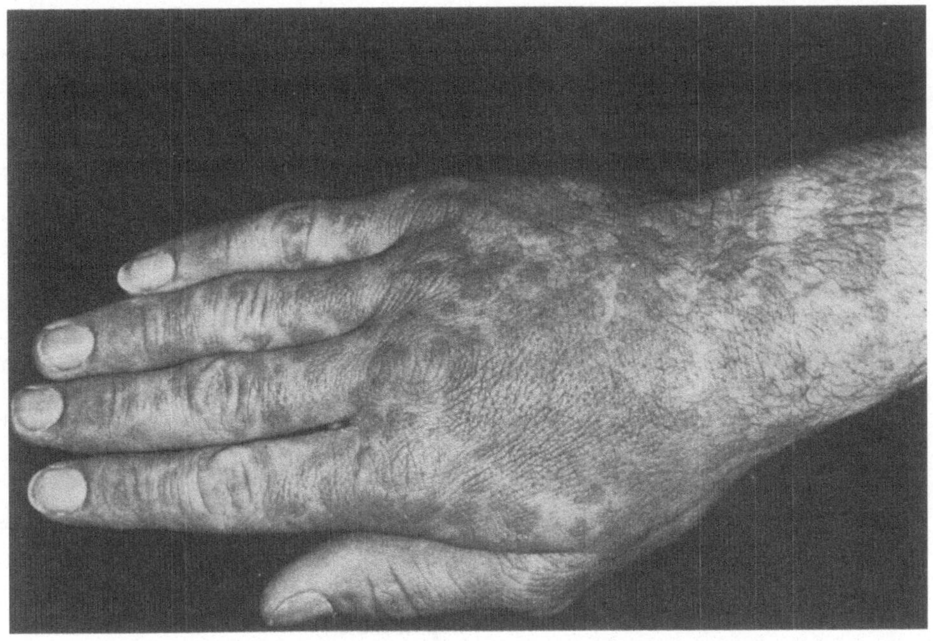

a

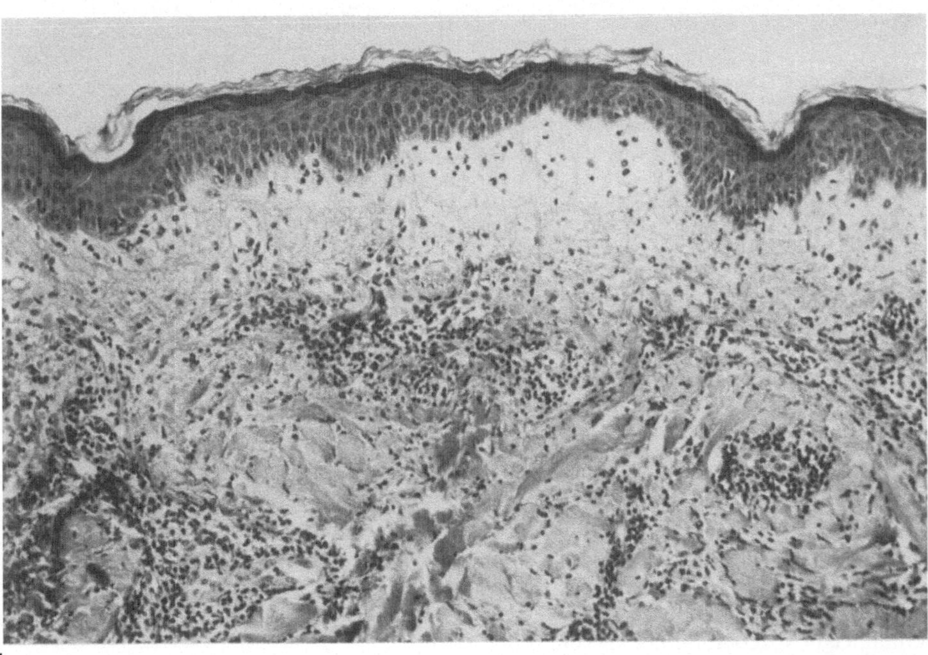

b

Abb. 2a und b. Polymorphe Lichtdermatose, Erythema-exsudativum-multiforme-artiger Typ:
a) Klinisches Bild. b) Histologisch deutliches subepidermales Ödem, persivaskuläre Rundzellinfiltrate. Keine Epithel- oder Gefäßwandnekrose. HE, 70 : 1

todes war nicht zu sehen, obwohl es in der Basalzellregion zu einem inter- und intrazellulären Ödem kam. Die Adnexe wie Follikel und Schweißdrüsen waren nicht mitbetroffen.

Provokation mit künstlichem UV-Licht. Nach längeren Vorversuchen ist es uns gelungen, das Bild der polymorphen Lichtdermatose experimentell durch geeignete Testbedingungen zu reproduzieren. Elf von 47 getesteten Patienten zeigten klinisch und histologisch Veränderungen der polymorphen Lichtdermatose, die von den unter natürlichen Bedingungen durch Sonnenlicht aufgetretenen Hautveränderungen nicht zu unterscheiden waren (unveröffentlichte Ergebnisse).

Differentialdiagnostisch wichtige Erkrankungen sind in den Tabellen 7 und 8 zusammengestellt. Von den mehr als zehn Krankheitsbildern, die anstelle einer polymorphen Lichtdermatose diagnostiziert wurden (bei 40 von 141 Patienten), sollen vier Dermatosen besonders herausgestellt werden. Diese vier Krankheitsbilder werden am häufigsten mit einer polymorphen Lichtdermatose verwechselt (Tabelle 7).

Tabelle 7. Notwendige differentialdiagnostische Untersuchungen, ehe die Diagnose polymorphe Lichtdermatose gestellt werden kann

Lupus erythematodes	Histologie
	Lupusbandtest
	Antinukleäre Faktoren
Photoallergie	Belichteter Epikutantest
Porphyrie	
Porphyria cutanea tarda	Porphyrine im 24-Stunden-Urin
Erythropoetische Protoporphyrie	Erythrozytenfluoreszenz
Lichturtikaria	Lichttestungen

An erster Stelle steht der *Lupus erythematodes* integumentalis oder systematisatus, der bei sechs Patienten vorkam. Klinisch traten nur bei einem Patienten diagnostische Schwierigkeiten auf, da er zunächst das klassische klinische und histologische Bild einer polymorphen Lichtdermatose bot; die Hautveränderungen persistierten über viele Wochen, wurden später keratotisch, bis sich nach einigen Wochen histologisch und immunologisch (Lupusbandtest) eindeutig Zeichen für einen Lupus erythematodes integumentalis einstellten.

Photoallergien (Photokontaktallergien oder hämatogen (systemisch) ausgelöste Photoallergien) werden durch einen belichteten Epikutantest erfaßt; ähnliches gilt für Patienten mit persistierender Lichtreaktion. Insgesamt konnten neun Patienten mit dieser Diagnose von der ursprünglichen Verdachtsdiagnose polymorphe Lichtdermatose abgegrenzt werden.

Die *Porphyrien* sollten zwar erwogen werden, bieten jedoch keine besonderen differentialdiagnostischen Schwierigkeiten.

Hingegen scheint die *Lichturtikaria* differentialdiagnostisch Schwierigkeiten zu bereiten. Nicht selten lautet die Einweisungsdiagnose „Lichturtikaria" oder „Sonnenurtikaria". Außerordentlich häufig kommen die Patienten von sich aus mit der Diagnose „Sonnenallergie". In Anbetracht der möglichen allergischen Genese der polymorphen Lichtdermatose (Tabelle 1) ist die letztere Interpretation wahrscheinlich richtig. Bei insgesamt 141 untersuchten Patienten, bei denen eine Lichtdermatose vermutet wurde (Tabelle 3) kamen auf 101 Patienten mit polymorpher Lichtdermatose nur vier Patienten mit einer Lichturtikaria. Die Diagnose Lichturtikaria wird durch Lichttestungen gestellt; das

Aktionsspektrum ist zumeist breiter als bei polymorpher Lichtdermatose (Röntgenstrahlen, UVC, UVB, UVA, sichtbares Licht). Das klinische Bild ist insofern unterschiedlich, als sofort innerhalb von Minuten nach UV-Exposition Quaddeln auf geröteter Haut auftreten, die nur Minuten bis wenige Stunden anhalten (Tabelle 8).

Tabelle 8. Differentialdiagnose zur Lichturtikaria

	Polymorphe Lichtdermatose	Lichturtikaria
Vorkommen	häufig (101 Patienten) [a]	sehr selten (4 Patienten)
Geschlecht	weiblich > männlich	weiblich = männlich
Hauterscheinungen	urtikarielle Papeln auf normaler Haut	urtikarielle Papeln diffus oder fleckförmig auf geröteter Haut
Verteilung	immer Gesicht, Brust, Arme	Gesicht, Brust Arme selten (Hardening)
Latenzzeit	1 bis 12 Stunden	Erythem: sofort Quaddel: 5–10 Minuten
Dauer	Stunden bis Tage	30 Minuten bis Stunden
Aktionsspektrum	UVA oder UVA+UVB	breit: Rö, UVC, UVB, UVA, sichtbares Licht
MED (Gesäß)	normal	fast immer urtikariell
Provokation	möglich	immer möglich
Histologie nach 24 Stunden	Ödem subepidermal perivaskuläres lymphozytäres Infiltrat im oberen und mittleren Korium	Ödem im Korium, weitgestellte Gefäße, Lymphozyten, Granulozyten, Eosinophile im oberen Korium. Extravasale Kerntrümer

[a] eigene Patientenzahlen von Juli 1977 bis Juli 1979

Demzufolge kann folgende Definition gegeben werden: *Die Diagnose polymorphe Lichtdermatose ist eine Ausschlußdiagnose.* Dieser Satz ist das Resümee unserer Beobachtungen. Die Diagnose der polymorphen Lichtdermatose ist relativ leicht möglich, wenn folgende Erwägungen angestellt werden:
Altersverteilung
Saisonale Abhängigkeit (Frühjahr, Frühsommer)
Befall sonnenexponierter Körperareale
Auftreten der Hauterscheinungen nach wenigen Stunden (Tagen)
Verschwinden der Hauterscheinungen nach mehreren Stunden bis Tagen (Wochen)
Morphologie: klein- oder großpapulöser Typ, monomorph bei ein und demselben Patienten
Ausschluß der wichtigsten Differentialdiagnosen
Charakteristische Histopathologie
Reproduzierbarkeit der Läsionen durch Testungen
Prophylaktische PUVA-Therapie als Schutz vor Rezidiven
Es ist zu erwarten, daß weitere Untersuchungen die Ätiopathogenese dieser Erkrankung aufklären werden. Wahrscheinlich bedingen zunächst noch unbekannte Photosensibilisatoren die immunologischen Zusammenhänge bei der polymorphen Lichtdermatose.

Literatur

1. Ackerman, A.B.: Histologic diagnosis of inflammatory skin diseases, S. 612. Philadelphia: Lea & Febiger 1978
2. Birt, A.R., Hogg, G.R.: The actinic cheilitis of hereditary polymorphic light eruption. Arch. Dermatol. *115*, 699–702 (1979)
3. Brodthagen, H.: Polymorphous light eruptions, S. 679–693. In: Sunlight and man-normal and abnormal photobiologic responses, Fitzpatrick, Th.B., Pathak, M.A., Harber, L.C., Seiji, M., Kukita, A. (eds.). Tokyo: University Press 1974
4. Cahn, M.M., Levy, E.J., Shaffer, B.: Polymorphous light eruption. A ten-year follow-up and evaluation. Arch. Dermatol. *88*, 756–758 (1963)
5. Clorius, R., Jung, E.G.: Die polymorphe Lichtdermatose – Ergebnisbericht. Zentralbl. Haut Geschlkrh. *133*, 291–298 (1974/1975)
6. Epstein, J.H.: Polymorphous light eruptions. Wavelength dependency and energy studies. Arch. Dermatol. *85*, 82–88 (1962)
7. Epstein, J.H.: Polymorphous light eruptions. Phototest technique studies. Arch. Dermatol. *85*, 502–504 (1962)
8. Fisher, D.A., Epstein, J.H., Kay, D.N., Tuffanelli, D.L.: Polymorphous light eruption and lupus erythematosus. Differential diagnosis by fluorescent microscopy. Arch. Dermatol. *101*, 458–461 (1970)
9. Frain-Bell, W.: What is that thing called light? Clin. Exp. Dermatol. *4*, 1–29 (1979)
10. Frain-Bell, W., Mackenzie, L.A., Whitham, E.: Chronic polymorphic light eruption. (A study of 25 cases). Br. J. Dermatol. *81*, 885–896 (1969)
11. Frain-Bell, W., Dickson, A., Herd, J., Sturrock, I.: The action spectrum in polymorphic light eruption. Br. J. Dermatol. *89*, 243–249 (1973)
12. Gschnait, F., Hönigsmann, H., Brenner, W., Fritsch, P., Wolff, K.: Induction of UV light tolerance by PUVA in patients with polymorphic light eruption. Br. J. Dermatol. *99*, 293–295 (1978)
13. Hausmann, W., Haxthausen, H.: Die Lichterkrankungen der Haut. Strahlentherapie, Sonderbände, Bd. 11, S. 62. Berlin: Urban und Schwarzenberg 1929
14. Horkay, I., Tamási, P., Prékopa, A., Dalmy, L.: Photodermatoses induced by oral contraceptives. Arch. Dermatol. Res. *252*, 53–61 (1975)
15. Hutchinson, J.: Lectures on clinical surgery: On certain rare diseases of the skin. Vol. I. London: Churchill 1879
16. Jansén, Chr.T.: Elevated serum immunoglobulin levels in polymorphous light eruptions. Acta Derm. Venereol. (Stockh.) *57*, 331–333 (1977)
17. Jansén, Chr.T.: The natural history of polymorphic light eruptions. Arch. Dermatol. *115*, 165–169 (1979)
18. Jansén, Chr.T., Helander, I.: Cell-mediated immunity in chronic polymorphous light eruptions. Leukocyte migration inhibition assay with irradiated skin as antigen. Acta Derm. Venereol. (Stockh.) *56*, 121–125 (1976)
19. Jung, E.G., Bohnert, E.: Lichtbiologie der Haut. In: Handbuch für Haut- und Geschlechtskrankheiten, Ergänzungsband I 4A, S. 459, Normale und pathologische Physiologie der Haut II. Berlin, Heidelberg, New York: Springer 1979
20. Levy, E.J., Cahn, M.M., Shaffer, B.: Polymorphous light eruption. Some unusual reactions in ultraviolet light test sites. J. Invest. Dermatol. *28*, 147–153 (1957)
21. Lischka, G., Jung, E.G.: Lichtkrankheiten der Haut. S. 71–74. In: Beiträge zur Dermatologie, Bd. 4, Meinhof, W. (ed.). Erlangen: Perimed Straube 1979
22. Magnus, I.A.: Dermatological photobiology. Clinical and experimental aspects, S. 174–188. Oxford: Blackwell 1976
23. McGrae, J.D., Perry, H.O.: Chronic polymorphic light eruption. A review. Acta Derm. Venereol. (Stockh.) *43*, 364–379 (1963)
24. Morison, W.L., Parrish, J.A., Epstein, J.H.: Photoimmunology. Arch. Dermatol. *115*, 350–355 (1979)
25. Nordlund, J.J., Klaus, S.N., Mathews-Roth, M.M., Pathak, M.A.: New therapy for polymorphic light eruption. Arch. Dermatol. *108*, 710–712 (1973)
26. Panet-Raymond, G., Johnson, W.C.: Lupus erythematosus and polymorphous light eruption. Differentiation by histochemical procedures. Arch. Dermatol. *108*, 785–787 (1973)

27. Parrish, J.A., Le Vine, M.J., Morison, W.L., Gonzalez, E., Fitzpatrick, T.B.: Comparison of PUVA and beta-carotene in the treatment of polymorphous light eruption. Br. J. Dermatol. *100*, 187–191 (1979)

28. Rasch, C.: Om et polymorft (erytematøst, vesikuløst og ekzematoidt) lysudslet. Hospitalstidende *43*, 478 (1900)

29. Rottier, P.B., Baart de la Faille, H.: MED-action spectra in polymorphic light eruption and in porphyria compared with model normal spectra. Acta Derm. Venereol. (Stockh.) *57*, Suppl. *77*, 3–35 (1977)

30. Spiegel, H., Plewig, G., Hofmann, C., Braun-Falco, O.: Photoaugmentation – ein photobiologisches Problem. Arch. Dermatol. Res. *261*, 189–200 (1978)

31. Swanbeck, G., Wennersten, G.: Treatment of polymorphous light eruptions with ß-carotene. therapy. Acta Derm. Venereol (Stockh.) *52*, 462–466 (1972)

32. Thune, P.: Chronic polymorphic light eruption. Particular wavebands and the effect of carotene therapy. Acta Derm. Venereol. (Stockh.) *56*, 127–133 (1976)

33. Volden, G., Thune, P.O.: Acid hydrolases in blister fluid. 5. Influence of ultraviolet radiation in patients with polymorphic light eruption. Br. J. Dermatol. *100*, 277–282 (1979)

34. Wiskemann, A., Wulf, K.: Untersuchungen über den auslösenden Spektralbereich und die direkte Lichtpigmentierung bei chronischen und akuten Lichtausschlägen. Arch. Klin. Exp. Dermatol. *209*, 443–453 (1959)

Klaus Wolff

PUVA 1979, Klinik und Praxis

Einleitung

Photochemotherapie hat in den letzten 5 Jahren wie kaum ein anderes Behandlungsprinzip die dermatologische Therapie grundlegend beeinflußt. Obgleich die perkutane, topische Photosenibilisierung mit Psoralen und langwelligem Ultraviolett-Licht (UVA) bereits in den Sechziger Jahren von der New Yorker Gruppe um Harber versuchsweise als Therapie der Psoriasis angewandt und dann wieder aufgegeben wurde [1], und Anfang der Siebziger Jahre in der Bundesrepublik eine Renaissance mit hervorragenden Ergebnissen erlebt hatte [30, 38, 40], war es die Einführung systemischer Photosensibilisierung mit oral verabreichten Psoralenen und nachfolgender Bestrahlung mit neu entwickelten UVA-Hochleistungsstrahlern [33, 46], die das Prinzip einer systemischen, auf das erkrankte Organ, die Haut, beschränkten Chemotherapie verwirklichte und damit nicht nur die Therapie der Psoriasis auf eine neue Basis stellte, sondern auch der Psoriasisforschung neue Impulse vermittelte. Die klinischen Möglichkeiten und Grenzen der Photochemotherapie (PUVA [43]) sind heute relativ klar umrissen, ebenso jene Voraussetzungen, die eine optimale Durchführung dieser Therapie bei maximaler Effizienz gestatten [44]. Überlegungen zum Thema Photochemotherapie sollten sich daher heute wieder prinzipiellen Fragen zuwenden, von denen drei kurz angeschnitten werden sollen:
1. Das Wirkungsprinzip von PUVA stellt sich wesentlich komplexer dar, als ursprünglich angenommen wurde; nach 5 Jahren intensiver Forschung müssen wir zugeben, daß wir über den Mechanismus dieses Therapieprinzips trotz einer Fülle von Einzeldaten relativ wenig wissen.
2. Bekannt ist allerdings, daß eine durch PUVA auf molekularer Ebene in Gang gesetzte Reaktion die Interaktion von Psoralen mit zellulärer DNS beinhaltet, so daß befürchtet werden kann, daß durch dieses therapeutische Prinzip mutagene Läsionen gesetzt werden.
3. Daraus ergibt sich die Frage nach der Stellung von PUVA nicht nur im Rahmen der Psoriasisbehandlung, sondern als allgemein-therapeutisches Prinzip.
    Ziel der vorliegenden Übersicht ist eine Bestandsaufnahme der Möglichkeiten und Grenzen von PUVA als Chemotherapieform, die zusammen mit dem nachfolgenden Referat von Herrn Christophers eine Basis für die Diskussion dieser Probleme darstellen soll.

Klinische Ergebnisse der Photochemotherapie

Psoriasis

Initialbehandlung. PUVA ist heute sicher die effizienteste Therapieform schwerer Psoriasis vulgaris. Bei einem nach einheitlichen Richtlinien behandelten Krankengut von 572

Patienten[1], das nach strikten Kriterien beurteilt und seit 1974 nachkontrolliert wurde, wurde eine Erfolgsquote von 93% erzielt (Tabelle 1); 6,4% der Patienten mußten als Therapieversager eingestuft werden. Vergleichbare Ergebnisse mit Erfolgsquoten von über 80% werden auch von anderen Zentren, die ähnlichen Richtlinien gefolgt sind, angegeben [24, 37, 41]; bestätigt wurden diese Ergebnisse ferner durch die Erfahrungen der amerikanischen auf 1300 Patienten beruhenden Multizenterstudie [27], bei der allerdings eine größere Zahl von Einzelbehandlungen und damit ein längerer Behandlungszeitraum zur Erzielung kompletter Remission benötigt wurde.

Tabelle 1. Photochemotherapie der Psoriasis, Behandlungsergebnisse (Initialphase)

Zahl der Patienten	572
Erscheinungsfreie Patienten	534 (93%)
Zahl der Behandlungen	14,67 ± 8,3
Zeitraum (Tage)	30,37 ± 26,6
Kumulative UV-A Gesamtdosis (J/cm^2)	78,69 ± 88,7
Versager	37 (6,5%)
Zusatzbehandlungen (Arme, Beine)	185 (32%)

Schwere Sonderformen der Psoriasis – psoriatische Erythrodermie, Psoriasis pustulosa Zumbusch – sind der PUVA-Behandlung ebenso zugänglich wie Psoriasis vulgaris [20, 45]. Ebenso gelingt es, Patienten, die nur mit Antimetaboliten oder systemischen Kortikosteroiden erscheinungsfrei gehalten werden können, durch PUVA einer derartigen Therapie zu entwöhnen und gleichzeitig in Remission zu halten [17]. Ob PUVA allerdings auch auf die Arthritis der arthropathischen Psoriasis einen langanhaltenden günstigen Effekt ausübt, muß noch bewiesen werden. Immerhin besteht der Eindruck, daß bei vielen Patienten die Gelenksschmerzen unter PUVA nach anfänglicher Verschlechterung besser zu werden scheinen; der Mechanismus einer derartigen Fernwirkung der PUVA-Behandlung ist heute ebenso unklar wie die Frage, ob die subjektiv angegebene Besserung nicht überhaupt einen Plazeboeffekt darstellt.

Intervallbehandlung: Ein entscheidender Fortschritt, der durch PUVA im therapeutischen Management der Psoriasiskranken erzielt wurde, ist die Erhaltung einer Remission durch Intervallbehandlung. Den ursprünglichen Therapieempfehlungen [46] entsprechend, werden die Patienten nach Abschluß der Initialbehandlung zunächst zweimal bis einmal pro Woche und später in abnehmender Frequenz bis zu einmal pro Monat weiterbehandelt, wobei bei einem Rezidiv sowohl Dosis als auch Behandlungsfrequenz vorübergehend gesteigert werden. Bei Beachtung dieser Richtlinien können rund 80% der Patienten erscheinungsfrei gehalten werden [45]. Dieses Verfahren schließt jedoch zwei wesentliche Nachteile ein: Einerseits wird der Patient zur ständigen Behandlung „verurteilt", wobei Patienten mit hoher Redzidivneigung unter- und Patienten ohne Rezidivneigung überbehandelt werden. Andererseits kommt es bei Befolgung dieses Therapieschemas nach einiger Zeit zu einer kompletten Auslastung der Behandlungskapazität einer PUVA-Behandlungeinheit durch Patienten in Intervallbehandlung, so daß neue Patienten der Therapie nicht mehr zugeführt werden können.
Wird unser Patientengut in Intervallbehandlung aufgeschlüsselt, zeigt sich, daß die Zahl der Patienten ohne Rezidive im Laufe von 8 Monaten nahezu linear abnimmt (Abb. 1); die meisten Rezidive treten allerdings bereits in den ersten 2 Monaten nach Beendigung der Initialtherapie auf (Abb. 2). Wird an die Initialbehandlung keine Inter-

---

[1] Als Photosensibilisator wurde 8-Methoxypsoralen (8-MOP), Oxsoralen (Gerot, Wien) verwendet; bei 50 Patienten kam Psoralon-MOP (Hermal-Chemie, Wien) zum Einsatz. Bestrahlungsgeräte: PUVA 4000, 6000, 6001 und PUVA 120, 200 (Waldmann, Schwenningen).

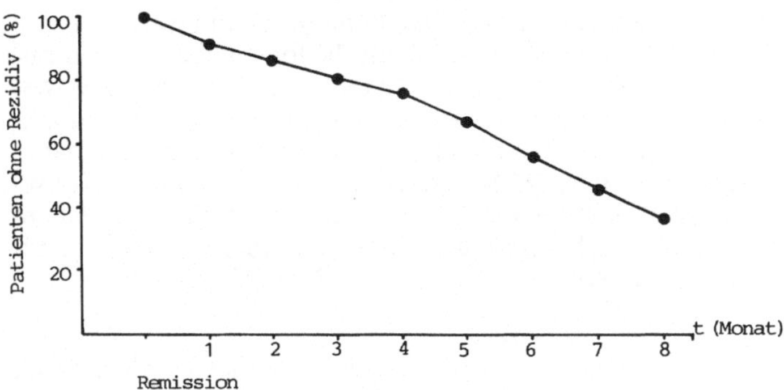

Abb. 1. Patientenzahl in Intervallbehandlung ohne Rezidiv

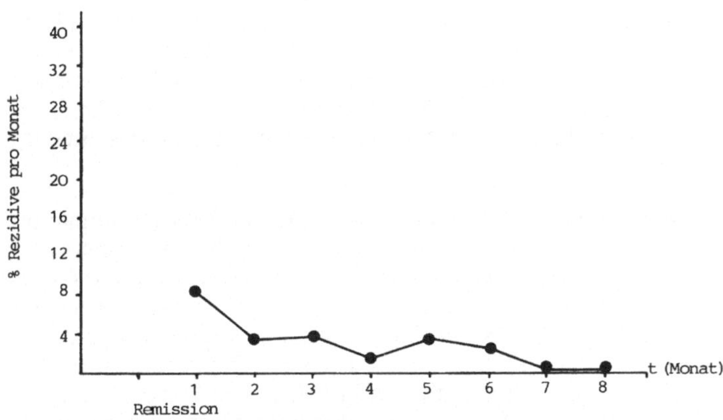

Abb. 2. Rezidive nach Beendigung der Initialtherapie

Tabelle 2. Photochemotherapie bei Psoriasis, Intervallbehandlung

a) 51 Patienten ohne Intervallbehandlung. Beurteilung 56 ± 41 Wochen nach Initialbehandlung

noch erscheinungsfrei	11%
noch 60–90% gebessert	47%
noch 20–59% gebessert	25%
weniger als 20% gebessert	15%
verschlechtert	2%

b) Intervallbehandlung bei 82 Patienten, nach 3 Monaten bei Erscheinungsfreiheit abgebrochen. Beurteilung 33 ± 36 Wochen nach Unterbrechung

noch erscheinungsfrei	68%
noch 60–90% gebessert	18%
noch 20–59% gebessert	10%
weniger als 20% gebessert	4%
verschlechtert	0%

valltherapie angeschlossen, sind nach 56 Wochen nur noch 11% der Patienten erscheinungsfrei (Tabelle 2a); werden die Patienten hingegen nach der Initialtherapie einer mit 3 Monaten limitierten Intervallbehandlung unterzogen, bleiben nach weiteren 33 Wochen (Mittelwert) 68% auch ohne weitere Intervallbehandlung erscheinungsfrei (Tabelle 2b). Als Konsequenz dieser Beobachtung führen wir heute die Intervallbehandlung nur noch 2 bis 3 Monate nach Initialtherapie durch; ist der Patient zu diesem Zeitpunkt weiterhin erscheinungsfrei, wird die Therapie abgebrochen, ist dies nicht der Fall, wird weiterbehandelt. Patienten, die nach diesen Richtlinien behandelt werden, bleiben dann, von Minimalrezidiven abgesehen, gut 6 bis 12 Monate klinisch in Remission. Als Konsequenz dieser Selektionierung ergibt sich eine wesentlich geringere Belastung der Patienten mit günstigerem Krankheitsverlauf; bei der Langzeittherapieplanung ist dies ebenso von Bedeutung wie die daraus resultierende Entlastung der Therapieeinheiten.

Weiterentwicklung von PUVA als Psoriasistherapie
Ziele einer Therapieoptimierung sind eine weitere Steigerung der Effizienz, gleichzeitig eine Reduktion von Nebenwirkungen, vor allem der Wahrscheinlichkeit potentieller Langzeitnebenwirkungen, und eine weitere Vereinfachung der therapeutischen Modalitäten.

Kombination mit anderen etablierten Antipsoriatika. Die Effizienz von PUVA wird durch eine zusätzliche Lokaltherapie mit Kortikosteroidpräparationen entscheidend erhöht, allerdings sind die Ansichten über die Dauer der erzielbaren Remission geteilt [12, 29, 35], da zumindest in einer Serie von einer erhöhten Rezidivrate nach einer kontinuierlichen PUVA-Kortikosteroid-Behandlung berichtet wurde [29]. Auch die Kombination von PUVA mit Cignolin hat die Effizienz von PUVA steigern können [29], allerdings stehen Ergebnisse eines größeren, systematisch behandelten Krankengutes, das auch im Hinblick auf Rezidivquoten untersucht wurde, aus.

Chemo-Photochemotherapie. Ein entscheidender Durchbruch ist durch die Kombination von PUVA mit einer adjuvanten, in Stoßform verabreichten Behandlung mit einem aromatischen Retinoid[2] gelungen [9]. Bei dieser von uns als Chemo-Photochemotherapie bezeichneten Kombinationstherapie wird das Retinoid eine Woche bis zehn Tage vor PUVA-Beginn und während der PUVA-Behandlung bis zur Erzielung von Erscheinungsfreiheit in einer Dosis von 1 mg/kg Körpergewicht verabreicht; der erzielte synergistische Effekt äußert sich in einer Verkürzung der zur Erzielung von Erscheinungsfreiheit benötigten Behandlungszeiten und Verringerung der Behandlungssitzungen um 45% [10], wobei nach Erreichen einer völligen Remission die übliche PUVA-Intervalltherapie ohne Retinoid fortgesetzt wird (Tabelle 3). Die Patienten zeigen hierbei in einer nun schon zwei Jahre währenden Nachbeobachtungszeit die gleiche Rezidivquote wie (Kontroll-)Patienten, die mit PUVA allein behandelt worden waren. Unsere Ergebnisse sind durch Studien der Kölner Klinik bestätigt worden [32].
Der wichtigste Fortschritt, der durch Chemo-Photochemotherapie erreicht wurde, besteht allerdings darin, daß sie eine drastische Einsparung an zur Remission einer

Tabelle 3. Chemo-Photochemotherapie bei Psoriasis (AR-PUVA), Initialbehandlung, Ergebnisse

	Dauer der PUVA-behandlung (Tage)	Zahl der Bestrahlungen	Gesamt UVA (J/cm^2)
Standard-PUVA	29,1 ± 18,2	14,5 ± 8,2	106 ± 115
AR-PUVA	17,9 ± 10,0	9,6 ± 5,3	51,4 ± 52,9
	(45%) [a]	(45%) [a]	(50%)[a]

[a] Verbesserungen gegenüber Standard-PUVA

---

[2] Ro 10-9359, Hofmann-La Roche, Wien.

132

schweren Psoriasis erforderlichen UVA-Gesamtenergie, und zwar um die Hälfte [10], führt (Tabelle 3). Nimmt man an, daß potentielle Langzeitnebenwirkungen der PUVA-Therapie zur kumulativen UVA-Energiedosis in Beziehung stehen, kommt diesem durch Chemo-Photochemotherapie erzielten Einsparungseffekt eine besondere Bedeutung zu.

5-MOP-PUVA. Eine Alternative zur PUVA-Therapie in der klassischen Form mit 8-Methoxypsoralen (8-MOP) als Photosensibilisator ist nach neueren Untersuchungen PUVA mit 5-Methoxypsoralen [5-MOP] als photosensibilisierende Substanz [21]. Die klinischen Ergebnisse einer 5-MOP und 8-MOP-PUVA-Behandlung sind vergleichbar, doch zeichnet sich 5-MOP dadurch aus, daß die Substanz wesentlich besser vertragen wird und im Vergleich zu 8-MOP kaum zu Übelkeit führt. 5-MOP hat ferner den Vorteil, nur geringfügig erythematogen zu wirken, so daß psoriatische Plaques durch 5-MOP-PUVA mit 5-Methoxypsoralen (5-MOP) als photosensibilisierende Substanz [21]. Die kli-Fehlen von Erythementwicklung auch bei hohen UVA-Dosen stellt daher einen entscheidenden Sicherheitsfaktor dar, der die Gefahren akuter Überdosierung während der PUVA-Therapie auf ein Minimum herabsetzt. Sollte 5-MOP, das in vitro unter UVA ebenfalls mit DNS reagiert [31], in vivo weniger DNA-crosslinks hervorrufen als 8-MOP, was allerdings noch zu zeigen sein wird, wäre 5-MOP auch im Hinblick auf Langzeiteffekte eine Behandlung mit größerer Sicherheit.

Mycosis fungoides

Ein zweites wesentliches Indikationsgebiet für PUVA stellt die Mycosis fungoides dar. Die Epidermotropie der Mycosis-fungoides-Zellen und die in den ersten Stadien sehr oberflächliche, noch im Penetrationsbereich von UVA in die Haut gelegene Lokalisation des T-Zell-Infiltrates, läßt ein Ansprechen der Stadien I und II (Klassifikation nach Van Scott und Kalmanson) erwarten, während spezifische Lymphknoteninfiltrate (Stadium IV) und Infiltrate in den inneren Organen (Stadium V) vom wirksamen Prinzip der Photochemotherapie nicht erreicht werden können. Ausgezeichnete Ergebnisse sind in den Stadien I und II erzielt worden [11, 23, 26] (Tabelle 4); zu unserer Überraschung

Tabelle 4. PUVA bei Mycosis fungoides, Initialbehandlung

Stadium	n Patienten erscheinungsfrei	Zeitraum (Tage)	Behandlungen	J/cm^2
I	14/14	31 ± 14	$16 \pm 7{,}5$	78 ± 72
II	9/9	40 ± 33	20 ± 16	70 ± 72
III	6/6	34 ± 17 [a]	19 ± 9 [a]	171 ± 190 [b]

[a] schließt Tumoren nicht ein
[b] schließt Tumoren ein

konnten wir auch ein zwar langsames, aber dennoch vollständiges Ansprechen flacher Tumoren im Stadium III beobachten. Der Mechanismus, der zu einer Rückbildung der Mf-Tumoren führt, ist derzeit nicht klar, da die tiefen Schichten der Tumoren von UVA mit Sicherheit nicht erreicht werden. Möglicherweise rückt nach Zerstörung oberflächlicher Mf-Zellen das tiefere Infiltrat aufgrund der dieser Krankheit eigenen Epidermotropie nach und kommt dadurch ebenfalls in den Wirkungsbereich der den photochemischen Prozeß auslösenden UVA-Strahlung. Daß Mf-Patienten im Stadium III durch Dauerbehandlung im Sinne einer lokalen, auf die Haut beschränkten Suppression erscheinungsfrei gehalten werden, und daß der PUVA-Effekt nicht auf einem systemischen Mechanismus beruht, geht aus der Beobachtung hervor, daß während der Behandlung Rezidive lediglich in den von der Bestrahlung nicht oder nur wenig zugänglichen Regionen (Axillen, Crena ani etc.) auftreten, während exponierte Hautabschnitte klinisch frei bleiben [26, 42].

Die Nachbeobachtungen eines mit PUVA behandelten Mf-Krankengutes zeigen, daß das hervorragende therapeutische Ergebnis bei den früheren Stadien relativ lange anhält und daß Rezidive ohne weiteres wieder durch PUVA zu beeinflussen sind (Tabelle 5). Bei fortgeschrittenen Fällen des Stadiums III mit großen Tumoren kann eine Kombination mit konventioneller Röntgenbestrahlung ins Auge gefaßt werden.

Tabelle 5. PUVA bei Mycosis fungoides, Nachbeobachtung

Stadium	I	II	III
Zahl der Patienten	14	9	6
Zeitraum der Nachbeobachtung (Monate)	3–49	8–49	10–36
Zahl der Patienten ohne Rezidiv	10	2	1
Zahl der Patienten mit Rezidiv	4	7	5
Zustand bei Nachkontrolle:			
frei	9	3	4
Mf vorhanden	1	2 [a]	2
keine Kontrolle möglich	4	4 [b]	0

[a] bei 2 Patienten Übergang von Stadium II bzw. III in Stadium IV
[b] 2 Patienten verstorben (andere Ursache)

Es ist dem natürlichen Verlauf der Mf nach zu erwarten, daß PUVA behandelte Patienten der Stadien II und III irgendwann in ein Stadium IV oder V eintreten (s. auch Tabelle 5); ob dieser Prozeß durch PUVA verlangsamt oder vorübergehend gestoppt werden kann, läßt sich heute jedoch nicht feststellen. Mit Sicherheit allerdings können wir aufgrund unserer Erfahrungen ausschließen, daß eine derartige Progredienz durch PUVA beschleunigt wird.

Im Gegensatz zu der epidermal-hyperproliferativen Psoriasis wird bei der Mf ein lymphoproliferativer T-Zell-Prozeß durch PUVA gehemmt. Daß es sich dabei nicht um einen spezifischen T-Zell-Effekt handelt, geht aus unseren Beobachtungen, nach denen sich kutane Infiltrate chronischer B-Zell-Leukämien unter PUVA-Therapie ebenfalls zurückbilden [42], hervor.

Mastozytose (Urticaria pigmentosa)

Unter PUVA-Therapie werden spezifische Hautinfiltrate der Mastozytose zur Rückbildung gebracht, wobei zuerst die Urtikation und subjektiven Beschwerden sistieren [6]. Interessanterweise kam es bei zwei Patienten auch zu einer Unterbrechung der Histamin-Kopfschmerzen. Auch bei der Mastozytose ist der PUVA-Effekt kein endgültiger; Rezidive stellen sich, allerdings immer erst nach Monaten, ein, sind aber dann ebenso PUVA-empfindlich wie die erste Eruption. Welchen Einfluß PUVA auf einen eventuellen Systembefall bei Mastozytose hat, läßt sich derzeit nicht sagen, bei einem unserer Patienten sind multiple osteolytische Läsionen während einer Nachbeobachtungszeit von 2 Jahren unverändert geblieben. Abgesehen von der Therapie mit Natriumchromoglycat, deren Ergebnisse noch einer Bestätigung bedürfen, stellt PUVA das erste wirksame Therapeutikum bei Urticaria pigmentosa dar.

Andere Indikationen

Schwere Neurodermitis läßt sich in fast allen Fällen durch PUVA günstig beeinflussen [16, 28], doch sind die Rezidivquoten relativ hoch, so daß bei vielen Fällen eine hochfre-

quente Intervalltherapie zur Erhaltung der Erscheinungsfreiheit verabreicht werden
müßte [16]; bei kindlicher Neurodermitis ist PUVA nicht indiziert. Auch der Lichen ruber, vor allem die generalisierte exanthematische Form, spricht auf Photochemotherapie gut an – PUVA stellt besonders hier eine Alternative zur systemischen Kortikoste-
roid-Stoß-Therapie dar [4]. Daß PUVA einen günstigen therapeutischen Effekt ferner
bei Pityriasis lichenoides chronica und oberflächlichen lymphozytären Vaskulitiden, wie
der Schambergschen Krankheit, besitzt, der allerdings ebenfalls nur vorübergehender,
suppressiver Natur ist und Rezidive nicht verhindern kann, sei nur am Rande erwähnt.

Diskussion

Im Hinblick auf ihre hohe Effektivität hat die PUVA-Therapie heute in der Behandlung
der Psoriasis und Mycosis fungoides einen festen Platz. Während aber über ihren Einsatz
bei letzterer, einem malignen, protrahiert verlaufenden Lymphom, außer Frage steht, ist
der unlimitierte Einsatz von PUVA bei Psoriasis heute Gegenstand von Diskussionen.
Es wird dabei weder die prinzipielle Berechtigung von PUVA als Psoriasistherapie, noch
die Tatsache in Frage gestellt, daß PUVA bei Patienten mit schwerer Psoriasis, denen
praktisch nur durch Methotrexat zu helfen wäre, die einzige zur Verfügung stehende,
effektive Therapieform darstellt, sondern eher die Frage nach möglichen Einschränkungen der Indikation sowohl bei einzelnen klinischen Manifestationsformen und Schweregraden der Psoriasis, als auch bei Patienten- und Altersgruppen, die dieser Therapie zugeführt werden sollen. Gerade die Effektivität von PUVA prädestiniert diese Behandlung zum Einsatz auf breiter Basis – wie dies heute bereits geschieht – und es ergibt sich
damit das Problem, ob ein derartiger breiter Einsatz verantwortet werden kann.

Wie von Herrn Christophers im anschließenden Referat ausgeführt wird, kommt es
bei PUVA zu Psoralen-DNS-Interaktionen [7, 8], die im bakteriellen System mutagen
wirken [25]; in vitro führt PUVA zu Chromosomenbrüchen [37] und in Dosis-abhängiger
Form zu erhöhten Schwester-Chromatid-Austauschraten [5], die allerdings bei PUVA-
behandelten Patienten in vivo nicht nachweisbar sind [47]; bei manchen Versuchstieren
ist PUVA unter extremen Bedingungen onkogen [13, 19] und bei PUVA-behandelten
Psoriatikern ist erst kürzlich ein erhöhtes Risiko, Basaliome und Plattenepithelkarzinome nach Langzeit-Behandlung zu entwickeln, nachgewiesen worden [36]. Die Komplexität des Problems wird aber auch hier augenscheinlich, denn wenn Patienten mit licht-
empfindlicher Haut, die früher ionisierenden Bestrahlungen ausgesetzt waren oder bereits vor der PUVA-Therapie Hautkarzinome entwickelt hatten, bei einer Beurteilung
der Tumorinzidenz ausgeklammert werden, bleibt das Tumor-Risiko der PUVA-Grup-
pe gleich dem der Kontrollpopulation [36]. Unsere eigenen Erfahrungen bestätigen diese
Situation; die bei 572 Patienten in einem Zeitraum von bis zu $5^{1}/_{2}$ Jahren beobachteten
Tumoren (1 Basaliom, 3 Plattenepithelkarzinome, 1 Keratoakanthom) fanden sich
durchwegs bei „Risiko"-Patienten, d.h. Patienten, die vor PUVA bereits Arsen und ioni-
sierende Strahlen als Therapie erhalten hatten [22]. Während also aufgrund theoreti-
scher Überlegungen, in vitro- und Tierversuchen sowie Beobachtungen am Menschen
angenommen werden muß, daß PUVA onkogen sein kann, ergibt sich die Frage, ob Tumoren als sichere Spätfolge einer PUVA-Psoriasis-Therapie auftreten werden, ob PUVA
lediglich bei Prädisponierten als karzinogener Faktor wirkt, ob eine reale Gefahr einer
Tumorentwicklung nur bei exzessiver und exzessiv langdauernder Photochemotherapie besteht und ob Grenzen gezogen werden können, innerhalb derer PUVA als sicher
bezeichnet werden kann. Kompliziert wird das Problem noch dadurch, daß sich zumindest am Tiermodell keine quantitative Korrelation zwischen Anzahl von DNS-crosslinks und Onkogenität von PUVA herstellen läßt [14].

Eine klare Antwort auf alle diese Fragen läßt sich heute schon allein aus Gründen zu
geringer Erfahrung nicht geben, da die Nachbeobachtungszeiten zu kurz sind. Bei Risi-
koüberlegungen sollte der Morbiditätsstellenwert von Basaliomen oder Plattenepithelkarzinomen der Haut, die leicht und frühzeitig diagnostiziert und behandelt werden kön-

nen, in Relation zur Morbidität einer schweren Psoriasis gesetzt werden. Vor allem aber ist das Problem der Alternativen [2] entscheidend. Methotrexat ist, wie andere zytotoxische Medikamente, die bei Psoriasis mit Erfolg eingesetzt werden können, eine nachgewiesenermaßen toxische Substanz. Systemische Kortikosteroide sind bei Psoriasis wegen des bekannten Gewöhnungseffektes sowie des Reboundphänomens und der damit verbundenen Gefahr von Kortikosteroidnebenwirkungen im allgemeinen kontraindiziert; lokal applizierte Kortikosteroide, großflächig angewendet, sind wegen der doch beträchtlichen Resorption von ähnlichen Nachteilen behaftet und führen lokal zur Atrophie; bewährte Antipsoriatika wie Teer und Cignolin – letzteres geht mit epidermaler DNS ebenfalls Verbindungen ein – werden von den Patienten in immer geringerem Maße akzeptiert und bleiben damit einer klinischen Behandlung vorbehalten. Letztlich ist das gerade in letzter Zeit auf breiter Basis propagierte kurzwellige UV, mit oder ohne Kombination mit UVA, auch ohne Photosensibilisator nachgewiesenermaßen karzinogen [3, 39], besonders wenn derartige Lichtqualitäten unkontrolliert und über lange Zeiträume verabreicht werden.

Ähnlich liegt das Problem bezüglich der Befürchtungen, daß PUVA-Therapie – als eine Therapieform, die sich ultravioletten Lichtes bedient – zur vorzeitigen Alterung der Haut, beispielsweise über elastotische Umbauvorgänge, führen könnte. Eine derartige Spätfolge bei Langzeitanwendung mag, gemessen an der Morbidität einer schweren Psoriasis, noch als akzeptables Risiko gelten. Histologische Untersuchungen von über 200 Patienten, die 2 Jahre und länger PUVA behandelt worden waren, haben bisher keine signifikanten Veränderungen im Sinne eines elastotischen Umbaues der Haut gezeigt, wohl aber waren derartige Alterationen bei Patienten nachweisbar, die während der Behandlung massiv überdosiert und mit hohen PUVA-Dosen nachbehandelt worden waren [18].

Die Frage „wie sicher ist PUVA?" ist demnach heute genausowenig zu beantworten wie vor einigen Jahren. Die Effizienz der Therapie ist unbestritten, ebenso die Tatsache, daß PUVA eine zu potente und wertvolle Therapie darstellt, um jenen Kranken, die sie brauchen, vorenthalten zu werden. Sicher ist PUVA keine Therapie für die Heimbehandlung oder Massentherapie ohne adäquate, kontinuierliche ärztliche Kontrolle, und es ist daher vor ihrer kritiklosen Anwendung auf breitester Basis zu warnen; PUVA sollte bei Kindern nicht durchgeführt werden, außer der Schweregrad des Krankheitsbildes und andere therapeutische Alternativen zwingen zu ihrem Einsatz. Ebenso ist PUVA bei Nieren- oder Leberinsuffizienz sowie Aphakie und in der Schwangerschaft kontraindiziert. PUVA ist aber Therapie der Wahl schwerer ausgedehnter Psoriasis vulgaris, psoriatischer Erythrodermie und Psoriasis pustulosa Zumbusch oder jener Psorasisformen, die ein einschneidendes berufliches oder soziales Handicap darstellen. Es wird bei der Indikationsstellung in jedem Fall das Für und Wider abzuwägen sein, wobei der Morbiditätsgrad der Dermatose und potentielle Folgen, andere therapeutische Alternativen und bereits durchgeführte Behandlungsarten einander gegenübergestellt und berücksichtigt werden müssen. Therapeutische Alternativen müssen einer ebenso kritischen Beurteilung unterzogen werden, wie das für PUVA gefordert wird; es erscheint daher nicht sinnvoll, wenn PUVA durch eine weniger effiziente, aber ebenfalls potentiell onkogene Therapie wie hochenergetisches UVB oder kombinierte UVB-UVA-Behandlung kritiklos ersetzt werden soll, wie das mancherorts zu progagieren Mode geworden ist.

Sicherlich haben Verbesserungen, wie das Prinzip der Chemo-Photochemotherapie, durch Verringerung der zur Behandlung benötigten kumulativen Gesamtdosen von UVA-Energie dazu geführt, die Therapie im Hinblick auf potentielle Langzeitnebenwirkungen sicherer zu machen. Ob der Einsatz von Photosensibilisatoren, die zu keinen DNS-crosslinks führen und damit zumindest im Hinblick auf potentielle Onkognität als „sicher" bezeichnet werden können, klinisch effektiv sein werden, wird sich erst zeigen müssen.

Literatur

1. Allyn, B.: Studies on phototoxicity in man and laboratory animals. 21st Annual Meeting of the American Academy of Dermatology, Chicago 1962
2. Baker, H.: Psoriasis. A review II. Dermatologica *150*, 136 (1975)
3. Blum, H.F.: Carcinogenesis by ultraviolet light. Princeton: Princeton Univ. Pr. 1959
4. Brenner, W., Gschnait, F., Hönigsmann, H., Fritsch, P.: Erprobung von PUVA bei verschiedenen Dermatosen. Hautarzt *29*, 541 (1978)
5. Carter, D.M., Wolff, K., Schnedl, W.: 8-methoxypsoralen and UVA promote sister-chromatid exchanges. J. Invest. Dermatol. *67*, 548 (1976)
6. Christophers, E., Hönigsmann, H., Wolff, K., Langner, A.: PUVA treatment of urticaria pigmentosa. Br. J. Dermatol. *98*, 701 (1978)
7. Cole, R.S.: Repair of DNA containing interstrand crosslinks in Escherichia coli. Sequential excision and recombination. Proc. Natl. Acad. Sci. USA *70*, 1064 (1973)
8. Dall'Acqua, F., Marciani, S., Ciavatta, L. et al.: Formation of interstrand crosslinks in the photoreactions between furocumarins and DNA. Z. Naturforsch. (B) *26*, 561 (1971)
9. Fritsch, P.O., Hönigsmann, H., Jaschke, E., Wolff, K.: Augmentation of oral methoxsalen-photochemotherapy with an oral retinoic acid derivative. J. Invest. Dermatol. *70*, 178 (1978)
10. Fritsch, P., Hönigsmann, H., Jaschke, E., Wolff, K.: Photochemotherapie bei Psoriasis. Steigerung der Wirksamkeit durch ein orales aromatisches Retinoid. Klinische Erfahrungen bei 134 Patienten. Dtsch. Med. Wochenschr. *103*, 1731 (1978)
11. Gilchrest, B.A., Parrish, J.A., Tanenbaum, L., Haynes, H.A., Fitzpatrick, T.B.: Oral methoxsalen photochemotherapy of mycosis fungoides. Cancer *38*, 683 (1976)
12. Gould, P.W., Wilson, L.: Psoriasis treated with clobetasol propionate and photochemotherapy. Br. J. Dermatol. *98*, 133 (1978)
13. Griffin, A.C.: Methoxsalen in ultraviolet carcinogenesis in the mouse. J. Invest. Dermatol. *32*, 367 (1959)
14. Grube, D.D., Ley, R.D., Fry, R.J.M.: Photosensitizing effects of 8-methoxy-psoralen on the skin of hairless mice. II. Strain and spectral differences for tumorigenesis. Photochem. Photobiol. *25*, 269 (1977)
15. Gschnait, F.: Orale Photochemotherapie. Wien. Klin. Wochenschr. *89*, Suppl. 75 (1977)
16. Gschnait, F., Hönigsmann, H., Konrad, K., Fritsch, P., Wolff, K.: Photochemotherapie (PUVA) bei Neurodermitis. Z. Hautkr. *52*, 1219 (1977)
17. Gschnait, F., Konrad, K,. Hönigsmann, H., Wolff, K.: Photochemotherapie bei Corticosteroid- und Methotrexate-behandelten Psoriatikern. Hautarzt *28*, 632 (1977)
18. Gschnait, F., Wolff, K., Hönigsmann, H., Brenner, W., Jaschke, E., Konrad, K.: Longterm photochemotherapy: Histopathologic and immunofluorescence observations in 243 patients. Br. J. Dermatol. (im Druck)
19. Hakim, R.E., Griffin, A.C., Knox, J.M.: Erythema and tumor formation in methoxsalen-treated mice exposed to fluorescent light. Arch. Dermatol. *82*, 572 (1960)
20. Hönigsmann, H., Gschnait, F., Konrad, K., Wolff, K.: Photochemotherapy for pustular psoriasis. Br. J. Dermatol. *97*, 119 (1977)
21. Hönigsmann, H., Jaschke, E., Gschnait, F., Brenner, W., Wolff, K.: 5-methoxypsoralen (Bergapten) in photochemotherapy of psoriasis. Br. J. Dermatol (im Druck)
22. Hönigsmann, H., Gschnait, F., Jaschke, E,. Wolff, K.: Tumors in longterm PUVA photochemotherapy. (In Vorbereitung)
23. Hofmann, C., Burg, G., Plewig, G., Braun-Falco, O.: Photochemotherapie cutaner Lymphome. Orale und lokale 8-MOP-UVA-therapie. Dtsch. Med. Wochenschr. *102*, 675 (1977)
24. Hofmann, C., Plewig, G., Braun-Falco, O.: Klinische Erfahrungen mit der 8-methoxypsoralen-UVA-Therapie (Photochemotherapie) bei Psoriasis. Hautarzt *27*, 588 (1976)
25. Igali, S., Bridges, B.A., Ashwood-Smith, M.J., Scott, B.R.: Mutagenesis in E. coli. IV. Photosensitization to near UV by 8-methoxypsoralen. Mutat. Res. *9*, 21 (1970)
26. Konrad, K., Gschnait, F., Hönigsmann, H., Wolff, K.: Photochemotherapie bei Mycosis fungoides. Hautarzt *28*, Suppl. II, 267 (1977)
27. Melski, J.W., Tanenbaum, L., Parrish, J.A., Fitzpatrick, T.B., Bleich, H.L. et al.: Oral methoxsalen photochemotherapy for the treatment of psoriasis: A cooperative clinical trial. J. Invest. Dermatol *68*, 328 (1977)
28. Morison, W.L., Parrish, J.A., Fitzpatrick, T.B.: Oral psoralen photochemotherapy of atopic eczema. Br. J. Dermatol. *98*, 25 (1978)

29. Morison, W.L., Parrish, J.A., Fitzpatrick, T.B.: Controlled study of PUVA and adjunctive topical therapy in the mangement of psoriasis. Br. J. Dermatol. *98*, 125 (1978)
30. Mortazawi, S.A.M., Oberste-Lehn, H.: Lichtsensibilisatoren und ihre therapeutischen Fähigkeiten. Z. Haut- u. Gschl.-Kr. *48*, 1 (1973)
31. Musajo, L., Rodighiero, G., Breccia, A., Dall'Acqua, F.: The photoreaction between DNA and the skin photosensitzing furocumarins studied using labelled bergapten. Experientia *22*, 75 (1966)
32. Orfanos, C.E., Pullmann, H., Sterry, W., Kunzig, M.: Retinoid-PUVA (RePUVA): Systemische Kombinationsbehandlung bei Psoriasis. Z. Hautkr. *53*, 494 (1978)
33. Parrish, J.A., Fitzpatrick, T.B., Tanenbaum, L., Pathak, M.A.: Photochemotherapy of psoriasis with oral methoxalen and longwave ultraviolet light. New Engl. J. Med. *291*, 1207 (1974)
34. Parrish, J.A., Anderson, R.R., Urbach, F., Pitts, D.: UV-A. Biological effects of ultraviolet radiation with emphasis on human responses to longwave ultraviolet. New York: Plenum Press 1978
35. Schmoll, M., Henseler, T., Christophers, E.: Evaluation of PUVA, topical corticosteroids and the combination of both in the treatment of psoriasis. Br. J. Dermatol. *99*, 693 (1978)
36. Stern, R.S., Thibodeau, L.A., Kleinerman, A.B., Parrish, J.A., Fitzpatrick, T.B. et al.: Risk of cutaneous carcinoma in patients treated with oral methoxsalen photochemotherapy for psoriasis. New Engl. J. Med. *300*, 809 (1979)
37. Swanbeck, J., Thyreson-Hök, M., Bredberg, A., Lambert, B.: Treatment of psoriasis with oral psoralens and longwave ultraviolet light. Acta Derm. Venereol. (Stockh.) *55*, 367 (1975)
38. Tronnier, H., Schüle, D.: Zur dermatologischen Therapie von Dermatosen mit langwelligem UV nach Photosensibilierung der Haut mit Methoxsalen. Erste Ergebnisse bei der Psoriasis vulgaris. Z. Haut- und Geschl.-Kr. *48*, 385 (1973)
39. Urbach, F., Epstein, J.H., and Forbes, P.D.: Ultraviolet carcinogenesis: experimental, global and genetic aspects. In: Sunlight and man: normal and abnormal photobiologic responses. Fitzpatrick, T.B., Pathak, M., Haber, L.C., Seiji, M., Kukita, A. (eds.), pp. 259–283. Tokyo: Univ. of Tokyo Pr. 1974
40. Weber, G.: Combined 8-methoxypsoralen and black light therapy of psoriasis. Technique and results. Br. J. Dermatol. *90*, 317 (1974)
41. Weisman, K., Howitz, J., Bro-Jorgensen, A.: Treatment of resistant psoriasis with oral 8-methoxypsoralen and long wave ultraviolet light (PUVA). Acta Derm. Venereol. *57*, 73 (1977)
42. Wolff, K.: Photochemotherapie kutaner Lymphome. Hautarzt *29*, Suppl. III, 75 (1978)
43. Wolff, K., Fitzpatrick, T.B., Parrish, J.A., Gschnait, F., Gilchrest, B., Hönigsmann, H., Pathak., M.A., Tanenbaum, L.: Photochemotherapy of psoriasis with orally administered methoxsalen. Arch. Dermatol. *112*, 943 (1976)
44. Wolff, K., Gschnait, F., Hönigsmann, H., Konrad, K., Parrish, J.A., Fitzpatrick, T.B.: Phototesting and dosimetry for photochemotherapy. Br. J. Dermatol. *96*, 1 (1977)
45. Wolff, K., Gschnait, F., Hönigsmann, H., Konrad, K., Stingl, G., Wolff-Schreiner, E., Fritsch, P.: Oral photochemotherapy: results, follow-up and pathology. In: Psoriasis. Farber, E.M., Cox, A.J. (eds.), p. 300. New York: Yorke Medical Books 1977
46. Wolff, K., Hönigsmann, H., Gschnait, F., Konrad, K.: Photochemotherapie bei Psoriasis. Klinische Erfahrungen bei 152 Patienten. Dtsch. Med. Wochenschr. *100*, 2471 (1975)
47. Wolff-Schreiner, E.C., Carter, D.M., Schwarzacher, H.G., Wolff, K.: Sister chromatid-exchanges in photochemotherapy. J. Invest. Dermatol. *69*, 387 (1977)

Enno Christophers und Joachim Pohl

Wirkungen und Nebenwirkungen der oralen Photochemotherapie

Werden photosensibilisierende Derivate des Psoralens in Anwesenheit von DNA mit langwelligem UV-Licht (UVA) bestrahlt, so gehen sie kovalente Bindungen mit DNA ein [12, 26, 29, 31–33, 39]. Dabei werden zwei Photoaddukte nachweisbar:
1. Monofunktionale Addukte, die einer C4-Cycloaddition von Psoralen über 5,6 Doppelbindung der Pyrimidinbasen der DNA entspringen,
2. sog. interstrand DNA cross-links (Dimere), die als bifunktionale Photoaddukte des Psoralens zu jeweils einer Pyrimidinbase des DNA-Doppelstranges entstehen.

Solche DNA cross-links sind in Psoralen-plus-UV-behandelter DNA von Bakteriophagen, Bakterien und auch Säugetierzellen in vitro und vivo nachgewiesen worden [7, 8, 10, 12, 31, 39]. Die Kenntnis dieser Zusammenhänge auf der molekularen Ebene reicht weit zurück, trotzdem wurde – durch empirisches Vorgehen – erst in jüngster Zeit die therapeutische Effektivität der Photochemotherapie erkannt [4, 27, 30, 44, 45]. Da mit der Bildung bifunktionaler DNA-Psoralen-Photoaddukte die Teilungsfähigkeit der Basalzellen gehemmt werden kann [13], war die therapeutische Wirkung zumindest an der psoriatischen Epidermis zu erklären. Jedoch auch Erkrankungen wie der Lichen ruber oder die Mycosis fungoides [17] zeigten eine PUVA-Empfindlichkeit, die vermuten läßt, daß noch weitere Wirkeffekte durch Psoralen plus UVA in der Haut hervorgerufen werden. Von vorrangiger Bedeutung sind drei biologische Grundmechanismen, die im folgenden kurz behandelt werden:
a) *Entzündung.* Kennzeichen ist eine erst nach ca. 48 Stunden ihr Maximum erreichende phototoxische Dermatitis. Diese Reaktion ist im Gegensatz zum UVB-Erythem verzögert und wird wahrscheinlich nicht durch Prostaglandine vermittelt.
b) *Hyperpigmentierung.* In frühen Arbeiten diente die Psoralen-UVA-Behandlung vornehmlich dem Ziel, den Pigmentgehalt der Haut zu erhöhen. Demzufolge richtete sich das Augenmerk besonders auf den Mechanismus der Pigmentierung [2, 4, 24]. Verschiedentlich wurde vorgeschlagen, durch 8-MOP plus UVA-induzierte Hyperpigmentierung den schädigenden (karzinogenen) UVB-Einfluß auf die Haut zu verringern. Es bestehen grundlegende Unterschiede zur UVB-Pigmentierung wie auch zur Sofortpigmentierung durch UVA: die 8-MOP plus UVA-induzierte Bräune beginnt spät (erst nach 96–120 Stunden) und zeigt im Vergleich zu den anderen Lichtqualitäten eine hochgradige Zunahme der Melanozyten wie auch der Melaningranula [33].
c) *Bindung an Nukleinsäuren.* Die Bindungsfähigkeit von Furocoumarinen an DNA wurden von verschiedenen Autoren in vitro nach Bestrahlung gemessen [5, 6, 31, 34, 37, 39]. Dabei fanden sich unterschiedliche Bindungsraten für einzelne Furocoumarine, wobei Psoralen selbst die höchste Bindungsrate aufwies. Interessant ist, daß DNA-Bindung wie auch die Lichtsensibilisierung (Erythemreaktion) sich parallel zu verhalten scheinen [28, 29, 31]. In der Tat decken sich das Wirkspektrum (Aktionsspektrum) von 8-MOP für die Photoreaktion mit DNA mit dem Wirkspektrum für die Auslösung eines phototoxischen Erythems, auch an menschlicher Haut.

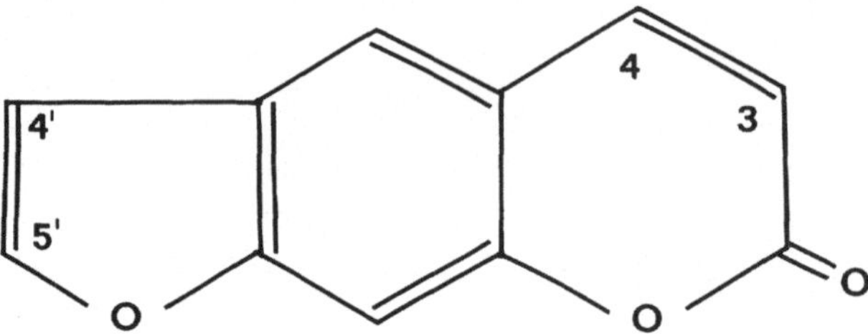

Psoralen

Abb. 1. Struktur der Furocoumarine, dargestellt am Psoralen. Die Bindung an Pyrimidinbasen erfolgt über die 3,4 und 4'–5'-Bindung

Somit beruht die photosensibilisierende Wirkung von Furocoumarinen in vivo möglicherweise auf der Photoreaktivität zwischen Psoralen und Nukleinsäuren. Wohl deshalb sind Psoralenderivate wie Trioxsalen in der Lage, mit UVA die epidermale DNA-Synthese in starkem Maße zu hemmen [43]. Trioxsalen allein oder auch UVA allein zeigen keinen signifikanten Effekt (Abb. 1).

Nach Bestrahlung von Meerschweinchenhaut wird die Substanz zudem in DNA und RNA nachweisbar, während Proteinfraktionen kein Psoralen enthalten. Anhand von in vivo-Untersuchungen zeigten Epstein u. Fukujama, daß 8-MOP plus UVA die semikonservative (prämitotische) DNA-Synthese in der epidermalen Basalzellschicht unmittelbar in den ersten Stunden nach Bestrahlung hemmte [13]. Eine Erholung trat nach 24 Stunden ein und wurde von einer überschießenden Proliferation der Epidermis gefolgt (!). RNS oder Protein-Synthesehemmungen konnten nicht beobachtet werden.

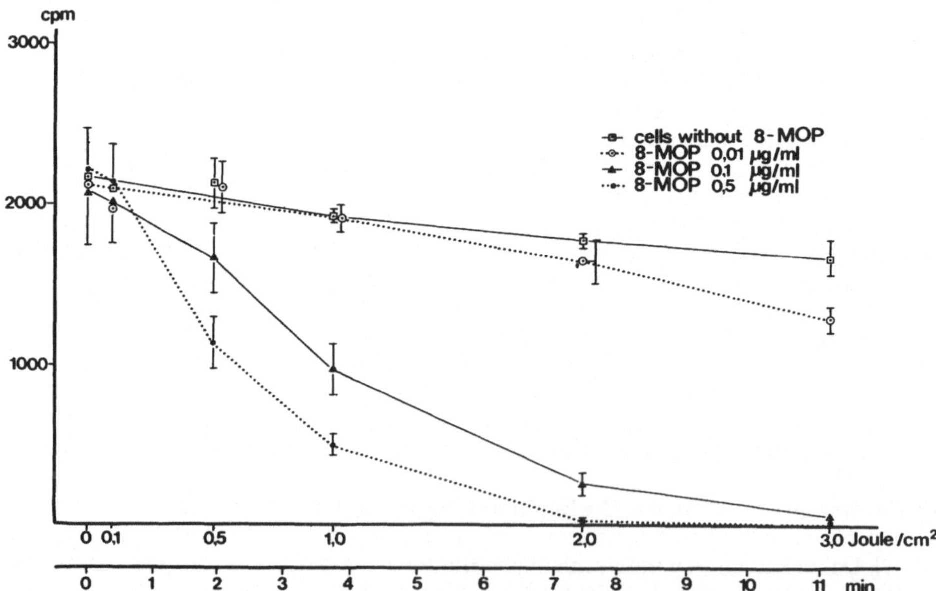

Abb. 2. Dosiswirkung von 8-MOP und UVA an menschlichen Lymphozyten. Die Zellen wurden mit verschiedenen Konzentrationen von 8-MOP inkubiert und anschließend mit unterschiedlichen Lichtdosen bestrahlt. Anschließend wurde eine Stimulation der DNA-Synthese mit Phytohämagglutinin durchgeführt und der Einbau von ^{3}H-Thymidin bestimmt (nach Krüger et al., [21])

140

Die Photoreaktion von Psoralen mit DNA löst nicht nur in epidermalen Geweben, sondern in einer Reihe anderer Zelltypen gleiche Reaktionen aus. An menschlichen Lymphozyten zeigten Scherer et al. in jüngster Zeit, daß diese Zellen auch in vivo 8-Methoxypsoralen aufnehmen [40]. Die Autoren bestrahlten 2 Stunden nach oraler Aufnahme von therapeutischen Dosen von 8-MOP die zirkulierenden Lymphozyten in vitro mit UVA und beobachteten eine starke Hemmung der zellulären Proliferation. Dosiswirkkurven für 8-MOP wie auch für UVA wurden an menschlichen Lymphozyten von Krüger et al. erstellt [21]. Es zeigte sich, daß die Behandlung von Lymphozyten mit 0,01 µg 8-MOP/ml + 1 J/cm^2 zu keiner signifikanten Hemmung des nachfolgenden Thymidineinbaus nach PHA-Stimulation führte. Auch Licht allein (UVA) bewirkte in unterschiedlicher Dosis keinen signifikanten Effekt. Wurde jedoch eine Vorinkubation mit 0,1 µg/ml durchgeführt und anschließend mit unterschiedlichen Lichtdosen bestrahlt, so zeigte sich eine dosisabhängige Hemmung der PHA-Stimulierbarkeit (Abb. 2). Bei einer Dosis von 1 J/cm^2 und 0,1 µg 8-MOP/ml wurden etwa 50% der Zellen gehemmt.

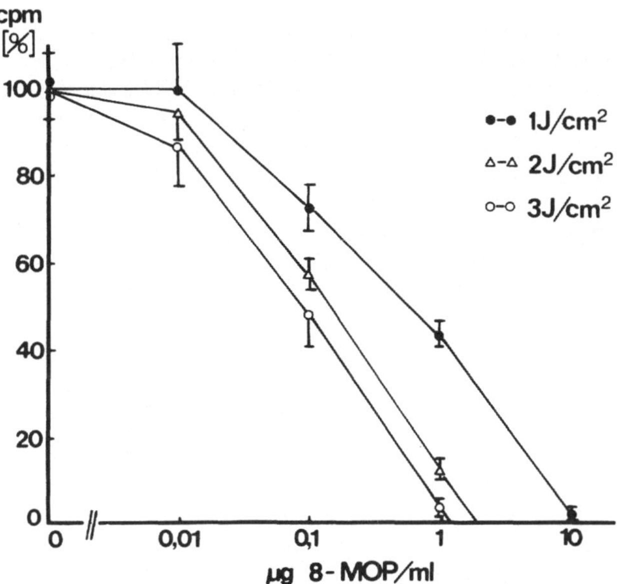

Abb. 3. Hemmung der Proliferation (^{3}H-Thymidin-Einbau) von Hautfibroblasten in vitro durch unterschiedliche PUVA-Dosen (0,01 – 10 µg 8-MOP/ml, 1, 2, 3 J/cm^2). Die Wirkkonzentration von 8-MOP erstreckt sich (bei 1 J/cm^2) über 3 Zehnerpotenten

Ben-Hur u. Elkind behandelten Hamsterzellen mit Trimethylpsoralen und UVA und konnten zeigen, daß monofunktionelle und bifunktionelle Photoaddukte in der doppelsträngigen DNA gebildet werden [3]. Es wird vermutet, daß die Entstehung bifunktioneller Photoaddukte in zwei Schritten erfolgt, wobei zunächst Monoaddukte und anschließend cross-links gebildet werden. Werden die mit 8-MOP und UVA behandelten Zellen anschließend in Abwesenheit des Photosensibilisators weiter kultiviert, so ist die Zelle in der Lage, eine große Zahl von Monoaddukten, jedoch nur eine kleine Zahl von Dimeren über einen Reparationsmechanismus zu eliminieren.

Im Hinblick auf die dargelegte Photoinaktivierung der Zelle ergeben sich eine Reihe wichtiger Fragen:

1. Welche Rolle spielt die Intensität von UVA?

Wie die Tabelle zeigt, ergeben Bestrahlungszeiten unterschiedlicher Länge bei konstanter Gesamtdosis (1 J/cm^2) in Anwesenheit von 1 µg 8-MOP/ml keine signifikanten

Tabelle 1. Hemmung der DNA-Synthese in Abhängigkeit von der Bestrahlungsdauer bei Hautfibroblasten

PUVA-Dosis	1 J/cm^2; 1 µg 8-MOP/ml		
Bestrahlungszeit			
(min)	0	5,0	8,91	17,18
cpm	5622	3316	2872	2816
	± 624	± 236	± 191	± 242

Unterschiede (Tabelle 1). Damit scheint bewiesen, daß die absolute Dosis, nicht aber die Bestrahlungsdauer für die Wirkung ausschlaggebend ist [38].

2. Was ist empfindlicher: DNA-Synthese oder Mitose?

Diese Frage ist bedeutsam nicht nur im Hinblick auf die Behandlung hyperproliferativer Erkrankungen (Psoriasis), sondern auch bei der Betrachtung einer potentiellen DNA-Schädigung (s.u.). In Abb. 3 und 4 sind Hemmkurven für 8-MOP und 5-MOP dargestellt, die zeigen, daß das Zellwachstum über einen schmalen Konzentrationsbereich (1 Zehnerpotenz!) vollständig hemmbar ist. Dagegen erstrecken sich die Hemmkonzentrationen für die DNA-Synthese über 3 Zehnerpotenzen (0,01 µg/ml bis 10 µg/ml), wobei eine 10- bis 20%ige Hemmung im klinisch relevanten Bereich (0,05 – 0,1 µg 8-MOP/ml) zu verzeichnen ist. Im Vergleich dazu liegen die entsprechenden Hemmkonzentrationen für 5-MOP um etwa den Faktor 8 *niedriger* (Abb. 4).

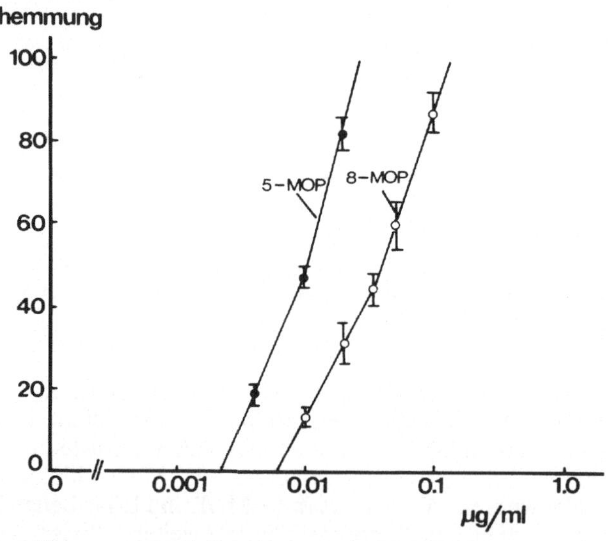

Abb. 4. Hemmung des Zellwachstums von Hautfibroblasten in vitro nach Behandlung mit 8-MOP bzw. 5-MOP und 2 J/cm^2. Eine vollständige Hemmung des Wachstums liegt bei einer Konzentration von 0,1 µg 8-MOP bzw. 0,02 µg 5-MOP pro ml vor. Sie ist somit 100- bzw. 1000fach niedriger als die Hemmkonzentration für die DNA-Synthese

8-MOP dringt binnen etwa 30 min in den Zellkern ein [36]. Erfolgt danach keine Bestrahlung, so sind die Moleküle in gleichfalls ca. 30 min auswaschbar. Infolge der nach Applikation von UVA erzielten Hemmung der DNA-Synthese akkumulieren, wie auto-

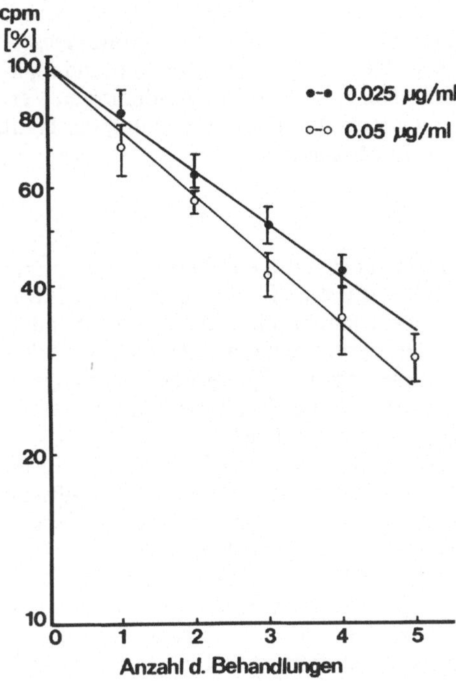

Abb. 5. Wiederholte Behandlung von Hautfibroblasten mit gleichen PUVA-Dosen (0,025 bzw. 0.05 µg 8-MOP pro ml, 2 J/cm^2). Die Behandlung erfolgte in täglichen Abständen

radiographische Untersuchungen gezeigt haben, Zellen in der G2-Phase, ohne in die Mitose-Phase eintreten zu können [35].

3. Wie verhält sich die PUVA-behandelte Zelle langfristig?

Bedeutsam ist in diesem Zusammenhang *die Frage, wie sich die PUVA-behandelte Zelle langfristig verhält.* Bisherige Untersuchungen zeigen, daß auch nach verhältnismäßig vielen Stunden (bis zu 10 Tagen) die Hemmung der proliferativen Aktivität nicht aufgehoben wird. Im Gegenteil, die blockierte Zellfraktion bleibt konstant, während die nicht blockierte (mit subreaktiven Dosen behandelte) Subpopulation in der Lage ist, weiter zu wachsen [38].

Die mehrfach aufeinander folgende Behandlung dieser Zellen ergibt ein logarithmisches Ansteigen der Zahl blockierter Zellen (Abb. 5). Aus der Abbildung wird deutlich, daß jede weitere PUVA-Behandlung eine logarithmisch anwachsende Zellpopulation photoinaktiviert [36].

4. Reparatur-Mechanismen

Das Genom einer jeden Zelle stellt die einzige Einheit dar, die während des gesamten Lebens unverändert erhalten bleibt. Die in ihr gespeicherten Informationen dienen dem Ablauf sämtlicher Syntheseprozesse wie auch der Regulation dieser Vorgänge. Karzinogene Substanzen wie auch ultraviolettes Licht verursachen an der DNA Läsionen und Schadstellen, die sich oftmals gleichen. Drei Typen von DNA-Läsionen werden unterschieden [23]:
a) Monoaddukte (Modifikation einer Base),
b) Diaddukte (Py-Py-Dimere, Psoralendimere, Mitomycin-cross-links, „intra- und interstrand cross-linking"),
c) fehlende Basen (base elimination).
Bakterien wie auch Säugetierzellen verfügen über ein hochentwickeltes Reparatur-

system, das in der Lage ist, in kurzer Zeit die schadhaften Stellen der DNA zu reparieren. Der Repairvorgang erfolgt in mehreren Schritten: UV – Endonuklease – Exonuklease – DNA-Polymerase – DNA-Ligase. Erkennen, schrittweises Herausschneiden und reparieren des schadhaften DNA-Stranges (Excisionrepair) spielen bei lichtinduzierten Veränderungen der DNA eine außerordentlich große Rolle [9]. Die Behandlung der Haut mit PUVA stellt uns deshalb grundsätzlich vor drei Fragen:

Wird die DNA geschädigt?

Wird ein Schaden repariert?

Welcher Schaden bleibt?

Carter et al. zeigten, daß zytogenetische Schäden bei in vitro kultivierten Lymphozyten auftraten, die mit 8-MOP plus UVA behandelt wurden [6]. Es war der Austausch von Schwester-Chromatiden in den Chromosomen mitotischer Zellen, der in den behandelten Zellen in einem höheren Prozentsatz als in der Kontrolle vorlag. Der Nachweis dieser Veränderungen gilt als empfindliche Methode, um mutagene oder karzinogene Schäden aufzudecken. Andererseits ist es möglich, daß die Zunahme von Schwester-Chromatinaustausch Zeichen eines verstärkten DNA-Repairs ist.

Die interessante Frage einer Hemmung des UVB-Reparatur-Mechanismus durch PUVA wurde von Gschnait et al. untersucht [20]. Bei acht Psoriatikern, die langfristig PUVA-behandelt wurden, erfolgte anschließend eine Bestrahlung mit einer Xenon-Lampe (ungefiltert). Die Untersuchungen zeigten, daß ein UVB-Schaden von PUVA-behandelten Keratinozyten zwar repariert wird, jedoch wohl zu einem geringen Ausmaß. Über die Reparatur von bifunktionalen Photoaddukten liegen z.Zt. noch wenig Angaben vor. In einer in-vitro-Untersuchung zeigten normale Fibroblasten in geringem Maße eine reparative Elimination von Dimeren [1]. Diese fehlte bei Xeroderma pigmentosum-Zellen vollständig. Diese Repair-Aktivität war im Vergleich zur UVB-induzierten Repair-Aktivität sehr gering. Eigene Untersuchungen haben gezeigt, daß nach wiederholter Behandlung der Zellen mit 8-MOP-plus-UVA ein Summationseffekt eintritt [36], unabhängig davon, zu welchen Zeitabständen die wiederholte Bestrahlung erfolgt. Eine zelluläre Erholung wurde jedoch nicht beobachtet [36].

Daß somit in 8-MOP-plus-UVA behandelten Zellen eine Elimination von Dimeren im größeren Umfang nicht stattzufinden scheint, hat naturgemäß weitreichende Konsequenzen. Zum einen ist die Zelle in ihrer proliferativen Aktivität gehemmt. Sie stirbt jedoch nach Behandlung mit subtoxischen Dosen nicht, sondern bleibt zu Syntheseleistungen (Keratinisation) fähig.

Es ist deshalb im Augenblick schwer zu beurteilen, welches weitere Schicksal den PUVA-behandelten Zellen widerfährt. Sollten sie imstande sein, sich nach einer gewissen Zeit aus der PUVA-Hemmung zu befreien, so ist die Weitergabe von DNA-Schadstellen an Tochterzellen nach erfolgter Mitose möglich. Mutagene Schäden wären gleichfalls nicht auszuschließen. Hinweise für die Möglichkeit solcher Vorgänge liegen z.Zt. jedoch nicht vor, im Gegenteil, die fehlende Fähigkeit zum Repair von bifunktionellen Psoralen-Photoaddukten könnte die Zelle für immer vom Teilungsprogramm ausschließen.

5. Mögliche Gefahren

Die genannten Untersuchungen sind naturgemäß bedeutsam für die Frage der Tumorentstehung nach PUVA-Behandlung. Frühere Untersuchungen verschiedener Autoren lassen vermuten, daß Psoralen-Photoaddukte als onkogene Substanzen infrage kommen [15, 16, 18, 44]. Während jedoch Griffin et al. [18] zeigten, daß eine fraktionierte Bestrahlung mit einem breiten UV-Spektrum (300 bis 400 nm) Karzinome und einzelne Hautsarkome nach Photosensibilisierung mit 8-MOP hervorrief, konnten Ley et al. [25] wie auch jüngst Langner et al. [22] bei einem anderen Mäusestamm keine Veränderungen dieser Art beobachten. In einer weiteren Untersuchung [19] wird die große Bedeutung des verwendeten Tierstammes für die Karzinomentwicklung nach PUVA verdeutlicht. Die Autoren behandelten zwei Stämme von haarlosen Mäusen nach 8-MOP-Sensi-

144

bilisierung über einen langen Zeitraum mit ultraviolettem Licht. Bei Verwendung eines breiten UV-Spektrums (280 bis 400) traten frühzeitig Hauttumore auf. Während dies jedoch bei einem Tierstamm der Fall war, wurde bei dem anderen Tierstamm keine Besonderheit beobachtet. Vorbestrahlung mit einer Höhensonne und nachfolgende PUVA-Behandlung führte zu einem rascheren Auftreten von Hauttumoren.

Diese Untersuchung enthält somit zwei interessante Beobachtungen: Zunächst ist es nicht überraschend, dafür aber von besonderer Wichtigkeit, daß nach Bestrahlung mit einem breiten ultravioletten Spektrum die Malignome zu einem sehr viel früheren Zeitpunkt auftraten, als wenn ausschließlich mit 365 nm bestrahlt wurde. Da UVB bekanntermaßen karzinogen ist [16, 41, 42], scheint hier ein additiver Effekt vorzuliegen. Denkt man an die Verwendung von „Mischstrahlern" mit UVB und UVA, so dürfte sich besonders bei Anwendung von Photosensibilisatoren wie den Psoralenen hieraus eine bedeutsame Konsequenz ergeben.

Zum anderen ist interessant, daß mit gleicher Behandlung bei den zwei Tierstämmen ein unterschiedliches Ergebnis erzielt wurde. Man fragt sich, ob die Psoralendimere und zytologischen Schadstellen für die Tumorentwicklung entscheidend sind. Offensichtlich dürfte bei gleicher Behandlung eine gleich große Zahl von Dimeren in der behandelten Haut vorliegen, die in Abhängigkeit vom Tierstamm eine unterschiedliche onkogene Antwort aufweist. Damit bieten sich erneut Fragen zum Mechanismus der Tumorauslösung an.

Literatur

1. Baden, H.P., Parrington, J.M., Delhanty, J.D.A., Pathak, M.A.: DNA synthesis in normal and xeroderma pigmentosum fibroblasts following treatment with 8-methoxy-psoralen and long wave ultraviolet light. Biochim. Biophys. Acta *262*, 247–255 (1972)
2. Becker, S.W.: Histologic changes in human skin following psoralen therapy. J. Invest. Dermatol. *32*, 263–267 (1959)
3. Ben-Hur, E., Elkind, M.M.: DNA cross-linking in chinese hamster cells exposed to near ultraviolet light in the presence of 4,5′, 8-trimethyl-psoralen. Biochim. Biophys. Acta *331*, 181–193 (1973)
4. Braun-Falco, O., Hofmann, C., Plewig, G.: Photochemotherapie. Münch. med. Wochenschr. *120*, 401–402 (1978)
5. Bredberg, A., Lambert, B., Swanbek, G., Thyresson-Hök, M.: The binding of 8-methoxypsoralen to nuclear DNA of UVA irradiated human fibroblasts in vitro. Acta Derm. Venereol. (Stockh.) *57*, 389–391 (1977)
6. Carter, D.M., Wolff, K., Schnedl, W.: 8-methoxypsoralen and UVA promote sister-chromatid exchanges. J. Invest. Dermatol. *67*, 548–551 (1976)
7. Chandra, P., Marciani, S., Dall' Acqua, F., Vedaldi, D., Rodighiero, G., Biswa, R.K.: Structure specificity of polydeoxyribonucleotides for the photoreaction with psoralen. FEBS Letters *2*, 243-246 (1973)
8. Chandra, P., Dall' Acqua, F., Marciani, S., Rodighiero, G.: Studies on the repair of DNA photodamaged by furocoumarins. In: Sunlight and Man. Fitzpatrick, Pathak, Harber, Seiji, Kukita (eds.), pp. 411–417. Tokyo: Univ. of Tokyo Pr. 1974
9. Cleaver, J.E.: DNA damage and repair in light-sensitive human skin disease. J. Invest. Dermatol. *54*, 181–195 (1970)
10. Cole, R.S: Light-induced cross-linking of DNA in the presence of a furocoumarin (psoralen). Studies with phage A, Escherichia coli and mouse leukemia cells. Biochim. Biophys. Acta *217*, 30–39 (1970)
11. Coppey, J., Averbeck, D., Moreno, G.: Herpes virus production in monkey kidney or 8-methoxypsoralen plus 365 nm light. Photochem. Photobiol. *29*, 797–801 (1979)
12. Dall' Acqua, F., Marciani, S., Vedaldi, D., Rodighiero, G.: Formation of inter-strand cross-linkings on DNA of guinea pig skin after application of psoralen and irradiation at 365 nm. FEBS Letters, *2*, 192–194 (1972)
13. Epstein, J.H., Fukuyama, K.: Effects of 8-methoxypsoralen-induced phototoxic effects on

mammalian epidermal macromolecule synthesis in vivo. Photochem. Photobiol. *21*, 325–330 (1975)

14. Fitzpatrick, T.B., Hopkins, C.E., Bliekenstaf, D.D., Zwift, S.: Augmented pigmentation and other responses of normal human skin to solarradiation following oral administration of 8-Methoxypsoralen. J. Invest. Dermatol. *25*, 187–190 (1955)

15. Forbes, P.D.: In: First Annual Meeting of American Society for Photobiology, Sarasota, Florida, June 10–14, 1973 (abstract), p. 136

16. Freeman, R.G., Hudson, H.T., Carnes, R.: Ultraviolet wavelength factors in solar radiation and skin cancer. Int. J. Dermatol. *9*, 232–235 (1970)

17. Gilchrest, B., Parrish, J.A., Tanenbaum, L., Haynes, H.A., Fitzpatrick, T.B.: Oral methoxsalen photochemotherapy of mycosis fungoides. Cancer *38*, 683–689 (1976)

18. Griffin, A.C., Hakim, R.E., Knox, J.: The wave length effect upon erythemal and carcinogenic response in psoralen treated mice. J. Invest. Dermatol. *31*, 289–295 (1958)

19. Grube, D.D., Ley, R.D., Fry, R.J.M.: Photosensitizing effects of 8-methoxypsoralen on the skin of hairless mice- II. Strain and spectral differences for tumorgenesis. Photochem. Photobiol. *25*, 269–276 (1977)

20. Gschnait, F., Brenner, W., Wolff, K.: DNA repair after UVB damage in PUVA treated skin. J. Invest. Dermatol. *70*, 225 (1978)

21. Krüger, J.P., Christophers, E., Schlaak, M.: Dose-effects of 8-methoxypsoralen and UVA in cultured human lymphocytes. Br. J. Dermatol. *97*, 141–144 (1978)

22. Langner, A., Wolska, H., Marzulli, F.N., Jablonska, S., Jarzabek-Chorzelska, M., Clinski, W., Pawinska, M.: Dermal toxicity of 8-methoxypsoralen administered (by gavage) to hairless mice irradiated with longwave ultraviolet light. J. Invest. Dermatol. *69*, 451–457 (1977)

23. Laval, J.: Recent progress in excision repair of DNA. Biochimie, *60*, 1123–1133 (1978)

24. Lerner, A.B., Denton, C.R., Fitzpatrick, T.B.: Clinical and experimental dates with 8-methoxypsoralen in vitiligo. J. Invest. Dermatol. *20*, 299–314 (1953)

25. Ley, R.D., Grube, D.D., Fry, R.J.M.: Photosensitizing of 8-methoxypsoralen on the skin of hairless mice- I. Formation of inter-strand cross-links in epidermal DNA. Photochem. Photobiol. *25*, 265–268 (1977)

26. Mizuno, N., Tsuneishi, S., Matsuhashi, S., Kimura, S., Fujimura, Y., Ushijma, T.: Some aspects on the action mechanism of 8-methoxypsoralen photosensitization. In: Sunlight and Man. Fitzpatrick, Pathak, Harber, Seiji, Kukita (eds.), pp. 389–409. Tokyo: Univ. of Tokyo Pr. 1974

27. Mortazawi, S.A.M., Oberste-Lehn, H.: Lichtsensibilisatoren und ihre therapeutischen Fähigkeiten (erste vorläufige Mitteilung). Z. Haut-Geschl. Krh. *48*, 1–9 (1973)

28. Musajo, L., Rodighiero, G.: The skin-photosensitizing furocoumarins. Experientia *18*, 153–161 (1962)

29. Musajo, L., Rodighiero, G., Caporale, G., Dall'Acqua, F., Marciani, S., Bordin, F., Bacchichetti, F., Bevilacqua, R.: Photoreactions between skin-photosensitizing furocoumarins and nucleic acids. In: Sunlight and Man. Fritzpatrick, Pathak, Harber, Seiji, Kukita (eds.), pp. 369–387. Tokyo: University of Tokyo Press 1974

30. Parrish, J.A., Fitzpatrick, T.B., Tanenbaum, L., Pathak, M.A.: Photochemotherapy of psoriasis with oral methoxsalen and long wave ultraviolet light. New Engl. J. Med. *291*, 1207–1211 (1974)

31. Pathak, M.A., Worden, L.R., Kaufman, K.D.: Effect of structural alterations on the photosensitizing potency of furocoumarins (psoralens) and related compounds. J. Invest. Dermatol. *2*, 103–107 (1967)

32. Pathak, M.A., Krämer, D.M., Fitzpatrick, T.B.: Photobiology and photochemistry of furocoumarins (psoralens). In: Sunlight and Man. Fitzpatrick, Pathak, Harber, Seiji, Kukita (eds.), pp. 335–368. Tokyo: University of Tokyo Press 1974

33. Pathak, M.A.: Sunlight and melanin pigmentation. In: Photochemical and Photobiological Reviews No. 1, Smith, K.C. (ed.), pp. 211–240 (1976)

34. Peterson, S.P., Berns, M.W.: Effect of psoralen and near UV on vertebrate cells in culture: comparison of laser with standard lamp. Photochem. Photobiol. *27*, 367–370 (1978)

35. Pohl, J., Christophers, E.: In Vorbereitung

36. Pohl, J., Christophers, E.: Photoinactivation of skin fibroblasts by fractionated treatment with 8-MOP and UVA. J. Invest. Dermatol. *73*, 176–179 (1979)

37. Pohl, J., Christophers, E.: Dose-effects of 8-methoxypsoralen and long wave UV-light in 3T3 cells: evaluation of a phototoxic index. Experientia *35*, 247–248 (1979)

38. Pohl, J., Christophers, E.: Photoinactivation of cultured skin fibroblasts by sublethal doses

of 8-methoxypsoralen and long wave ultraviolet light. J. Invest. Dermatol. *71*, 316–319 (1978)
39. Rodighiero, G., Musajo, L., Dall' Acqua, F., Marciani, S., Caporale, G., Ciavatta, L.: Mechanism of skin photosensitization by furocoumarins. Photoreactivity of various furocoumarin with native DNA and with ribosomal RNA. Biochim. Biophys. Acta *217*, 40–49 (1970)
40. Scherer, R., Kern, B., Braun-Falco, O.: UVA-induced inhibition of proliferation of PHA-stimulated lymphocytes from humans treated with 8-methoxypsoralen. Br. J. Dermatol. *97*, 519–528 (1977)
41. Urbach, F., Epstein, J.H., Forbes, P.D.: Ultraviolet carcinogenesis: experimental global and genetic aspects. In: Sunlight and Man. Fitzpatrick, Pathak, Harber, Seiju, Kukita, (eds.), pp. 259–283, Tokyo: University of Tokyo Press 1974
42. Urbach, F., Forbes, D., Davies, R.E. Berger, D.: Cutaneous photobiology: past, present and future. J. Invest. Dermatol. *67*, 209–224 (1976)
43. Walter, J.F., Voorhees, J.J., Kelsey, W.H., Duell, E.A.: Psoralen plus black light inhibits epidermal DNA synthesis. Arch. Dermatol. *107*, 861–865 (1973)
44. Weber, G.: Combined 8-methoxypsoralen and black light therapy of psoriasis. Br. J. Dermatol. *90*, 317–323 (1974)
45. Wolff, K., Hönigsmann, H., Gschnait, F., Konrad, K.: Photochemotherapie bei Psoriasis. Dtsch. med. Wochenschr. *43*, 2471–2477 (1975)

Hans-Jürgen Bandmann und Reinhard Breit

Lichtschutz normaler und erkrankter Haut. Indikationen und Wirkungsweise

Schon immer schützten sich Menschen vor den schädigenden Einflüssen des Sonnenlichtes. Es waren Hellhäutige, die unter Sonnenbrand zu leiden hatten, und Menschen, die den Strahlen in sonnenreichen Breiten, im Hochgebirge oder auf Schneefeldern alltäglich ausgesetzt waren. Es waren auch Frauen, nicht durch Not oder Sitte zur Arbeit im Freien gezwungen, die sich die zarte Glätte ihrer Haut bis ins Alter hinein erhalten wollten. Der Sonnenschaden wurde durch Kleidung, Hüte, Tücher und Sonnenschirme abgewehrt, der Schatten aufgesucht und durch Bauwerke und Pflanzungen geschaffen.

Doch die Zeiten ändern sich, der Sinn mancher Mode und mancher Phase im sozialen Fortschreiten ist unergründlich. Die Auswirkungen schaffen Probleme für den Forscher und Arzt. Der hellhäutige Körper des Nord- und Mitteleuropäers wird heute dem Sonnenlicht im Alltag weit unbekleideter und in der Freizeit nackter dargeboten als noch vor Jahrzehnten. Während sich ein großer Teil der dunkelhäutigen Menschheit bemüht, heller zu werden und zu wirken, lassen sich andere aus modischen Gründen von der Sonne „braun brennen". Braune Haut weißer Menschen ist ein hochgeschätztes Sozialprestigezeichen. Summationsschäden, wie lichtbedingte Karzinome, sind eine von der sozialen Krankenversicherung gut abgesicherte Cura posterior. Ein Stück Vorsorgemedizin ist die Lichtschutzberatung sonnenlichtgefährdeter oder an Lichtdermatosen leidender Menschen.

UV-Strahlen als hautschädigendes Agens

Selbst im Übermaß schädigen nicht alle Sonnenstrahlen die Haut. Das sichtbare Licht und das Infrarot haben so, wie sie auf die Erdoberfläche gelangen, nur für einige Typen der Lichturtikaria den Charakter einer auslösenden Noxe. Allerdings können Licht- und Wärmestrahlen die durch Ultraviolettstrahlen ausgelösten Erytheme verstärken, Wärme allein kann gelegentlich eine Pigmentierung hervorrufen. Als Beispiel hierfür sei das Pigmentnetz auf dem rechten Oberbauch nach langfristiger Wärmeeinwirkung bei der Hepatitisbehandlung erwähnt.

Extraterrestrische Strahlen. Solarkonstante

Um festzustellen, welche Bereiche des Strahlenspektrums der Sonne die verschiedenen sonnenlichtbedingten Hautschäden hervorrufen, ist es notwendig, sich zunächst mit den uns hier interessierenden verschiedenen Strahlenqualitäten und -quantitäten vertraut zu machen. Außerhalb der Ozonschicht – also zwar erdnah, aber schon extraterrestrisch – findet man das volle Strahlenspektrum. Je kurzwelliger die Strahlung, desto höher ist ihre Quantenenergie, desto leichter wird sie durch das Atmosphärenfilter abgeschirmt oder an Energiemenge gemindert. Von den Strahlen, die jenseits des sichtbaren violetten Lichts unsichtbar auf die Hülle der Atmosphäre gelangen, werden diejenigen im Bereich unterhalb von 400 nm Ultraviolettlicht genannt. Konventionell wird die UV-Strahlung im Bereich

unterhalb von 280 nm als UV-C,

von 280–320 nm als UV-B

und von 320–400 nm als UV-A oder langwelliges UV

bezeichnet. Die Gesamtmenge der Lichtenergie, welche die Erdatmosphäre trifft, bezeichnet man als Solarkonstante. Sie beträgt 1360 W/m^2. Die Energiemenge nimmt im Bereich der UV-Strahlung mit der Wellenlänge zu (Abb. 1).

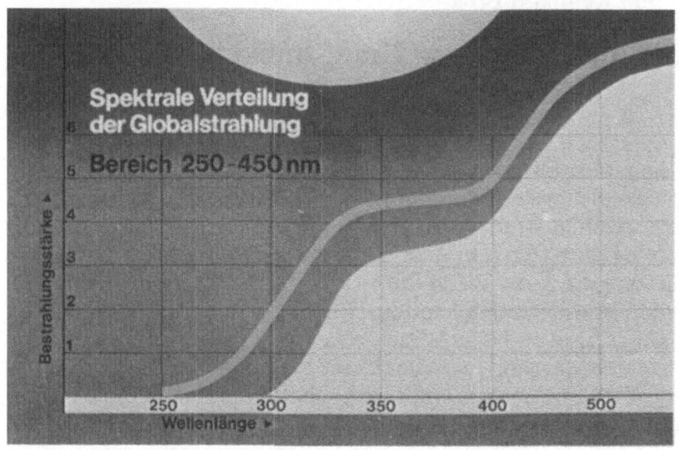

Abb. 1. Spektrale Verteilung und Energie der extraterrestrischen Sonnenstrahlung (Kurve links) und der die Erdoberfläche erreichenden Globalstrahlung (ausgefüllte Kurve rechts)

Filterung der UV-Strahlung durch die Atmosphäre

Der Ozongürtel wäre unter erdnahen Druckverhältnissen ca. 3,34 mm dick. Durch ihn wird die UV-C-Strahlung gänzlich ausgefiltert. Doch die UV-C-Strahlung ist in manchen künstlichen Höhensonnen vorhanden. UV-B- und UV-A-Strahlen werden durch den Ozongürtel gemindert. Die Energie nimmt folgendermaßen ab:
UV-C von 0,8 auf 0 mW/cm^2, UV-B von 2,2 auf 0,5 mW/cm^2, UV-A von
8,8 auf 6,3 mW/cm^2. Durch den Wasserdampf – ohne Wolken – nimmt die Strahlung noch einmal um ca. 7% und durch Aerosole, z.B. Industriedunst, Autoabgase, um zusätzlich 10% ab. Durch Streuung wird ein kleiner Teil des Verlustes wieder ausgeglichen. Die Strahlung, welche nach all diesen Vorgängen auf einen Punkt der Erdoberfläche einwirkt, nennt man Globalstrahlung (Spektralverteilung und Energiemengen s. Abb. 1).

Abhängigkeit der Qualität und der Quantität der UV-Strahlung von dem Eintrittswinkel in die Atmosphäre, der Höhe über dem Meeresspiegel und der Reflektion

Die Strecke, welche Sonnenstrahlen in der Atmosphäre zu durchlaufen haben, ist von deren Eintrittswinkel abhängig. Dieser wiederum ist durch die geographische Breite des bestrahlten Orts, durch die Jahreszeit und durch die Tageszeit bedingt. So steht die Sonne am Äquator mittags senkrecht im Zenit. Die meisten der hier mitgeteilten Werte stammen von Messungen, welche an einem wolkenfreien Mittag im Juni in Davos vorgenommen worden sind. Die Höhe des bestrahlten Ortes spielt ebenfalls eine Rolle, pro 1000 m Höhenzunahme nimmt die eingestrahlte Energie um ca. 12% zu. Auf der Zugspitze ist die UV-Strahlung also um etwa ein Drittel größer als auf Sylt. Eine weitere, für den

150

Sonnenschutz zu beachtende Zunahme der UV-Strahlung erfolgt durch Reflektion bestrahlter Flächen. Schnee reflektiert 85%, Sand 17% und Gras nur 3%. Wasser reflektiert überhaupt nicht, doch welliges oder sogar spritzendes Wasser (Gischt) kann durch Totalreflektion die Globalstrahlung erheblich erhöhen.

Wirkung der UV-Strahlung auf die Haut

Von den vielen Möglichkeiten biologischer Wirkungen der UV-Strahlen im Bereich der Haut (man denke z.B. an die Vitamin-D-Synthese) sollen hier nur bestimmte krankheitsauslösende und pigmentbildende Eigenschaften geschildert werden.

Das UV-Erythem (Dermatitis solaris)

Mit Hilfe von künstlichen UV-Strahlen hat man Strahlenqualität und Menge bestimmt, mit der Eryhteme erzeugt werden können. Je nach spektraler Reinheit der Strahlenquelle gibt es unterschiedliche Erythemwirksamkeitskurven. Die von uns in Abb. 2 gezeigte

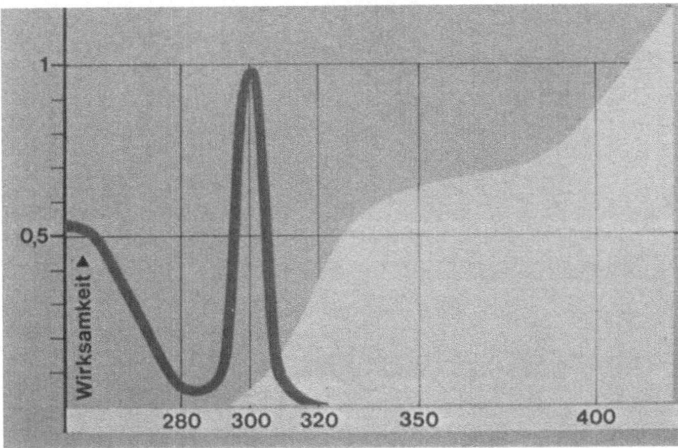

Abb. 2. Erythemwirksamkeitskurve (links), gelegt über die Globalstrahlung der Abb. 1

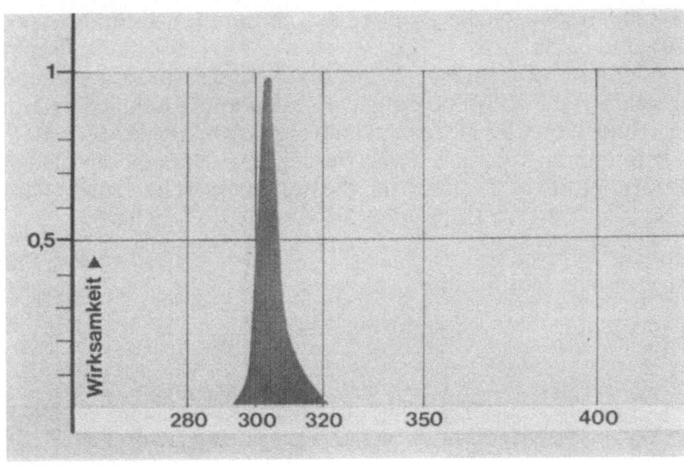

Abb. 3. Natürliche Erythemkurve

ist die durch die Deutsche Gesellschaft für Lichtforschung konventionell festgelegte Erythemwirksamkeitskurve. Um diese der natürlichen Erythemwirksamkeitskurve anzupassen, wird die Globalstrahlung (Abb. 1) auf sie aufgelegt. Aus den beiden Kurven ist dann die natürliche Erythemkurve berechenbar (Abb. 3). Das UV-Erythem, der Sonnenbrand, wird durch UV-B hervorgerufen. Die Kurve steigt steil auf und fällt ebenso steil ab. Sie hat ihr Maximum etwa bei 308 nm. Das Erythem tritt erst nach einer Latenzzeit von einigen (3 bis 5) Stunden auf und erreicht nach einigen weiteren Stunden seinen Höhepunkt, um sich dann langsam, 3 bis 5 Tage später, zurückzubilden.

Indirekte und direkte Pigmentierung

Die UV-B-Strahlen bewirken auch die indirekte Pigmentierung, d.h. es werden nach der Erythemreaktion neue Melanozyten und neues Melanin gebildet. Die Kurve der indirekten Pigmentierung entspricht damit der natürlichen Erythemkurve. Nur wenn Melanozyten in ausreichender Zahl die farblosen Pigmentvorstufen (Promelanin) gebildet haben, kann durch UV-A-Strahlen in Minuten aus Promelanin das dunkle Melanin gebildet werden (Abb. 4). Es erfolgt also dadurch die direkte Pigmentierung. Diese direkte

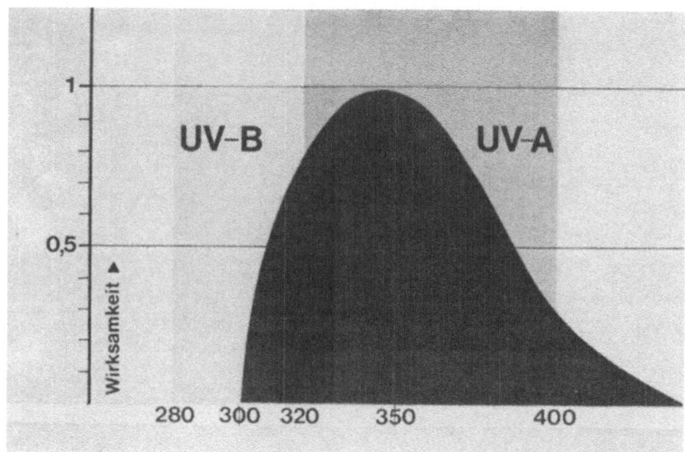

Abb. 4. Direktpigmentierungskurve

Sofortpigmentierung blaßt in Stunden wieder ab. Die Fähigkeit, auf UV-B-Strahlen mit indirekter Pigmentbildung und Erythem zu reagieren, ist sehr unterschiedlich. Es gibt Menschen, welche ohne oder nur mit geringem Sonnenbrand schnell und ausreichend Pigment bilden und bei welchen die sofortige direkte Pigmentierung möglicherweise schnell einen wirksamen Schutz bietet. Es gibt auch kaum pigmentbildende Menschen, welche nach heftigstem Sonnenbrand niemals braun werden. Zwischen diesen beiden Extremen liegt die große Gruppe der Mitteleuropäer, die nach mehr oder weniger Sonnenbrand eine schwächere oder stärkere Pigmentierung erreichen (Tabelle 1).

Tabelle 1. Verteilung der Hauttypen in Mitteleuropa

Sonnenbrand	%	Typ	Bräunung
starke Empfindlichkeit	9%	1	keine Bräunung
mittlere Empfindlichkeit	77%	2	schwache Bräunung
schwache Empfindlichkeit		3	mittlere Bräunung
keine Empfindlichkeit	14%	4	starke Bräunung

Die meisten Lichtdermatosen werden durch UV-A- und UV-B-Licht provoziert (Tabelle 2). Das Beispiel der Lichturtikaria zeigt, wie schwer es ist, die Auslösung einer individuellen Erkrankung einem bestimmten Anteil des Strahlenspektrums zuzuordnen. So kennt man nach Harber sechs Typen, bei welchen das auslösende Spektrum von UV-B bis ins sichtbare Licht hinein reicht. Nur bei den Porphyrien kann das UV-A-Licht und beim Xeroderma pigmentosum das UV-B-Licht als Provokateur verantwortlich gemacht werden. Fast unmöglich ist es, bei Dermatosen, welche auch ohne UV-Strahlen zustande kommen, deren erfahrungsgemäß nicht seltene Verschlechterung durch Sonnenbestrahlung (Tabelle 3) bestimmten Teilen des Spektrums zuzuordnen. Das UV-B löst beim Xeroderma pigmentosum Präkanzerosen wie Morbus Bowen, Melanosis praeblastomatosa, Keratoma actineum aber auch Basaliome, spinozelluläre Karzinome und maligne Melanome aus. Doch abgesehen davon, daß manche dieser Bildungen auch im Bereich der Halbschleimhäute und bedeckter Hautpartien vorkommen, ist ein Analogieschluß für das Zustandekommen von Lichtsummationsschäden (Tabelle 4) nicht

Tabelle 2. Lichtdermatosen und auslösende Wellenbereiche

Klinische Diagnose	UV-B	UV-A	Licht	IR
Lichturtikaria	●	●	●	●
Chronisch polymorphe Lichtdermatose	●	●		
Hydroa vacciniforme	●	●		
Phototoxische Dermatitis	(●)	●		
Photoallergische Dermatitis		●	(●)	
Porphyrien		●	●	
Xeroderma pigmentosum	●			

Tabelle 3. Negativ lichtbeeinflußbare Dermatosen

Klinische Diagnose
Erythematodes
Erythema exsudativum multiforme
Dermatomyositis
Pemphigusgruppe
M. Darier
Rosacea
Periorale Dermatitis
Herpes simplex
Akute entzündliche Hautkrankheiten

Tabelle 4. Lichtsummationsschäden

Cutis senilis
Aktinisches Keratom (Leukoplakie)
Aktinischer M. Bowen
Spinozelluläres Karzinom
Basaliom
Malignes Melanom (?)

absolut zulässig. Basaliome und spinozelluläre Karzinome kommen jedoch im Bereich der dem Sonnenlicht stärker ausgesetzten Partien des Kopfes ungleich häufiger vor (Tabelle 5).

Tabelle 5. Verteilung von Basaliomen und spinozellulären Karzinomen (Skin and Cancer Hospital Philadelphia/USA, 1957–1962

	Kopf bedeckt	Kopf unbedeckt
Basaliome	36,8%	63,2%
spinozelluläre Karzinome	6,0%	94,0%

Natürlicher und künstlicher Lichtschutz

Natürlicher Lichtschutz

Orthotopische Hyperkeratosen an Handtellern und Fußsohlen schützen vor Sonnenbrand und Lichtsummationsschäden. Dort verzichtet die Natur auch auf den Pigmentschirm: Plantae und Palmae sind selbst bei dunkelhäutigen Menschen pigmentarm. Sonst erfolgt der natürliche Lichtschutz durch die Ausbildung des Pigmentschirms in der Epidermis. Aus den Melanozyten wird das Melanin in die Epidermis verteilt und keineswegs nur basal angereichert. Die Ausbildung einer Hyperkeratose, einer Lichtschwiele, ist passagerer Natur. Wahrscheinlich trägt sie nicht allzuviel zum Lichtschutz bei.

Künstlicher Lichtschutz

Anstelle eines noch nicht vorhandenen oder sich nicht bildenden Pigments schafft sich der Mensch einen künstlichen Schutz. Die Möglichkeiten, sich durch Reflektion oder Streuung vor UV-Strahlung zu schützen, wird nur unter ungewöhnlichen Bedingungen (z.B. Weltraumanzüge) genutzt. Helle Kleidung dient mehr zur Reflektion von Wärme als von UV-Strahlen. Am häufigsten erfolgt der Lichtschutz durch Auftragen bestimmter, UV-Strahlen absorbierender Substanzen in Lösungen und in Emulsionen. Diese Lichtschutzsubstanzen werden gelegentlich auch in Emulsionen mit Treibgas auf die Haut gesprüht.

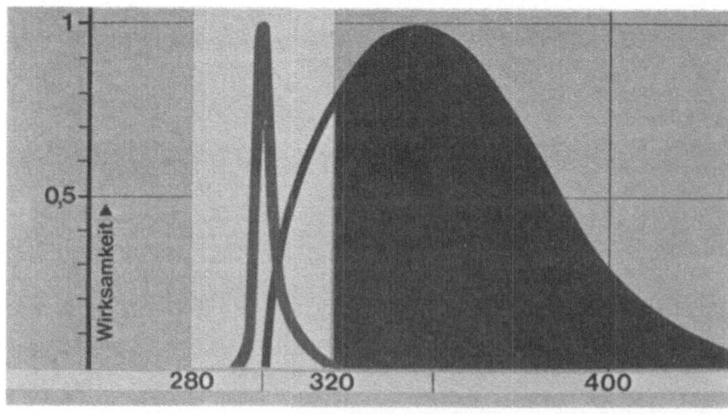

Abb. 5. UV-B-Filter

154

UV-B-Filter. Bestimmmte Filtersubstanzen sollen den erythemerzeugenden Anteil der UV-Strahlung absorbieren und die Direktpigmentierung durch UV-A-Strahlung, im Idealfall also die Ausbildung eines natürlichen Pigmentschirmes, ermöglichen (Abb. 5). Solche UV-B-Filter sind zum Schutz vor akuten Lichtschäden (Sonnenbrand) und wahrscheinlich auch von Summationsschäden geeignet. Sie müssen in ausreichender Schichtdicke aufgetragen werden. Bei einer Schichtdicke von 0,01 mm werden 99%, bei einer solchen von 0,0025 nur noch 68% UV-B absorbiert. Der Sonnenschutzfaktor gibt das Verhältnis der minimalen erythemwirksamen Dosis (MED) mit Schutzmittel zu der ohne Schutzmittel an. Eine Fülle von verschiedenen Substanzen steht hierfür zur Verfügung. Es handelt sich unter anderem hauptsächlich um Derivate der p-Aminobenzoesäure und der Zimtsäure. Zwei Beispiele mit ihren Charakteristika zeigen Abb. 6a und 6b. Die handelsüblichen Lichtschutzmittel lassen nicht erkennen, welche lichtabsorbie-

H_2N—⟨ ⟩—C(=O)—$O-CH_2-CH(OH)-CH_2-OH$

p-Aminobenzoesäure-glycerinester

Absorption: $l_{max=293nm}$ 86%

l_{308nm} 72%

H_3CO—⟨ ⟩—$CH=CH-C$(=O)—$O-CH_2-CH_2-O-C_2H_3$

p-Methoxyzimtsäure-2-äthoxyäthylester

Absorption: $l_{max=308nm}$ 85%

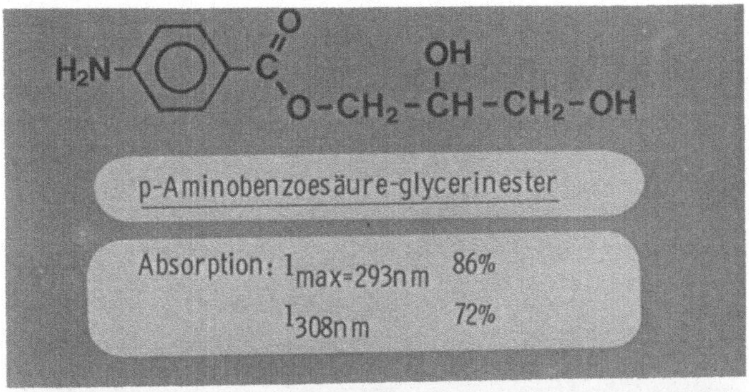

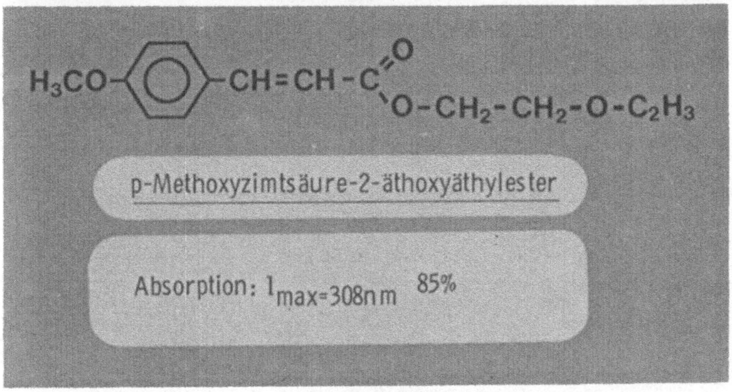

Abb. 6a und b. Beispiele von UV-B-Filtersubstanzen

rende Substanzen sie enthalten und in welchen Vehikeln diese inkorporiert sind. Dagegen wird der Sonnenschutzfaktor fast überall mitgeteilt. Die praktische Bedeutung des Faktors kann Tabelle 6 entnommen werden.

UV-A und Breitbandfilter. Reine UV-A-Filter hätten eine begrenzte Anwendungsbreite (s. Tabelle 2). Sog. Breitbandfilter sollten verschrieben werden, wenn der Arzt Patienten vor UV-Bestrahlung überhaupt schützen möchte, also in erster Linie Patienten, welche an Lichtdermatosen leiden. Als Beispiel für einen Breitbandfilter (Abb. 7) seien ein Benzophenonderivat und seine Charakteristika (Abb. 8) genannt.

Spezieller Lichtschutz bestimmter Regionen. Augen, Lippen, Nase, Nacken, Spitzen der Ohrmuscheln bedürfen ebenso wie die Genitalregion eines besonderen Schutzes. Er ist durch Sonnenbrillen, besondere Lippenstifte, Bekleidung und phantasievoll ad hoc her-

Tabelle 6. Praktische Bedeutung der Lichtschutzfaktoren

Wirkung	Sonnenschutzfaktor
Geringer Erythemschutz	2–3
Mäßiger Erythemschutz erlaubt Sonnenbräunung	4–5
Starker Erythemschutz erlaubt begrenzte Bräunung	6–7
Maximaler Erythemschutz (Sonnenblocker) Minimale Sonnenbräunung	8–20

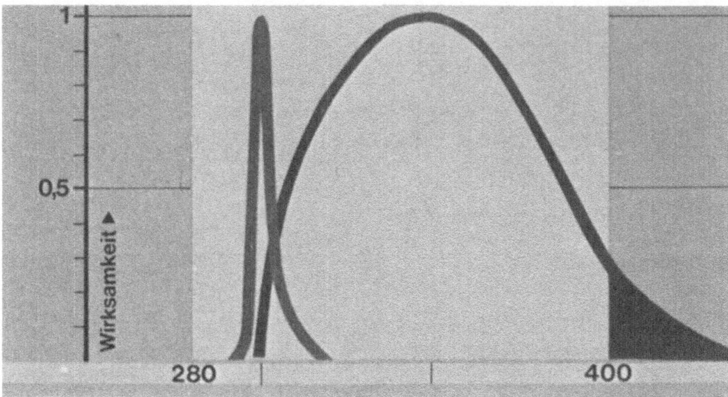

Abb. 7. Breitbandfilter

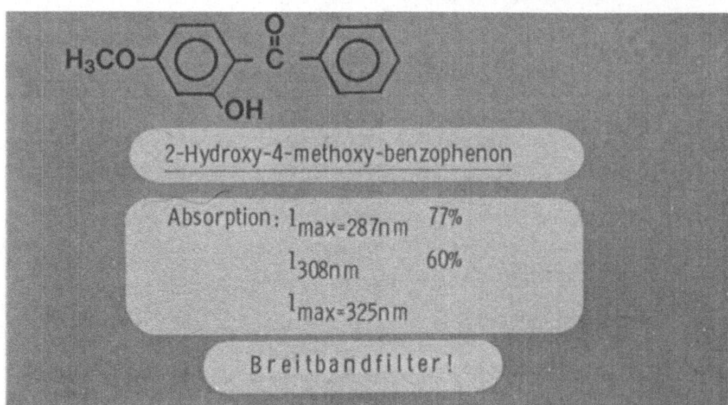

Abb. 8. Beispiel für ein Breitbandfilter

gestellte Nasenschützer meist leicht erreichbar. Die Augen können auch durch entsprechende Kopfbekleidung günstig abgedeckt werden.

Der wichtigste Lichtschutz: Die Vernunft

Der Mensch besitzt keine Sensoren für UV-Strahlenqualität und -quantität. Seine Sinne führen ihn, was deren Gefahr bestrifft, oft ins Irre. Sein Wärmesinn täuscht ihn über die Bestrahlungsgefahr hinweg. Bei Wind und kühler Luft im Boot, auf den Wasserskiern und im Auto glaubt er sich vor Sonnenschäden sicher. Die Helligkeit eines warmen Spätsommernachmittags aber veranlaßt ihn zur übermäßigen Vorsicht. Hier werden oft Lichtschutzmittel völlig überflüssig angewandt. Mehr als jedes künstliche Lichtschutzmittel sollte er seinen Verstand gebrauchen, um sich rechtzeitig vor der schädigenden UV-Strahlung in den Schatten zurückzuziehen und – „white is also beautiful".

Literatur

Breit, R.: Wirkungen ultravioletter Strahlen auf die menschliche Haut. Fortschr. Med. *85*, 583–587 (1967)

Charlet, E., Finkel, P.: Lichtschutzsubstanzen – Wirkstoffe in kosmetischen Präparaten. Ärztl. Kosmetologie *8*, 302–311 (1978)

Frain-Bell, W.: The photodermatoses. In: Recent Advances in Dermatology, Bd. III, pp. 101–133. Edinburgh, London: Churchill Livingstone 1973

Haußer, K.W., Vahle, W.: Sonnenbrand und Sonnenbräunung. Wiss. Veröff. Siemens-Konzern *6*, 101–120 (1927)

Hoppe, V., Kopplow, H.J., Wiskemann, A.: Statistische Auswertung des Lichtschutzfaktors. Arzneim. Forsch. *25*, 817–825 (1975)

Kiefer, J. (Hrsg.): Ultraviolette Strahlen. Berlin, New York: de Gruyter 1977

Kimmig, J.: Lichtdermatosen und Lichtschutz. Arch. Dermatol. Syph. *200*, 68–86 (1955)

Kimmig, J., Wiskemann, A.: Lichtbiologie und Lichttherapie. In: Hdb. Haut- Geschl. Krh. Erg.-Werk, Bd. V/2, Marchionini, A. (Hrsg.), S. 1021–1141. Berlin, Göttingen, Heidelberg: Springer 1959

Magnus, I.A.: Dermatological photobiology. Oxford, London, Edinburgh, Melbourne: Blackwell 1976

Miescher, G.: Biologie und Pathologie des sichtbaren Lichtes, des Ultravioletts und des Infrarots. In: Hdb. Allg. Pathologie, Bd. II, 1. Büchner, F., Letterer, E., Rodlet, F. (Hrsg.), S. 288–330. Berlin, Göttingen, Heidelberg: Springer 1960

Tronnier, H.: Lichtschutz normaler und erkrankter Haut. Hautarzt *27*, 12–15 (1976)

Urbach, F. (ed.): The biologic effects of ultraviolet radiation. Oxford, London, Edinburgh, New York, Toronto, Sydney, Paris, Braunschweig: Pergamon Press 1969

Voegeli, R.: Über die Auswahl von modernen Sonnenschutzmitteln. Chem. Rundschau *24*, Nr. 43 (1971)

Wiskemann, A.: Hyperpigmentierung nach Einwirkung von Sonne und künstlichen Strahlern. Ärztl. Kosmetologie *7*, 34–38 (1977)

Haut und Innere Medizin

Urs W. Schnyder

Diagnostische, prognostische und therapeutische Wertigkeit von Hautveränderungen bei Inneren Krankheiten

Gundsätzlich können krankhafte Hautveränderungen sein [1]:
1. Ausdruck eigenständiger Erkrankungen der Haut und/oder ihrer Anhangsgebilde
2. Erkrankungen der Haut mit fakultativem Befall innerer Organe
3. Fakultative Symptome Innerer Krankheiten
4. Obligate Symptome von Systemkrankheiten

Die Mehrzahl aller Hautveränderungen, die wir in der täglichen Praxis zu sehen bekommen, sind *eigenständige Erkrankungen der Haut und/oder ihrer Anhangsgebilde*. Es sind dies die Hautkrankheiten im engeren Sinne. Hierzu gehören außer den exogenen Hautschäden die meisten Hautkrankheiten bekannter Ätiologie wie z.B. die Epidermophytien, die Mollusca contagiosa, die Verrucae vulgares und die Epizoonosen, aber auch die Ekzeme verschiedener Genese mit Ausschluß der Neurodermitis atopica, sowie die meisten gutartigen Tumoren und die Präkanzerosen. Da sich diese Krankheiten ausschließlich im Integument abspielen, könnte man sie auch als „Schalenkrankheiten" bezeichnen im Gegensatz zu den „Kernkrankheiten" oder Inneren Erkrankungen. Die Hautkrankheiten im engeren Sinne haben sowohl ihre eigene diagnostische und prognostische als auch therapeutische Wertigkeit. Aber selbst in dieser Krankheitsgruppe wird die Notwendigkeit einer aktiven Behandlung und damit die therapeutische Wertigkeit je nach dem Stand unseres Wissens unterschiedlich beurteilt. So stand man z.B. vor 30 Jahren auf dem Standpunkt, daß die kapillären Hämangiome der Neugeborenen entweder strahlentherapeutisch oder chirurgisch angegangen werden sollen, während heute vorwiegend die Meinung vertreten wird, daß man bei den kapillären Hämangiomen primär therapeutisch zuwarten sollte (sog. „wait and see"), da ein aktives Eingreifen sogar zu einem schlechteren Ergebnis führen könne als Abwarten der Spontaninvolution. Selbst Erkrankungen der Haut im engeren Sinne können, wie wiederum das Beispiel der kapillären Hämangiome zeigt, von interdisziplinärem Interesse sein, wird doch die Pathologie und Therapie der Hämangiome durchaus nicht nur in unserem Fach diskutiert.

Die zweithäufigste Krankheitsgruppe, mit der wir täglich zu tun haben, umfaßt die *Hautkrankheiten mit fakultativem Befall innerer Organe*. Dazu gehört die Neurodermitis atopica, die in mehr als der Hälfte aller Fälle mit Asthma bronchiale und/oder Rhinitis allergica assoziiert ist; ferner die Psoriasis, gehen doch etwa 4% aller Fälle klinisch mit Gelenkerscheinungen einher. Zu dieser Krankheitsgruppe gehören aber auch die venerischen Krankheiten, die primär in der Haut oder im Bereich der hautnahen Schleimhäute manifest werden, aber bei Spontanverlauf auf innere Organe übergreifen können. Solche Krankheiten können u.U. diagnostisch und prognostisch wegweisend, aber vom Krankheitswert her im Vergleich mit der fakultativen Folgesymptomatologie von untergeordneter Bedeutung sein.

Dies war z.B. der Fall bei einem fünfjährigen Mädchen, das kürzlich wegen einer akut aufgetretenen einseitigen Fazialisparese in eine Kinderklinik eingewiesen wurde. Da das Kind auf der befallenen Wangenseite zudem einen bogenförmigen „Roten Streifen" aufwies, wurde der Dermatologe konsiliarisch zugezogen. Die Hautveränderung erwies sich als Erythema chronicum migrans, womit sich der Kausalzusammenhang zwischen Fazialisparese und Hautkrankheit klärte. Die für die Fazialisparese prognostisch richtungsweisenden Hautveränderungen sind und bleiben aber von der Schwere der Krankheit her ein Symptom zweiter Ordnung, obwohl die Fazialisparese kausal-genetisch als fakultatives Randsymptom des Erythema chronicum migrans einzustufen ist.

Ferner zeigt das erwähnte Beispiel, daß bei polytopen Erkrankungen oft die Schwere der Organveränderungen dafür verantwortlich ist, ob ein Patient primär dem Spezialisten A oder B zugewiesen wird. Selbst wenn die Hautveränderungen kausal-genetisch im Zentrum des Krankheitsgeschehens stehen, wird der Hautarzt oft in die Rolle eines Konsiliararztes abgedrängt, wenn der Krankheitswert der Hautveränderungen geringer eingeschätzt wird als diejenigen der inneren Organe.

Auch die semimalignen und malignen Tumoren der Haut wie die Basaliome, Spinaliome, malignen Melanome und die Mycosis fungoides gehören zwanglos in die Gruppe der Erkrankungen der Haut mit fakultativem Befall innerer (anderer) Organe. Je nachdem, welches oder welche inneren Organe befallen sind, ergeben sich unterschiedliche interdisziplinäre Beziehungen.

Wenn die *Hautveränderungen* zur *fakultativen Symptomatologie* d.h. zur Randsymptomatologie *Innerer Erkrankungen* gehören, wird die Funktion des Hausarztes de facto von der diagnostischen und therapeutischen Wertigkeit der Hautveränderungen bestimmt. So ist z.B. unsere Aufgabe bei monitorischen Nabelmetastasen in erster Linie diagnostischer Art, da kein Dermatologe Anspruch darauf erheben wird, eine Magen-Darm-Abklärung selbst durchzuführen geschweige denn ein Magen- oder Colonkarzinom zu operieren, weil die ersten Symptome im Bereich der Haut auftraten und er als Dermatologe die Schwere der Krankheit primär erkannte. So klar die Verhältnisse im erwähnten Fall liegen, so komplex sind die Zusammenhänge manchmal bei Hautveränderungen, die fakultativ im Rahmen einer Allgemeinerkrankung auftreten können. Dies wohl deshalb, weil man bei gewissen Krankheiten dieser Art bis vor nicht allzulanger Zeit annahm, daß sie ausschließlich in der Haut lokalisiert seien. In den letzten Dezennien hat man aber erkannt, daß eine Reihe solcher Erkrankungen polytop sind, d.h. daß der Krankheitsprozeß in verschiedenen Organen und nicht nur in der Haut abläuft. Das ist z.B. der Fall bei der Sarkoidose, die nur in einem Fünftel bis einem Drittel aller Fälle mit Hauterscheinungen einhergeht. Ähnlich liegen die Verhältnisse beim Systemischen Lupus Erythematodes (SLE), der nach neueren Statistiken immerhin in zwei Drittel aller Fälle mit Hauterscheinungen verschiedener Art einhergeht. Während aber die Hautveränderungen der Sarkoidose eine hohe diagnostische Wertigkeit haben, hat diese bei den Hauterscheinungen des SLE in den letzten Jahren laufend zu Gunsten immunologischer Laborbefunde abgenommen, die sich im Serum, teilweise aber immunpathologisch auch in klinisch nicht befallener, nicht lichtexponierter Haut mit dem sog. „Band-Test" nachweisen lassen. Die Haut als diagnostisches Informationsorgan hat dadurch beim SLE wieder an Bedeutung gewonnen.

Die therapeutische Wertigkeit aus intern-medizinischer und dermatologischer Sicht ist bei diesen Krankheiten nicht unbedingt identisch. Damit solche Hautveränderungen auch adäquat behandelt werden, müssen u.U. additiv zur internen Therapie lokaltherapeutische Maßnahmen eingesetzt werden. Diese Aufgabe aber kann einzig und allein der Dermatologe sachgemäß lösen.

Noch komplexer liegen die Verhältnisse beim Diabetes mellitus. Mit Ziprkowski u. Sohar [2] kann man folgende „diabetische Dermadrome" (diabetisch bedingte Hautveränderungen) unterscheiden:
1. Stoffwechselbedingte Dermadrome
2. Vaskuläre Dermadrome
3. Dermadrome als Folge herabgesetzter Resistenz gegen Infektionen
4. Neuropathische Dermadrome

160

5. Genetische Dermadrome
6. Dermadrome als Folge von Insulinschäden
7. Dermadrome unklarer Genese.

Im folgenden sollen pars pro toto die verschiedenen Wertigkeiten der vaskulären Dermadrome und der Hautveränderungen als Folge herabgesetzter Resistenz gegen Infektionen diskutiert werden. Zu den vaskulären Dermadromen gehören a) die Rubeose der Wangen und der Palmae (red palms), b) die Necrobiosis lipoidica diabeticorum und c) die arterielle Ischämie, die zu akraler Gangrän führen kann. Die Wangenrubeose und die red palms haben ausschließlich diagnostische Bedeutung, während die Necrobiosis lipoidica bei Diabetes außer der diagnostischen auch ihre eigene therapeutische Wertigkeit hat, da bekanntlich durch Einstellung eines Diabetes eine manifest gewordene Necrobiosis lipoidica therapeutisch nicht beeinflußt werden kann. Am erfolgreichsten scheinen bei der Necrobiosis lipoidica heute Plastikverbände mit hochpotenten Kortikosteroiden zu sein. Von subläsionalen Kortikosteroid-Injektionen ist man hingegen in den letzten Jahren wieder weitgehend abgekommen, da solche nicht allzu selten einen Diabetes ungünstig beeinflussen. Die Gangrän bei arterieller Ischämie hingegen ist therapeutisch heute in erster Linie ein angiologisch-chirurgisches Problem. Der Dermatologe kann jedoch diagnostisch wegweisend sein, weshalb er die arterielle Ausschlußdiagnostik beherrschen muß. Ferner hat er darüber zu wachen, daß eine Gangrän lokal richtig behandelt wird; d.h. solange sie trocken ist, muß sie trocken behandelt werden. Die feuchte Gangrän hingegen erfordert heute sowohl eine lokale als auch intraarterielle antibiotische Behandlung. Anders liegen die Verhältnisse bei den diabetischen Dermadromen, die als Folge herabgesetzter Resistenz gegen bakterielle und mykotische Infekte auftreten können. Bei diesen Erkrankungen begünstigt eine stoffwechselbedingte Krankheit mikrobielle Dermatosen, d.h. es kommt zu einer *ätiologischen Interaktion.* Solche durch Innere Krankheiten begünstigte Hautkrankheiten haben sowohl ihre eigene diagnostische und prognostische als auch therapeutische Wertigkeit.

Wie das Beispiel des Diabetes mellitus zeigt, kann somit ein und dieselbe Allgemeinkrankheit direkte oder indirekte Folgeerkrankungen im Bereich des Integumentes auslösen. Ätiologische Interaktionen spielen auch beim Erythema nodosum, bei einer Reihe paraneoplastischer Dermatosen, beim Herpes simplex und beim Herpes zoster eine Rolle, um nur einige weitere Beispiele dieser Art anzusprechen.

Schließlich können Hautveränderungen zur *obligaten Symptomatologie* einer *Systemkrankheit* gehören. Solche Krankheiten sind selten und oft vererbt. Zu dieser Gruppe gehören z.B. die mindestens 42 verschiedenen neuro-ektodermalen Syndrome [3]. Als Beispiel einer erblichen Stoffwechselkrankheit mit einem hohen diagnostischen Krankheitswert sei das x-chromosomal vererbte Angiokeratoma corporis diffusum angesprochen. Die über das ganze Integument diffus hingesäten stecknadelkopfgroßen Angiokeratome sind nicht, wie Fabry ursprünglich angenommen hat, die einzigen Symptome, sondern sie gehören zur obligaten Symptomatologie einer Systemkrankheit, die außer einer Cornea verticillata u.a. eine bunte neurologische und renale Symptomatologie macht. Dem Leiden liegt eine Speicherung von Ceramidtrihexosid v.a. in den Hautgefäßen, in den peripheren Nerven und im Nierenparenchym zugrunde, die bedingt ist durch das Fehlen des Fermentes α-Galaktosidase (Ceramidtrihexosidase). In der Haut läßt sich die Speicherung von Ceramidtrihexosid histochemisch und polarisationsmikroskopisch ohne größere Umstände in den kutanen Gefäßen nachweisen. Der α-Galaktosidasemangel kann nicht nur im Urin, Plasma und in den Leukozyten, sondern auch in den Haaren nachgewiesen werden [4, 5], wobei der Fermentnachweis in den Haaren aus genetischen Gründen den anderen Verfahren weit überlegen ist. Mit dem Haartest können nämlich auch klinisch unauffällige Heterozygote erfaßt werden, was für die genetische Beratung solcher Patienten und ihrer Familienangehörigen von großer praktischer Bedeutung ist. Die Haut und ihre Anhangsgebilde erweisen sich somit diagnostisch einmal mehr als sichere und zudem einfache diagnostische Informationsquellen.

Ausschließlich von diagnostischer Bedeutung ist z.B. auch das Pseudoxanthoma elasticum, während seine assoziierten Augen- und Gefäßveränderungen einen hohen Krankheitswert haben.

Aber es gibt auch Systemkrankheiten mit Hautveränderungen, die nicht nur eine diagnostische, sondern auch eine therapeutische Wertigkeit haben. Ein Beispiel dieser Art ist die Porphyria cutanea tarda [PCT]. Für den Patienten steht bei der PCT die Verletzlichkeit und Blasenbildung an lichtexponierten Hautstellen so stark im Vordergrund, daß er in der Regel den Hautarzt aufsucht, obwohl es sich um eine hepato-kutane Erkrankung handelt und die Behandlung ausschließlich internistisch ist.

Die prognostische Bedeutung resp. Wertigkeit der Hautveränderungen geht der allgemeinen Prognose bei Inneren Krankheiten mit fakultativer Hautsymptomatologie und Systemkrankheiten nicht unbedingt parallel. Man muß also zwischen einer allgemeinmedizinisch(internistisch-) und dermatologisch-prognostischen Wertigkeit unterscheiden. Nur selten können von den Hautveränderungen her prognostische Aussagen internistischer Art getroffen werden.

Die Frage nach der diagnostischen, prognostischen und therapeutischen Wertigkeit von Hautveränderungen bei Inneren Krankheiten stellt sich in jedem Fall. Ihre Beantwortung schafft wesentliche Voraussetzungen für die interdisziplinäre Zusammenarbeit. Bei fachüberschreitenden Krankheiten ist diese „Standortbestimmung" zudem Voraussetzung für eine zeitgemäße optimale Diagnostik und Therapie.

Zusammenfassung

Grundsätzlich können Hautveränderungen sein 1. Ausdruck einer eigenständigen Erkrankung des Integumentes; 2. Zentralsymptom einer fakultativ systemischen Krankheit; 3. fakultatives Symptom einer Systemkrankheit; 4. obligates Symptom einer Systemkrankheit. Zudem müssen Hautveränderungen in bezug auf ihre Wertigkeit eingestuft werden. Die drei wichtigsten Parameter sind 1. die diagnostische Wertigkeit; 2. die prognostische Wertigkeit; 3. die therapeutische Wertigkeit. Entsprechende Beispiele werden angeführt.

Literatur

1. Schnyder, U.W.: Hauterscheinungen bei Erkrankungen des Nervensystems. Med. Welt *29*, (NF), 265–267 (1978)
2. Ziprkowski, L., Sohar, E.: Stoffwechselerkrankungen und Hauterscheinungen. Hdb. Haut- u. Geschl. Krh. Ergänzungswerk, Bd. VII, S. 237–246. Berlin, Heidelberg, New York: Springer 1966
3. Aita, J.A.: Neurocutaneous diseases. Springfield: Ch.C. Thomas Publ. 1966
4. Desnick, R.L. et al.: Fabry's disease: enzymatic diagnosis of hemizygotes and heterozygotes. α-Galactosidase activities in plasma, serum, urine and leucocytes. J. Lab. Clin. Med. *81*, 157–171 (1973)
5. Spence, M.W. et al: Heterozygote detection in angiokeratoma corporis diffusum (Andersson-Fabry disease). Studies in plasma, leucocytes and hair follicles. J. Med. Genet. *14*, 91–99 (1977)

Helmut Röckl und Jost Metz

Symptom: Livedo

Definition

Unter dem Begriff Livedo versteht man eine abnorme Verfärbung der Haut, die durch eine generalisierte oder umschriebene, seltener unilateral auftretende, entweder bizarr konfigurierte oder mehr geschlossene, netzförmige livide, meist im Oberflächenniveau liegende Hautzeichnung charakterisiert ist und deren Farbton unter Kälteeinwirkung oft intensiv blau wird.

Dieses Symptom wurde bereits von Unna von der Zyanose, einer mehr flächenhaft auftretenden Blaufärbung der Haut, abgetrennt.

Die Entstehung dieser Hautzeichnung ist einerseits auf die Besonderheiten der kutanen Gefäßversorgung mit den papillären Endgefäßen und dem Anastomosen-reichen subpapillären venösen Gefäßplexus andererseits auf die tiefen kutan-subkutanen Gefäßnetze mit den auf- bzw. absteigenden Arteriolen und Arterien zurückzuführen. Kapillarmikroskopische Untersuchungen (Champion) konnten zeigen, daß ein verminderter arterieller Zufluß infolge Lumeneinengung der Arteriolen und Arterien des kutan-subkutanen Gefäßnetzes zu einer reaktiven Weitstellung des postkapillären Bereiches der Endstrombahn und einer damit verbundenen Verlangsamung des venösen Rückstromes führt. Die daraus resultierende vermehrte Sauerstoffausschöpfung bedingt die livide Verfärbung der Haut.

Dabei spielt es keine Rolle, ob die Zirkulationsstörung auf einer funktionellen, durch thermische oder andere vasoaktive Reize auslösbaren Vasokonstriktion wie bei der *Livedo reticularis* basiert, oder wie bei der *Livedo racemosa* durch einen organischen Gefäßschaden verursacht wird (Tabelle 1).

Tabelle 1. Entstehung des Symptoms „Livedo"

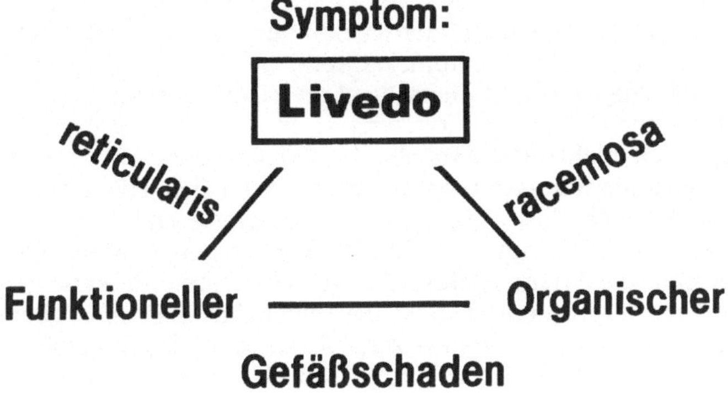

Eine exakte Differenzierung dieser beiden Livedo-Formen ist jedoch aus klinischen, ätiopathogenetischen und therapeutischen Gesichtspunkten von großer Bedeutung. Seit der durch Ehrmann beschriebenen, auf einem organisch bedingten Gefäßschaden beruhenden Livedo racemosa als Pendant zur funktionell bedingten Livedo reticularis, wurde dieser scharfen Trennung, zumindest in nomenklatorischer Hinsicht, nicht immer Rechnung getragen. Auch die Einführung neuer Bezeichnungen wie Livedo-Vaskulitis (Klüken), oder Livedoid-Vaskulitis (Winkelmann) trägt unseres Erachtens kaum zur Klärung der allgemeinen Nomenklaturverwirrung bei.

Livedo reticularis

Synonym für die Livedo reticularis wird auch die Bezeichnung „Cutis marmorata" gebraucht, eine – wie bereits erwähnt – funktionell bedingte Reaktionsweise bei entsprechender konstitutioneller Veranlagung. Charakteristisch ist die feinnetzige, von der Außen- und Hauttemperatur abhängige Marmorierung der Haut, die sich bei Kälteeinwirkung verstärkt, aber auch unter direkter Wärmeentwicklung durch Heizkissen, Heizstrahler, offener Feuerung im Freien – dann aber eher umschrieben – zu dem bekannten Bild der *Livedo reticularis e calore* entwickeln kann.

Weiterhin zeigen solche Patienten auch eine gesteigerte Reaktionsweise gegenüber vasoaktiven Substanzen, z.B. auf intrakutan appliziertes Adrenalin, worauf Klüken besonders hingewiesen hat. Auch die Entwicklung einer Livedo reticularis nach kurzfristiger Amantadinhydrochlorid-Behandlung bei Parkinson-Patienten beruht sehr wahrscheinlich auf der Freisetzung von vasoaktiven Substanzen wie Dopamin und anderen Katecholaminen durch dieses Medikament (Shealy et al., 1970; Silver u. Sahs, 1972).

In gleicher Weise sind unseres Erachtens die bei Phäochromozytom beobachteten reversiblen Livedo-reticularis-ähnlichen Hauterscheinungen zu erklären (Steigleder et al., 1974).

Eine photosensitive Livedo reticularis kann dagegen unter einer Quinidinsulfat-Behandlung auftreten (Marion u. Terrien, 1973; Groot u. Wuite, 1974).

Livedo racemosa

Bei der nun zu besprechenden Livedo racemosa wird heute allgemein eine *symptomatische Form* von einer *idiopathischen Livedo racemosa* abgegrenzt. Erscheinungsbildlich sind beide Formen nicht immer zu unterscheiden, auch wenn die symptomatische Livedo racemosa eher umschrieben, asymmetrisch oder halbseitig auftritt, weniger die charakteristischen Arborisations- und Blitzstrahlfiguren der idiopathischen Form zeigt, sondern häufig die netzförmig marmorierten Züge der Livedo reticularis.

Nicht selten finden sich bei der symptomatischen Form noch weitere Hauterscheinungen: Knoten, Urticae oder purpuriforme Papeln, gelegentlich auch Ulzerationen, also polymorphe Bilder. Ebenso wird der weitere Verlauf der lividen Hauterscheinungen, sei es Ausdehnung, ulzeröse Umwandlung oder Rückbildung, weitgehend durch die jeweils verursachende Grundkrankheit bestimmt, während die idiopathischen Formen eine eigenständigen, unabhängigen Krankheitsablauf zu haben scheinen.

Die Anzahl der in der Literatur für eine Livedo racemosa angegebenen ätiologisch relevanten Grundkrankheiten ist recht groß (Tabelle 2). Bei kritischer Durchsicht erscheint in Einzelfällen der postulierte Zusammenhang mehr als fraglich. Dies gilt besonders für solche Kasuistiken, welche histologisch nicht untermauert sind.

Während früher vor allem die luische und tuberkulöse Ätiologie im Vordergrund standen, sind heute in erster Linie die Arteriosklerose, maligne Hypertonie, die systemische und kutan-lokalisierte Periarteriitis nodosa sowie die Endangiitis obliterans, aber auch die Dermatomyositis, der integumentale und viszerale Erythematodes als verursachende Grundkrankheit auszuschließen. Meist als Einzelbeobachtungen wurden dage-

164

Tabelle 2. Grundkrankheiten bei symptomatischer Livedo racemosa

Lues	
Tuberkulose	
Periarteriitis nodosa	
Endangiitis obliterans	
Hypertonie	
Dermatomyositis	
Erythematodes	
Kryoglobulinämie	
Plasmozytom	
Rheumatisches Fieber	
Gelenkrheumatismus	
Bakterielle Endokarditis	
Acrodermatitis chron. atroph.	
Mononeuritis	
Mycosis fungoides	
Hyperparathyreoidismus	
Thrombozytämie	
Pankreatitis	
Caisson-Krankheit	
Arterielle Embolie	
Intravasale Koagulopathie	Intraarterielle Injektion von
Zerebrovaskuläre Affektionen	Quecksilber- u. Wismutsalzen,
Hirntrauma?	Benzanthin - Penizillin

gen livedoartige Hauterscheinungen bei den noch auf der Tabelle angeführten Erkrankungen beschrieben.

Die *Histologie* der symptomatischen Livedo racemosa ist nicht einheitlich; je nach der vorliegenden Grundkrankheit findet sich das Bild einer nekrotisierenden Vaskulitis oder einer Periarteriitis, hyaline intravasale Thrombenbildung, lympho-histiozytäre Gefäßwandinfiltrationen, aber auch Intimafibrose oder granulomatöse vaskulitische Veränderungen an den kutanen Gefäßen. Ein charakteristisches Bild einer sog. Livedo-Vaskulitis existiert somit, zumindest für die symptomatische Form, nicht.

In einem Teil der Livedo-racemosa-Fälle sind keine der erwähnten Grundkrankheiten nachweisbar, weshalb sie als idiopathisch angesehen werden. Es handelt sich meist um Frauen im Alter zwischen 20 und 45 Jahren. Im Gegensatz zur symptomatischen Form treten die Livedo-Zeichen generalisiert an Extremitäten, Rumpf und Hüften auf, zeigen eine mehr blitzfigurenförmige oder fleckige Anordnung (Abb. 1). Neben oft diskreten, nur bei genauer Inspektion erkennbaren lividen Verfärbungen können die Hauterscheinungen auch sehr ausgeprägt sein. Diese Erytheme verursachen keinerlei Beschwerden und können über Jahre unverändert bestehen bleiben oder zeigen eine langsame Progredienz. Eine spontane Rückbildung erfolgt nicht.

Im weiteren *Verlauf*, oft erst nach Jahren, entstehen in älteren, zumeist intensivst verfärbten Arealen solitär oder an mehreren Stellen gleichzeitig, zunächst punktförmige, oberflächliche Nekrosen, die sich rasch zu flachen, ovalen, sehr berührungsempfindlichen und therapieresistenten Ulzera transformieren. Die in der Regel zackig oder polyzyklisch begrenzten Ulzera persistieren oft monatelang, zeigen aber dann plötzlich Abheilungstendenz, um in jahreszeitlicher Abhängigkeit entweder im Sommer oder im Winter erneut zu rezidivieren. Das Allgemeinbefinden wird – abgesehen von den sehr schmerzhaften Ulzera – selbst bei ausgedehnter Livedo auffallend wenig gestört. In der Mehrzahl der Fälle von idiopathischer Livedo racemosa ist keine Systemisierung des Gefäßprozesses erkennbar, obwohl häufig ein leichter *labiler Hypertonus* besteht.

Nur in wenigen Fällen, auf die erstmals Champion u. Rook (1961), später Sneddon

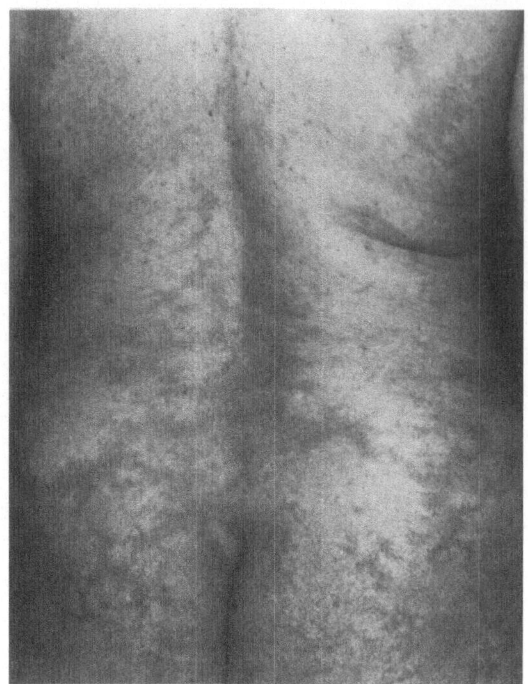

Abb. 1. Livedo racemosa idiopathica generalisata

(1965), aber auch Knoth, Klüken u.a. hingewiesen haben, findet sich eine extrakutane Gefäßbeteiligung, die sich je nach Organbefall in einer kardialen, zerebralen oder – noch seltener – renalen Symptomatik äußert. Insgesamt ist die *Prognose* derartiger Krankheitsbilder ungünstig, da die Progredienz des Gefäßprozesses in der Regel nicht aufzuhalten ist.

Nach wie vor stellt sich auch bei der sog. idiopathischen Form die Frage nach der auslösenden Noxe. In den letzten 10 Jahren hatten wir Gelegenheit, 14 Patienten mit sog. idiopathischer Livedo racemosa zu beobachten. Es handelt sich um zwölf Frauen und zwei männliche Patienten, bei denen sich die Livedo zwischen dem 12. und 44. Lebensjahr manifestierte und bei der ersten Konsultation 1 bis 10 Jahre bestand (Tabelle 3). Die Livedozeichnung war teils nur diskret, teil sehr kräftig ausgeprägt und zeigte eine von kaudal nach kranial gerichtete Ausbreitungstendenz. In drei Fällen fanden sich zusätzlich Ulzerationen, zweimal an Zehenspitzen, einmal am Unterschenkel, drei Patientinnen berichteten über Raynaud-artige Anfälle.

Tabelle 3. Livedo racemosa generalisata (idiopathica)

Anzahl der Fälle	14
Geschlechtsverteilung	$♀ : ♂ = 12 : 2$
Manifestationsalter	12.–44. Lebensalter
Bestandsdauer	1–10 Jahre
Verteilungstyp	
Untere Extremitäten	14
Hüfte u. Stamm	14
Obere Extremitäten	13
Gesicht	2

166

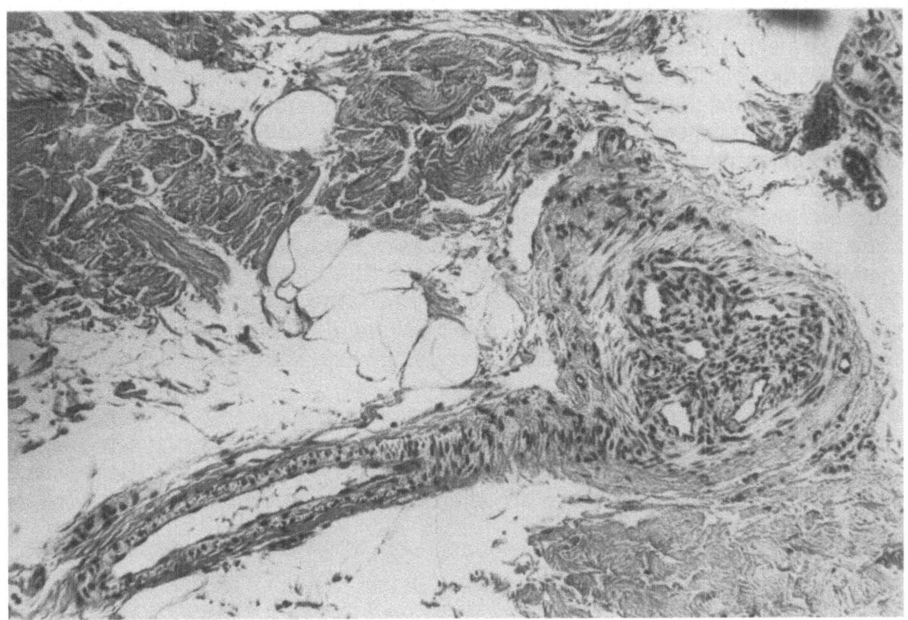

Abb. 2. Livedo racemosa idiopathica: Intimaproliferation mit Ausbildung von vier Restlumina einer kleinen Arterie im Bereich der Korium-Subkutisgrenze

Die *Histologie* der untersuchten Hautbiopsien war in allen Fällen identisch: Die kleinen Arterien der Korium-Subkutisgrenze zeigen eine zellreiche Intimaproliferation, die je nach Ausprägung zur völligen Obliteration des Gefäßlumens führt. Ablagerungen hyalinen Materials oder Thromben gehören nicht zum Bild der idiopathischen Livedo. Die Intimaproliferation beginnt oft an einem umschriebenen Segment der Gefäßwand, wodurch knopfförmige Vorwölbungen der Intima in das Gefäßlumen hineinragen. Häufig sieht man Querschnitte, die durch die segmentale Intimaproliferation in zwei oder drei Restlumina unterteilt erscheinen (Abb. 2). Auf Weiterschnitten trifft man jedoch fast immer auf einen vollständigen Verschluß der Gefäße. Außerdem scheint sich die Intimaproliferation bevorzugt an Arterienaufzweigungen oder Gabelungen auszubilden. Die gewucherte Intima besteht häufig aus sogenannten Quellzellen mit hellem Zytoplasma. In ihrem färberischen Verhalten erinnern sie an glatte Muskelzellen.

Elektronenmikroskopische Untersuchungen an Hautexzisaten von vier Patienten bestätigten unsere Vermutung. Zwischen Elastica interna und der Endothelzellage erkennt man die etwas ödematös aufgetriebenen Myozyten an den typischen Myofilamenten mit den charakteristischen Verdichtungszonen. Vermutlich handelt es sich hierbei um in Myoepithelzellen transformierte Intimazellen, was gut in das Konzept einer eher aphlogistisch bedingten Intimaproliferation des hier vorliegenden Gefäßschadens paßt.

Auch die Media zeigt häufig eine Hypertrophie, gelegentlich auch Sklerose mit Aufsplitterung der Elastica interna. In der Regel ist die Elastica interna jedoch auch bei völlig obliterierten Gefäßen erstaunlich gut erhalten. Entzündliche perivaskuläre Leukozyten- oder Lymphozyteninfiltrate haben wir in allen der hier untersuchten Fälle nicht gesehen. Es ist deshalb nicht verwunderlich, wenn *immunfluoreszenzmikroskopische Untersuchungen*, die wir bei acht der 14 Patienten durchführten, keine Hinweise für Immunglobulin- oder Komplementablagerungen ergaben.

Bei klinischer Durchuntersuchung fand sich kein Anhalt für das Vorliegen einer die Livedo induzierenden Grundkrankheit. Sieben Patientinnen hatten 1 bis 3 Jahre vor Auftreten der Livedo mit der Einnahme von Äthinylöstradiol enthaltenden Ovulationshemmern begonnen und diese bis zum Untersuchungstag fortgesetzt. Alle sieben Patientinnen waren zusätzlich Raucherinnen mit 10 bis 20 Zigaretten/die. Fünf der sieben Patientinnen klagten über Kopfschmerzen und Sehstörungen und boten eine zerebrovaskuläre Symptomatik, die weitgehend derjenigen ähnelte, die Sneddon bei seinen sechs Patienten beobachtete. Bei drei der fünf Patienten bestand zusätzlich noch ein labiler Hochdruck, und bei einer Patientin bildete sich 5 Jahre nach Beginn der Livedo eine chronische Niereninsuffizienz aus. Die Nierenbiopsie zeigte einen obliterierenden Gefäßprozeß der Arteriolen mit konsekutivem fibrotischen Umbau der Nierenglomerula.

Die bei sieben Patienten durchgeführte Brachialis- und Aorto-Femoral-Angiographie ergab dreimal Hinweise für eine funktionelle Engstellung der Arm- und Beinarterien, jedoch keinen Anhalt für das Vorliegen einer Endangiitis obliterans. In zwei weiteren Fällen, es handelt sich um die zwei männlichen Patienten, bestand neben einer ausgeprägten Livedo eine Aortenstenose bzw. eine Mitralinsuffizienz, welche sehr wahrscheinlich durch ein in der Kindheit durchgemachtes rheumatisches Fieber bedingt waren.

Faßt man die Daten der hier untersuchten Patienten zusammen (Tabelle 4), so zeigt sich, daß bei sieben Patientinnen *östrogenhaltige Ovulationshemmer* bei gleichzeitigem *Nikotinabusus,* in drei Fällen eine *rheumatische* Genese und einmal ein *Fokalgeschehen* als ätiologisch bedeutsame Faktoren der idiopathischen Livedo racemosa anzusehen sind.

Tabelle 4. Livedo racemosa generalisata

Angeschuldigte Ursachen	Anzahl d. Fälle	Geschlecht
Ovulationshemmer Nikotinabusus	7	♀
Rheumat. Genese	3	2 ♂, 1 ♀
Fokalgeschehen	1	♀
ohne nachweisbare Ursachen	3	♀

Der ursächliche Zusammenhang zwischen der Entstehung einer Livedo racemosa und der längerfristigen Einnahme von Ovulationshemmern erscheint uns aus folgenden Gründen gegeben:
1. Durch den zeitlichen Zusammenhang,
2. durch die chemische Zusammensetzung der Ovulationshemmer. Alle verwendeten Präparate enthielten den Östrogenanteil Äthinylöstradiol.

Strukturelle Gefäßveränderungen nach Anwendung von Ovulationshemmern sind beim Menschen bekannt und ließen sich auch tierexperimentell eindeutig belegen (Schmidt-Matthiesen u. Poliwoda, 1965). Die hierbei festgestellten Gefäßveränderungen, nämlich Hyperplasie und Hypertrophie glatter Muskelzellen, Fragmentation elastischer Fasern, Verschiebung der sauren Mucopolysaccharide mit vermehrter Kollageneinlagerung an die innere Gefäßoberfläche wurden überwiegend durch den Östrogenanteil der verabreichten Hormongemische ausgelöst.
Irey et al. stellten massive Intimaproliferation der Gefäße an Autopsiematerial von 20 jungen Frauen fest, die während der Einnahme von Kontrazeptiva an Thromboembolien verstorben waren. Mitteilungen über endarteriitische Veränderungen an Nierengefäßen nach Einnahme von verschiedenen Östrogen-Gestagen-Kombinationspräparaten liegen von Bock, Zacherle sowie von Zech et al. vor.

Es scheint somit durchaus berechtigt, das Auftreten einer Livedo racemosa in einem Teil der Fälle auf die Einnahme von Ovulationshemmern zurückzuführen, wobei natürlich die synergistische Wirkung des Nikotins als bekanntes Gefäßgift mit zu berücksichtigen ist.

Segmental hyalinisierende Vaskulitis

Von der idiopathischen Livedo racemosa ist aus klinischen und ätiopathogenetischen Gesichtspunkten ein Krankheitsbild abzutrennen, das bereits 1956 von Feldaker et al. als „Livedo reticularis mit Sommerulzerationen" beschrieben, von Bard u. Winkelmann neu herausgearbeitet und im Hinblick auf das zugrundeliegende typische histologische Bild als „segmental hyalinisierende Vaskulitis" bzw. wegen des Vorkommens livedoartiger Hautzeichnungen zunächst als „Livedo-Vaskulitis", später als „Livedoid-Vaskulitis" bezeichnet wurde. Weitere Synonyma sind das Syndrom von O'Leary et al. sowie die Atrophie blanche, wobei letztere nach Winkelmann nichts weiter als den Endzustand bzw. die Heilungsphase dieses Krankheitsprozesses darstellen soll.

Das klinische Bild ist charakterisiert durch eine auf die Unterschenkel limitierte, plötzlich auftretende, fleckförmige, purpuriforme, schmerzhafte Verfärbung der Haut mit der Tendenz zu ulzeröser Umwandlung vorzugsweise an Fußrücken und Knöchelregion. Chronisch-rezidivierender Verlauf, Therapieresistenz der oft nur kleinen sternförmigen, scharfrandig gezackten, von einem entzündlichen Hof umgebenden Ulzera, Abheilung unter Narbenbildung, ähnlich derjenigen der Atrophie blanche, gehören ebenso zu dem Bild wie knotige Eruptionen, umschriebene Livedo-racemosa-ähnliche Zeichnungen in der weiteren Umgebung und die Bevorzugung des weiblichen Geschlechts mittleren Alters.

Die *Histologie* ist recht typisch und entspricht einer hyalinisierenden Vaskulitis. Betroffen sind vor allem die Gefäße des mittleren und unteren Koriums, die eine segmentale, oft nur auf kurze Gefäßabschnitte sich erstreckende, subintimale Ablagerung PAS-positiven Materials, fokale Thombosierungen, Endothelproliferation, in älteren Herden dagegen völlig obliterierte Lumina aufweisen. Stets ist die perivaskuläre entzündliche Reaktion nur gering ausgebildet. Die elastischen Fasern sind gewöhnlich gut erhalten, und selten ist eine Zerstörung der gesamten Gefäßwand zu erkennen. Arteriolen und Venen werden gleichermaßen in den Prozeß einbezogen.

Bei immunfluoreszenzmikroskopischen Untersuchungen wurden wiederholt in den betroffenen Gefäßen IgG, IgM und Fibrinablagerungen, aber auch Komplement und Properdin nachgewiesen (Schroeter et al.; Posternak et al.), was auf eine immunologische Genese des Gefäßschadens hinweist.

In einem Teil der Fälle blieb die Ursache trotz eingehender Untersuchungen unbekannt; Winkelmann machte jedoch auf das assoziierte Vorkommen der hyalinisierenden Vaskulitis bei anderen systemischen Gefäßleiden aufmerksam, z.B. bei systemischem Erythematodes, generalisierter Periarteriitis nodosa, Sklerodermie oder Sjögren-Syndrom, weshalb diesem Gefäßprozeß eine weitaus größere Bedeutung zuzumessen ist als dem einer einfachen kutanen Reaktionsweise.

Differentialdiagnostisch sind alle purpurisch-nödos-ulzerösen Hautveränderungen der unteren Extremitäten einzuschließen (Vasculitis allergica, Periarteriitis nodosa, Arteriosclerosis, Thrombangiitis obliterans, Artefakte).

Zur Therapie

Bei der symptomatischen Livedo racemosa richtet sich die Behandlung nach der Grund- bzw. Begleitkrankheit. Dadurch wird zwar ein Fortschreiten der Hauterscheinungen verhindert werden können, eine vollständige Rückbildung der Livedo-racemosa-Zeichnung jedoch kaum zu erreichen sein.

Noch unbefriedigender sind die therapeutischen Bemühungen bei der idiopathischen Livedo racemosa. Von der Vielzahl der angegebenen Behandlungsmöglichkeiten hat sich unserer Erfahrung nach die langfristige und hochdosierte Gabe von Trental 400 oder Dusodril, bei Auftreten von Ulzera neben der notwendigen Lokalbehandlung die mittelfristige Gabe von Kortikosteroiden, unter Umständen kombiniert mit Azathioprin, als günstig erwiesen.

Bei Systemisierung des Prozesses ist eine langfristige Azathioprinbehandlung zu empfehlen. Von wesentlicher Bedeutung ist jedoch das strikte Meiden von Nikotin und bei der Frau Absetzen oraler Kontrazeptiva. Die segmental hyalinisierende Vaskulitis soll dagegen auf Bettruhe, feuchte Umschläge und innerlich Nikotinsäure recht gut ansprechen.

Literatur

1. Bard, J.W., Winkelmann, R.K.: Livedo vasculitis. Segmental hyalinizing vasculitis of the dermis. Arch. Dermatol. *96*, 489–499 (1976)
2. Bock, D., Bohle, A.: Perakut verlaufende primäre maligne Nephrosklerose mit irreversiblem Nierenversagen und maligner Hypertonie nach Ovulationshemmern. Dtsch. Med. Wochenschr. *98*, 757–761 (1973)
3. Braun-Falco, O., Meigel, W.: Zur Azathioprin-Therapie der idiopathischen Livedo racemosa mit Ulzerationen. Hautarzt *23*, 136–138 (1972)
4. Champion, R.H.: Livedo reticularis. A review. Br. J. Dermatol. *77*, 167–179 (1965)
5. Ehrmann, S.: Ein neues Gefäßsymptom bei Lues. Wien. Med. Wochenschr. *57*, 776–783 (1907)
6. Feldaker, M., Hines, E.A., Kierland, R.R.: Livedo reticularis with summer ulcerations. Arch. Dermatol. *72*, 31–37 (1955)
7. Groot de, W.P., Wuite, J.: Livedo racemosa-like photosensitivity reaction during quinidine durettes medication. Dermatologica *148*, 371–376 (1974)
8. Irey, N.S., Manion, W.C., Taylor, H.B.: Vascular lesions in women taking oral contraceptives. Arch. Pathol. *89*, 1–8 (1970)
9. Klüken, N.: Zur Nomenklatur und Einteilung der Erkrankung im Endstrombahnbereich. Arch. Klin. Exp. Dermatol. *227*, 748–755 (1966)
10. Marion, M.D.F., Terrien, M.Ch.M.: Photosensitive livedo reticularis. Arch. Dermatol. *108*, 100–101 (1973)
11. Nödl, F.: Livedo Vasculitis. Arch. Klin. Exp. Dermatol. *233*, 439–444 (1969)
12. Posternak, F., Orusco, M., Olmos, L., Laugier, P.: Livedoid vasculitis (vascularite hyalinisante segmentaire). Ann. Dermatol. Venereol. *104*, 50–52 (1977)
13. Schmidt-Matthiesen, H., Poliwoda, H.: Östrogene, Gefäße und hämorrhagische Diathesen. Arch. Gynaekol. *200*, 231–240 (1965)
14. Schroeter, A.L., Diaz-Perez, J.L., Winkelmann, R.K., Jordan, R.E.: Livedo vasculitis (the vasculitis of atrophie blanche), immunohistopathologic study. Arch. Dermatol. *111*, 188–193 (1975)
15. Shealy, C.N., Weeth, J.B., Mercier, P.: Livedo reticularis in patients with parkinsonism receiving amantadine. JAMA *212*, 1522–1523 (1970)
16. Silver, D.E., Sahs, H.L.: Livedo reticularis in Parkinson's disease patients treated with amantadine hydrochloride. Neurology *22*, 665–669 (1972)
17. Sneddon, J.B.: Cerebro-vascular lesions and livedo reticularis. Br. J. Dermatol. *77*, 180–185 (1965)
18. Steigleder, G.K., Gartmann, H., Jung, K.: Hautveränderungen bei Phäochromozytom. Zur Differentialdiagnose der Akrozyanose und Livedo racemosa. Z. Hautkr. *49*, 647–652 (1974)
19. Winkelmann, R., Schroeter, A., Kierland, R., Ryan, Th.: Clinical studies of livedoid vasculitis (segmental hyalinizing vasculitis). Mayo Clin. Proc. *49*, 746–750 (1974)
20. Zech, P., Rifle, G., Lindner, A., Sassard, J., Blanc-Brunat, N., Traeger, J.: Malignant hypertension with irreversible renal failure due to oral contraceptives. Br. Med. J. *374*, 326–327 (1975)

Otto P. Hornstein

Veränderungen der Mundschleimhaut als Leitsymptom Innerer Krankheiten

Wir alle wissen, daß die Mundhöhle mehr ist als jenes „Gehege der Zähne", das Pallas Athene laut Homer so häufig zu göttlichem Grollen gebrauchte. Jedenfalls wußten die antiken Jünger des Asklepios bereits um das diagnostische Potential der Veränderungen des Cavum oris für die Erkennung verborgener, im Inneren des Körpers wirkender Dyskrasien. In der Tat kann die Mundhöhle als ein „Fenster zum Organismus" angesehen werden, da hier auf engem Raum komplexe Reaktionen des Organismus sichtbar werden, die sonst leichter im Dunkeln bleiben. Keine Endoskopie ist so einfach wie die orale Inspektion. Man könnte die Sache auch mit dem Blick durch ein umgekehrtes Fernglas vergleichen – man sieht mehr, aber im kleineren Maßstab.

Dieses Referat kann und soll nur einen gedrängten Überblick über einige Krankheiten vermitteln, bei denen Veränderungen der Mundschleimhaut ein diagnostisches – und manchmal auch ein prämonitorisches – Leitsymptom innerer Krankheiten repräsentieren. Solche Schleimhautläsionen treten oft gemeinsam mit Hautveränderungen auf, können aber auch primär oder ausschließlich an der Mukosa vorkommen, wie es z.B. vom vernarbenden Schleimhautpemphigus bekannt ist. Wegen der Zentrierung meines Themas auf innere Krankheiten müssen aber bullöse Dermatosen oder andere mukokutane Erkrankungen auch dann außer Betracht bleiben, wenn sie einer schweren Allgemeinkrankheit entsprechen.

Ich nehme hier also die Mundhöhle als Brücke von der äußeren zur inneren Medizin und möchte einige Krankheiten besprechen, bei denen der Dermato-Stomatologe dem Internisten und Allgemeinarzt diagnostisch behilflich sein kann. Die folgende Auswahl ist pragmatisch und nicht systematisch getroffen:
- Sog. Kollagenosen (systemische Mesenchymopathien)

  Blutkrankheiten und Vaskulopathien

  Morbus Behçet (maligne Aphthosis)

  Candida-Stomatitis

  Vitamin-Mangelzustände

  Schleimhaut-Melanosen

  Stomatopyrosis (Glossodynie, Glossopyrosis)

Ausgespart werden die bakteriellen und vor allem viralen Infektionskrankheiten, die meisten dysplastischen Syndrome und Erbkrankheiten, Arzneimittelenantheme und andere Formen allergischer Stomatitiden, entzündliche Granulomatosen, Tumoren, und weitgehend auch die paraneoplastischen Syndrome.

Sog. Kollagenosen (systemische Mesenchymopathien)

Innerhalb dieses Formenkreises hat das Gougerot-Sjögren-Syndrom orale Kardinalsymptome, während Lupus erythematodes und progressive Sklerodermie zwar pathognomonische, aber nicht obligate Schleimhautsymptome aufweisen.

Gougerot-Sjögren-Syndrom: Die klassische klinische Trias ist durch Keratoconjunctivitis sicca, Sialopenie (Xerostomie) und rheumatoide Polyarthritis charakterisiert. In etwa der Hälfte der Fälle fehlen rheumatoide Symptome, während mindestens eines der beiden „Sicca-Symptome" für die Diagnose erforderlich ist. Meist sind Frauen im postklimakterischen Alter betroffen. Eine Vielzahl von immunologischen Befunden (Nachweis von antinukleären Faktoren, Antikörper gegen Speicheldrüsengangepithel, ggf. klonale Paraproteine, etc.) sprechen für die Autoimmunkrankheit [17, 22, 24], zumal auch eine lymphozytäre Sensibilisierung gegen Speicheldrüsengewebe gefunden wurde [25].

Die quälende Mundtrockenheit ist Ausdruck des chronischen Speichelmangels, der wiederum von einer proliferativen Entzündung der großen und kleinen Speicheldrüsen – mit zunehmender Zerstörung des Drüsenparenchyms – abhängt. Bei dieser Autoimmun-Sialadenitis finden sich neben lympho-monozytären Infiltraten inselförmige Wucherungen aus Myoepithelzellen und Schaltstückepithelien, die von hyalin verquollener Basalmembran außen umgeben sind. Diese pathognomonischen Gangepithelveränderungen sind nicht nur in der Parotis, sondern auch in den kleinen Speicheldrüsen nachzuweisen [4]. Die Entzündung der Lippendrüsen soll sogar mit dem Schweregrad der Augenveränderungen korrespondieren [27]. Immunfluoreszenzhistologisch lassen sich Immunglobulin-Ablagerungen an den Basalmembranen sowie zytoplasmatische und nukleäre Fluoreszenzen der Schaltstückepithelien nachweisen.

Fordert man dazu auf, den Mund 2 Minuten offen zu halten, so bildet sich kein sublingualer Speichelsee. Der fehlende Ruhespeichel läßt sich auch durch cholinergische Stimulation (z.B. mit Pilocarpin) kaum steigern. Der Mundspatel bleibt an der trockenen Schleimhaut fast kleben. Während Wangen- und Gaumenschleimhaut wegen der häufigen Anämie eher blaß sind, erscheint der Zungenrücken hochrot, lackartig glänzend und glatt (Verlust der filiformen Papillen). Die meisten Patienten sind zahnlos (Speichelmangel begünstigt Karies und Parodontopathien) und haben große Schwierigkeit mit dem Tragen der Zahnprothesen (Mundbrennen, schlechte Haftung, sekundäre Entzündungen). Auch die Lippen – und hier besonders die Mundwinkel („Faulecken" mit Candida-Befall) – sind häufig betroffen.

Die Trockenheit kann auch andere exkretorische Systeme einbeziehen (z.B. Magenschleimhaut, Pankreas). Überlapp-Syndrome mit anderen Kollagenosen (Lupus erythematodes, Progressive Sklerodermie) oder chronisch progredienter Hepatitis kommen vor. Nicht selten besteht eine Eisenmagelanämie.

Lupus erythematodes: Nach Andreasen [1] weisen 10 bis 15% aller Patienten mit integumentalem Lupus erythematodes Lippen- oder Mundveränderungen auf, während beim viszeralen (systemischen) Lupus erythematodes sogar bei etwa jedem zweiten Patienten Schleimhautsymptome zu finden sind.

Das klinische Bild – meist sind Wangen oder weicher Gaumen betroffen – ist sehr charakteristisch: Im Bereich unscharf begrenzter, düsterroter und etwas atrophischer Erytheme finden sich mehr oder minder schmale leukoplakische Zonen. Randwärts lösen sie sich in pinselförmig feine, oft parallel verlaufende weiße Streifen auf, die mit ebenfalls radiär orientierten Teleangiektasien vermischt sind. Oft sieht man im Zentrum kleine, schlitzförmige oder winkelig geknickte Erosionen. Auch feine Punktblutungen kommen vor. Die Herde neigen zu ähnlich polyzyklischer Konfiguration wie an der Haut. Im Erscheinungsbild überwiegt aber die entzündliche Komponente über die leukoplakische.

Progressive Sklerodermie: Hier gehört die sehnige Verdickung und/oder Verkürzung des Zungenbändchens zu den pathognomonischen Frühzeichen der Erkrankung. Allerdings ist sie nach unserer Erfahrung nur in 70 bis 80% der Fälle deutlich ausgeprägt. Erschwerung der glosso-palatinalen Artikulation (rollendes „r" mißlingt), Verkleinerung und zunehmende Motilitätsstörung der Zunge (Ermüdung und Schweregefühl beim Sprechen) sind sicher nicht allein auf das verkürzte Frenulum zurückzuführen, sondern mehr ein Ausdruck der interstitiellen Sklerosierung des ganzen muskulären Zungenkörpers. Verminderte Protrusion der Zunge gehört ebenso wie Speichelmangel zu den Spätsymptomen der Krankheit [11].

Ein Pendant zu den akro-asphyktischen Raynaud-Anfällen der Hände sind flüchtige Glosso-Asphyxien, die man durch Auflegen eines Eisstückchens auf die Zunge provozieren kann. Ein weiteres Frühsymptom stellen pharyngoösophageale Schluckbeschwerden dar (Dysphagie), die durch zunehmende Wandstarre des Ösophagus bedingt sind und sich manometrisch oder röntgenographisch (Kontrastbrei-Passage) nachweisen lassen [11].

Oft stecken die Zähne noch fest im Alveolarfach, obwohl die Zahnwurzelhaut verdickt und unelastisch geworden ist (Röntgenstatus: Diffus verbreiterter Periodontalspalt, Rarefizierung der knöchernen Alveolarwand). Dieser Befund ist jedoch seltener als die mit Hilfe einer odontoplethysmographischen Mikromethode nachweisbare Abnahme der Zahnpulsamplitude, die sogar als Kriterium zur Beurteilung der Verlaufsprognose herangezogen werden kann [19].

Blutkrankheiten und Vaskulopathien

Zahlreiche Erkrankungen des hämopoetischen, lymphoretikulären und vaskulären Systems manifestieren sich frühzeitig an der Mundschleimhaut (Tabelle 1). Nicht selten konsultieren die Patienten zuerst einen Zahnarzt, da Blutungen, Ulzerationen oder schmerzhafte Entzündungen des Zahnfleischs am Krankheitsbeginn stehen.

Tabelle 1. Häufige orale Symptome bei Blutkrankheiten

Schleimhautblässe
Purpura (Petechien)
Ekchymosen
Verdickte und blutende Gingiva
Ulzerationen (meist Gingiva)
Nekrosen (meist Gingiva)

Schleimhautblässe kann ein Symptom von verschiedenen Anämieformen (Eisenmangelanämien, megaloblastische Anämien, aplastische Anämien) oder von Leukämien sein. Punktblutungen (Petechien) sind meist der Ausdruck einer vaskulären hämorrhagischen Diathese (Vaskulitis), selten einer alleinigen Thrombozytopenie. Flächige oder fleckige Blutungen (Ekchymosen) bedeuten einen schwereren Grad der Extravasation und können Zeichen einer Störung der Thrombozyten, der plasmatischen Gerinnungsfaktoren und/oder der Gefäße sein. Dementsprechend finden sich Ekchymosen bei Thrombozytopenien, akuten Leukämien, Polyzytämie, Hämophilie und anderen Koagulopathien, aplastischen Anämien, ferner bei Skorbut (C-Avitaminose). Im letzteren Fall dominiert eine schmerzhafte, leicht blutende Entzündung der Gingiva.

Morbus Osler-Rendu: Die führenden Symptome dieser meist abortiv im Kindesalter beginnenden, langsam progredienten und durch Spätkomplikationen (extreme Anämie, Leberzirrhose, Lungenbeteiligung) prognostisch ernsten Erbkrankheit sind in Tabelle 2 dargestellt.

Tabelle 2. Kardinalsymptome des Morbus Osler-Rendu

Autosomal dominante Vererbung
Mukokutane Teleangiodysplasie (vorwiegend obere Körperhälfte)
    Gesicht, periorifiziell, Finger
    Nasenschleimhaut
    Mundschleimhaut
    Gastrointestinaltrakt
Spontane Rhexisblutungen
Chronisch progrediente Blutungsanämie

Fast jedes innere Organ (Leber, Lungen, ZNS) und mitunter auch die Schleimhäute der unteren Körperhälfte (Uro-Genitaltrakt) können betroffen sein. Das früheste und vorherrschende Zeichen sind schwer stillbare Nasenblutungen (80–90%), während andere orifizielle Hämorrhöen (Hämatemesis, Meläna, Hämaturie) seltener sind [3].

Im Mund sind am häufigsten Zungenrücken, Zungenspitze und Lippen (ca. 60%), seltener die übrige Mukosa ergriffen [6]. Die Einzelherde imponieren als punktförmige, stecknadelkopfgroße oder Naevus-araneus-artige purpurrote Gebilde, die sich von der anämisch blassen Mukosa deutlich abheben. Orale Hämorrhagien – besonders aus Lippen und Zungenläsionen – sind nach der gefürchteten Epistaxis die zweithäufigste Blutungsquelle. Selbst Zähneputzen kann eine Blutung aus gingivalen Teleangiektasien provozieren. Dramatische Blutverluste – selbst mit tödlichem Ausgang – sind beschrieben, und es entwickelt sich mit zunehmendem Alter ein Circulus vitiosus aus progredienter Anämie, (relativ benigner) Leberzirrhose und verstärkter Blutungsneigung.

Histologisch handelt es sich um extrem dünne, sehr oberflächlich submukös gelegene Dysplasien von Arteriolen und Kapillaren [20], denen ultramikroskopisch auch ein Defekt der Endothelzellmembranen zugrunde liegt [8]. Anscheinend sind auch Gerinnungsmechanismen im perivasalen Gewebe gestört, auch wenn keine primäre intravasale Gerinnungsanomalie vorliegt.

Differentialdiagnostisch sind subliguale Schleimhautvarizen („Kaviarzunge"), senile Phlebektasien (Mikroangiome) der Lippen und Mundschleimhaut, ferner die Teleangiektasien beim CRST-Syndrom (Sonderform der Progressiven Sklerodermie) leicht abzugrenzen. Auch beim „Blue Rubber Bleb Nevus-Syndrome" [3], das ebenfalls autosomal-dominant vererbt wird, besteht eine hämorrhagische Diathese aus multiplen, auch intraoral anzutreffenden Hämangiomen. Schließlich kommen auch beim Maffucci-Syndrom (Enchondromatose des Skelets, mukokutane und viszerale Hämangiomatose) umschriebene Hämangiome der Mundschleimhaut vor.

Morbus Werlhof: Diese klassische Form einer Thrombozytopenie („Morbus maculosus haemorrhagicus") geht mit Petechien, Ekchymosen und größeren hämorrhagischen Suffusionen einher, die sich bei Thrombozyten unter 60 000/mm^3 spontan, jedoch auch bei höheren Thrombozytenzahlen ggf. traumatisch entwickeln. Wieder ist die Mundhöhle ein bevorzugter Manifestationsort mit submukösen, scharf begrenzten hämorrhagischen Blasen und Ekchymosen. Nach Zahnextraktion, Probebiopsien oder selbst durch Druck der Zahnprothese können profuse Blutungen hervorgerufen werden. Oft sind Zahnfleischblutungen die erste Krankheitsmanifestation [15].

Die Thrombozytopenie ist meist der Ausdruck einer anti-thrombozytären, durch Medikamente (Salizylate, Chloroquin-Derivate, Barbiturate) ausgelösten allergischen Reaktion vom zytotoxischen Typ (Typ II). Sie kann aber auch „idiopathisch" (autoimmunologisch?) oder im Gefolge von toxischen, entzündlichen oder neoplastischen Schädigungen des Knochenmarks bzw. der Megakaryozyten auftreten.

Bei jeder plötzlichen, unerklärlichen Blutung aus der Mundhöhle, die sich mit Petechien, umschriebenen Ekchymosen oder schmerzhaften, pseudobullösen Schleimhautläsionen manifestiert, sollte an einen Morbus Werlhof gedacht und die *Arzneimittelanamnese* erforscht werden. Weitere diagnostische Zeichen sind: Positive Kneifprobe, positive Rumpel-Leede-Probe, verlängerte Blutungszeit, normale Gerinnungszeit. Beim Tasten einer Splenomegalie ist die Diagnose zusammen mit den oralen Symptomen schon halb gesichert.

Plummer-Vinson-Syndrom: Das auch als „sideropenische Dysphagie" bezeichnete Krankheitsbild ist durch chronische Eisenmangelanämie, oro-pharyngeale Schleimhautsymptome und Koilonychie gut charakterisiert [8]. Meist sind Frauen im mittleren Lebensalter betroffen. Bestimmte rassische und konstitutionelle Merkmale (helle Komplexion, asthenischer Körperbau) sind vorherrschend. Die Schluckbeschwerden, die denen bei Progressiver Sklerodermie ähneln können, sind ein konstantes Symptom, hervorgerufen durch die Bildung von atropischen Schleimhaut-Duplikaturen im unteren Pharynx. Die betroffenen Frauen sind blaß, klagen über vermehrte Ermüdbarkeit und vor allem über die – das Schlucken fester Speisen behindernde – Dysphagie.

174

Bei der oralen Inspektion fällt die Diskrepanz der dunkelroten, glattatrophischen Zunge zur blassen übrigen Mukosa auf. Die filiformen Papillen fehlen, die Zunge schmerzt oft und ist etwas ödematös. Meist sind die Kiefer zahnlos, wobei Prothesen schlecht vertragen werden. Auch die Lippen bieten ein charakeristisches Bild: Das Lippenrot ist verschmälert, in den Mundwinkeln besteht eine umschriebene Rötung (angulare Cheilosis), die oft erst beim Öffnen des Mundes sichtbar wird. Durch das Aufeinanderliegen der Mundwinkelfalten, das durch die verringerte Bißhöhe bzw. den Schwund der Alveolarfortsätze im zahnlosen Kiefer zustandekommt, wird die Entstehung dieser „Faulecken" begünstigt [10]. Regelmäßig läßt sich hier, aber auch im Mundspeichel, eine Candida-Besiedelung nachweisen.

Die Krankheit ist nicht nur quälend, sondern stellt auch eine Präkanzerose im weiteren Sinn dar. In etwa 10% der Fälle sollen im späteren Krankheitsverlauf Hypopharynx-Karzinome entstehen, worüber besonders in den Vorkriegsjahren aus Großbritannien und Schweden berichtet wurde. In anderen Ländern ist die Inzidenzrate weit geringer, und in den letzten Jahrzehnten ist dank intensiver ernährungshygienischer Maßnahmen (Eisenzusätze zum Brot) auch in Skandinavien ein erheblicher Rückgang des Syndroms und der assoziierten Krebshäufigkeit zu verzeichnen [6].

Möller-Hunter-Glossitis: Es handelt sich um keine isolierte Erkrankung, sondern um ein wichtiges Organsymptom bei megaloblastischen Anämien („perniziöse Anämie").

Diese Anämien beruhen auf einem chronischen Mangel an Vitamin B_{12}, an Folsäure oder an beiden Vitaminen. Für die Resorption des in der Nahrung reichlich vorkommenden Vitamin B_{12} ist ein gastraler „intrinsic factor" verantwortlich, der von den Drüsenzellen des Magenfundus sezerniert wird. Eine atrophische Gastritis reduziert diesen Faktor und zieht eine B_{12}-Resorptionsstörung nach sich, die sich wegen der langen Speicherung des Vitamins in der Leber aber erst nach Jahren auswirkt. Eine Histamin-refraktäre Achlorhydrie des Magens ist somit ein obligates Symptom. Mangel an Vitamin B_{12} und/oder an Folsäure, die beide im Nukleinsäurestoffwechsel eine wichtige Rolle spielen, äußert sich besonders in Geweben mit schnellem Zellumsatz (Knochenmark, Epithel des Magen-Darm-Trakts). Außerdem hat Vitamin B_{12} wichtige Funktionen im Stoffwechsel des Nervensystems zu erfüllen. Die Kenntnis dieser physiologischen Voraussetzungen erleichtert das Verständnis der vielfältigen hämatologischen, neurologischen und auch stomatologischen Symptome der Krankheit.

Neben dem – eher seltenen – „klassischen" Bild der Möller-Hunter-Glossitis findet man häufig eines oder mehrere der nachfolgenden Symptome (Tabelle 3).

Das von Schuermann [23] so treffend beschriebene Erscheinungsbild der ausgeprägten Möller-Hunter-Glossitis zeigt streifige oder großfleckige, die Zungenränder betonende feuerrote Erytheme, die mit leicht eingesunkenen blassen, mitunter fast „bleigrauen" Schleimhautbezirken abwechseln. Diese anämischen Bezirke erscheinen etwas sulzig-ödematös und zeigen nur abgeflachte bzw. verstrichene Papillen. Dagegen ist die Papillenzeichnung in den feuerroten Arealen deutlich oder sogar etwas ödematös verstärkt. Durch das Fehlen des Zungenbelags bzw. der filiformen Sekundärpapillen wird mehr Schleimhautatrophie vorgetäuscht als wirklich vorliegt. Besonders charakteristisch ist ein langsamer Wechsel der grauen und roten Schleimhautareale, wobei die Papillen in der Rötung auftauchen und im grauen Ödem wieder verstreichen. Auch kann man durch forciertes Herausstrecken der Zunge die Entstehung anämischer, wellenförmig quer über die Zunge laufender Streifen provozieren (Arndtsches Zeichen).

Die ganze Zunge kann sich etwas weich und turgorarm anfühlen, da der Muskelto-

Tabelle 3. Orale Symptome der Möller-Hunter-Glossitis

Parästhesien der Zunge
Zungen- oder Mundbrennen (Stomatopyrosis)
Geschmacksstörungen (Dysgeusie)
Mundtrockenheit
Zahnprothesenunverträglichkeit

nus herabgesetzt ist (Schwäche des N. hypoglossus). Auch eine gewisse Lobulierung der Zungenoberfläche, besonders bei vorbestehender Lingua plicata, ist ein Ausdruck der muskulären Hypotonie. Zusammen mit der nur selten vermißten Mundtrockenheit sind die objektiven und subjektiven Zungensymptome so typisch, daß zumindest eine Verdachtsdiagnose des ursächlichen Leidens möglich ist.

Paramyloidose: Bei etwa 10 bis 15% aller Patienten mit multiplen Myelom soll sich eine Paramyloidose entwickeln. Im Rahmen der sog. systematisierten Haut-Muskel-Paramyloidose (Lubarsch-Pick-Gottron) entsteht als klinisch führendes Symptom eine Makroglossie infolge perivasaler und interstitielller Amyloidablagerung. Die Patienten haben Schwierigkeiten beim Kauen, Schlucken und Sprechen. Die Zunge kann den ganzen Raum der Mundhöhle ausfüllen, was zu ständiger Mundöffnung zwingt, und sich derbelastisch oder schließlich wachsartig starr anfühlen. An den Rändern sind Zahnimpressionen zu sehen. Die eigentümlich wächsern-gelblich erscheinende Schleimhaut ist von verschieden großen, beetartig aggregierten, flachen Knötchen besetzt, die teils hämorrhagisch, teils froschlaichartig transparent erscheinen. Auch finden sich vermehrte Teleangiektasien. Blutungen, hämorrhagische Blasen, Erosionen und Ulzerationen sind Sekundärphänomene.

Nicht selten sind auch die Speicheldrüsen (Sialorrhoe bis Sialopenie), der Larynx (Dysphonie), die übrige Mundschleimhaut sowie die Gingiva betroffen. Auch die Lippen können im Sinne einer diffusen oder nodulär aufgeworfenen Makrocheilie umgestaltet sein, wobei im letzteren Falle ein Kranz von dichtstehenden gelblich transparenten, derben Protuberanzen mit Teleangiektasien das Lippensaumgebiet umgibt.

Makroglobulinämie Waldenström: Bei dieser lympho-proliferativen Immunopathie treten im Serum große Mengen eines monoklonalen Paraproteins (Makro-IgM) auf, wobei zwei prognostisch verschiedene Formen existieren. Nur die rasch progrediente, maligne Form pflegt zu diagnostisch relevanten Mundschleimhautveränderungen zu führen.
Oft sind profuse Zahnfleischblutungen – neben allgemeiner Schwäche, Appetitlosigkeit, Gewichtsverlust und Hinfälligkeit – das früheste klinische Symptom. Schleimhaut-Ekchymosen und protrahierte Blutungen nach Zahnextraktionen sind weitere Alarmzeichen. Die submandibularen Lymphknoten und auch die Gaumentonsillen sind häufig vergrößert. Präfinal treten schmerzhafte, profunde Schleimhautulzera auf, in denen sich massenhaft Candida albicans nachweisen läßt.

Differentialdiagnostisch sind purpurische und ulzero-nekrotische Schleimhautläsionen bei allergischen Vaskulitiden in Betracht zu ziehen. Den Weg zur Diagnose weist dabei aber meist die hämorrhagisch-pigmentäre Hautsymptomatik, besonders an den unteren Extremitäten. Es sei erwähnt, daß auch die sog. Riesenzellarteriitis (Arteriitis temporalis Horton) zu ischämischen Komplikationen im Bereich der Mundschleimhaut führen kann (Ulzerationen und muskulärer Zungeninfarkt bei Beteiligung der A. lingualis). Ein- oder beidseitige Parästhesien und Schmerzen der Zunge sind Vorboten dieser Komplikation.

Wegenersche Granulomatose: Die nosologische Stellung dieser prognostisch meist infausten Systemkrankheit ist ähnlich unsicher wie die des sog. malignen Granuloms des Naso-Oro-Pharynx. Die Krankheit ist zwar ebenfalls durch eine nekrotisierende Granulomatose des Respirationstrakts gekennzeichnet, zeigt aber eine deutliche Arteriitis und greift in der Endphase auf Lungen und Nieren über. Manche Autoren vermuten in der Wegenerschen Granulomatose eine mehr lokalisierte Variante der systemischen Periarteriitis nodosa.
Ähnlich wie beim malignen Naso-Pharynx-Granulom beginnt die Erkankung mit einer hartnäckigen, therapeutisch nur schwer beeinflußbaren nasalen und broncho-pulmonalen Infektion. Daneben finden sich in der Mundhöhle sehr charakteristische Veränderungen, die zumindest eine Verdachtsdiagnose ermöglichen. Es handelt sich um eine hyperplastische, hochrot entzündliche, fein granulierte Gingivitis, die in den Interdentalpapillen beginnt und sich diffus über die frontale und lateral angrenzende Gingiva-

region ausdehnt. Das Zahnfleisch ist schmerzhaft, leicht blutend, manchmal von Ulzerationen durchsetzt. Diesen Veränderungen liegt eine nekrotisierende und unspezifisch-granulomatöse Mikrovaskulitis der Gingivagefäße zugrunde. Auch die übrige Mundschleimhaut und die Lippen können affiziert werden, doch sind hier die Veränderungen weniger typisch. Leider ist auch bei früher Erkennung die Prognose schlecht, und die Patienten kommen meist an fortschreitendem Nierenversagen oder pulmonalen Komplikationen ad exitum.

Akute Leukämie: Ein gemeinsames Merkmal der akuten myeloischen, lymphatischen oder stammzelligen (monozytoiden) Leukämien ist die häufige Beteiligung der Gingiva und der Gaumentonsillen. Dagegen manifestieren sich chronische – insbesondere lymphatische – Leukosen wesentlich seltener im Mund- und Rachenbereich [5].

Nach Lynch u. Ship [16] basiert die klinische Diagnose akuter Leukämien ebenso häufig auf oralen wie auf extraoralen Symptomen. Oft steht am Anfang eine Auftreibung des Zahnfleisches mit Nekrosen, schmerzhaften Ulzerationen und Blutungen. Zugleich besteht Abgeschlagenheit, oft Fieber und starker Kopfschmerz. Im Gegensatz zur akuten nekrotisierenden Gingivitis, die sich in Form scharfrandiger girlandenförmiger, von grau-gelblichen Fibrinmembranen bedeckter Substanzdefekte entlang des Zahnfleischrandes ausbreitet, geht die Gingiva-Nekrose bei Leukämien immer mit einer Zahnfleischhyperplasie (Makrulie) einher. Diese kann die Zahnkronen teilweise verdecken und bis zum harten Gaumen übergreifen. Bei während der Therapie entstehenden Ulzerationen ist oft schwer zu entscheiden, ob sie durch originär-leukämische oder therapeutische-zytostatische Destruktion bedingt sind. Andererseits entwickelt sich unter der antibakteriell abschirmenden Antibiotika-Behandlung sehr schnell eine Candida-Besiedelung, der das gangränös zerfallende Gewebe und die allgemeine Immunparalyse des Gesamtorganismus umso bessere Voraussetzungen bieten, als die konkurrierende bakterielle Sekundärbesiedelung antibiotisch bekämpft wird.

Agranulozytose: Auch hier steht die perakut auftretende, nekrotisierende Gingivitis und Tonsillitis oft am Beginn der klinischen Erscheinungen. Die Ursachen sind meist in einer allergischen Arzneimittelreaktion zu suchen (Pyrazolon, Chloramphenicol, Thiouracil, Levamisol, u.a.). Wahrscheinlich sind immungenetische Faktoren – mit bestimmten HLA-Mustern – von disponierender Bedeutung für die Bereitschaft zur allergischen Agranulozytose. Neuerdings wird mehr von „maligner Neutropenie" gesprochen, da es auch benigne bzw. zyklisch remittierende, d.h. in regelmäßigen, meist mehrwöchigen Abständen auftretende Neutropenien gibt.

Bei jeder akuten, nekrotisierenden und unter Allgemeinsymptomen verlaufenden Gingivitis (oder Stomatitis) ist eine unverzügliche Kontrolle des Blutbildes erforderlich. Sofortiges Absetzen aller in Betracht kommenden Medikamente und hochdosierte antiallergische Kortikosteroid-Therapie sind dringend geboten, da jedes Zuwarten die Prognose verschlechtert.

Neben der benignen zyklischen Neutropenie gibt es bei Kindern auch das Krankheitsbild der sog. *kongenitalen Agranulozytose* [2]. Hier wird das periphere Blutbild völlig von rundkernigen Zellen beherrscht, während die Granulozyten fast gänzlich fehlen. Der Mikrophagenmangel bedingt schwere Störungen der primären Infektabwehr und äußert sich wiederum bevorzugt im Oro-Pharynx, dem Schauplatz der primären immunologischen Auseinandersetzung des Organismus mit banalen bakteriellen und viralen Infekten. Kinder mit diesem granulopoetischen Defekt sind ständig infektionsgefährdet und bedürfen penibelster Mundhygiene [2]. Karies und frühzeitiger Zahnverlust durch progrediente Periodontitis sind gleichwohl kaum aufzuhalten.

Morbus Behçet (maligne Aphthosis)

Aphthöse Erkrankungen im engeren Sinne sind nicht-infektiös und zeigen orale (und genitale) Läsionen von klar definiertem Erscheinungsbild. Klinisch und prognostisch ist ein sehr häufiger „benigner" und ein seltener „maligner" Aphthosis-Typ zu unterscheiden. Der letztere entspricht dem als Morbus Behçet bekannten Krankheitsbild. Hier sind rezidivierende orale Aphthenschübe – neben rezidivierender Uveitis anterior – das Leitsymptom des unberechenbar verlaufenden Krankheitsprozesses. Für diesen sind akute und intermittierende entzündliche Affektionen innerer Organe, der Gelenke, des ZNS, der Augen sowie der Arterien und Venen auffällig, die ohne die gleichzeitig bestehenden Aphthenschübe aber nur schwer nosologisch einzuordnen sind [9, 10].

Klinisch suspekt sind Schübe von intraoral generalisierten, d.h. auch in der hinteren Mundhöhle vorkommenden, meist multiplen Aphthen verschiedener Größe. Durch Verlaufsbeobachtungen haben wir gelernt, daß die Zahl der intraoralen Aphthen erheblich variieren kann. Nur ausnahmsweise sind während akuter Schübe weniger als fünf Aphthen in der Mundhöhle vorhanden, während umgekehrt jede diese „magische Grenze" überschreitende orale Aphthosis an einen beginnenden oder abortiven Morbus Behçet denken lassen muß [23].

Meist gehen die Aphthenschübe des Morbus Behçet mit Foetor ex ore, Speichelfluß und regionaler Lymphknotenschwellung einher. Wichtig ist die Frage nach anderen Krankheitssymptomen (rezidivierende Iritis, Thrombophlebitis migrans, Polyarthritis, Abgeschlagenheit) und die Beachtung anderer, im Kontext mit der Aphthosis auffälliger Allgemeinsymptome (subfebrile Temperatur, beschleunigte BSG).

Candida-Stomatitis

Schon vor 100 Jahren hat man aus klinischen Beobachtungen geschlossen, daß manifester Candida-Befall der Mundhöhle eine „Krankheit der Kranken" ist bzw. auf einen „état morbide antérieure" hinweist. Dabei tritt ein solcher „Soor" typischerweise bei resistenzmindernden Grundkrankheiten auf, kann aber auch durch antibiotische, zytostatische bzw. immunsuppressive oder hormonale Therapie (z.B. mit Kortikosteroiden) bedingt sein. Diese Zusammenhänge sind heute allgemein bekannt, gewissermaßen der Preis für die Effizienz der modernen Arzneitherapie.

Das Erscheinungsbild der Candida-Stomatitis läßt oft Rückschlüsse auf die gesamte Immunitätslage zu [12]. Die Beläge lassen sich umso schlechter abwischen, je tiefer die Pilze in die oberen Epithelschichten eindringen, was mit abnehmender zellulärer Immunität möglich ist. Während eine antibiotische Verschiebung der mikrobiellen Mundflora nur zum oberflächlichen Candida-Belag führt, gehen Funktionsminderungen der T-Lymphozyten mit zunehmender Invasion der Sproßpilze einher, die eine reaktive Leukoplakie des Epithels und – bei schweren Formen der Immuninsuffizienz – ulzeröse und granulomatöse Entzündungen hervorrufen können. Beispiele sind ulzeröse Glossitiden bei Patienten mit polyzytochemisch behandelten Immunoblastomen, bei immunsuppressiver Therapie, mitunter auch bei erblichen zellulären Immundefekten. Hier zeigt das Krankheitsbild der sog. Chronischen mukokutanen Candidose besonders sinnfällig, wie sehr die biologische Selbstbehauptung des menschlichen Organismus gegenüber seiner mikrobiellen Umwelt von der Kraft seines Immunsystems abhängt.

Eine unübersehbare Fülle von klinischen und immunologischen Beobachtungen lehrt, daß vor allem die chronischen oralen Candida-Stomatitiden einen pathobiologischen „Indikator" für Störungen der T-Zellfunktionen – aber auch der Mikrophagen – darstellen. Dabei sind stufenweise Übergänge von oberflächlichen zu leukoplakisch-hyperplastischen bis ulzerös-granulomatösen Entzündungen geradezu ein biologischer Seismograph für die Dauer und Schwere des Immundefekts.

Vitaminmangelzustände

Die oralen Manifestationen der Hypovitaminose umfassen – neben megaloblastischen Anämien bzw. Möller-Hunter-Glossitis – nicht nur weitere Zustände von Endo-Karenz, sondern auch Exo-Karenzen durch Mangelernährung. Während sekundäre Hypovitaminosen (z.B. Ariboflavinose) häufig im Gefolge von chronischer Maldigestion und Malabsorption auftreten, ist die sog. Pellagra

(Mangel von Nikotinsäureamid) das Paradebeispiel einer Vitamin-Mangelkrankheit, bei der endo- und exogene Karenzfaktoren zusammenwirken. Die Krankheit, früher eine Folge einseitiger Maisernährung in Regionen mit armer Bevölkerung (Norditalien), ist heute seltener geworden, hat aber in Europa einen epidemiologischen Wandel durchgemacht. Sie kann durch falsche „Diät" (kohlenhydrat- und vitaminarm) entstehen und durch ihre bizarre neuro-psychiatrische und gastro-intestinale Symptomatik die Diagnose in die falsche Richtung leiten.

Pellagra-Stomatitis: Eine solche soll bei mindestens der Hälfte aller Pellagra-Kranken vorkommen. Die Patienten klagen (neben Schlaflosigkeit, Inappetenz, Gewichtsverlust, Magenbeschwerden, neurosensorischen und psychiatrischen Symptomen) über ein quälendes Wundsein der Zunge, das nach einigen Tagen in eine hochrote, kleinfleckig erosive Glossitis und Stomatitis übergeht [9]. Auch die Lippen werden rissig, gerötet, ödematös und bekommen „Faulecken". Der Zustand ist so schmerzhaft, daß Sprechen und Essen fast unmöglich werden. Auch besteht eine Skorbut-ähnliche Gingivitis, je-doch ohne stärkere Blutungsneigung („Scorbuto alpino"). Behandlung mit Nikotinsäu-reamid (100–200 mg täglich) bringt die Entzündung binnen Tagen zur Rückbildung, so daß die Diagnose auch „ex juvantibus" bestätigt werden kann. Zunächst entscheidend ist aber die richtige Bewertung der meist gleichzeitig bestehenden, an den lichtexponierten Hautpartien lokalisierten Dermatitis („Casalsches Halsband" etc.), deren kupferrotbrau-ner Farbton geradezu pathognomonisch ist. Die erosiv-pseudomembranöse Stomatitis und die eigentümlich scharf begrenzte, braunrote Dermatitis an Hals, Gesicht und Akren sind Krankheitssymptome erster Ordnung, die das bunte Kaleidoskop der viszeralen und zentralnervösen Symptome zu entwirren vermögen.

Ohne Behandlung spontan rezidivierend, führt die Erkrankung durch Papillenverlust alsbald zum Bild der „kahlen Zunge". Damit geht eine Schrumpfung und Atrophie der Schleimhaut von Zunge, Lippen und Gingiva einher.

Schleimhautmelanosen

Melanin-Pigmentierungen der Mundschleimhaut sind bei dunkelhäutigen Rassen die Regel, bei hellhäutigen Rassen die Ausnahme. Dabei ist zwischen Pigmentierungen der gingivalen und der übrigen Mukosa zu unterscheiden. Erstere können durch hämato-gene Ablagerungen von Blei, Quecksilber, Wismut, Kupfer, Cadmium, Silber, ggf. auch Gold und Zink in (sub-)toxischen Konzentrationen hervorgerufen sein. Die aufmerksa-me Betrachtung einer Zahnfleischverfärbung kann also wertvolle Hinweise auf eine chronische oder beginnende Schwermetallvergiftung geben.

Bei den Melanin-Pigmentierungen der übrigen Mukosa lassen sich fleckige und mehr diffuse Formen unterscheiden. Eine fleckförmige Melanose (mukokutane Lenti-ginose) ist besonders für das Peutz-Jeghers-Syndrom pathognomonisch.

Peutz-Jeghers-Syndrom: Das führende dignostische Symptom ist die zentrofaziale Lenti-ginose, doch sind zusätzliche Pigmentflecken der Mund- und Lippenschleimhaut eine wichtige und nur selten vermißte Fährte zur Diagnose [13]. Am häufigsten sind die Wan-genschleimhaut, das Lippenrot und die Perioralregion betroffen, selten der Gaumen, am seltensten Zahnfleisch und Zunge. Die Haut- und Schleimhautverteilung der kleinen bis mittelgroßen, oft spritzerförmigen Pigmentflecken ist für das Syndrom so typisch, daß die Co-Existenz der (gastro-) intestinalen Polyposis geradezu vorausgesagt werden kann. Diese mukokutanen Lentigines treten bereits im Kindesalter auf, während die Polyposis meist erst ab der Pubertät nachzuweisen ist. Nach Klostermann [14] neigt die perioral-la-biale Lentiginose postpuberal zum Abblassen, während die Pigmentflecken der Mund-schleimhaut unverändert weiter bestehen. Zwischen dem Grad der oralen Pigmentie-rung und der Verteilung der intestinalen Polypose läßt sich kein Zusammenhang nach-weisen. Auch entarten die intestinalen Polypen nur ausnahmsweise maligne.

Differentialdiagnostisch kommen zahlreiche, recht heterogene Krankheiten in Betracht: M. Addison, Hämochromatose, Sichelzellen- und Cooley-Anämie, polyostotische fibröse Dysplasie (McCune-Albright), Neurofibromatosis von Recklinghausen, Malabsorptions-Syndrome (z.B.

Cronkheit-Canada-Syndrom), vor allem aber banale Fremdkörpertätowierungen (besonders Amalgameinsprengungen durch Schleimhautverletzungen bei Zahnkariesfüllungen). Eine größere Rolle spielen auch Nebenwirkungen von Medikamenten (besonders Chloroquin, D-Penicillamin, Goldpräparate). Außerdem gibt es „idiopathische" Melanosen.

„Idiopathische Schleimhautmelanosen": Ungewöhnliche, weder rassisch noch medikamentös noch nosologisch erklärbare Melanosen der Mundschleimhaut können der Ausdruck eines *paraneoplastischen* Syndroms sein, in erster Linie bei okkultem Bronchialkarzinom. Manche „Oat-cell"-Karzinome des Bronchialtrakts sind zur Bildung von ACTH fähig, wobei ein aus unbekannten Gründen bevorzugter Manifestationsort der ACTH-induzierten Melanozytenstimulation die palatinale Mukosa sein kann. So fanden Merchant et al. [18] bei 6 von 28 Patienten mit Bronchialkarzinomen oder Lungenempyem fleckige oder diffuse Pigmentierungen des weichen Gaumens. Umgekehrt wiesen fast alle Patienten mit palatinaler Pigmentierung, die aus anderen Gründen untersucht wurden, krankhafte Veränderungen des Respirationstraktes auf bzw. waren schwere Raucher.

Bei jeder „idiopathischen" Schleimhautmelanose (besonders des weichen Gaumens) ist also eine gründliche, ggf. bronchoskopische, Untersuchung der Lungen anzuraten, da diesem unscheinbaren Schleimhautsymptom eine wichtige prä- oder paraneoplastische Bedeutung zukommen kann. Vielleicht spielt neben ektopischer ACTH-Produktion auch eine verminderte Plasma-Zink-Konzentration [26] bei Patienten mit Lungenkarzinomen eine auslösende Rolle. Daher sollte bei allen ungeklärten oralen Melanosen auch der Zink- und ACTH-Spiegel im Blut bestimmt werden.

Stomatopyrosis (Glossodynie, Glossopyrosis)

Die mit Mund- und Zungenbrennen einhergehenden Dysästhesien sind ungemein quälend und therapeutisch oft nur schwer zu beeinflussen. Auch hier handelt es sich um keinen „Morbus sui generis", sondern um eine vieldeutige „Projektion" örtlicher, systemischer und/oder psychischer Krankheitszustände. Zungen- oder Mundbrennen ist besonders bei Frauen im peri- und postklimakterischen Alter relativ häufig und wird meist – aber oft ohne Erfolg – einer vermeintlich allergischen oder entzündlich-traumatischen Unverträglichkeit der Zahnprothese angelastet. Je nach der fachlichen Ausrichtung des Therapeuten und dem örtlichen Befund werden die verschiedensten Behandlungsmaßnahmen mit meist nur kurzdauerndem Erfolg versucht. So kann Zungenbrennen eine wahre „Crux medicorum" sein, an der sich auch „Koryphäen" sozusagen die Zähne ausbeißen.

Ein wichtiger Grund für die häufigen Mißerfolge der allzu somatisch orientierten Ärzte und Zahnärzte ist die Tatsache, daß hinter diesem Symptom häufig psychogene, oft larvierte Ursachen verborgen sind, zu denen endogene (Involutions-)-Depressionen, aber auch Karzinophobie oder psycho-neurotische Fehlverarbeitung oft belangloser Zungenbefunde gehören.

Nach anderen und eigenen Erfahrungen kann mit bestimmten Antidepressiva eine grundlegende Besserung oder sogar Heilung erzielt werden. Jedenfalls sind beim „idiopathischen" Mund- und Zungenbrennen nicht die organischen, sondern die endogen-psychischen Befunde – an die man denken muß – die Regel [7].

So möchte ich diesen diagnostischen Exkurs mit der mahnenden Aufforderung schließen, bei aller klinisch-interdisziplinären Aufgeschlossenheit – welche die meisten Dermatologen auszeichnet – auch das psychische Element im Krankheitsgeschehen nicht zu vernachlässigen. Vergessen wir nicht, daß der Mund für die meisten Menschen eine enorme, psychisch freilich unterbewußte Ausdrucksbedeutung hat, die durch frühkindliche „orale Erfahrungen" grundgelegt wird, von uns psychoanalytisch ungeschulten – oder argwöhnischen – Ärzten aber kaum bedacht wird. Bedenken Sie: Was wäre der Mensch ohne Mund?

Literatur

1. Andreasen, J.O.: Oral manifestations in discoid and systemic lupus erythematosus. Acta Odontol. Scand. *22*, 295–310 (1964)
2. Awbrey, J.J., Hibbard, E.D.: Congenital agranulocytosis. Oral Surg. *35*, 526–530 (1973)
3. Bean, W.B.: Vascular spiders and related lesions of the skin. Springfield, Ill.: Ch.C. Thomas 1958
4. Daniels, T.E., Silverman, S.jr., Michalski, J.P., Greenspan, J.S., Sylvester, R.A., Talal, N.: The oral component of Sjögren's syndrome. Oral Surg. *39*, 875–885 (1975)
5. Duffy, J.H., Driscoll, E.J.: Oral manifestations of leukemia. Oral Surg. *11*, 484–490 (1958)
6. Gorlin, R.J., Pindborg, J.J., Cohen, M.M.: Syndromes of the head and neck 2nd ed. New York: McGraw-Hill Inc. 1976
7. Haneke, E.: Psychische Aspekte der Glossodynie. Dtsch. Med. Wochenschr. *103*, 1302–1305 (1978)
8. Hashimoto, K., Pritzker, M.S.: Hereditary hemorrhagic teleangiectasia. Oral Surg. *34*, 751–768 (1972)
9. Hornstein, O.P.: Zungenveränderungen. Fortschr. prakt. Dermat. u. Venerol. Bd. *8*, 257–267. Berlin-Heidelberg-New York: Springer 1976
10. Hornstein, O.P.: Entzündliche und systemische Reaktionen in der Mundschleimhaut. Arch. Otorhinolaryngol. *213*, 287–331 (1976)
11. Hornstein, O.P., Gerdes, G.: Klinische und röntgenologische Symptome der progressiven Sklerodermie in der Mundhöhle. Hautarzt *22*, 471–476 (1971)
12. Hornstein, O.P.: Häufige und praktisch wichtige Infektionskrankheiten der Mundhöhle im Kindesalter. Therapiewoche *29*, 4228–4238 (1979)
13. Klostermann, G.F.: Pigmentfleckenpolypose. Klinische, histologische und erbbiologische Studien am sogenannten Peutz-Syndrom. Stuttgart: Thieme 1960
14. Klosterman, G.F.: Zur Kenntnis der Pigmentfleckenpolypose. Bemerkungen zur Diagnostik, Verlauf und Erbbiologie des sogenannten Peutz-Jeghers-Syndroms aufgrund katamnestischer Daten. Arch. Klin. Exp. Dermatol. *226*, 182–189 (1966)
15. Linnenberg, W.B.: Idiopathic trombocytopenic pupura. Report of a case. Oral Surg. *17*, 22–30 (1964)
16. Lynch, M.A., Ship, I.I.: Initial oral manifestations of leukemia. J. Am. Dent. Assoc. *75*, 932–940 (1967)
17. Meiers, H.G., Voigtmann, G., Haensch, R., Hornstein, O.P.: Sjögren-Syndrom: Serumeiweißbild und Autoimmunphänomene. Hautarzt *25*, 118–123 (1974)
18. Merchant, H.W., Hayes, L.E., Ellison, L.T.: Soft-palate pigmentation in lung disease, including cancer. Oral Surg. *41*, 726–733 (1976)
19. Niedermeier, W., Bäurle, G., Hofmann, M., Hornstein, O.P.: Die Paradontalpulsschreibung und Veränderungen im Zahnhalteapparat bei Patienten mit progressiver Sklerodermie. Dtsch. Zahnärztl. Z. *34*, 50–56 (1979)
20. Nödl, F.: Zur Histopathogenese der Teleangiectasia hereditaria hämorrhagica Rendu-Osler. Arch. Klin. Exp. Dermatol. *204*, 213–235 (1957)
21. Pindborg, J.J.: Atlas of Diseases of the Oral Mucosa. Copenhagen: Munksgaard 1968
22. Rauch, S., Seifert, G., Gorlin, R.J.: Diseases of the salivary glands: Functional disorders; diagnostic aids; developmental anomalies; inflammatory disorders; sialadenosis; sialolithiasis. In: Oral Pathology (Thoma's), Vol. 2, pp. 962–1070, 6th edit. Golin, R.J., Glodman, H.M. (eds.). St. Louis: Mosby 1970
23. Schuermann, H., Greither, A., Hornstein, O.P.: Krankheiten der Mundschleimhaut und Lippen. 3. Aufl. München-Berlin: Urban & Schwarzenberg 1966
24. Sjögren, H.: Some new investigations concerning the Sicca-Syndrome. Acta Ophthalmol. (Copenh.) *39*, 619–622 (1961)
25. Söborg, M., Bertram, U.: Cellular hypersensitivity in Sjögren's-Syndrom. Acta Med. Scand. *184*, 319–322 (1968)
26. Strain, W.H., Mansour, E.G., Flynn, A.: Plasma-Zinc concentrations in patients with bronchogenic cancer. Lancet *1*, 1021–1022 (1972)
27. Tabbara, K.F.: Sjögren's Syndrome: A correlation between ocular findings and labial salivary gland histology. Trans. Am. Acad. Ophthalmol. Otolaryngol. *78*, 467–478 (1974)

Rudolf L. Baer

Porphyrien: Neue klinische und therapeutische Aspekte

Porphyrine spielen eine äußerst wichtige Rolle in der Natur. Zum Beispiel ist es das Porphyrin-enthaltende Molekül Chlorophyll, welches die Energie des Sonnenlichtes absorbiert, die dann von den Pflanzen zur Erzeugung energiereicher und lebenswichtiger Kohlehydrate führt. Die Porphyrien sind Erkrankungen, welche von Substanzen verursacht werden, die während der Synthese von Häm gebildet werden. Häm wird dann weiter verwendet in verschiedenen biologischen Systemen, z.B. im Hämoglobin, in den Katalasen, Cytochromen, Peroxidasen und dem Cyanocobalamin.

Die Hämsynthese besteht aus einer Reihe von biochemischen Reaktionen, die von verschiedenen Enzymen gesteuert werden. Die Substanzen, die dabei gebildet werden, sind an sich in den normalerweise erzeugten Mengen ganz harmlos. Erkrankungen in der Form von Porphyrien kommen nur dann vor, wenn Enzymdefekte bestehen, die den normalen Fortgang dieser Synthese verhindern. Es kommt dann zur Anhäufung von Intermediärsubstanzen. Wenn diese sich in stark erhöhten Mengen in der Haut ansammeln, können sie pathologische Zustände verursachen. Weiterhin ist es besonders wichtig, daß manche dieser Intermediärsubstanzen die Fähigkeit haben, langwellige Ultraviolettstrahlen zu absorbieren und dadurch Lichtüberempfindlichkeitsdermatosen hervorzurufen.

Tabelle 1 zeigt die jetzt bekannten Formen der Porphyrie, bei denen Hautveränderungen regelmäßig vorkommen. Relativ neu ist dabei die hepatoerythrozytäre Porphyrie, die im Jahre 1975 beschrieben wurde [1], und die Merkmale von erythropoetischen *und* hepatischen Porphyrien hat.

In den letzten Jahren sind große Fortschritte auf dem weiten Gebiet der Porphyrien gemacht worden, aber die Diskussion hier wird sich auf Fortschritte bei der Porphyria cutanea tarda (PCT) beschränken. Diese ist bei weitem die klinisch am häufigsten gese-

Tabelle 1. Porphyrien mit Hautveränderungen

---

erythropoetisch
   erythropoetische Porphyrie
   erythropoetische Protoporphyrie

   hepatoerythrozytäre Porphyrie

hepatisch
   Porphyria cutanea tarda
   Porphyria variegata
   hereditäre Koproporphyrie

---

hene Form der Porphyrie und ist daher vom praktischen Gesichtspunkt aus gesehen auch die wichtigste.

Wie bekannt, sieht man bei der PCT Blasen, Narben, Milien, Hypertrichose, Hyperpigmentierung und Sklerodermie-artige Veränderungen. In den letzten Jahren hat man auch über Onycholyse [2] und einen Fall von Katarakten [3] berichtet. Die meisten Hautveränderungen kommen an lichtexponierten Stellen vor. Blasen werden gewöhnlich von einem Trauma verursacht. Man sieht sie häufig an lichtgeschädigten Stellen, an denen die Haut besonders verletzbar ist. Sie kommen aber auch an anderen Stellen vor. Während der aktiven Stadien der Erkrankung ist die Lichttoleranz bei vielen Fällen stark erniedrigt [4].

Histopathologisch sieht man subepidermale Blasenbildung und Ablagerung eines PAS-positiven, Diastase-widerstandsfähigen Mucopolysaccharids [5] in den Blutgefäßen des oberen Koriums. Weiterhin sieht man auch Immunoglobulin G in diesen Blutgefäßwänden.

Bei den meisten Fällen ist es leicht, die Diagnose klinisch zu stellen. Die einfachsten Proben im Labor sind die rote Farbe des Urins, die rote Fluoreszenz des Urins unter Beleuchtung mit UVA und die quantitative Bestimmung des Uroporphyrins und Koproporphyrins im Urin. Das Uroporphyrin ist oft hundert- bis tausendfach erhöht, und das Koproporphyrin ist oft leicht erhöht. Die Bromsulphalein-Probe ist oft positiv und ist gewöhnlich die empfindlichste Methode zur Prüfung der Leberfunktion. Weiterhin findet man hohe Leberenzymwerte, z.B. für die Transaminasen und, anscheinend mehr spezifisch bei der PCT, für die Leucinaminopeptidase und die Gammaglutamin-Transpeptidase [6]. Das Serum-Eisen und das Serum-Eisenbindungsvermögen sind auch oft erhöht.

Im Dünnschicht-Chromatogramm findet man speziell hohe Werte für die 7-COOH und 8-COOH Porphyrine [7]. Leberschnitte zeigen eine deutliche rote Fluoreszenz unter UVA-Beleuchtung.

Die von den Porphyrinen verursache Lichtüberempfindlichkeit liegt hauptsächlich bei 400 nm. Mit 400 nm-Bestrahlung kann man bei etwa 80% der Patienten entweder eine urtikarielle Sofortreaktion oder eine erythematöse Spätreaktion auslösen [4]. Nach erfolgreicher Aderlaßbehandlung hat die Mehrzahl der Patienten eine erhöhte Lichttoleranz [4].

In den letzten Jahren sind sehr wichtige Fortschritte gemacht worden in Bezug auf die genetischen Faktoren, die bei der PCT eine Rolle spielen. Während man die PCT noch vor ein paar Jahren in vererbte und erworbene Arten unterteilt hat, hat sich jetzt herausgestellt, daß wahrscheinlich allen Fällen von PCT ein vererbter Faktor unterliegt [7, 8]. Dieser Faktor, der autosomal dominant vererbt wird, ist ein Mangel an Uroporphyrinogen-Decarboxylase (URO-D), nämlich desjenigen Enzyms, welches für die Umsetzung des Uroporphyrinogens III durch Verlust von vier Carboxyl-Gruppen in das Koproporphyrinogen III verantwortlich ist. Anstatt dieser Umsetzung wird das Uroporphyrinogen III zu Uroporphyrin oxidiert, welches sich dann in oft 100- bis 1000fach erhöhten Mengen im Urin ansammelt. Während Uroporphyrinogen III nicht fluoresziert und nicht photosensibilisiert, ist das Uroporphyrin eine stark fluoreszierende und photosensibilisierende Substanz.

Der Enzymmangel an URO-D besteht bei Patienten mit PCT sowohl in der Leber wie auch in den Erythrozyten. Er existiert aber auch in den Erythrozyten von Verwandten dieser Patienten [7]. Er existiert nicht bei anderen Arten von Porphyrie.

Auf Grund der klinischen, biochemischen und genetischen Befunde hat man vorgeschlagen, die PCT in drei Formen einzuteilen, nämlich 1. klinisch offenkundig, 2. subklinisch und 3. latent [7] (Tabelle 2). Das Prinzip dieser Einteilung ist, daß alle drei Formen den vererbten URO-D Mangel haben. Patienten mit der subklinischen Form haben dazu noch die für PCT typische biochemische Verteilung der Porphyrine im Chromatogramm, während Patienten mit der klinisch offenkundigen Form alle wichtigen Stigmata der Erkrankung zeigen.

Daß die Vererbung multifaktoriell ist, d.h. daß sie auf der additiven Wirkung multi-

Tabelle 2. Drei Formen der Porphyria cutanea tarda (nach Benedetto et al., N. Engl. J. Med. 1978)

	klinisch offenkundig	subklinisch	latent
lichtempfindlich	ja	nein	nein
Uroporphyrin im 24-Std.-Urin	stark erhöht	leicht erhöht oder normal	normal
Erythrozyten URO-D	erniedrigt	erniedrigt	erniedrigt
typisches Chromatogramm	ja	ja	nein

pler Gene beruht und nicht den Regeln der monogenischen Vererbung folgt [9], ist jetzt viel weniger wahrscheinlich.

Die unklarste Seite des Mechanismus der PCT ist die Frage, warum sich so viel Eisen im Plasma und in der Leber ansammelt. Trotz des schon existierenden Überschusses an Eisen absorbieren Patienten mit PCT immer noch mehr Eisen als normale Personen. Man hat daher die Möglichkeit erwogen, daß bei der PCT noch ein weiterer genetischer Defekt eine Rolle spielt, der zur erhöhten Absorption von Eisen führt [10]. In diesem Zusammenhang ist es äußerst wichtig, daß Eisen die Fähigkeit besitzt, sowohl die URO-D wie auch die Uroporphyrinogen-Co-Synthetase zu hemmen und dadurch den Enzymmangel an URO-D weiter zu verschlimmern.

Wie schon gesagt, ist zur Erzeugung der PCT die Konkordanz eines vererbten Enzymmangels und eines erworbenen oder exogenen Faktors erforderlich. Weiterhin sind zur Erzeugung mancher Hauterscheinungen der PCT auch Sonnenlichtexposition und Trauma erforderlich. Welche erworbenen oder exogenen Faktoren tragen zur Genese der PCT bei? Die erworbenen Faktoren sind Lebererkrankungen, entweder Formen von Hepatitis, welche zu chronischer Leberschädigung führen, oder Lebertumoren. Unter den exogenen Faktoren steht der Alkohol noch immer im Vordergrund. Er hat aber jetzt starke Konkurrenz bekommen von den Sexualhormonen, von Medikamenten und von gewissen chemischen Substanzen, die in der Industrie oder in der Landwirtschaft vorkommen.

Unter den Tumoren findet man sowohl gutartige Hepatome wie auch bösartige primäre oder metastatische Tumoren. Unter den chemischen Substanzen, die bei der PCT mitwirken können, sind das Fungizid Hexachlorobenzol, die polyzyklischen, polychlorinierten Herbizide und die polychlorinierten Biphenyl-Isolatoren zu erwähnen. Unter den Medikamenten sind wahrscheinlich Medikamente gegen Malaria, wie das Resochin, am besten bekannt. Antibiotika wie Nalidixinsäure [12] und Tetrazyklin [13], Metalle wie Arsen und Wismut, Barbiturate und Furosemid können auch PCT hervorrufen. Unter den Sexualhormonen spielen die Antikonzeptionsmittel eine wichtige Rolle.

In den vergangenen Jahren ist über Fälle einer PCT-artigen Erkrankung bei Patienten, die mit Hämodialyse behandelt worden sind, berichtet worden. Es hat sich dabei herausgestellt, daß es nicht die Hämodialyse selbst war, sondern chemische Substanzen, denen die Patienten ausgesetzt waren, und die die Krankheit verursachten. Darunter sind nicht nur Medikamente wie Furosemid [15], sondern vielleicht auch Chemikalien im Infusionsschlauch verantwortlich.

Man hat sich nun gefragt, auf welche Weise diese chemischen Substanzen bei der PCT wirken. Die Erklärung liegt darin, daß sie die Fähigkeit besitzen, den Mechanismus der Hämsynthese sozusagen anzukurbeln. Das limitierende Enzym bei der Hämsynthese ist die delta-Aminolävulinsäure-Synthetase (ALAS), welche die Bildung von delta-Aminolävulinsäure aus Glykokoll und Succinat vermittelt. Unter gewöhnlichen Umständen wird die Aktivität dieses Enzyms durch das Endprodukt der Hämsynthese, nämlich das Häm, gehemmt. Abb. 1 zeigt, wie man sich diese Hemmung durch Häm vorstellt. Unter normalen Umständen wirken der Aporepressor, ein normalerweise in der

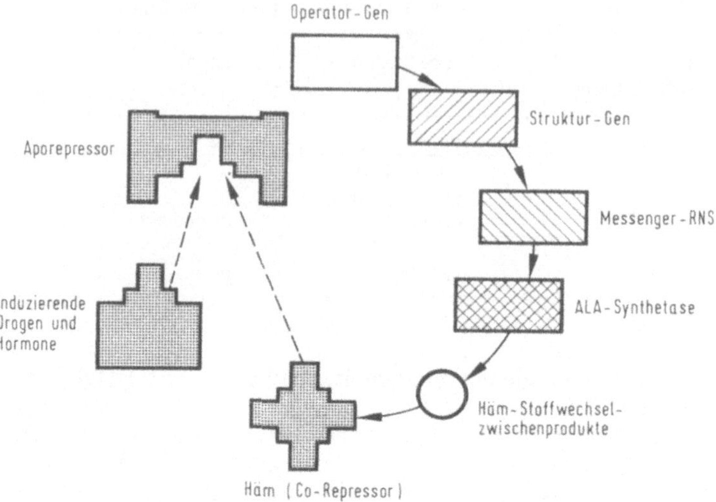

Abb. 1. Schema der Kontrolle von Hemmung und Beschleunigung der Synthese von Aminolävu-linsäure-Synthetase (ALAS). (Nach Harber u. Bickers [18])

Zelle anwesendes Protein und der Co-Repressor (in diesem Falle das Häm) zusammen, um die Bildung von ALAS zu hemmen. Die chemischen Substanzen, die PCT hervorrufen können, setzen sich an dem Aporepressor dort an, wo sich normalerweise das Häm ansetzt. Dadurch kann der Repressor, der das Operator-Gen hemmt, nicht gebildet werden, und das Operator-Gen bleibt ungehemmt. Daher werden große Mengen von ALAS gebildet, und die Hämsynthese wird stark angekurbelt.

Es gibt drei Erkrankungen, die besonders häufig zusammen mit PCT vorkommen: die Kryoglobulinämie [16], der Lupus erythematodes [17] und der Diabetes [18]. Der Entwicklung der Kryoglobulinämie geht gewöhnlich eine Lebererkrankung voraus, die dann auch die Basis für die Entwicklung einer PCT sein kann. In diesem Zusammenhang ist es interessant, daß man jetzt berichtet hat, daß die essentielle gemischte Form von Kryoglobulinämie oft auf eine Hepatitis-B-Virusinfektion zurückzuführen ist [19].

Der Zusammenhang zwischen Lupus erythematodes und verschiedenen Formen von Porphyrie kann im Moment noch nicht erklärt werden [20]. Ebenso kann der Zusammenhang zwischen Diabetes und PCT noch nicht erklärt werden [18].

Behandlung

Verschiedene Methoden sind erfolgreich zur Behandlung der PCT verwendet worden, darunter Aderlässe, Resochin, Alkalisierung des Urins und Medikamente, die mit Eisen Chelate bilden. Ich möchte mich hier aber nur mit den zwei Methoden befassen, von denen gute Resultate von mehreren Autoren berichtet worden sind, nämlich den Aderlässen und dem Resochin.

Bis jetzt haben sich die Aderlässe [21] als die beste Behandlungsmethode erwiesen. Außer ihrer ausgezeichneten Wirkung haben sie den Vorteil, daß sie keine Nebenwirkungen verursachen. Ein Nachteil ist jedoch, daß sich die Behandlung oft über 6 bis 12 Monate erstreckt, bevor eine maximale Besserung erzielt wird. Man entzieht dem Patienten gewöhnlich 500 ml Blut ein- oder zweimal monatlich. Manche Autoren ziehen es aber vor, die Aderlässe ein- oder zweimal wöchentlich auszuführen, da auf diese Weise eine schnellere Besserung (d.h. in 3 bis 6 Monaten) erzielt werden kann [18].

Auf jeden Fall prüft man das Hämoglobin nach jedem Aderlaß. Die Behandlung kann fortgesetzt werden, solange das Hämoglobin nicht unter 12 g sinkt.

Der Erfolg der Aderlaßbehandlung kann sowohl klinisch wie auch durch wiederholte Kontrollen der Porphyrinausscheidung verfolgt werden. Klinisch sieht man zuerst eine Verminderung der Verletzbarkeit der Haut, weniger Blasenbildung und weniger Lichtüberempfindlichkeit. Bei manchen Patienten bessern sich auch die Hypertrichose und die Hyperpigmentierung. Eine Besserung der Sklerodermie-artigen Hautveränderungen ist seltener und dauert länger.

Der Mechanismus, der der Wirkung der Aderlässe bei der PCT unterliegt, ist nach wie vor nicht bekannt. Vieles spricht dafür, daß er auf einer Verminderung des Eisenvorrats in der Leber beruht. Dafür spricht auch, daß Eisengabe während der Aderlaßbehandlung die Besserung verhindert. Es gibt aber auch Beobachtungen, die mit dieser Erklärung nicht im Einklang stehen. So hat man gezeigt, daß der Eisenvorrat in der Leber nach erfolgreicher Aderlaßbehandlung gewöhnlich nicht stark reduziert ist [22].

Die Behandlung der PCT mit Resochin wurde zuerst im Jahre 1957 vorgeschlagen [23]. Danach wurde die Resochinbehandlung bei einer größeren Anzahl von Patienten angewandt, wobei unangenehme Nebenwirkungen wie Übelkeit, Erbrechen, Fieber, Muskelschmerzen, Kopfweh und Bauchschmerzen vorkamen. Diese Nebenerscheinungen haben zweifellos die weitere Verwendung dieser Art Behandlung zurückgehalten.

Seitdem hat sich aber herausgestellt, daß diese Nebenwirkungen durch den Gebrauch von viel zu großen Dosen von Resochin verursacht wurden. Die Behandlung wird jetzt mit 50 bis 300 mg zweimal wöchentlich ausgeführt und verursacht praktisch keine Nebenwirkungen, obwohl die Porphyrinausscheidung im Urin mit überraschender Geschwindigkeit vor sich geht [24]. Die maximale Besserung wird nach 3 bis 4 Monaten erzielt und hält anscheinend jahrelang an.

Die Frage zum Mechanismus der Resochinbehandlung kann immer noch nicht zufriedenstellend beantwortet werden. Man hat berichtet. daß ein Resochin-Uroporphyrin-Komplex in den Leberzellen gebildet wird und sie schädigt, so daß sie das Uroporphyrin freigeben [25]. Es muß hier aber betont werden, daß keine Berichte von anhaltender Leberschädigung nach Resochinbehandlung erschienen sind. Es ist deshalb sehr wohl möglich, daß die Resochinbehandlung der PCT in der Zukunft eine viel wichtigere Rolle spielen wird.

Literatur

1. Pinol-Aguade, J., Castells, A., Indacochea, A., Rodes, J.A.: A case of biochemically unclassifiable hepatic porphyria. Br. J. Dermatol. *81*, 270–275 (1969)
2. Byrne, P.H., Boss, J.M., Dawber, R.P.R.: Contraceptive pill-induced porphyria cutanea tarda with onycholysis of the fingernails. Postgrad. Med. J. *52*, 535–538 (1976)
3. Bopp, C., Peres, M., Kosminski, B., Azambuja, M.A., Bakos, L.: Sclerodermaform porphyria cutanea tarda combined with cataracts. Med. Cutan. Iber. Lat. Am. *3*, 149–159 (1975)
4. Ramsay, C.A., Magnus, I.A., Turnbull, A., Baker, H.: The treatment of porphyria cutanea tarda by venesection. Q. J. Med., new series *43*, 1–24 (1974)
5. Epstein, J.H., Tuffanelli, D.L., Epstein, W.L.: Cutaneous changes in the porphyrias. Arch. Dermatol. *107*, 689–698 (1973)
6. Simon, N., Sohar, I., Berko, G., Varga, L.: Untersuchung der Serum-AP-, der LDH-, der GOT-, der Gamma-GT- und der LAP-Enzymaktivität bei der Porphyria cutanea tarda. Dermatol. Monatsschr. *163*, 36–40 (1977)
7. Benedetto, A.V., Kushner, J.P., Taylor, J.S.: Porphyria cutanea tarda in three generations of a single family. N. Engl. J. Med. 298–362 (1978)
8. Kushner, J.P., Barbuto, A.J., Lee, J.R.: An inherited enzyme defect in porphyria cutanea tarda: decreased uroporphyrinogen decarboxylase activity. J. Clin. Invest. *58*, 1089–1097 (1976)
9. Simon, N., Hunyadi, J., Szorenyi, A., Dobozy, A.: Porphyria cutanea tarda – eine multifaktoriell vererbliche Erkrankung? Eine Arbeitshypothese. Hautarzt *29*, 378–382 (1978)
10. Reizenstein, P., Hoglun, S., Landegren, J., Carlmark, B., Forsberg, K.: Iron metabolism in porphyria cutanea tarda. Acta Med. Scand. *199*, 95–99 (1975)

11. Kushner, J.P., Steinmuller, D.P., Lee, G.R.: Role of iron in the pathogenesis of porphyria cutanea tarda: II. Inhibition of uroporph rinogen decarboxylase. J. Clin. Invest. *56*, 661–667 (1975)
12. Wiskemann, P.L.A., Schulz, K.H.: Bullöse Photodermatitis durch Nalidixinsäure. Hautarzt *24*, 445–448 (1973)
13. Epstein, J.H., Tuffanelli, D.L., Seibert, J.S., Epstein, W.L.: Porphyria-like cutaneous changes induced by tetracycline hydrochloride photosensitization. Arch. Dermatol. *112*, 661–666 (1976)
14. Perrot, H., Germain, D., Euvrard, S., Thivolet, J.: Porphyria cutanea tarda – like dermatosis by hemodialysis: ultrastructural study of exposed skin. Arch. Dermatol. Res. *259*, 177–185 (1977)
15. Heidenreich, G., Pindborg, T., Schmidt, H.: Bullous dermatosis among patients with chronic renal failure on high-dose Fuorosemide. Acta Med. Scand. *202*, 61–64 (1977)
16. Biro, I., Berzy, I., Porganyi, M., Revai, I.: Cryoglobulinemia and porphyria hepatica chronica (porphyria cutanea tarda). Acta Derm. Venereol. (Stockh.) *44*, 226–227 (1964)
17. Cram, D.L., Epstein, J.H., Tuffanelli, D.L.: Lupus erythematosus and porphyria. Arch. Dermatol. *108*, 779–784 (1973)
18. Harber, L.C., Bickers, D.R.: The porphyrias: basic science aspects, clinical diagnosis and management. In: Year Book of Dermatology, Malkinson, F., Pearson, R. (eds.), Chicago: Year Book Publ. 1975
19. Levo, Y., Gorevic, P.D., Kassar, H.J., Zucker-Franklin, D., Franklin, E.C.: Association between hepatitis B virus and essential mixed cryoglobulinemia. N. Engl. J. Med. *296*, 1501–1504 (1977)
20. Haverkamp, J., Rodman, O.G., Pierson, D.L.: Porphyria cutanea tarda in lupus erythematosus. J. Ass. Mil. Derm. *4*, 21–23 (1978)
21. Ippen, H.: Allgemeinsymptome der späten Hautporphyrie (Porphyria cutanea tarda) als Hinweise für deren Behandlung. Dtsch. Med. Wochenschr. *86*, 127–133 (1961)
22. Taddeini, L., Watson, C.J.: The clinical porphyrias. Semin. Hematol. *5*, 335–369 (1968)
23. London, I.D.: Porphyria cutanea tarda. Report of case successfully treated with chloroquine. Arch. Dermatol. *75*, 801–803 (1957)
24. Taljaard, J.J.F., Shanley, B.C., Steart-Wynne, B.G., Deppe, W.M., Joubert, S.M.: Studies on low dose chloroquine therapy and the action of chloroquine in symptomatic porphyria. Br. J. Dermatol. *87*, 261–269 (1972)
25. Scholnick, P., Marver, H.: The molecular basis of chloroquine responsiveness in porphyria cutanea tarda. Clin. Res. *19*, 258 (1968)

Diagnostik und Praxis

Günter W. Korting

Dermatologie im Ohrbereich

Der Ohrbereich weist von der Struktur und seiner Physiologie her Eigentümlichkeiten auf, die auf das klinische Bild und den Verlauf der hier vorkommenden Hautkrankheitszustände gestaltenden Einfluß nehmen können.

So kann es auch nicht wundernehmen, daß zu unserem heutigen Thema „Haut und Ohr – Ohr und Haut" bereits einige *monographische Übersichten* vorliegen, wobei in diesem Zusammenhang u.a. nur an den Beitrag von Zierz u. Ey in der „Dermatologie und Venerologie" von Gottron u. Schönfeld, auf den „Atlas der Hals-Nasen-Ohrenkrankheiten" von Becker et al. sowie auch auf ein eigenes Referat vor dem Deutschen Jahreskongreß der Hals-Nasen-Ohrenärzte in Bad Reichenhall 1968 erinnert sei. Eben 1977 erschien eine zweibändige französische Monographie „Les affections dermatologiques en O.R.L." von Fleury et al.

Beginnen wir nun bei der hier beabsichtigten klinischen Übersicht zum Thema mit den *äußeren Ohr,* so ergeben sich offensichtlich allein schon aus der Gestalt der *Ohrmuschel* und aus den Besonderheiten ihrer Blutversorgung Gegebenheiten, welche z.B. den Einfluß von *Licht* oder *Kälte* für die Entwicklung entsprechender Dermatosen abwandeln. Des weiteren bedingt die Anwesenheit der von Niels Stensen (s. Scherz) entdeckten *Zeruminaldrüsen* – es gibt auch Zeruminome! – sowie der Schweißdrüsen im Gehörgang im Verein mit den hier reichlich anzutreffenden Bakterien, aber auch Pilzelementen, die Prävalenz von insonderheit *mikrobiell-seborrhoischen Ekzemreaktionen* an diesem Standort. Als Besonderheit sei in diesem Zusammenhang gleich auch auf die Möglichkeit einer u.U. progredienten *Pseudomonas-Infektion* im Gehörgang hingewiesen, die u.U. die Weichteile und den angrenzenden Knochen incl. einer Parotitis, Mastoiditis befallen und Hirnnervenausfälle, Meningitis, ja sogar den Tod bedingen kann, wie es die Beschreibungen von Chandler sowie Petrozzi u. Warthan dartun. Viel mehr kennen wir aber jene bis in die Gegenwart geläufigen banalen *Kontaktreaktionen* der äußeren Gehörregion, wofür sich – neben dem Gebrauche von Haarnadel und Zündholz – in der bekannten Monographie von Bandmann u. Dohn vor allem Hinweise auf die periaurikulären Ansatzpunkte von *Brillengestellen* finden. Wichtig ist indes ferner die Möglichkeit der Entstehung von *dermatitischen Gehörgangsreaktionen* durch den Kontakt mit *Hörgeräten,* bei denen, wie auch den Untersuchungen von Guill u. Odom hervorgeht, wiederum als Noxe vornehmlich Benzoylperoxid, Hydrochinon und Farbstoffe im Vordergrund stehen. Verschwunden ist dagegen heute, soweit ich sehe, die früher so häufige Telefonhörer-Dermatitis.

Darüber hinaus legt die *reichliche lymphatische Versorgung des Ohrläppchens* im Verein mit seiner *zur Stagnation neigenden Blutzirkulation* und der damit vermutlich zusammenhängenden *Ohrblut-Monozytose* die topographische Prädilektion für *fleischig-tumide Zellanschoppungen* nahe, wie es am Beispiel des *Lymphozytoms* oder des *Lupus vulgaris* dieser Region jedem Dermatologen vertraut ist.

Weniger bekannt dem Dermatologen als dem HNO-Kollegen ist wohl das livide, prall-elastische traumatische *Othämatom* (= „Ringer-Ohr").

Da dieses eben erwähnte *Othämatom* mit seinem prallen, fleischigen Aspekt in seinen Anfängen auch an eine *Perichondritis* anderer Genese erinnern kann, muß vor allem noch auf ein Krankheitsbild eingegangen werden, das in den letzten Jahren mehr und mehr Beachtung gefunden hat. Damit gemeint ist die sog. *rezidivierende Polychondritis,* die als eigenständiges Bild erstmals 1923 von Jaksch u. Wartenhorst als „Polychondropathia" beschrieben wurde, in der französischen Literatur „Polychondrite chronique atrophiante" genannt und im deutschen Schrifttum auch als „v. Meyenburg-Altherr-Uehlinger-Syndrom" bezeichnet wird. Es handelt sich um eine degenerativ-entzündliche Erkrankung des Knorpelsystems, die von Augen- sowie Hör- und Gleichgewichtsstörungen begleitet wird, obschon die Chondritis und Chondromalazie der Ohr- und Nasenknorpel ganz im Vordergrund stehen, was sich im typischen Falle an dem Verlust der Rigidität der Ohrmuscheln und der Ausbildung einer Sattelnase kundtut. Weiterhin kann eine Tracheo-Broncho-Malazie den Tod bedingen (Herrmann et al.) Jedoch gibt es offensichtlich leichter verlaufende Fälle, wie dieses Krankheitsbild – meist Patienten im mittleren Lebensalter beiderlei Geschlechts – sich auch trotz Einbezugs des Kehlkopfknorpels über Jahre hindurch relativ stationär verhalten kann, wie wir an einer Eigenbeobachtung sahen. Laboratoriumsmäßig sind vornehmlich eine Veränderung der BSG, der Elektrophorese und der Immunelektrophorese herauszustellen. Der Antistreptolysintiter und die Rheumafaktoren bleiben im allgemeinen stumm (Nitzschner et al.). Histogenetisch wird z.T. angenommen, daß auch bei der rezidivierenden Polychondritis, ähnlich wie bei der chronischen Polyarthritis, lysosomale Enzyme überstürzt freigesetzt werden und die Knorpelgrundsubstanz angreifen. Demgegenüber wird neuerdings auch auf eine Aktivierung der Komplementsysteme hingewiesen (McKenna et al.).

Im Gegensatz zu den Hörveränderungen im Rahmen einer solchen *Polychondrophathie* sind entsprechende Hinweise, also beispielsweise Schwerhörigkeit, Veränderungen des Trommelfells, des Gehörknöchelapparates o.ä., bei der *progressiven Sklerodermie* insgesamt eher spärlich geblieben (s. Korting, 1968 oder Thies u. Misgeld, 1975).

In Ansehung solcher krankheitsprägender Standortvariabilitäten muß es demgegenüber eigentlich überraschen, daß wir im Ohrmuschelbereich eigentlich aber nur einer einzigen Hautkrankheit begegnen, die am übrigen Körper nicht vorkommt, nämlich der *Chondrodermatitis nodularis helicis,* die den Franzosen als „*nodule douloureux de l'oreille*" von Dubreuilh bekannt ist.

Gehen wir alsdann zunächst näher auf die *Mißbildungen am äußeren Ohr* ein, so sind angewachsene oder gespaltene Ohrläppchen auch dem Laien geläufig. Hingegen sind *Mikrotie* und *Anotie* samt ihren Assoziationen an weiteren Fehlbildungen schon Raritäten. *Große* und *abstehende Ohren* (= Apostasis aurium) kommen nicht selten in Gemeinschaft mit echtem *Riesenwuchs,* und zwar vornehmlich als *angiochrondoplastische Vergrößerung* bzw. *Angio-Elephantiasis* vor. Der Dermatologe kennt solche Vergrößerungen speziell vom Klippel-Trenaunay-Parkes Weber-Syndrom her, und man könnte mit Canizares u. Anderson bei einem mehr oder weniger isoliert auf das Ohr beschränkten sowie evtl. rhinophymartigen Erscheinungsbild von einem *„Otophym"* sprechen, wie es aus unserer Klinik speziell von Becker u. Theisen näher dargestellt wurde.

Im Gegensatz zu einem derartigen angiochondroplastischen Riesenwuchs resp. einer solchen Makrotie überhaupt ist die veritable *Makrotie* häufig mit einer Atresie des Gehörgangs und mit Mittelohrmißbildung verknüpft. Abgesehen von den eben erörterten Größenunterschieden der Ohrmuschel sollten dagegen knorpelarme, *jumboähnliche* oder *kapuzenartige Ohrformen* grundsätzlich stets an eine *Syntropie mit Nierenmißbildungen* denken lassen (Einzelh. bei Korting, 1963), während eine Ohrläppchenfurche bei Patienten mit koronarem Risiko gehäuft vorkommen soll (Wyre). Ein weiterer *otourogenitaler* Symptomenkomplex betrifft das gynäkotrope *Winter-Kohn-Mellman-Wagner-Syndrom,* welches außer einer urogenitalen Aplasie, einer kleinen Nase und Mikrognathie eine Leitungsschwerhörigkeit, Stenose des äußeren Gehörganges sowie *Dysplasien der Ohrmuschel* umfaßt. Am *Ohrläppchen* kommen schließlich auch noch an einen künstlichen Ohrringstich erinnernde, *sinusartige Vertiefungen* isoliert oder zusammen mit anderen Ohrmuschelanomalien vor.

Für den Patienten teratologisch bedeutsamer sind jedoch die sog. *Aurikularanhänge*, die früher häufig auch als eine Art überzähliger Ohren aufgefaßt wurden.

Solche *Aurikularanhänge* wurden wohl zuerst von dem Engländer Birkett im Jahre 1858 beschrieben und stellen ihrem Wesen nach *chondrokutane Hyperplasien* (H.W. Siemens: Branchiogene Knorpelnävi) dar. Sie sitzen in der Regel vor dem Ohre, seltener auf oder hinter der Ohrmuschel. Sie sind ferner erblich bzw. familiär, was durch zahlreiche Sippenbeobachtungen gesichert ist. Mitunter stellen sie sich aber auch nur abortiv als chamoisfarbene Flecke dar.

Vor allem sind sie Bestandteil des okuloaurikulären *Goldenhar-Syndroms*. Bei diesem, von dem Doktoranden der Genfer Univ.-Augenklinik, Maurice Goldenhar, 1952 zusammengefaßten Syndrom finden sich außer den Aurikularanhängen *subkonjunktivale Lipome* (s. Korting, „Haut und Auge", 1969) neben weiteren Ohrmuschelmißbildungen und halbseitigen Gesichtsdysplasien. Zudem handelt es sich bei diesem seltenen Biotypus des Goldenhar-Syndroms um eine weitreichende Polytopie verschiedener Mißbildungen u.U. an Wirbelsäule, Lunge und Herz, wie beispielsweise einer Agenesie einzelner Lungenlappen und kardialer Mißbildungen (wie etwa Vorhofseptumdefekten mit schwerer pulmonaler Hypertonie), so daß es sich ggf. um eine durchaus subvitale Anomaliekombination handeln kann, wie gerade eben eine Fallbeschreibung von Hess et al. aus dem Jahre 1979 darlegt.

Beim *Wildervanck-Syndrom* (III), 1962 von dem Groninger Humangenetiker Wildervanck beschrieben, sind die hier in Rede stehenden Aurikularanhänge mit Ohrfisteln sowie Labyrinthtaubheit, angeborener Abduzenslähmung und halbseitiger Gesichtshypoplasie gepaart (s. auch Korting, „Haut und Auge").

Da u.U. höckerartig anmutend, wenn auch natürlich nicht zu den Fehlbildungen gehörend, ist hier schließlich noch auf die Entwicklung von *elastotischen Knoten* an der *Crus anterior der Antihelix* zu verweisen. Derartige Knötchen stellen fraglos ein distinktes Phänomen dar: Sie treten bilateral, semiluzide und aggregiert, unter weißrötlichem Kolorit in Erscheinung und haben namentlich eine Bedeutung für die Differentialdiagnose gegenüber rheumatoiden Knoten, Xanthomen, Gicht, Kalzinose oder ähnlichem. Sie sind aber, wie Carter et al. ausführen, und zwar unter Hinweis auf die bei ihnen gegebene aktinische Keratose und das Vorkommen von PAS-Alcianblauem Material, fraglos Folge einer aktinischen Dauerschädigung, woraus sich ergibt, daß speziell nicht zuletzt auch die Antihelix aktinisch exquisit anfällig ist.

Im Gegensatz zu der Bevorzugung der Antihelix von den elastotischen Knoten finden sich die, von uns auch familiär bei Vater und Sohn beobachteten, *Ekchondrome* sowohl an beiden Antihelices wie den benachbarten Helixanteilen.

Sozusagen in der Nähe der Mißbildungen stehen die angeborenen oder *tardiven Nävi*, die durch ein Plus oder Minus eines oder mehrerer Gewebsbestandteile gekennzeichnet sind.

Als letzte *dysontogenetische Besonderheit im Ohrmuschelbereich* ist – ebenfalls auf dem Boden branchiogener Fehlbildungen oder als fehlerhaftes Verschmelzungsprodukt der Ohrhöcker und gleicherweise wie die Ohranhänge häufig mit weiteren Fehlbildungen oder knöchernen Anomalien verbunden – die, ebenfalls in hohem Ausmaß erbliche, *kongenitale Ohrfistel* anzuführen. Sie wurde zuerst von Heusinger (1864) beschrieben. Der typische Sitz der *Fistula auris congenita* ist vor der Helix. Vorhanden ist entweder nur ein kleines Grübchen oder aber ein fadenförmig-feiner Blindgang, der meist mit mehrschichtigem Plattenepithel, seltener auch mit Zylinderepithel ausgekleidet ist. Jedoch sind mitunter Verbindungen mit dem Mittelohr oder Pharynx beobachtet worden. Solche Ohrfistelbildungen kommen bei Weißen bis zu 0,9%, bei Negern bis zu 5% und in 23% bilateral vor (Selkirk). Gar nicht so selten entwickeln sich durch Sekretrückstauung in solchen Fistelgängen hartnäckige „*Gehörgangekzeme*" und vor allem *lymphozytomartige Reaktionen*.

Bemerkenswerterweise hat Biberstein seinen Lymphozytombegriff, der nachher so viel Schule machen sollte, 1927 an Hand einer solchen Beobachtung um eine solche Ohrfistel aufgestellt.

Mitunter können derartige Entzündungsherde im übrigen auch lupusähnlich imponieren, wobei aber histologisch entgegen dem klinisch-lupoiden Eindruck hier keine tuberkuloiden Strukturen, sondern Fremdkörpergranulome mit Fremdkörperriesenzellen und Cholesterinkristallen vorhanden sind.

Langerhanszellen bzw. Langerhanszellgranula finden sich auch in den klinischen meist als Polyp imponierenden *eosinophilen Granulomen* im *Gehörgang* beim sog. *eosinophilen Granulom,* der *Histiozytosis X,* von der bisher annähernd 60 Fälle im Ohrbereich mitgeteilt wurden (s. Mootz u. Schimpf). Daneben können aber ferner das Os termporale und das Warzenfortsatzgebiet als Lieblingssitz des eosinophilen Granuloms gelten, wie überhaupt die otologische Symptomatik den ersten Hinweis auf diese Erkrankung geben kann.

Verruköse oder *hyperkeratotische Gebilde* kommen im Ohrmuschelbereich vor allem als *systemtisierte Nävi* vor. In der Regel sind derartige Formationen makroskopisch zunächst nur „anonym" als *streifenförmige Dermatose* anzusprechen, da dergestalt gelegentlich auch ein striärer Lichen ruber oder Lichen simplex chronicus imponieren kann. Die Anordnung solcher systematisierter Nävi verläuft symmetrisch oder noch häufiger halbseitig in den üblichen Streifenfiguren oder Zonen. Im Ohrenbereich wird man bei ihnen, unabhängig von der vorliegenden Form, gewöhnlich eine trockene, rauhe bis schuppige Hautbeschaffenheit antreffen und eben, wenn man zur näheren Typenfestlegung kommen will, auf die *Besichtigung des gesamten Hautorgans* nicht verzichten können.

Entsprechend werden bei der *Ichthyosis congenita* erst weitere Anomaliestigmen, wie etwa das Vorliegen einer plattgedrückten Nase, vor allem aber von *Abweichungen der Ohrkonturen,* ins Auge springen. Ähnlich wird man beim M. Darier der Gesamtbesichtigung des Hautorgans nicht entbehren können. Jedoch sieht man oft neben der klassischen Prädilektion der seborrhoischen und intertriginösen Hautregionen gerade im Ohrmuschelbereich rötliche oder graurötliche, fettig-krümelige, squamöse oder krustöse, follikulär oder parafollikulär angeordnete Darier-Kegel, deren Entwicklung unter Lichteinfluß deutlich rascher fortschreitet.

Bei der *Psoriasis* wird die isomorphe Reaktionsbereitschaft dieser Flechte mit ihrer kennzeichnenden geschichtet-lamellösen Schuppung im Ohrbereich besonders bei gleichzeitig chronisch-irritierender Otorrhoe oder gewohnheitsmäßiger digitaler Manipulation geltend werden. Ähnlich psoriasiform, wiewohl unter stärkerer Neigung zur Exsudation, vermag auch eine *Lues-II-Papel* auszusehen.

Blasiger Charakter im Ohrmuschelbereich fällt vornehmlich der *Erfrierung,* sodann der Perniosis, vor allem dem Typ der sog. *Herbst- oder Frühjahrsperniosis* (Keining) bzw. der *Frühjahrslichtdermatose* (Heller, Burckhardt) zu. Auch die *chronische Porphyrie* greift, wie sonstige Lichtkrankheiten, einschl. dem *Lupus erythematodes,* gern die Ohrmuschel ab, wobei allerdings speziell bei der *Porphyria cutanea tarda* die Blasensymptomatik im Helixbereich häufig nur an Blasenresten, also schwärzlichen Krusten, nachfolgender charakteristischer Milienbildung, die Gesamtdiagnose aber auch schon an Ohrmuschel-Hypertrichosen blickdiagnostisch ablesbar sein wird.

Im Rahmen der *Acne vulgaris* wird trotz des reichlichen Talgdrüsenvorkommens im Gehörgang dieser eigenartigerweise meist verschont.

Die sog. „*Otitis externa*" ist, wie in diesem Kreise wohl nicht näher auszuführen, ein zwar inhaltsreicher, nosologisch indes äußerst heterogener Sammeltopf. Die akute Kontaktdermatitis in dieser Region wurde eingangs bereits gestreift. Bei *chronisch-ekzematösen Erscheinungsbildern* am Ohr wird indes nicht zuletzt eine bakterielle oder mykogene Verursachung zu berücksichtigen sein, so daß man morphologisch-deskriptiv in der Ohrmuschel, jedoch auch retroaurikulär, am häufigsten, wie erwähnt, dem bakteriell-seborrhoischen Ekzemtyp begegnen wird, wobei speziell für retroaurikuläre Entzündungszustände auch an den Einfluß von Seifenschaum oder an durch eingedrungene Rasierpinselhaare unterhaltene granulierende Entzündungen (Wulf u. Fegeler) o.ä. zu denken sein wird. Da das *bakteriell-seborrhoische Ekzem* ferner oft deutlich von einem pyogenen Streufokus abhängt, sei zunächst daran erinnert, daß die aktute *zirkumscripte Otitis externa,* die ja meist als *Furunkel* erscheint, aus anatomischen Gründen nur am knorpeligen Teil des Gehörgangs vorkommt. Im übrigen lösen beide Reaktionsformen, Ekzem wie Furunkel, einander häufig deutlich ab. Fehlt eine solche Wechsel-Manifestation und besteht vielmehr ein persistierendes, ja torpid-stationäres Zustandsbild, so ist an das Vorliegen einer *Otomykose* zu denken, deren Diagnose aber des nativen oder kulturellen Nachweises bedarf, zumal im gesunden Gehörgang Dermatophyten wie Hefen fehlen, so daß ein positiver Befund doch auf Pathogenitätsbedeutung hinweist. Derzeit wird diesbezüglich vor allem die Candida-Gruppe zu berücksichtigen sein.

Von bakteriellen Erkrankungen im Ohrmuschelbereich ist auch heute nach wie vor das *Erysipel* hervorzuheben, zumal die Wundrose, selbst im Zeitalter der Antibiotika, im Gesichtsbereich auch beim Erwachsenen ein grundsätzlich ernst zu nehmendes Krankheitsbild darstellt. Wichtig ist für die Vermeidung der Rezidive die Erfassung der Eintrittspforte, z.B. die Stelle eines Ohrringstichs, vor allem aber die Schließung von Rhagaden im Gehörgang.

Nun kurz zu den *Viruskrankheiten* im Ohrmuschelbereich: Von den zahlreichen Manifestationen des Herpes-simplex-Virus, zeigt der *Herpes simplex* am Ohr keine besondere Note. Das gilt in gleicher Weise für die Dellwarzen, die *Mollusca contagiosa,* oder die *Warzen* überhaupt. Anders ist es mit dem *Herpes zoster* der Ohrmuschel:

Erstmalig hat in der Münch. Med. Wochenschr. 1904 Körner aus Rostock „einen Fall von Akustikus- und Fazialislähmung durch Herpes zoster an der Ohrmuschel und in ihrer Umgebung" mitgeteilt und bei dieser Gelegenheit in Analogie zum Herpes zoster ophthalmicus den „besonderen Namen" eines „*Herpes zoster oticus*" geprägt. In der Folge hat vor allen Dingen sich Ramsay Hunt (1907, 1908, 1909) mit dem Zoster oticus befaßt und einen solchen *ohne Fazialisparese* und Hörstörungen, einen *mit* Fazialisparese, einen weiteren Typ *mit* Hörstörung und als vierte Form einer solchen *mit* Labyrinthsymptomen beschrieben.

Wenn auch beim Herpes zoster oticus kutane Symptome durchaus fehlen können, umfaßt der Bereich der Zostereffloreszenzen bei diesem für gewöhnlich das Trommelfell, den äußeren Gehörgang, die Concha, die Antihelix, ebenso aber auch Tragus und Antitragus sowie die einzelnen Anteile des Ohrläppchens. Zosterausschläge in der Ohrmuschel können infolge der hier sozusagen etwas verwirrenden Innervationsverhältnisse nicht nur von einem Zoster oticus, sondern auch von einem Vago-glosso-pharyngealen Zoster hervorgerufen werden (Einzelh. s. Tappeiner u. Wolff). Auf jeden Fall kann es aber hierbei ferner zu Zosterveränderungen am weichen Gaumen und am vorderen Zungendrittel sowie zu Störungen von Geschmack, Speichel- und Tränenfluß und vor allem des Hörvermögens kommen. Mir selbst fällt im übrigen auf, daß zu einer Zeit, in der ein generalisierter resp. varizellöser Herpes zoster – und das keineswegs nur bei gleichzeitigem Tumorleiden oder immunsuppressiver Therapie – keine Ausnahme mehr darstellt, *von einem Herpes zoster oticus* offensichtlich *keine Generalisation* auszugehen scheint.

Von den *chronischen Infektionskrankheiten* ist topographisch hier vornehmlich die *Hauttuberkulose* zu nennen, zumal bei ihrem Hauptvertreter, dem *Lupus vulgaris*, am Ohrläppchen die Neigung zur tumiden, hypertrophen Spielart das übliche Bild abgibt, das zudem erfahrungsgemäß eine gewisse chemotherapeutische Resistenz bedingt.

Die Differentialdiagnose führt auf das *Lymphozytom*: Das *Lymphozytom*, welches ja Biberstein um eine angeborene Ohrfistel, wie schon erwähnt, beschrieben hatte, ist eine höchst charakteristische Erkrankung des Ohrläppchens, wenn auch derartige Lymphoplasien in gleicher Weise auch sonst im Gesicht, an Brustwarzen oder Skrotum vorkommen. Nicht selten ist bei solchen solitären Lymphozytomen die Entwicklung nach einem Stich (Durchlöcherung des Ohrläppchens), vor allem aber nach einem Zeckenbiß eruierbar, wie inzwischen auch Paschoud (1957) die experimentelle Übertragung des Ohrläppchen-Lymphozytoms in erster und zweiter Passage auf die Ohrläppchen anderer Menschen gelungen und damit der Nachweis seines zumindest gelegentlichen Infektionscharakters geglückt ist. Differentialdiagnostisch wird ferner das sog. *Othämatom* mit seinem prallen Fluktuationscharakter, abgesehen von Ausdehnungen und Lokalisation meist über die kranialen Ohrmuschelanteile, kaum hingegen eher ein M. Boeck, in

Frage kommen. Auch sonstige gutartige Geschwülste, einschl. der Angiome oder Keratoakanthome, bedürfen keiner eingehenden Darstellung.

Ein typischer Ohrmuschelsitz kommt lediglich noch dem präkanzerösen Hauthorn, dem *Cornu cutaneum*, zu, womit wir zu den Präkanzerosen und Karzinomen kommen:

Das *Cornu cutaneum* ist zunächst ein gutartiges Gebilde aus Hornmasse, das einer mäßig hervorspringenden epidermalen Basis aufsitzt. Seine Farbe wechselt von zarthellgelb bis zu tiefem Schwarz, seine Form ist kegelartig, seltener auch gekrümmt. Vermutlich ist es kein selbstständiges Krankheitsbild. Überwiegend wird es sich aber um die *Variante* eines Keratoma senile handeln, bei dem die geradezu regelmäßige basale Kanzerisierung von Bedeutung ist.

Von den Malignomen herrschen am äußeren Ohr die *Karzinome* vor, die nach Hornberger 8 bis 9% aller Hautkarzinome überhaupt stellen, wobei bei der Landbevölkerung mehr spinozelluläre Karzinome, bei der Stadtbevölkerung eher die Basaliome überwiegen sollen.

Während weiterhin Wernsdörfer 1967 über 170 Fälle von *Epitheliomen* der *Ohrmuschel* berichten konnte, teilten vorangehend Huriez et al. unter 743 Basaliomen 48mal ein solches Vorkommen an der Ohrmuschel, Fabian u. Thomitzek im Jahre 1963 diese Lokalisation 21mal mit. Vor diesem Kreise braucht auf die unterschiedliche Klinik und die grundsätzlich verschiedene Dignität der spinozellulären Karzinome und der Basalzellepitheliome auch bei Vorkommen als Ohrmuscheltumor sicherlich nicht näher eingegangen zu werden. Immerhin sei aber angemerkt, daß *Männer* grundsätzlich ganz allgemein *häufiger von Ohrmuscheltumoren* befallen werden als Frauen und daß nach den Erhebungen von Irmgard Viol die *Plattenepithelkarzinome* an der *Ohrmuschel* bei *Männern,* bei *Frauen* dagegen die *Basaliome* überwiegen. Ferner scheinen die Ohrmuscheltumoren ganz allgemein und die Plattenepithelkarzinome im besonderen lokalisatorisch die Helix zu bevorzugen, wie das nach eigener Beobachtung übrigens auch beim Melanom der Fall zu sein scheint. Während aber hinsichtlich des Basalioms Viol eine besondere Prädilektion an der Ohrmuschel verneint, ergibt sich aus den Erhebungen von Hornberger für die Basalzellepitheliome eine Prädilektion an Helixansatz und Tragusgegend von immerhin 37,5%.

Zwar kommen auch die Nävo-Basaliome z.B. vom Typ der *Spiegler-Tumoren* oder des *Epithelioma adenoides cysticum* – einschließlich ihrer seltenen Entartung (s. Korting et al.) – im Ohrbereich vor, doch wird auch ihre makroskopische Erfassung wiederum wohl nur bei Berücksichtigung des Gesamthautbefundes möglich sein.

Melanome: Im übrigen sind *Melanome im Ohrbereich* sicherlich nicht allzu häufig anzutreffen. Krahl fand 1962 von neun Melanompatienten im HNO-Bereich nur eines am äußeren Ohre. Auch bei 200 eigenen Melanomfällen von Conley im Bereich von Kopf und Hals spielte der primäre Sitz am äußeren Ohr offensichtlich keine besondere Rolle. Im Mainzer Beobachtungsgut (Dissertation Sudhoff) waren hingegen von 14 Melanomen im Gebiet von Hals-Nase-Ohr immerhin vier an letzter Stelle lokalisiert. Auch *Tierfellnävi* sind kaum öfters am Ohr oder dessen Umgebung – im Vergleich etwa zum Schwimmbadhosensitz – anzutreffen. Eine periaurikuläre Eigenbeobachtung wurde von Scheunemann u. Korting eingehend beschrieben.

Nun aber zu der einzigen lediglich an der Ohrmuschel allein vorkommenden Hautveränderung, der *Chondrodermatitis nodularis chronica helicis.* Diese wurde als „Knötchen-förmige Erkrankung am Helix" 1916 von Max Winkler aus Luzern wie folgt beschrieben: „Es handelt sich um eine Affektion des äußeren Ohres, die sich klinisch in Form eines linsen- bis kirschkerngroßen flachen Knötchens manifestiert, das meist mit einer zentralen Kruste bedeckt ist. Das Knötchen hat in der Regel eine ziemlich derbe Konsistenz". Winkler betont sodann die Schmerzhaftigkeit, die die Patienten angeben, namentlich, wenn sie auf dem rechten Ohr liegen, so daß sie manchmal im Schlaf gestört werden. Wie die weitere Beobachtung derartiger knötchenförmiger Hautveränderungen am oberen freien Helixrand gezeigt hat, werden hiervon meist ältere Männer, tatsächlich überwiegend rechtsseitig, befallen, was mit dem (oft kardial bedingten) Schla-

fen vornehmlich auf der rechten Seite in Beziehung stehen könnte. *Histologisch* werden
Knorpelveränderungen im übrigen keinesfalls stets oder in überzeugender Ausprägung
angetroffen. Andererseits können Knorpelregressionen, wie die Untersuchungen von
Gropper an Leichenohren gezeigt haben, durchaus auch ohne klinisch sichtbare Veränderungen vorliegen, was auf weitere pathogenetische Faktoren bei der Chondrodermatitis helicis und vor allem auf eine bestimmte notwendige Einwirkungszeit von Dauerrei-
zen hinweist, wie vornehmlich die Untersuchungen von Elste über die dahingehende
Wirkung des langzeitigen Dauerdruckes der Stanzmarke an Kuhohren aufgezeigt haben. Halter weist entwicklungsgeschichtlich darauf hin, daß der obere Helixpol – als
Lieblingsplatz der Chondrodermatitis nodularis – dem Verschmelzungspunkt des man-
dibulären und hyoidalen Bogens der ersten Kiemenfurche entspricht. Oltersdorf hat
schließlich vor allem neben der Entwicklung eines histiozytären Granulationsgewebes
auf die Entstehung angiomatöser bzw. endotheliomatöser Entfaltungen bei der Chondrodermatitis helicis aufmerksam gemacht.

Therapeutisch haben sich im übrigen in eigener Erfahrung die Um- und Untersprit-
zung des schmerzhaften Ohrknötchens mit Kortison oder Verteilerenzymen, wie Thio-
mucase (Temine u. Benne), wenig bewährt, so daß meist dennoch die keilförmige Exzi-
sion erfolgen muß.

Differentialdiagnostisch müssen gegenüber dem schmerzhaften Ohrknötchen ein
spinozelluäres Karzinom, ein Morbus Bowen oder eine Keratosis senilis abgegrenzt werden, wobei das Kriterium der Schmerzhaftigkeit nicht entscheidend sein kann. Auch die
Gichttophi sehen wir klassischerweise an der Ohrmuschel und wohl zumeist zwischen
Helix und Antihelix. Solche *Tophi uratici* kommen erst bei länger stehender Gichtkrank-
heit zur Entwicklung. Ihr Farbton ist buttercremegelb, ihr Inhalt entleert sich krümelig
oder cremig, wobei dann die Konkremente als Uratverbindung mittels der Murexidpro-
be leicht zu identifizieren sind. Sie vernarben im übrigen stern- oder strahlenförmig,
während sie im Gegensatz zum schmerzhaften Ohrknötchen uneröffnet einer zentralen
Schorfbedeckung meist entbehren (Einzelh. s. Gottron u. Korting).

Literatur

Bandmann, H.J., Dohn, W.: Die Epicutantestung. München: J.F. Bergmann 1967

Becker, W., Theisen, H.: Otophym beim Klippel-Trenaunay-Syndrom. Laryngol. Rhinol. Otol.
41, 487–494 (1962)

Becker, W., Buckingham, R.A., Holinger, P.H., Korting, G.W., Lederer, F.L.: Atlas der Hals-
Nasen-Ohrenkrankheiten einschl. Bronchien u. Ösophagus. Stuttgart: Thieme 1969

Canizaris, O., Anderson, W.: Otophyma. Arch. Dermatol. 73, 633–634 (1956)

Carter, V.H., Constantine, V.S., Poole, W.L.: Elastotic nodules of the antihelix. Arch. Dermatol.
100, 282–285 (1969)

Chandler, J.R.: Malignant external otitis. Laryngoscope 78, 1257–1294 (1968)

Conley, J.J.: Persönliche Erfahrungen mit 200 Fällen von Melanomen im Kopf- und Halsbereich.
Laryngol. Rhinol. Otol. 49, 411–431 (1970)

Fabian, G., Thomitzek, C.K.: Basaliome des äußeren Ohres. HNO 11, 328–323 (1963)

Fleury, P., Lacomme, Y., Legent, F., Marchand, J., Wayoff, M.: Les affections dermatologiques
en O.R.L. Paris: Arnette 2 1977

Gottron, H.A., Korting, G.W.: Chronische Hautgicht. Arch. Exp. Klin. Dermatol. 204, 483–499
(1957)

Gropper, H.: Chondrodermatitis chronica nodularis helicis in Verbindung mit Studien am
Ohrmuschelknorpel, Dermatol. Wochenschr. 130, 979 (1954)

Guill, M.A., Odom, R.B.: Hearing aid dermatitis. Arch. Dermatol. 114, 1050–1051 (1978)

Haug, R.: Ein Fall von Polyp (Fibrosarkom) des Ostium pharyngeum tubae. Arch. Ohr-Nasen-
Kehlk. 37, 198 (1895)

Herrmann, R., Zillessen, E., Büchele, U., Kühn, H.: Die rezidivierende Polychondritis. Med. Klin.
72, 893–898 (1977)

Hess, O.M., Steurer, J., Goebel, N.H., Kuhlmann, U., Krayenbühl, H.P.: Goldenhar-Syndrom.
Schweiz. Med. Wochenschr. 109, 19–23 (1979)

Hornberger, W.: Beitrag zur Klinik und Therapie der Ohrmuschelcarcinome. Strahlentherapie *79*, 207–232 (19   )

Huriez, C., Lebeurre, R., Leperre, B.: Etude de 126 tumeurs auriculaires malignes observés en 9 ans a la clinique dermatologique universitaire de Lille. Bull. Soc. Franc. Derm. Syph. *69*, 886–892 (1962)

Körner, O.: Über den Herpes zoster oticus. (Herpes an der Ohrmuschel mit Lähmung des Nervus acusticus und des Nervus facialis). Münch. med. Wochenschr. 6–7 (1904)

Korting, G.W.: Sklerodermie. In: Gottron/Schönfeld, Dermatologie und Venerologie, S. 904. Stuttgart: Thieme 1958

Korting, G.W.: Fehlbildungen der Haut und Hautveränderungen bei Fehlbildungssyndromen. In: Handbuch der Haut- u. Geschlkr., Jadassohn, J. (Hrsg.) Ergänzungswerk Bd. III/1, S. 435 Berlin, Göttingen, Heidelberg: Springer 1963

Korting, G.W.: Dermatologie im Hals-Nasen-Ohrenbereich. Arch. Klin. Exp. Ohren-, Nasen- und Kehlkopfheilk. *191*, 479 (1968)

Korting, G.W.: Haut und Auge. Stuttgart: Thieme 1969

Korting, G.W., Hoede, N., Gebhardt, R.: Kurzer Bericht über einen maligne entarteten Spiegler-Tumor. Dermatol. Monatschr. *156*, 141–147 (1970)

Krahl, P.: Beobachtungen von Melanom-Erkrankungen an der Hals-Nasen-Ohrenklinik Heidelberg. Med. Welt *11*, 585 (1962)

McKenna, C.H., Luthra, H.S., Jordon, R.E.: Hypocomplementemic ear effusion in relapsing polychondritis. Mayo Clin. Proc. *51*, 495–497 (1976)

Mootz, W., Schimpf, A.: Eosinophiles Granulom (Histoiocytosis X) im Ohrbereich unter besonderer Berücksichtigung elektronenmikroskopischer Befunde. Z. Hautkr. *53*, 914–922 (1978)

Nitzschner, H., Petter, O., Schlenther, K.: Polychondritis recidivans et atrophicans. Dermatol. Monatschr. *156*, 789–797 (1970)

Paschoud, J.-M.: Die Lymphadenosis benigna cutis als übertragbare Infektionskrankheit. Hautarzt *8*, 197–211 (1957)

Petrozzi, J.W., Warthan, T.L.: Malignant external otitis. Arch. Dermatol. *110*, 258–260 (1974)

Scherz, G.: Stensen, N., Pionier der Wissenschaft, S. 59–66. Copenhagen: Munksgaard 1963

Scherz, G.: Stensen, N., Forscher und Denker im Barock, S. 38. Stuttgart: Wiss. Verlagsges. 1964

Scheunemann, H., Korting, G.W.: Klinischer Bericht über Entartungsvorgänge bei einem systemischen Tierfell-Naevus. Dtsch. Z. Mund-Kiefer-Gesichts-Chir. *2*, 81–86 (1978)

Selkirk, T.K.: Fistula auris congenita. Am. J. Dis. Child. *49*, 431 (1935)

Sudhoff, D.: Über maligne Melanome im Gebiet des Halses, der Nase und des Ohres. Inaugural-Dissertation, Mainz 1964

Tappeiner, J., Wolff, K.: Zoster. In: Infektionskrankheiten und ihre Erreger, S. 58–59. Jena: VEB Gustav Fischer 1968

Temime, P., Benne, M.: Les nodules douloureux de l'oreille. Presse médicale *68*, 2239 (1960)

Thies, W., Misgeld, V.: Sklerosen. In: Handbuch der Haut- u. Geschlkr., Jadassohn, J. (Hrsg.) Ergänzungswerk III/3 A, S. 541. Berlin, Heidelberg, New York: Springer 1975

Viol, I.: Über die Lokalisation und Histologie maligner Tumoren an der Ohrmuschel. Dermatol. Monatschr. *158*, 783–789 (1972)

Wernsdörfer, R.: Carcinome der Ohrmuschel. Bericht über 170 Fälle. Z. Haut- u. Geschl. Kr. *42*, 303–308 (1967)

Winkler, M.: Knötchenförmige Erkrankungen am Helix (Chondrodermatitis nodularis chronica helicis), Arch. Derm. Syph. *121*, 278–285 (1916)

Winter, J.D.S., Kohn, G., Mellman, W.J., Wagner, S.: A familial syndrome of renal, genital, and middle ear anomalies. J. Pediatr. *72*, 88–93 (1968)

Wulf, K., Fegeler, F.: Komedonen und Talgcysten hinter den Ohren durch Seifenschaum. Hautarzt *4*, 371–373 (1953)

Wyre, H.W.: The diagnol earlobe crease: a cutaneous manifestation of coronary artery disease. Cutis 23, 328–331 (1979)

Zierz, P., Ey, W.: Haut und Ohr – Ohr und Haut. In: Gottron/Schönfeld, Dermatologie und Venerologie, Bd. IV, S. 975–1025. Stuttgart: Thieme 1960

MYKOSEN
kennen weder
Herbst noch Winter

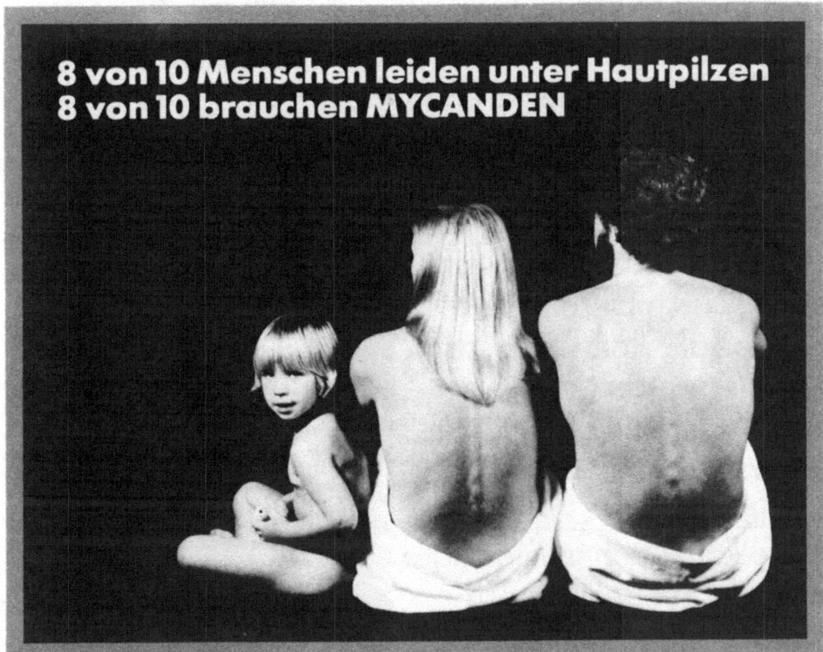

MYCANDEN®

Breitspektrum-Antimykotikum

gegen Dermatophyten, Hefen, Schimmel- und sonstige Pilze (DHS-System)
starke und zuverlässige fungizide Wirkung
für Langzeittherapie und Problemfälle geeignet

A 5

Die neue Psoriasis-Therapie: Ein Psorilux® für zwei Methoden.

In Deutschland gibt es etwa 2 Millionen Psoriasis-Kranke. Um ihnen zu helfen, gibt es zahlreiche Therapie-Methoden. Die modernsten sind die PUVA- und die selektive UV-Photo-Therapie.

Die <u>PUVA-Methode</u> erfordert zunächst die Einnahme eines Photosensibilisators (meist 8 MOP). Durch Einsetzen eines Spezial-Filters gibt Psorilux® 3050 nur den zu dieser Therapie notwendigen langwelligen UV-A-Strahlenanteil ab.

<u>Die selektive UV-Photo-therapie</u> kommt ohne Medikamente aus. Bei der Bestrahlung ohne Filter emittiert das Psorilux® 3050 die zur Behandlung notwendige UV-B Energie.

Unabhängig für welche Methode man sich entscheidet: Psorilux® 3050 ist ein Gerät, mit dem sich beide Therapien erfolgreich anwenden lassen.

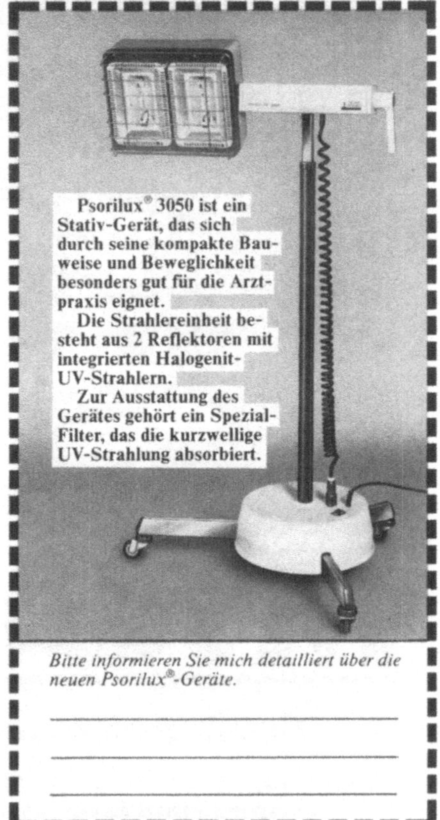

Psorilux® 3050 ist ein Stativ-Gerät, das sich durch seine kompakte Bauweise und Beweglichkeit besonders gut für die Arztpraxis eignet.

Die Strahlereinheit besteht aus 2 Reflektoren mit integrierten Halogenit-UV-Strahlern.

Zur Ausstattung des Gerätes gehört ein Spezial-Filter, das die kurzwellige UV-Strahlung absorbiert.

Bitte informieren Sie mich detailliert über die neuen Psorilux®-Geräte.

____

____

____

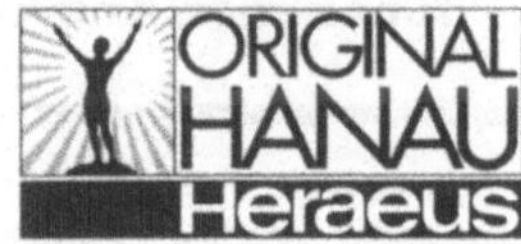

Original Hanau Heraeus GmbH
Höhensonne-Straße, D-6450 Hanau

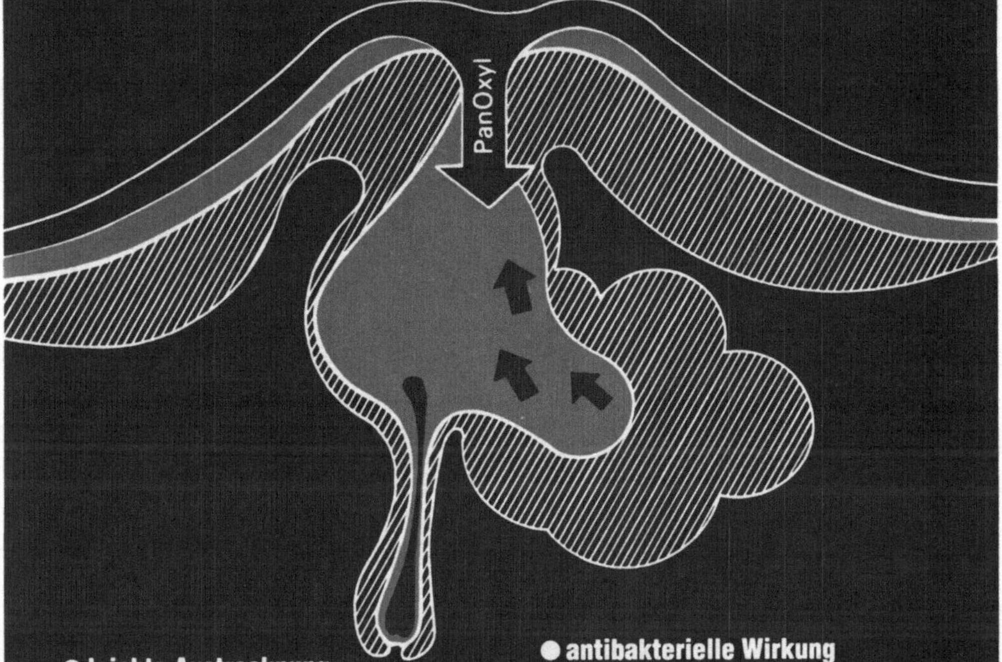

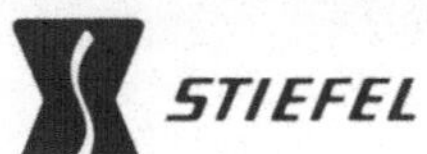

Chirurgia plastica

Editor-in-Chief: P. Wilflingseder, Innsbruck

Managing Editors: F. Finseth, Stanford; I. Jackson, Glasgow;
G.M. Lösch, Lübeck; R. Meyer, Lausanne; J.C. Mustardé, Glasgow;

Editorial Board: D. Buck-Gramcko, Hamburg; L. Clodius, Zurich;
M. Derganc, Ljubljana; A.J.C. Huffstadt, Groningen; St. Jacobsson,
Malmö; G. Lister, Louisville; D. Marchanc, Paris; G.E. Matton, Gent;
H. Millesi, Vienna; W. Mühlbauer, Munich; S. Ohmori, Tokyo;
H. Reichert, Stuttgart; U. Schmidt-Tintemann, Munich; S. Teich-
Alasia, Turin; N. Thompson, London; B. Vilar-Sancho, Madrid

Various factors - the growing number of injuries brought about by
modern warfare and traffic accidents, congenital deformities, and
the recognized psychological need for aesthetic improvements -
have greatly accelerated the development of plastic surgery.
With their long-established medical tradition and different schools
of approach, many European countries have made significant
contributions in this field. So that contact among researchers can be
enhanced and new insights gained, this journal publishes original
papers from all countries that deal with recent advances in plastic
surgery.
Chirurgia plastica, originally the German language journal of plastic
surgery has been published in English since 1973.

Subscription Information:
1979: Volume 5 (4 issues)
All countries (except North America) DM 164,— plus postage and
handling. Orders can either be placed with your bookdealer or
sent directly to:
Springer-Verlag, Journal Promotion Department
Postbox 105280
D-6900 Heidelberg 1, FRG

North America:
US $ 75.40, including postage and handling.
Subscriptions are entered with prepayment only.
Orders can be placed directly to:
Springer-Verlag New York Inc.
175 Fifth Avenue
New York, NY 10010, USA
Sample copies available upon request.

Springer-Verlag
Berlin
Heidelberg
New York

1144/5/1/b

Jetzt ist das Poloris®-Programm gegen Psoriasis vollständig.

NEU
Poloris als HC Creme

Poloris Lotion
für normale und fette Haut

Poloris Fettcreme
für empfindliche und trockene Haut

Poloris-HC Lotion
bei infizierter Psoriasis

Poloris-HC Creme
bei infizierter Psoriasis,
für empfindliche
und trockene Haut

Poloris® bringt Psoriasis unter Kontrolle.

… alle Fälle von infizierter Psoriasis gibt es jetzt …s-HC Creme – speziell für trockene und empfind-…Haut. Damit sind die Chancen Ihrer Psoriasis-…ten gestiegen. ● Poloris unterbricht den …atischen Kreislauf und bringt Psoriasis unter …olle. ● Der juckreizstillende, antiekzematöse und …olytische Effekt des Steinkohlenteerextraktes (5%) …zusammen mit der gewebsregenerierenden …timulierenden Wirkung des Allantoin (2%) zur …nschten Abstoßung der Psoriasis-Schuppen. …loris-HC Creme und –Lotion enthalten zusätzlich …ocortison in ausreichend niedriger Dosierung.

Zusammensetzung: 1 g Poloris Lotion enthält: Polyaethylenglycol-400-stearat 0,025 g, Isopropylpalmitat 0,025 g, Acidum stearinicum 0,030 g, Propylenglycol 0,100 g, Liquor carbonis detergens 0,050 g, Allantoin 0,020 g, Aqua purificata ad 1,0 g (Reg.-Nr. P 301). 1 g Poloris Fettcreme enthält: Liquor carbonis detergens 50 mg, Allantoin 20 mg, andere Bestandteile wie bei Lotion (Reg.-Nr. P 755). 1 g Poloris-HC Lotion enthält: Hydrocortison 2,5 mg, aethanol-acetonhaltige Steinkohlenteer-Lösung 50,0 mg, Allantoin 20,0 mg, andere Bestandteile wie bei Lotion (Reg.-Nr. 49849). 1 g Poloris-HC Creme enthält: Hydrocortison 5,4 mg, aethanol-acetonhaltige Steinkohlenteer-Lösung 52,0 mg, Allantoin 20,0 mg (Reg.-Nr. 44316). **Indikationen:** Psoriasis, Desquamatio, Pruritus, Erythem. Poloris-HC Lotion und Poloris-HC Creme: infizierte Psoriasis. **Unverträglichkeiten und Risiken:** Poloris Lotion und Poloris Fettcreme: Bisher nicht bekannt. Poloris-HC Lotion und Poloris-HC Creme: Unverträglichkeit bei Tuberkulose, bestimmten Viruserkrankungen der Haut wie Herpes simplex, Vaccina, Varizellen sowie bei Hypersensibilität zu einem der Bestandteile. **Nebenwirkungen und Begleiterscheinungen:** Bei Anwendung von Poloris-HC Lotion und Poloris-HC Creme über einen längeren Zeitraum bei Intertrigo oder unter abschließenden Verbänden kann Streifen- bzw. Furchenbildung entstehen. Die Möglichkeit von Nebenerscheinungen ist zu berücksichtigen, wenn mit örtlich anzuwendenden Steroidpräparaten größere Körperflächen behandelt werden oder die Anwendung über einen längeren Zeitraum erfolgt. **Besondere Hinweise:** Poloris-HC Lotion und Poloris-HC Creme nicht auf entzündeten Verletzungen anwenden, Kontakt mit den Augen vermeiden. Die Anwendung sofort einstellen, wenn sich eine Überempfindlichkeit der Haut zeigt. Nicht während der Schwangerschaft anwenden. **Dosierung und Anwendungsweise:** Soweit nicht anders verordnet, die befallenen Hautstellen 2-4 mal täglich einreiben. Die besten Ergebnisse sind nach einem vorherigen heißen Bad, das die Ablösung der Schuppen fördert, zu erzielen. **Handelsformen und Preise (incl. MwSt.):** Poloris Lotion 150/250 ml DM 13,49/18,98. Poloris Fettcreme 60 g Tube DM 10,24. Poloris-HC Lotion 125 ml DM 25,62. Poloris-HC Creme 30 g Tube DM 10,24.

Hersteller: REED & CARNRICK, Kenilworth/N.J. 07033 USA

Einfuhr und Vertrieb: **block drug company inc.** Postfach 1146, 4030 Ratingen 1

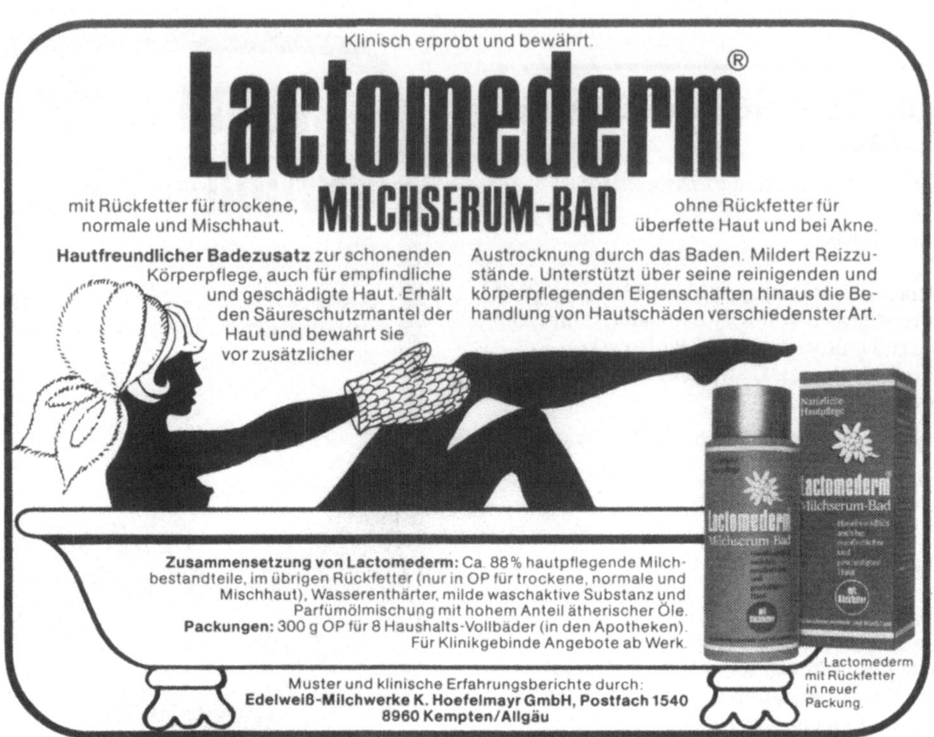

Klinisch erprobt und bewährt.
Lactomederm ®
MILCHSERUM-BAD
mit Rückfetter für trockene, normale und Mischhaut.
ohne Rückfetter für überfette Haut und bei Akne.
Hautfreundlicher Badezusatz zur schonenden Körperpflege, auch für empfindliche und geschädigte Haut. Erhält den Säureschutzmantel der Haut und bewahrt sie vor zusätzlicher
Austrocknung durch das Baden. Mildert Reizzustände. Unterstützt über seine reinigenden und körperpflegenden Eigenschaften hinaus die Behandlung von Hautschäden verschiedenster Art.
Zusammensetzung von Lactomederm: Ca. 88% hautpflegende Milchbestandteile, im übrigen Rückfetter (nur in OP für trockene, normale und Mischhaut), Wasserenthärter, milde waschaktive Substanz und Parfümölmischung mit hohem Anteil ätherischer Öle.
Packungen: 300 g OP für 8 Haushalts-Vollbäder (in den Apotheken). Für Klinikgebinde Angebote ab Werk.
Muster und klinische Erfahrungsberichte durch:
Edelweiß-Milchwerke K. Hoefelmayr GmbH, Postfach 1540
8960 Kempten/Allgäu
Lactomederm mit Rückfetter in neuer Packung.

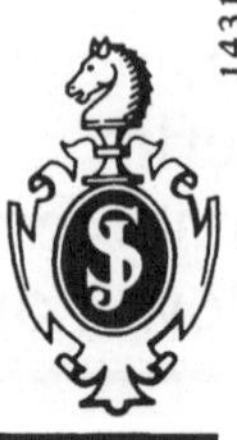

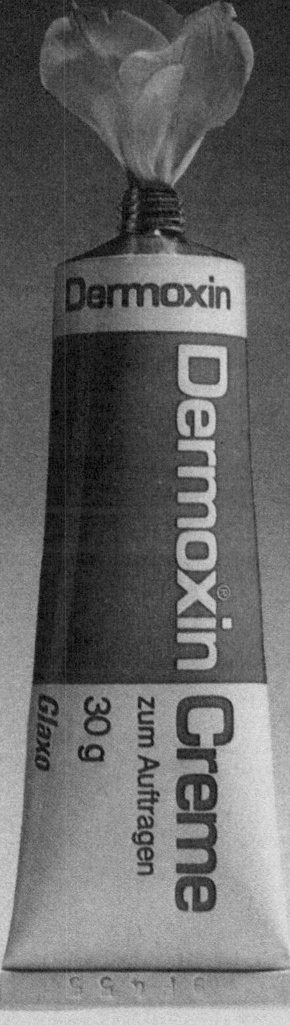

Die Alternative:
Dermoxin®

Dermoxin
Dermoxin®
Creme
zum Auftragen
30 g
Glaxo

Zur raschen Therapie
kortikoidempfindlicher
Hauterkrankungen
wie schwer beeinflußbaren
Psoriasisherden, Ekzemen,

Lichen ruber planus,
Erythematodes und
anderen Dermatosen,
die auf weniger wirksame
Kortikoide nicht zufriedenstellend ansprechen.

...wenn die Behandlungszeiten
möglichst kurz sein sollen

Dermoxin®

Zusammensetzung:
1 g Dermoxin Creme/Salbe
bzw. Dermoxinale Lösung enthält
0,5 mg Clobetasol-17-propionat.

Indikationen:
Dermoxin: schwer beeinflußbare Dermatosen,
wie Psoriasis, hartnäckige Ekzeme, Lichen
ruber planus, Erythematodes und andere Dermatosen, die auf weniger wirksame Kortikoide
nicht zufriedenstellend ansprechen.
Dermoxinale: schwer beeinflußbare Hauterkrankungen behaarter Körperregionen
(behaarte Kopf- und Brusthaut, Bartgegend)
wie z.B. Psoriasis, hartnäckige Ekzeme und
andere Dermatosen, die auf weniger wirksame
Kortikoide nicht zufriedenstellend ansprechen.
Nicht nässende hartnäckige Ekzeme anderer
exponierter oder schwer zugänglicher Körperstellen, Psoriasis der Handflächen und Fußsohlen, Nagelpsoriasis, Paronychia psoriatica,
Lichen ruber verrucosus, umschriebene Neurodermitis.

Kontraindikationen:
Rosacea, Akne, periorale Dermatitis, Varizellen,
spezifische Hautprozesse, Impfreaktionen,
lokale Virusinfektionen, Hautmykosen. Bei
hoch dosiertem Einsatz von Kortikoiden auf
ausgedehnten Hautflächen oder ihrer Anwendung über längere Zeit muß daran gedacht
werden, daß eine allgemeine Resorption erfolgen kann. Deshalb sollte in der Schwangerschaft, besonders im ersten Trimenon, eine
solche Behandlung nicht durchgeführt werden.

Dosierung:
Dermoxin/Dermoxinale wird 1–2 x täglich
angewandt. Nach völligem Abklingen der
Beschwerden, oft schon innerhalb weniger
Tage, wird mit der Behandlung aufgehört. Ist
jedoch eine längere Behandlungsdauer erfor-
derlich, sollte spätestens nach 4 Wochen das
Befinden des Patienten kontrolliert werden.
Dem Befund entsprechend ist dann über eine
Weiterführung der Therapie zu entscheiden.
Zeitweise wieder auftretende Anzeichen der
Erkrankungen können durch erneute, kurz
dauernde Behandlungen mit Dermoxin/
Dermoxinale unter Kontrolle gebracht werden.
Falls jedoch eine Langzeittherapie erforderlich
ist, sollte auf ein schwächer wirkendes Kortikoid
zurückgegriffen werden.

Nebenwirkungen:
Im allgemeinen wird Dermoxin/Dermoxinale
gut vertragen. Treten jedoch Anzeichen
einer Überempfindlichkeit auf, sollte die
Behandlung sofort abgebrochen werden. Verwenden Erwachsene nicht mehr als 50 g
Dermoxin/Dermoxinale in der Woche, so ist
eine eventuelle Störung der Nebennieren-
rinden-Funktion nur vorübergehender Art. Nach
kurzer Behandlungsdauer normalisiert sich die
NNR-Funktion rasch. Dies gilt bei angepaßter
Menge Dermoxin/Dermoxinale auch für Kinder.
Okklusivverbände steigern die Resorption von
Lokalkortikoiden. Bei langer oder hochdosierter
Anwendung von Lokalkortikoiden ist wie bei
allen Kortikoiden folgendes nicht auszuschließen: Striae, Hautatrophien oder Teleangiektasien und Steroidakne.

Besondere Hinweise:
Eine Langzeittherapie sollte mit Dermoxin/
Dermoxinale nicht durchgeführt werden.
Dies gilt vor allem für die Anwendung bei Säuglingen und Kindern im Hinblick auf eine mögliche NNR-Suppression. Wird Dermoxin/
Dermoxinale bei Kindern angewandt, sollte die
Behandlung wöchentlich überprüft werden,
um frühestmöglich auf ein weniger stark wirkendes Kortikoid zurückgreifen zu können, mit
dem sich die Erkrankung noch beherrschen
läßt. Es ist daran zu denken, daß Windeln wie
ein Okklusivverband wirken können.
Nach längerer Behandlung mit stark wirkenden
Lokalkortikoiden kann es im Gesichtsbereich
häufiger als an anderen Körperstellen zu
atrophischen Hautveränderungen kommen.
Dies ist bei Dermoxin/Dermoxinale Anwendung im Gesicht zu berücksichtigen; deshalb
sollte der Patient regelmäßig kontrolliert
werden.
Kortikoidhaltige Präparate zur äußerlichen
Anwendung sollten nicht am Augenlid angewendet werden, da dies unter Umständen zum
Glaukom führen kann.

Bei Vorliegen einer sekundären bakteriellen
Infektion oder Pilzerkrankung der Haut ist
zusätzlich eine gezielte chemotherapeutische
Behandlung erforderlich. Falls die Infektion sich
ausbreitet, ist die Therapie mit Dermoxin/
Dermoxinale abzubrechen und eine gezielte
orale oder parenterale Behandlung mit Chemotherapeutika einzuleiten.
Dermoxin bzw. Dermoxinale ist nicht für
die Behandlung von Augenerkrankungen
bestimmt.

Handelsformen und Preise:
Dermoxin Creme und Salbe:
15 g DM 11,02.   30 g DM 18,89.
50 g DM 27,59.

Dermoxinale Lösung:
15 ml DM 12,08.   30 ml DM 21,13.

Anstaltspackungen

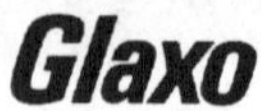

Glaxo Pharmazeutika GmbH
2060 Bad Oldesloe

G. Plewig, A.M. Kligman

Akne

Pathogenese, Morphologie, Therapie

Übersetzt aus dem Englischen von H. Lince-Plewig
1978. 110 vorwiegend farbige Tafeln.
XIV, 347 Seiten
Gebunden DM 117,–; approx. US $ 64.40
ISBN 3-540-08686-2
Preisänderungen vorbehalten
Englische Ausgabe lieferbar

Dieses Buch illustriert mit zahlreichen großformatigen und farbigen Abbildungen die Klinik und Histologie der Akne. Im Text werden alle Aspekte der Erkrankungen abgehandelt: Physiologie, Pathologie, Bakteriologie, Endokrinologie und Therapie. Zahlreiche medikamentöse und physikalische Behandlungsmethoden werden kritisch analysiert. Neben Zitaten der wichtigsten Arbeiten der internationalen Literatur berichten die Autoren ausführlich über ihre persönlichen Erfahrungen mit einer erfolgreichen Aknetherapie.
Diese Monographie ist für Ärzte, besonders Praktiker, Pädiater und Dermatologen, die die mannigfaltigen Manifestationsformen der Akne diagnostizieren und behandeln, eine umfassende und wertvolle Hilfe.

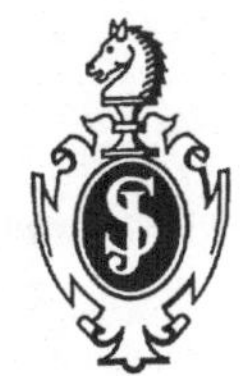

Springer-Verlag
Berlin Heidelberg New York

1405/4/2q/a
1405/5/2q/a

Nicht jede Alopezie muß ein Problem sein.

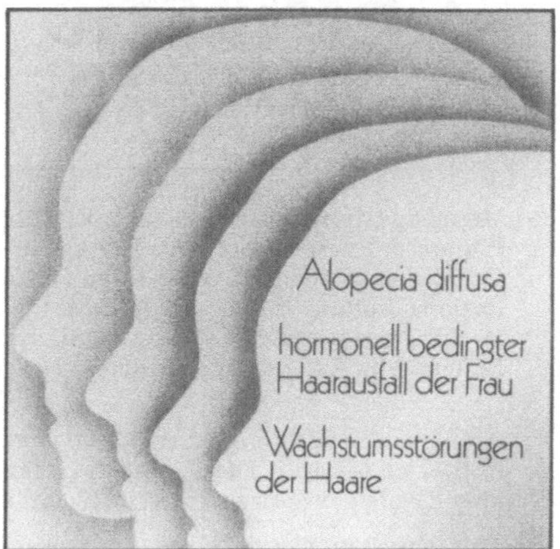

PANTOVIGAR
stoppt den Haarausfall, verbessert die Haarstruktur, erhöht die Belastbarkeit des Haares.

pantovigar.®

das Antialopecikum in der Hand des Arztes

Indikationen:
Diffuse Alopezien
Verschiedene Formen der hormonell
bedingten Alopezie
Degenerative Veränderungen der
Haarstruktur
Canities-Prophylaxe
Nicht infektionsbedingte Nagelerkrankungen
Nagelwachstumsstörungen
Kontraindikationen:
Sulfonamidbehandlung

Zusammensetzung	1 Dragee	1 Kapsel
Thiaminium (DCI); Aneurin	0,015 g	0,060 g
Calcii pantothenas (DCI)	0,015 g	0,060 g
Saccharomyces medic.		
(VIGAR-Hefe)	0,025 g	0,100 g
L-Cystin	0,005 g	0,020 g
Keratin	0,005 g	0,020 g
Acid. p-aminobenzoicum	0,005 g	0,020 g

Dosierung:
Dragees: Erwachsene 3 x täglich 4 Dragees
Kapseln: Erwachsene 3 x täglich 1 Kapsel
Kinder 3 x täglich 2 Dragees
Vor den Hauptmahlzeiten unzerkaut mit etwas
Flüssigkeit einnehmen.
Die Anwendung von Pantovigar muß kurmäßig
während mindestens 6 Monaten, nötigenfalls als
Dauertherapie erfolgen. Wichtig ist ein frühzeitiger
Behandlungsbeginn als vorbeugende Maßnahme.
Für Diabetiker ist besonders die Kapselform
geeignet.

Packungsgrößen:		Preis:
90 Kapseln (30 Tage) AVP m Mwst	DM	42,99
300 Kapseln (100 Tage) AVP m Mwst	DM	124,51
300 Dragees (25 Tage) AVP m Mwst	DM	30,72
1200 Dragees (100 Tage) AVP m Mwst	DM	85,30

Georg Simons Chemische Fabrik GmbH & Co · Germeringer Str. 23, 8035 Gauting

Framycetin + Trypsin

LEUKASE®

Das komplementäre Wirkprinzip

Mit Leukase heilen Wunden schnell und kompli-
kationslos – weil Leukase doppelt wirkt:
Framycetin vernichtet die Erreger zuverlässig
durch breite, direkt bakterizide Wirkung.
Trypsin befreit die Wunde von nekrotischen
Gewebsresten und legt die im abgestorbenen
Gewebe verborgenen Erreger frei.

...auch bei

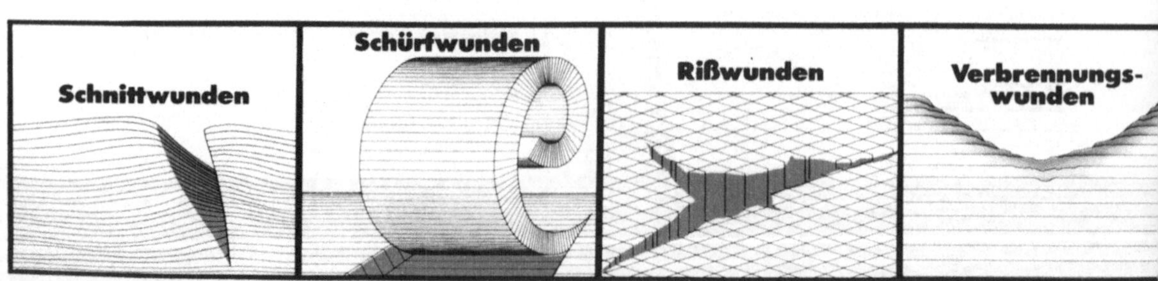

Leonhard Illig

Nichtallergische Urtikariaformen. Diagnostik und Therapie

Die Urtikaria ist in den letzten Jahren häufiger Thema von Zeitschriftenaufsätzen und Fortbildungsvorträgen gewesen. Dabei fällt auf, daß sich das Schwergewicht der Ätiopathogenese immer mehr von einer allergischen Auslösung zu einer nichtallergischen Genese verschoben hat (Tabelle 1a und b; Illig, 1973, 1977, 1979).

Während sich die Rate nachweisbarer, tatsächlich aktueller *Antigene* nur wenig verschoben hat, ist das nichtimmunologische Phänomen der sog. Aspirinintoleranz als nachweisbare Ursache bzw. Teilursache der Urtikaria ganz überraschend in den Vordergrund gerückt und konkurriert jetzt mit der physikalischen Auslösung. Hierdurch hat die ätiologisch-diagnostische Trefferquote zum ersten Mal die Schallmauer von 30% durchbrochen, und die Zahl ungeklärter Fälle ist auf fast die Hälfte abgesunken.

Was früher etwas verschwommen und mehr als Verlegenheitserklärung mit dem Begriff des „anaphylaktoiden Mechanismus" unterstellt wurde, wenn kein Antigen auffindbar war, hat durch die engen Beziehungen von Urtikaria und Quinckeödem zum Intoleranzsyndrom konkrete, einer Nachprüfung zugängliche Formen angenommen. *Die Auslösung durch Aspirin oder sog. „aspirinähnliche Substanzen" stellt zur Zeit die häufigste nachweisbare Ursache bzw. Teilursache der chronischen Urtikaria dar.*

Galt die Urtikaria früher – trotz des bemerkenswert selten gelingenden Antigennachweises – schlechthin als Prototyp einer Sofortreaktions-Allergie der Haut, so stellt

Tabelle 1a und b. Ätiopathogenese der chronischen idiopathischen Urtikaria

a) Illig, 1971		b) Gießen 1975–1979[a]	
70–80% *ungeklärt*	körpereigene Antigene? Metaboliten? kein Immunmechanismus? multifaktoriell?	*ungeklärt:*	40–57%
		nachweisbare, tatsächlich aktuelle Antigene:	6–8%
12–17% physikalisch ausgelöst		physikalische Auslösung: 12–17% (?) [b] (Kontakt + generalisiert)	
3–8% nachweisbare exogene Antigene	Drogen Insektenstiche Parasiten Nahrungsmittel „Additiva"	Intoleranzphänomen: 25–35% (oft Teilursache)	37–52%

[a] Gesamtzahl ohne physikalische Urtikaria = 94
[b] In Gießen höhere Rate in den letzten Jahren, wahrscheinlich durch Vorselektion bedingt.

Tabelle 2a. Allergische Urtikaria (meist IgE-Typ, selten IgG- bzw. IgM-Typ)

1. Drogen (Penizillin!)
2. Nahrungsmittel
3. Insektenstiche/Parasiten
4. Inhalationsantigene
5. Mikrobenantigene (Candida albicans)
6. Vakzinen (z.b. Tetanol)
7. Transfusionsurtikaria (?)

Symptomatisch bei malignen Grundkrankheiten (? zumindest in einigen Fällen)
(*Nicht* hierher gehörig: „urticaria-like eruptions")

Tabelle 2b. Nichtallergische Urtikaria

1. Physikalische Urtikaria
    a) idiopathisch (z.T. IgE-Mechanismus)
    b) familiär
2. Intoleranzabhängige Urtikaria
    a) durch Provokation
    b) als Reaktion (z.B. Aspirin)
    c) als Symptom des Intoleranzsyndroms
3. Nichtallergische Drogenurtikaria (Adriamycin)
    ohne Intoleranzmechanismus
4. Hereditäres Quinckeödem

diese heute eher eine seltene Ausnahme dar. Das ändert allerdings nichts an der Tatsache, daß wir bei gegebenem Verdacht verschiedene Formen einer immunologischen Auslösung, sogar mit verschiedenem Mechanismus, unterscheiden müssen. (Tabelle 2a und b).

Bei der *allergischen Urtikaria* mit nachweisbaren Antigenen peroraler, inhalativer oder parenteraler Zufuhr stehen die Drogen ganz an der Spitze, und unter ihnen wiederum das Penizillin. Viel seltener sind demgegenüber echte Nahrungsmittelantigene, und manche nutritiv-allergischen Urtikarien der älteren Literatur müssen wohl nachträglich als Intoleranzreaktion gegen *Nahrungsmitteladditiva* interpretiert werden.

Mikrobenantigene sind zumindest für Schimmel und für Candida albicans bei Besiedelung des Magendarmkanals oder sogar von Zahngranulomen gesichert (James et al., 1971; Eidelman et al., 1978). Unter den *Vakzinen* ist vor allem das Tetanol als Ursache einer Späturtikaria z.B. von Steigleder (1958) und von Hornstein (1964) beschrieben worden. Die Transfusionsurtikaria scheint meist durch Antikörper vom IgG- oder IgM-Typ *mit* Komplementbeteiligung zustande zu kommen. Auch die seltene *symptomatische Urtikaria* bei Morbus Hodgkin, Morbus Waldenström, Kryoproteinämien oder Leukämien dürfte wenigstens z.T. auf einem allergischen Mechanismus beruhen. *Nicht* hierher gehören dagegen die neuerdings im Schrifttum auftauchenden „urticaria-like-eruptions" bei verschiedenen Immunkrankheiten, bei denen es sich histologisch um vaskulitische Prozesse handelt (vgl. Illig, 1979).

Alle diese Ursachen bzw. Ursachengruppen sind zwar gesichert, machen aber bei chronischen Verlaufsformen nicht mehr als höchstens 8% aller Fälle aus.

Demgegenüber halten sich bei der *nichtallergischen Urtikaria* physikalische Auslösung und Intoleranzauslösung ungefähr die Waage. Beide Formen sind durch entsprechende Tests abklärbar und beherrschen daher immer mehr das Programm jeder modernen Urtikariadiagnostik, und zwar mit einer ermutigenden Erfolgschance von ca. 37 bis 52%, selbst bei leerer Anamnese. Die nichtallergische Drogenurtikaria vom Typ der vor allem bei Kindern beobachteten *Adriamycinurtikaria* (Etcubanas et al., 1974; Souhami et al., 1978) *ohne* Intoleranzmechanismus verdient bislang mehr akademisches Interesse. Das *familiäre Quinckeödem* muß dagegen jedem Arzt trotz seiner Seltenheit bekannt sein, weil es eine hohe Mortalitätsrate durch Larynxödeme aufweist, die in jüngster Zeit sowohl mittels einer spezifischen Prophylaxe als auch im Anfall durch Substitutionstherapie erheblich gesenkt werden kann (s. S. 204).

Da über die Differentialdiagnose der *physikalischen* Urtikaria an leicht zugänglicher Stelle wiederholt ausführlich berichtet wurde (Illig u. Kunick, 1969 u. 1970; Illig, 1973; Illig, 1977), soll hier zur Hauptsache auf die in Deutschland noch ungenügend berücksichtigte und bisher nur an wenigen Kliniken routinemäßig erfaßte *Aspirinintoleranz als Urtikariaursache* eingegangen werden.

Entdeckt wurde die nichtimmunologische, mengenabhängige anaphylaktoide Aspirinreaktion schon 1902 beim Asthma bronchiale. 1947 wurde sie dann als Manifestationsfaktor für verschiedene Allergieformen wiederentdeckt und Ende der 50er Jahre schließlich auch als Manifestationsfaktor bei chronischen Urtikarien verschiedener Genese entlarvt. Gleichzeitig beobachtete man, daß noch andere, chemisch *nicht* verwandte Drogen wie z.B. Indometacin, und vor allem bestimmte Farbstoffe und Konservierungsstoffe aus Lebensmitteln die gleiche Wirkung haben können. Man faßt diese Substanzgruppe auch unter der etwas legeren Bezeichnung „aspirin like substances" zusammen.

Durch immer neue Detailbeobachtungen vonseiten verschiedener Fachrichtungen entwickelte sich dann aus dem zunächst recht simpel erscheinenden Phänomen der Aspirin-*Provokation* bzw. „Aspirin Sensitivity" ein äußerst komplexes Syndrom, dessen weitere Bearbeitung ziemlich unabhängig durch Internisten, Pulmologen, Oto-Rhinologen und Dermatologen erfolgte. Dabei standen jahrelang Symptomatologie, Epidemiologie und klinische Bedeutung im Vordergrund, und es resultierte fast zwangsläufig eine uneinheitliche, z.T. verwirrende Nomenklatur. Leider werden alle in Frage kommenden und inzwischen üblichen Stichworte auch in anderem Sinne benutzt. So erscheint der am längsten mit der Aspirinkrankheit verbundene Ausdruck „Intoleranz" neuerdings überflüssigerweise auch als Oberbegriff für *allergische* Überempfindlichkeitsreaktionen, und selbst Angloamerikaner unterscheiden nicht immer exakt zwischen dem Begriff „sensitivity", der sich ebenfalls gut für die Aspirinkrankheit eignen würde, und dem eigentlich allergischen Reaktionen vorbehaltenen Ausdruck „hypersensitivity". Auch der Ausdruck „Provokation", mit dem ursprünglich nur eine Art chemisches Köbnerphänomen bei *präexistenten* Krankheiten gemeint war, wird immer unkorrekter benutzt. Solange dieser Wirrwarr nicht geklärt ist, halte ich als Oberbegriff die Bezeichnung „Intoleranzsyndrom" für am unmißverständlichsten; am besten noch mit dem Zusatz: „vom Aspirintyp".

Die vollständige Symptomatologie des Intoleranzsyndroms umfaßt einen am Kopf beginnenden Flush mit starkem Juckreiz, Urtikaria, Bronchospasmus, gesteigerter Tränen- und Nasensekretion, Nasenpolypen, und das uns hier besonders interessierende Provokationsphänomen (Tabelle 3a bis d; Patientenfotos siehe bei Illig, 1979).

Klinische Bedeutung erhält das Intoleranzphänomen in erster Linie bei Personen mit Asthma bronchiale und chronischer Urtikaria, bei denen frische, besonders schwere Krankheitsschübe ausgelöst werden können. Im Falle einer präexistenten Urtikaria ist leider nicht immer zu entscheiden, ob im Einzelfall wirklich nur eine Provokation oder aber ein Urtikariaschub als *Intoleranzsymptom* vorliegt. Allerdings glauben wir, daß man eine primäre Intoleranzurtikaria auf Aspirin daran erkennen kann, daß sie meist am behaarten Kopf beginnt und mit besonders prallen, nie figurierten Quaddeln einhergeht. *Daß* aber tatsächlich auch eine *Provokation* präexistenter Urtikarien häufig vorkommt, hat Doeglas in Groningen sogar bei physikalischen Urtikariatypen nachgewiesen (1975).

Was bedeuten nun diese neuen Erkenntnisse für unsere praktische Urtikariadiagnostik? Wie ich an anderer Stelle wiederholt ausgeführt habe, hängt unsere diagnostische Aktivität – wenn eine Urtikaria „chronisch" geworden ist, d.h. wenn sie die ersten 6 Wochen überschritten hat – in erster Linie von der Krankheitsdauer, vom Leidensdruck *und* vom Ergebnis einer gezielten Anamnese ab, bei welcher Aspirin nicht vergessen werden darf. In jedem Fall sollte man – auch bei leerer Anamnese – eine Auslösung durch Aspi-

Tabelle 3a. Synonyme des Intoleranzsyndroms

a) Aspirinintoleranz; Aspirin sensitivity;
   Aspirinkrankheit; Aspirinprovokation;
b) Acetylsalicylsäure (ASA)-Intoleranz
c) Drogeninduziertes anaphylaktoides Syndrom

(Leider uneinheitliche Bedeutung von: „Intoleranz", „Sensitivity", „Provokation")

Tabelle 3b. Wesen des Intoleranzsyndroms

erworben (?)
nichtimmunologisch
mengenabhängig
Refraktärperioden

Auslösung: *Aspirin*, Drogen, Additiva

Tabelle 3c. Symptomatologie des Intoleranzsyndroms

Flush (mit starkem Juckreiz, Beginn am Kopf)
Urtikaria/Quinckeödem (als Symptom)
Bronchospasmus (als Symptom)
akute Nasen- und Tränensekretion
Polyposis nasi

Provokation von: a) Asthmaattacken
                   b) Rhinitisattacken
                   c) *Urtikariaschüben*
                   d) Kontrastmittelzwischenfällen?
                      Dextranzwischenfällen?

Tabelle 3d. Häufigkeit der Symptome [a] (nach Patriarca et al., 1978)

Urtikaria	37	(42,5%)
Quinckeödem	35	(40,2%)
Nasenpolypen	11/30	(36,6%)
Asthmaanfälle	14	(16,9%)
Rhinitis	4	(4,5%)
Augensymptome	2	(2,2%)
Schockfragmente	2	(2,2%)

[a] Präexistente Erkrankung leider nicht angegeben.

rin, Indometacin und die sog. Lebensmitteladditiva ausschließen. Dabei kann man die Frage, ob die Intoleranzsubstanzen im Einzelfall als Haupt- oder Teilursache, d.h. als bloßer Manifestationsfaktor fungieren, getrost hintanstellen. Denn praktisch führt die Meidung der im Intoleranztest positiven Substanzen oft zu einer Besserung oder sogar Erscheinungsfreiheit der Urtikaria.

Das *Prinzip der Intoleranztests* (Tabelle 4) entspricht weitgehend dem Vorgehen bei der Suchkost: Eine 8- bis 12tägige antigen- und additivafreie Diät sorgt während der „Karenzperiode" für klinische Erscheinungsfreiheit; tritt diese *nicht* ein, so ist weder mit einer Intoleranzreaktion noch mit Nahrungsmittelantigenen zu rechnen. Ist der Patient von Anfang an erscheinungsfrei, kann man auf die Karenzperiode natürlich verzichten.

Tabelle 4. Die Gießener Modifikation des Intoleranztests

1. Kartoffel/Reis-Diät bis zum Eintritt völliger Erscheinungsfreiheit[a] (maximal		12 Tage)
2. Aspirinprovokation (ansteigende Dosierung, oral 50 bis 1000 mg)		1 Tag
3. Exposition mit den wichtigsten Additiva und Drogen oral		
in vier Blocks (Intervall 6 Stunden)		2 Tage
	zusammen	15 Tage

Zusammensetzung der Additiva- und Drogenblocks

Block I:	Tartrazin		10 mg
	Na-Benzoat		50 mg
	Mefenaminsäure (Parkemed)		250 mg
Block II:	Farbenmischung I	je	5 mg
	(Chinolingelb E104, Gelborange E110, Azorubin E122,		
	Amaranthe E123, Cochenillerot E124)		
	Paracetamol (Ben-u-ron)		500 mg
	PHB Ester		500 mg
Block III:	Farbenmischung II	je	5 mg
	(Erytrosin E127, Patentblau E131, Indigotin E132,		
	Brillantschwarz E151, Pigmentbraun E172)		
	Sorbinsäure		500 mg
	Na-Benzoat		500 mg
Block IV:	Indometacin (Amuno)		25 mg

[a] Entfällt im Falle der Erscheinungsfreiheit. Bei Eintritt einer Intoleranzreaktion Abbruch des Testschemas und Reexposition mit allen zuletzt verabreichten Substanzen *einzeln* und an verschiedenen Tagen. Dabei wird die Kartoffel/Reis-Diät weitergeführt.

Es folgt dann die *Expositionsperiode*: Bei der Suche nach Nahrungsmittelantigenen in Form einer mehrstufigen Aufbaudiät, beim Intoleranztest durch orale Exposition der wichtigsten bekannten Intoleranzsubstanzen (Drogen, Farbstoffe und Konservierungsmittel). Zur Zeitraffung werden diese ebenso wie die Nahrungsmittel in mehreren Blocks zusammengefaßt.

Das Prinzip ist also in beiden Fällen das gleiche, nämlich eine mehrtägige Eliminierungsdiät mit anschließenden oralen Expositionstests. *Intrakutantests* sind bei der Suche nach Nahrungsmittelantigenen meist wenig hilfreich, bei dem Nachweis einer Intoleranzreaktion nutzlos. Wegen der psychologischen Belastung durch die Karenzperiode, wegen der vielfältigen Täuschungsmöglichkeiten bei fraglichen Reaktionen, wegen der Möglichkeit einer echten, wenn auch seltenen *Aspirinallergie* (De Weck, 1974; Phills et al., 1974) und wegen der manchmal schweren Intoleranzsymptome sollte eine solche Urtikariadiagnostik möglichst unter stationären Bedingungen vorgenommen werden. Erleichtert wird die Antigen/Additivakarenz durch die in Gießen seit 4 Jahren eingeführte *Kartoffel-Reis-Diät*, die dem Sättigungsbedürfnis besser Rechnung trägt als die alte Tee-Zwieback-Diät, und die daher ohne weiteres auf 12 Tage ausgedehnt werden kann. Dann haben auch langsam ausgeschiedene antigene Substanzen den Körper sicher verlassen. Andererseits bewirkt eine Karenzperiode über 5 bis 6 Tage aber häufiger einen die Diagnostik störenden Umstimmungseffekt, und man kann daher auf die nachfolgenden Expositionstests auf keinen Fall verzichten.

Die *Wahl der Testsubstanzen* richtet sich nach allgemeinen Erfahrungen, nach regionalen bzw. nationalen Eßgewohnheiten und nach Usancen in der Additivaverwendung. Wegen seines Modellcharakters und seiner besonderen Häufigkeit als Intoleranzauslöser und -indikator testen wir *Aspirin stets für sich allein* und an einem Tag für sich. Auch Indometacin wird isoliert verabreicht, allerdings nur mit 6 Stunden Abstand zu den übrigen Testblocks. Alle anderen Substanzen haben wir zu drei Gruppen zusammengefaßt, und zwar aus rein praktikablen Gründen Drogen, Farbstoffe und Konservierungsmittel gemischt, von denen wir je zwei Gruppen im Abstand von 6 Stunden pro Tag geben. Fällt ein Mischblock positiv aus, muß die Exposition nach entsprechender Pause natürlich mit den Einzelsubstanzen wiederholt werden (vgl. Tabelle 4). Selbstverständlich kann man das Verfahren grundsätzlich beliebig variieren.

Wie wir kürzlich festgestellt haben, kann es nach wiederholt positiven Reaktionen zu mehrtägigen Refraktärperioden kommen, wodurch falsch-negative Tests vorgetäuscht werden. Da wir bei der Aufbaukost ganz ähnlich vorgehen, benötigen wir im Minimalfall – d.h. wenn alle Tests negativ bleiben – für Karenzperiode, Intoleranztests und Suchkost zusammen 20 Tage; eine Frist, die der Patient bei entsprechendem Leidensdruck und bei entsprechender Aufklärung ohne weiteres akzeptiert. Bei konkretem, anamnestischem Verdacht kann man das Diagnostikschema natürlich oftmals erheblich verkürzen; bei positiven Reaktionen verlängert es sich entsprechend. Alle Jahre sollte die Auswahl der Drogen, Farbstoffe und Konservierungsmittel auf ihre Aktualität überprüft und evtl. ausgetauscht werden. Die *Dosierung für die einzelnen Substanzen* berechnen wir nach ihrer maximal möglichen täglichen Zufuhr unter natürlichen Bedingungen. Aspirin wird wegen seiner relativen Gefährlichkeit in stündlich ansteigender Dosierung getestet.

Das Resultat unserer systematischen Expositionstests bei chronischer Urtikaria mit Nahrungsmittelantigenen einerseits und mit Intoleranzsubstanzen andererseits ist für die letzten 4 Jahre von 1975 bis 1979 in Tabelle 5a und b gegenübergestellt[1].

Die überragende zahlenmäßige Bedeutung des Intoleranzphänomens in der Urtikariadiagnostik läßt sich auf einen Blick erkennen – selbst wenn man offen läßt, ob es ähnlich wie bei echten Antigenreaktionen auch hier die eine oder andere positive Reaktion *ohne* klinische Relevanz gibt. Auf jeden Fall zeigt ein positiver Aspirintest die *Bereitschaft* des betreffenden Patienten zur Intoleranzreaktion an. Der sehr kleine Prozentsatz

Tabelle 5a. Positive Expositionstests mit Nahrungsmitteln in 4 Jahren

Patienten total	:	94
davon akut-intermittierend	:	20
Antigennachweis sicher	:	7[a]
fraglich	:	3
		10 (11%)
davon akut-intermittierend	:	10
chronisch-rezidivierend	:	0

[a] (1mal Coca + Fanta, aber Intoleranztest Ø)

Tabelle 5b. Ergebnis der Intoleranztests in 4 Jahren

Patienten insgesamt	:	94	(100%)
Aspirin +	:	28	(30%)[a]
Aspirin + Additiva +	:	11	(12%)
Aspirin + Additiva Ø	:	12	(13%)
Aspirin Ø Additiva +	:	5	(5%)
Intoleranz-Phänomen total	:	33	(35%)

[a] davon 5 ohne Additivatestung

[1] Unter entscheidender Mitwirkung von E. Paul bei Planung und Durchführung.

202

von positiven *Additivareaktionen* bei *negativem* Aspirintest könnte in Zukunft vielleicht einen für die Praxis stark vereinfachten Intoleranztest mit ausschließlicher Aspirinexposition rechtfertigen, besonders in Fällen mit völlig leerer Anamnese. Die auf Tabelle 5a angeführten Nahrungsmittelantigene als Urtikariaursache wurden übrigens *nicht* etwa durch eine systematische Suchkost entdeckt, sondern durch gezielte Exposition auf Grund konkreter anamnestischer Indizien. Außerdem handelte es sich ausschließlich um Urtikarien vom *„akut-intermittierenden"* Verlaufstyp, die bekanntlich von vornherein auf exogene Antigene besonders verdächtig sind. Man muß sich also ernsthaft fragen, ob der Aufwand einer kompletten Suchkost *ohne* konkreten Verdacht bei chronisch-rezidivierendem Verlauf überhaupt noch lohnt. Aber das steht hier nicht zur Diskussion.

Von Bedeutung könnte das Intoleranzsyndrom möglicherweise auch bei den mysteriösen, *nicht* auf einer Jodallergie beruhenden Kontrastmittel-Zwischenfällen und bei den Dextran-Zwischenfällen in der Anästhesiologie sein. Negative Intrakutantests, das Versagen prophylaktischer Vorinjektionen und die Mengenabhängigkeit deuten jedenfalls in diese Richtung, und wir wollen jetzt Patienten, die solche Zwischenfälle hinter sich haben, mit Aspirin exponieren.

Der noch weitgehend rätselhafte *Pathomechanismus des Intoleranzsyndroms* kann in diesem Rahmen nur ganz kurz gestreift werden. Die komplette chemische Inkongruenz der auslösenden Substanzen schließt einen Immunmechanismus mit Sicherheit aus. Alle bisher bekannten Stoffe haben nur *eine* Eigenschaft gemeinsam: Sie greifen in die Prostaglandinsynthese ein. Hier *könnte* also ein Schlüssel zum Verständnis der anaphylaktoiden Reaktionen liegen, und es wäre sogar eine angeborene pharmakogenetische Anomalie denkbar. *Aber:* Patriarca et al. haben kürzlich in vitro bei Personen mit und ohne Intoleranzsyndrom nachgewiesen, daß die Freisetzung von PGE_2 und PGF_2 alpha aus Thrombozyten in vitro unter Aspirineinwirkung bei beiden Gruppen wider Erwarten völlig gleich abläuft. Gegen einen genetischen Defekt spricht andererseits, daß die Intoleranzpatienten die betreffenden Substanzen meist jahrelang vorher gut vertragen hatten. Außerdem konnten wir soeben bei der Nachuntersuchung von neun Urtikariapatienten mit Aspirinintoleranz feststellen, daß es fünfmal innerhalb von 2 bis 3 Jahren zu einer starken Abschwächung ihrer abnormen Aspirinreaktion gekommen war. Beide Beobachtungen sprechen also mehr für eine *erworbene* Störung mit der Möglichkeit spontaner Rückbildung.

Schließlich fanden wir – und damit möchte ich nun zur *Therapie* der nichtallergischen Urtikaria überleiten – ebenso wie einige andere Autoren, eine auffallend schlechte Beeinflußbarkeit der Intoleranzreaktionen durch klassische Histaminantagonisten. Man setzt daher in der Regel von vornherein höhere Kortikoiddosen ein. Das schien zunächst *gegen* Histamin als Hauptmediator der Intoleranzreaktionen zu sprechen. Dann fanden wir aber bei unseren Patienten auf dem Höhepunkt der Symptome den gleichen Anstieg des Histaminspiegels im Blut wie bei einer Anaphylaxie. Noch überraschter waren wir, als sich bei Therapieversuchen dann im Gegensatz zur gewöhnlichen Urtikaria H_2-Antagonisten therapeutisch und sogar prophylaktisch als eindeutig wirksam erwiesen, sowohl in Kombination mit H_1-Antagonisten als auch allein. Diese Beobachtung erscheint nicht nur therapeutisch bedeutungsvoll, sondern könnte daran denken lassen, daß dem Intoleranzphänomen eine abnorme Sensibilität der H_2-Rezeptoren zugrunde liegt, deren Vorkommen inzwischen auch an den Blutgefäßen der Haut wahrscheinlich gemacht worden ist.

Nun zur Therapie der nichtallergischen Urtikaria im allgemeinen (Tabelle 6a bis c): Was wir am häufigsten in der Sprechstunde benötigen, ist eine *symptomatische* Therapie. Diese unterscheidet sich grundsätzlich nicht von derjenigen bei allergischer Genese. Die Indikationen für Adrenalin, Calcium und Kortikoide sind inzwischen genau definiert und allgemein bekannt, die zuverlässige Wirkung der klassischen Histaminantagonisten vom H_1-Typ bei langfristiger Prophylaxe nicht mehr bestritten (Illig u. Paul, 1978). Omeril und Atarax oral, Synpen parenteral sind nur drei Präparate aus dem großen Arsenal, die sich bei uns besonders bewährt haben. Es sind aber bei der symptomatischen Urtikariabehandlung vier wichtige Ausnahmen zu beachten: 1. Die Antihistaminresistenz der

Tabelle 6. Therapie der nichtallergischen Urtikaria

---

a) *Symptomatisch* (wie bei allergischer Urtikaria)
Adrenalin (nur bei Notfällen)
Calcium i.v. (nur bei Larynxödem)
Kortikoide (nur in Notfällen oder kurzfristig als Adjuvans)
H_1-Antagonisten (Omeril, Atarax, Synpen)
H_2-Antagonisten (nur bei Intoleranzreaktion)

Wichtige Ausnahmen:
1. Druckurtikaria: antihistaminresistent
                                        kortikoidempfindlich
2. Übrige physikalische Urtikarien: antihistaminempfindlich
                                          kortikoidresistent
3. Hereditäres Quinckeödem: keine symptomatische Pharmakotherapie!

---

b) *Spezifisch*
Kälteurtikaria: Penizillin G parenteral
Lichturtikaria: Antimalariadrogen (z.B. Quensyl)
Hereditäres Quinckeödem: Frischplasmainfusion
                                          C_1-Inhibitor (Behringwerke)
                                          Danazolprophylaxe

---

c) *Kausal*
Urtikaria mit Intoleranzprovokation/-reaktion:
                                        Meidung von aspirinhaltigen Drogen (Bescheinigung,
                                        Allergiepaß) additivafreie Diät (schwierig)

Druckurtikaria; 2. die Kortikoidresistenz aller übrigen physikalischen Urtikarien; 3. die mögliche Bedeutung der H_2-Antagonisten speziell bei Intoleranzreaktionen und 4. das Versagen der symptomatischen Pharmakotherapie beim hereditären Quinckeödem.

Eine spezifisch wirksame Behandlung auf empirischer Grundlage gibt es für die *Kälteurtikaria* und für die *Lichturtikaria* in Form von Penizillininjektionen bzw. der Verabreichung von Antimalariadrogen. Beim hereditären Quinckeödem sollte die früher übliche und notwendige lebensrettende Notintubation beim Larynxbefall durch eine vorgeplante Substitutionsbehandlung mit Frischplasmainfusionen (Ansorge, 1975) oder noch besser durch die Injektion des neuerdings käuflichen C_1-Inhibitors der Behringwerke ersetzt werden. Außerdem ist eine zuverlässig wirksame *Prophylaxe* mit Danazol, einem Androgen, beschrieben worden (Pitts et al., 1978).

Als „kausal" in engerem Sinne kann man wohl nur die Meidung aspirinhaltiger Drogen bei Aspirinintoleranz und die schwer praktizierbare additivafreie Diät bei Intoleranz gegen Lebensmittelfarbstoffe und -konservierungsmittel bezeichnen. Auf jeden Fall ermöglicht eine detaillierte Kenntnis der Verhältnisse dem Patienten aber die Vermeidung unnötiger und ungewollter Additionseffekte durch verschiedene, oft kaschierte Intoleranzstoffe, wobei ihm die Mengenabhängigkeit klinischer Reaktionen zu Hilfe kommt. Ein detailliertes Diätschema für den Fall einer Additivaintoleranz ist übrigens kürzlich von Herrn Kleinhans in dem Büchlein „Therapie allergischer Krankheiten" vom Dustri-Verlag (1978) mitgeteilt worden. Eine Eintragung der Intoleranzreaktion und der ermittelten auslösenden Substanzen in den Allergiepaß oder eine entsprechende Bescheinigung für den Personalausweis ist empfehlenswert.

Fassen wir zusammen: Es hat sich in den letzten 8 Jahren erstmals seit Jahrzehnten das Spektrum nachweisbarer und klinisch relevanter auslösender Ursachen bei der chronischen Urtikaria entscheidend verbreitert, und zwar überraschenderweise auf *nicht*-allergischem Gebiet. Die Beziehung zur Aspirin-Additiva-Intoleranz hat sich als häufigster nachweisbarer ätiologischer Faktor bzw. Co-Faktor herausgestellt. Die Zahl nicht

abklärbarer Fälle ist im eigenen Material demzufolge von 80% auf etwa 50% gesunken –
ein selbst bei Annahme einer eingeschränkten Repräsentanz infolge des naturgemäß
stark vorselektierten Patientengutes beachtlicher Fortschritt. Das Spektrum *allergischer*
Ursachen hat sich dagegen trotz aller methodischen und immunologischen Fortschritte
nicht wesentlich vergrößert. Leider kann das Intoleranzphänomen nur durch *orale* Exposition nachgewiesen werden, so daß die moderne Urtikariadiagnostik hierdurch noch
mehr als zuvor eine *stationäre* Beobachtung erforderlich macht.

Literatur

1. Ansorge, S.: Beitrag zur Kenntnis des hereditären Quinckeödems. Z. Hautkr. *50*, 419–423 (1975)
2. Commens, C.A., Greaves, M.W.: Cimetidine in chronic idiopathic urticaria (A randomiced
   double-blinded study). Br. J. Dermatol, *99*, 675–679 (1978)
3. De Weck, A.L.: Immunological and non-immunological mechanisms of intolerance reactions to aspirin. Selected therapeutic problems in rheumatoid arthritis. Internat. Symposium
   Genf, 1973, pp. 31–35. Berlin: Urban & Schwarzenberg 1974
4. Doeglas, H.M.G.: Reactions to aspirin and food additives in patients with chronic urticaria,
   including the physical urticarias. Br. J. Dermatol. *93*, 135–144 (1975)
5. Eidelman, D., Neuman, J., Kuttin, E.S., Pinto, M., Beemer, A.M.: Dental sepsis due to
   Candida albicans causing urticaria: case report. Ann. Allergy *41*, 179–181 (1978)
6. Etcubanas, E., Wilbur, J.R.: Uncommon side effects of adriamycin. Cancer Chemother. Rep.
   58, 757–758 (1974)
7. Hornstein, O., Fartasch, K.: Aktive Schutzimpfung gegen Tetanus als Ursache einer chronisch-rezidivierenden Urticaria. Berufsdermatosen *12*, 204–211 (1964)
8. Illig, L.: Urtikaria und Quincke-Ödem. Fortschr. Med. *91*, 179–184, 234–238, 243–249 (1973)
9. Illig, L.: The different forms of physical urticaria, their diagnosis and their treatment. In: Current Problems of Dermatology, Vol. 5, pp. 79–116. Basel: Karger 1973
10. Illig, L.: Moderne Aspekte der Urtikariapathogenese unter besonderer Berücksichtigung des
    Intoleranzphänomens. Hautarzt *28*, 102–110 (1977)
11. Illig, L.: Classification and diagnosis of physical urticaria. Proceedings, XV. International Con-
    gress of Dermatology, Mexico, 16–22 October 1977. Amsterdam: Excerpta Medica 1979 (im
    Druck)
12. Illig, L.: Urticaria und Quincke-Oedem. In: Korting: Dermatologie in Praxis und Klinik,
    Band II. Stuttgart: Thieme 1979 (im Druck)
13. Illig, L., Kunick, I.: Klinik und Diagnostik der physikalischen Urticaria I. Hautarzt *20*, 167–
    178 (1969)
14. Illig, L., Kunick, I.: Klinik und Diagnostik der physikalischen Urticaria II. Hautarzt *20*, 499–
    512 (1969)
15. Illig, L., Kunick, I.: Klinik und Diagnostik der physikalischen Urticaria III. Hautarzt *21*, 16–25
    (1970)
16. Illig, L., Paul, E.: Die Stellung der Antihistaminika in der Urtikariatherapie. Hautarzt *29*,
    407–415 (1978)
17. James, J., Warin, R.P.: An assessment of the role of Candida albicans and food yeasts in chro-
    nic urticaria. Br. J. Dermatol. *84*, 227–237 (1971)
18. Patriarca, G., Venuti, A., Schiavino, D., Romano, A., Fais, G.: Clinical, immunological und
    biochemical aspects of the syndromes due to intolerance to acetylsalicylic acid (ASA). Devel-
    opments in Clinical Immunology, Ricci, M., Fanci, A.S., Arcangeli, S., Torzuoli, P. (eds.),
    pp. 231–239. London, New York: Academic Press 1978
19. Patrono, C., Ciabattoni, G., Venuti, A., Pugliese, F., Schiavino, D., Patriarca, G.: Aspirin in-
    tolerance: unaltered susceptibility of platelet cyclo-oxygenase to inhibition by aspirin in vitro.
    J. Allergy Clin. Immunol. *62*, 271–275 (1978)
20. Phills, J.A., Perelmutter, L.: IgE mediated and non-IgE mediated allergic-type reactions to
    aspirin. Acta Allergologica *29*, 474–490 (1974)
21. Pitts, J.S., Donaldson, V.H., Forristal, J., Wyatt, R.J.: Remissions induced in hereditary angio-
    neurotic edema with an attenuated androgen (danazol): correlation between concentrations of
    Cl-inhibitor and the fourth and second components of complement. Lab. Clin. Med. *88*, 501–
    507 (1978)

22. Souhami, L., Feld, R.: Urticaria following intravenous Doxorubicin administration. J. Am. Med. Assoc. *240*, 1624–1626 (1978)
23. Steigleder, G.K.: Chronische Urticaria nach aktiver Schutzimpfung gegen Tetanus. Berufsdermatosen *6*, 137–139 (1958)

Constantin E. Orfanos

Haarwachstum und Haarausfall: Hormonelle Einflüsse

Das Haar ist in den letzten Jahren immer mehr in den Vordergrund des ärztlichen Interesses getreten. Zu einem großen Teil ist dieser Umstand damit verbunden, daß neuere Techniken Haaranalysen ermöglichen, die bisher unvorstellbar waren und die damit neue Wege der Diagnostik eröffneten. Die Zusammensetzung des wachsenden Haares und seine Veränderungen bei Ernährungsstörungen, Stoffwechselstörungen, Mangelzuständen aller Art etc. könnten sich für die Diagnostik derartiger Zustände als hilfreich erweisen. Bei *Phenylketonurie, Diabetes, Zoeliakie, zystischer Fibrose, Umweltschäden,* selbst bei *Schizophrenie* und anderen *Intelligenzdefekten* (z.B. *Down-Syndrom*) werden neuerdings Befunde an den Haaren berichtet, vor allem im Hinblick auf ihren Mineralgehalt (Maugh, 1978). In aller Welt werden heute exakte Daten unter verschiedenen Lebensbedingungen gesammelt, um die Grenzen der Norm von den pathologischen Abweichungen festzusetzen.

Die Erkennung des jugendlichen Diabetes mit Hilfe des *Chrom*gehaltes sowie *Blutgruppen*bestimmungen aus dem Haar stehen zur Zeit im Vorfeld dieser weltweiten Aktivität.

Diese Entwicklung stellt jedoch an uns die Forderung, die Parameter, unter denen sich das normale biologische Haarwachstum vollzieht, genauer kennenzulernen. Insbesondere das Zusammenspiel der Faktoren, die das Haarwachstum regulieren, ist sozusagen ein „wunder Punkt", der uns allenfalls in seinen groben Grundzügen bekannt ist. Das Wachstum der Haare wird zwar genetisch gesteuert, doch gleichzeitig hat eine große Zahl von Faktoren unterschiedlicher Provenienz einen entscheidenden Einfluß auf seinen Ablauf. Hierzu gehören die *Hormone.*

Grundlagen der hormonellen Beeinflussung des Haarwachstums

Traditionell erfährt jeder Medizinstudent in Deutschland, daß das Haarwachstum hormonell kontrolliert wird, doch bis heute blieb es nahezu ungeklärt, wie die Mechanismen der hormonellen Beeinflussung des Haarwachstums ablaufen. Wesentlich ist, daß über den Hypothalamus und den Hypophysenvorderlappen (HVL) auf dem Wege der Hormonproduktion in den Gonaden, in der Nebennierenrinde und in der Schilddrüse das Haarwachstum in der Haut reguliert wird, nämlich durch *Androgene, Östrogene, Kortikoide* und *Thyroxin.* Zusammen mit der genetischen Programmierung sind es vor allem Testosteron und Östrogene, die den physiologischen Übergang des Haares vom *Lanugo-* in das *Vellushaar* und schließlich in das *Terminalhaar* kontrollieren (Abb. 1).

Kompliziert wird dieser evolutive Ablauf durch die regionalen Unterschiede des Haarwachstums bei Mann und Frau, nämlich durch das Vorhandensein von sog. Sexualhaaren, deren Wachstum nahezu ausschließlich und in besonderer Weise durch Sexualhormone gesteuert wird.

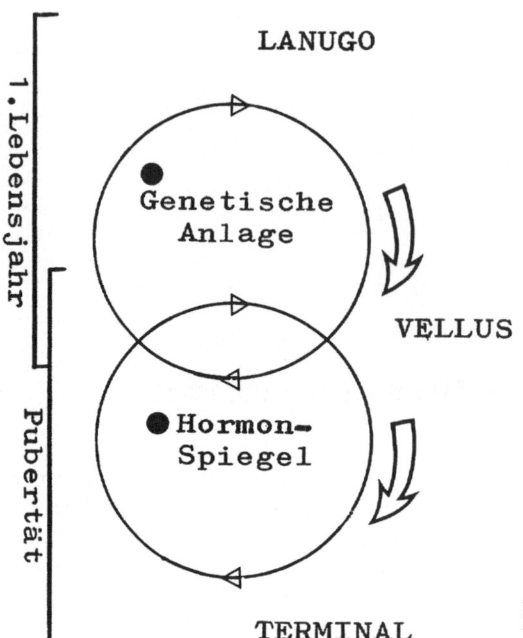

Abb. 1. Schema der Steuerung der Entwicklung von Lanugo- zum Vellus- und Terminalhaar

Wie kann sich aber der Hormoneinfluß auf das Haarwachstum auswirken?

Ganz allgemein unterliegen alle Haarfollikel des Körpers einer zyklischen Aktivität, deren Ergebnis zum *Haarwechsel* führt, d.h. zum täglichen Ausfallen von veralteten Terminalhaaren, die von neuen ersetzt werden. Dieser regulative Vorgang ist offenbar eine Reminiszenz an die Anpassung des Haarpelzes höherer Tiere an jahreszeitlich bedingten Temperaturschwankungen, die eine *Mauser* und *Ersatz* der Haare voraussetzen. Möglicherweise verdankt der Warmblüter seinen Erfolg in der Evolution gerade seiner regulativen Fähigkeit zum Haarwechsel (Ebling, 1979).

In diesem ständigen Spiel, das letztlich die Erneuerung des Haarkleides zum Ziele hat, greifen Androgene und Östrogene ein, wie zum Beispiel die physiologischen Schwankungen des Anagen-Telogen-Verhältnisses während einer Schwangerschaft und in der postpartalen Periode beweisen.

Im allgemeinen sind also Alterung der Haare, Ausfall von Telogenhaaren und Anre-

Peripheres Prinzip:

Testosteron $\longrightarrow$ Dehydro-Testosteron (DHT)

5 α-Reduktase

Abb. 2. Schema der Wirkung von Testosteron am Haarfollikel

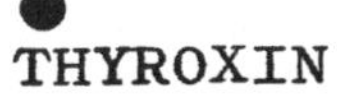
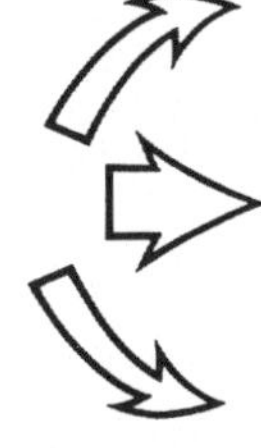

Abb. 3. Wirkungen von Thyroxin auf das Haarwachstum

gung des Follikels, in das Anagenstadium einzutreten, die Domäne von Androgen und Östrogen, in Verbindung mit dem genetisch verankerten Follikelrhythmus. Dabei scheint es so zu sein, daß, während Östrogen selbst wirksam ist, das Testosteron an der Haut in Form eines besonderen peripheren Metaboliten, des 5α-*DHT*, auf den Follikelapparat wirkt (Abb. 2). Möglicherweise spielen auch andere Metaboliten des Testosterons, z.B. die 17-Oxosteroide, eine Rolle. Dabei wird Testosteron in die Zelle eingeschleust, als DHT an einen zytoplasmatischen Rezeptor gebunden, in den Zellkern transloziert, wo nun die Interaktion mit dem Genom erfolgen kann (vgl. Takashima et al., 1979).

Das Thyroxin läßt das Anagen-Telogen-Verhältnis offenbar unbeeinflußt, soll aber die Anagenphase verkürzen (Hale u. Ebling, 1975) und die Geschwindigkeit des Haarwachstums steigern (Abb. 3). Zusätzlich scheint Thyroxin einen Einfluß auf die qualitative Zusammensetzung des Haarkeratins zu haben, so daß die physikalischen Eigenschaften des Haares bzw. des Haarschaftes verändert werden (Stüttgen u. Schaefer, 1974).

Mit anderen Worten, Hormone können einerseits auf alle Daten des Haarwachstums einen Einfluß ausüben, womit der *Haardurchmesser*, die *Haarfestigkeit*, die *Haarlänge*, d.h. eigentlich das *Wachstumstempo*, gemeint sind, oder aber den Ablauf des Zyklus selbst verändern, d.h. das *Anagen-Telogen-Verhältnis* und damit den Haarwechsel (Tabelle 1).

Beim Menschen konnte am Beispiel des Hirsutismus belegt werden, daß trichometrische Untersuchungen zur Kontrolle der therapeutischen Hormonwirkung geeignet sind (Jost et al., 1974).

Leider ist über den Einfluß eines jeden Hormons auf die einzelnen genannten Parameter nur wenig bekannt, da genauere Messungen unter verschiedenen Bedingungen fehlen. In der Praxis registriert der Arzt lediglich einen „Haarausfall", doch damit kann vieles gemeint sein: (a) Die Haare können in der Tat vermehrt ausfallen, (b) leichter abbrechen, (c) kurz bleiben, „nicht mehr wachsen", (d) dünn bleiben und geringe „Haarfülle" hervorrufen, oder (a) bis (d) können gemeinsam vorkommen. Daher werden wir in der Zukunft immer mehr dazu übergehen müssen, die klinischen Angaben genauer zu erfassen, nämlich uns zu fragen, was im Einzelfall unter „Haarausfall" zu verstehen ist.

Eine brauchbare Methode, um einen „Haarausfall" genauer quantitativ und qualitativ zu erfassen, ist das *Trichogramm* (TRG). Das Trichogramm muß allerdings unter stan-

Tabelle 1. Daten des Haarwachstums (Kopf, Kaukasier)

1. Haardurchmesser:	50–150 µm
2. Haarfestigkeit:	ca. 50 g
3. Haarlänge:	sehr verschieden (Tempo: 1 cm/Monat)
4. Haardichte:	175–300/cm^2 (mittel: 223 $\pm$ 4)
5. Anagen/Telogen-Ratio:	ca. 4 : 1

Tabelle 2. Trichogramm

Anagen:	60–70%
Katagen:	2–3%
Telogen:	10–15%
dysplastische (kleine Anagene ohne Wurzelscheiden) ..	≦ 20%
abgebrochene	≦ 10%

dardisierten Bedingungen abgenommen und ausgewertet werden, andernfalls ist es ganz und gar nutzlos (Orfanos et al., 1974). Das TRG gibt uns einen Überblick über das augenblickliche Anagen-Telogen-Verhältnis sowie über die Beschaffenheit der Haarwurzeln und die Anzahl abgebrochener Haare; Daten, die durchaus nützlich sein können (Tabelle 2). Ich halte es jedenfalls für nicht ausreichend, wenn von einigen Autoren die Haarwurzeluntersuchung auf die Bestimmung der Anagen-Telogen-Ratio reduziert wird. Das Trichogramm hat unsere Möglichkeiten in den letzten Jahren erheblich bereichert, wenn man damit umgehen kann. Um vielseitige Einflüsse auf das Haar erfassen zu können, gehört zusätzlich die Bestimmung der Wachstumsgeschwindigkeit, des Haardurchmessers und der Haardichte dazu.

Tabelle 3. Wirkung von Hormonen auf das Kopfhaar

Kopfhaar	Thyr.	Andr.	Östr.
▷ Haardurchmesser	↓	↑	↓
▷ Wachstumstempo	↑	↓↑	↓
▷ Haarfestigkeit	↓	Ø	Ø
▷ Anagen/Telogen (Haardichte)	Ø	↓	?

    Im Tierexperiment weiß man beispielsweise, daß Injektionen von Thyroxin den Haardurchmesser herabsetzen, während das Wachstumstempo, d.h. die Längenzunahme des Haares pro Zeiteinheit, zunimmt. Östrogen hatte den entgegengesetzten Effekt (Ebling, 1979). Androgen wiederum läßt den Haardurchmesser schnell zunehmen und hat einen regional unterschiedlichen Einfluß auf die Wachstumsgeschwindigkeit. Die Wirkung von Antiandrogenen läßt sich exakt in der Abnahme des Haardurchmessers registrieren. Messungen zur Haarfestigkeit und Haardichte beim Menschen unter gezieltem Hormoneinsatz liegen kaum vor (Tabelle 3). Selbst bei den so häufig in Klinik und Praxis eingesetzten Kortikoiden, die auch therapeutisch, z.B. bei Alopecia areata, eingesetzt werden, wissen wir nicht, *ob* und *wie* sie Wachstumstempo, Haardurchmesser, Haardichte etc. beeinflussen. Lediglich die klinische Empirie zeigt, daß ruhende Haarfollikel unter Kortikoideinfluß, von einer bestimmten Dosis an, in das Anagenstadium übergeführt werden können.

Klinische Aspekte

Der Grund, warum wir uns als Mediziner so intensiv um das Haar bemühen, ist darin zu sehen, daß (a) *Haarausfall Symptom einer inneren Krankheit sein kann* und (b) *der Patient darunter leidet.* Das muß man sich immer wieder vor Augen führen. Die Ursache des

Haarausfalls zu finden ist allerdings nicht immer leicht: „Daß die Haare ausfallen giebts vielerhand Ursachen: Bißweilen geschieht es von sich selbst, bißweilen von vielem Sitzen, und starkem Studieren, Hauptwehe, hitzigen Fiebern, Schwindsucht, vielem Courtisieren (morbo gallico), starcken Bothschafft-Lauffen, zumal in Hitze und drauf getruncken etc."[1]

Im folgenden werden zwei Beispiele von hormonellem Haarverlust erörtert, einmal die häufige *androgenetische Alopezie* und zum anderen die klinisch wichtige, weil oft übersehene, *thyreogene Alopezie*. Ich beginne mit der letzteren:

Thyreogene Alopezie

Jeder Kliniker weiß, daß bei Patienten mit Hyper- und Hypothyreoidismus vielfach eine diffuse Lichtung des Kopfhaares auftritt. Vielfach klagen die Patienten über diffusen Verlust von Haaren in der Achselhöhle und in der Genitalregion, gelegentlich kommt es zum Verlust von allen Körperhaaren. Vereinzelt sind auch Beobachtungen über das Vorkommen von Schilddrüsenkrankheiten mit Alopecia areata.

Wenn auch derartige Veränderungen in vielen Fällen nur diskret bleiben, so lehrt die Erfahrung an einem Kollektiv, daß ca. *40%* aller Patienten mit Schilddrüsenkrankheiten Haarveränderungen zeigen, obwohl keine Korrelation zwischen Schweregrad bzw. Dauer der Krankheit und Haarverlust nachzuweisen ist. Experimentell ist es bekannt, daß *Thyroxin*, wie bereits erwähnt, zu einem beschleunigten Wachstumstempo führt; gleichzeitig kommt es zu einem früheren Eintritt ins Anagen und zur Verkürzung der Anagenphase. Daher bleiben die Haare trotz der schnellen Wachstumstendenz dünn und klein. Exakte Messungen zeigen eine Verschiebung des Maximums des Haardurchmessers von 80 bis 90 µm auf etwa 40 µm. Im Trichogramm sieht man relativ dünne Haare mit verkümmerten Wurzeln und fehlenden Wurzelscheiden, die allgemein als *dysplastisch* bezeichnet werden können. Darüber hinaus findet sich, insbesondere bei Hypothyreose, ein relativ hoher Anteil von abgebrochenen Haaren. Dieser letztere Befund ist relativ charakteristisch, so daß man aus dem klinischen Befund und dem Trichogramm in vielen Fällen die Diagnose einer Hypothyreose ernsthaft erwägen muß. Bemerkenswert ist ferner die Tatsache, daß nach eigenen Untersuchungen weder bei Hyper- noch bei Hypothyreose das Trichogrammuster der androgenetischen Alopezie vorliegt, d.h. eine Verschiebung des Anagen-Telogen-Verhältnisse tritt in der Regel nicht auf (vgl. Smith et al., 1959; Freinkel u. Freinkel, 1972). Daher hat das Trichogramm in diesen Fällen eine nicht unerhebliche differentialdiagnostische Bedeutung:

Insgesamt: Bei *Hyperthyreose* wachsen die Haare schnell, bleiben aber klein, da die Anagenphase stark verkürzt ist; das Trichogramm ist unspezifisch, ein Telogeneffluvium liegt nicht vor.

Bei *Hypothyreose* kommt es zur Minderung der Haardichte durch verzögerten Eintritt in die Anagenphase und durch ein verlangsamtes Wachstumstempo. Die Haare sind dünn und brüchig. Im Trichogramm finden sich dysplastische Haarwurzeln ohne Wurzelscheiden, dazu viele abgebrochene und einige dystrophische. Auch hier fehlt ein Telogeneffluvium.

Androgenetische Alopezie

Die androgenetische Alopezie (AA) ist die häufigste und daher auch für den praktizierenden Arzt wichtigste klinische Entität, die offensichtlich auf einer hormonellen Beeinflussung des Haarzyklus beruht (Tabelle 4). Es handelt sich um einen *typisch lokalisierten (Teil-) Verlust der Kopfhaare bei Individuen mit genetischer Disposition, induziert durch Androgenhormone.* Die Telogenrate ist um > 20% erhöht. Wichtig ist klarzustellen, daß das pathogenetische Prinzip der androgenetischen Alopezie nicht etwa eine Erhöhung des

---

[1] Christoph de Hellwig: Teutsch-Medicinisches Recept-Buch, Erfurt 1715; nachgedruckt 1979 Antiqua-Verlag, Lindau.

Tabelle 4. Androgenetische Alopezie

Häufigkeit: Trianguli vorhanden bei 65%
             aller erwachsenen Männer (Kaukasier)

	< 30 Jahre		> 60 Jahre
Männer:	48%	Männer:	80%
Frauen:	20%	Frauen:	75%

▶ Chinesen: nur 15%
▶ Negroide: 25%

Hormonspiegels, sondern eine gesteigerte Ansprechbarkeit des Haarfollikels auf den peripheren Metaboliten 5α-DHT ist. Der Ausdruck „androgenetisch" weist treffenderweise auf den kausalen Dualismus (*androgen* + *genetisch*) hin und wurde mittlerweile allgemein anerkannt, so daß die alten Bezeichnungen Alopecia seborrhoica, praematura, diffusa, male pattern alopecia etc. ihren Inhalt verloren haben. Dabei führt die periphere Umwandlung des Testosterons in 5α-Dihydrotestosteron über die 5α-Reduktase allmählich zur Verdünnung der Haare und zum vorzeitigen Übergang des Follikels in die Telogenphase (Orfanos, 1979)

Das klinische Bild beim Mann ist bekannt (Tabelle 4). Bei der Frau finden sich zwei Manifestationsmuster, der *männliche Typ* mit Geheimratsecken und Tonsur und der *weibliche Typ* mit zentroparietaler Lichtung und Erhaltung des androgenetischen Haaransatzes ohne Geheimratsecken. Die Häufigkeit ist bei Kaukasiern sehr hoch: etwa 65% aller erwachsenen Männer weisen zumindest eine teilweise ausgeprägte androgenetische Alopezie auf. Junge Frauen sind weniger befallen (20%), allerdings gleicht sich der Unterschied mit zunehmendem Alter aus. Andere Rassen sind bei weitem weniger häufig betroffen (Chinesen ca. 15%, Negroide ca. 25%). Typischerweise findet sich bei AA ein männlicher Habitus (ca. 25%), Seborrhoea oleosa (70–80%), Verdünnung der Haarschäfte (mit zwei Maxima bei 40 und 80 µm), ein periodischer Verlauf und häufig psychische Alterationen, Aggravationsneigung bis zu depressiver Stimmungslage und echten Neurosen.

Eminent wichtig erscheint hier die Unterscheidung der *androgenetischen Alopezie* von einer *echten Endokrinopathie* (Tabelle 5), die zur Virilisierung mit Ausbildung einer mehr oder weniger ausgeprägten männlichen Glatze führen kann. Dieses Krankheitsbild sollte eher als *androgene Alopezie* bezeichnet werden, weil hier die Androgene das entscheidende, krankheitsauslösende Moment sind, während die genetische Komponente, wenn überhaupt, eine nur geringe Rolle spielt. Bei der androgenen Alopezie ist *in allen Fällen* Virilisierung früher oder später zu erwarten, im Gegensatz zur androgenetischen Alopezie, bei der nur *ein Viertel der Frauen* derartige Symptome aufweist und eine manifeste Erhöhung des Androgenspiegels im Blut fehlt. Im TRG ist eine klare Unterscheidung nicht möglich, da sowohl bei androgenetischer als auch bei androgener Alopezie eine Erhöhung der Telogenrate (> 20%) nachweisbar ist, allenfalls mit graduellen Unterschieden.

Tabelle 5. Endokrinopathien mit androgener Alopezie

●		
NNR-Hyperplasie		
NNR-Tumoren (hormonaktiv)	=	gesteigerte
Polyzystische Ovarien		Androgenproduktion
Cushing-Syndrom		↓
●		**Hirsutismus**
		Androgene Alopezie

Therapeutische Ansätze auf hormoneller Basis

Und nun zur Frage: Ist es möglich, bei hormonell bedingten Haarverlusten Hormone therapeutisch einzusetzen?

Im Hinblick auf die *thyreogene Alopezie* kann diese Frage zur Zeit noch nicht mit der notwendigen Klarheit beantwortet werden. Wenn man die Trichogramme bei Patienten mit manifester *Hypothyreose* mit den Trichogrammen bei Patienten, die eine Hypothyreose hatten, aber unter Behandlung standen und eine euthyreote Funktionslage aufwiesen, vergleicht, stellt man eine Abnahme der dystrophischen Haare fest, aber die Zahl der abgebrochenen Haarschäfte bleibt weiterhin hoch. Das Anagen-Telogen-Verhältnis und die Zahl der dysplastischen Haarwurzeln sind uncharakteristisch. Auch bei *Hyperthyreose* zeigten sich in den beiden Krankenkollektiven keine signifikanten Unterschiede (Sterry u. Orfanos, 1979). Insgesamt hatten wir bei dieser Studie den Eindruck, daß die quantitativen Veränderungen des thyreogenen Haarausfalls durch Hormonbehandlung bzw. durch Thyreostatika allein nicht ohne weiteres beeinflußbar sind, wenn man von den dystrophischen Haaren absieht. Allerdings ist das bisher von uns untersuchte Kollektiv klein, und die Befunde sind allenfalls als vorläufig anzusehen.

Anders bei der *androgenetischen Alopezie*: Hier hat es den Anschein, daß Hormone sich sowohl lokal als auch systemisch mit Erfolg einsetzen lassen. Vorerst müssen Endokrinopathien ausgeschlossen und Medikamente, die Testosteron oder andere androgenwirksame Substanzen enthalten, abgesetzt werden.

Bei Frauen wird man in den meisten Fällen auf eine *systemische Behandlung* mit östrogenbetonten Antikonzeptiva nicht verzichten können (Zaun, 1973, 1976). In der Regel sind hierzu OH-Progesteronderivate indiziert, insbesondere Präparate, die Megestrolacetat oder Chlormadinonacetat enthalten (Eunomin, Menova). Die Antiandrogen-Wirkung ist offenbar bei Präparaten mit Cyproteronacetat als Gestagenkomponente stärker und klinisch erfolgversprechender, obwohl genaue kontrollierte Studien darüber nicht vorliegen. Nach eigenen Beobachtungen ist damit zu rechnen, daß nach sechsmonatiger Anwendung eines cyproteronacetathaltigen Präparates die Telogenrate um ca. 20% abnimmt. Mit einer Normalisierung der TRG-Befunde ist allerdings nicht in allen Fällen zu rechnen (Orfanos, 1979).

Die *lokale Östrogentherapie* hat vor allem beim Mann ihre Berechtigung (Wüstner u. Orfanos, 1974; Schumacher-Stock u. Winkler, 1977). Nach eigenen Befunden führen östrogenhaltige Haarwässer bei 50 bis 70% der behandelten Männer nach ca. sechsmonatiger Anwendung zu einer merklichen Reduzierung der Telogenrate um mehr als 10%. Die Zahl der intakten Anagenhaare und das Ausmaß der Begleit-Seborrhoe werden allerdings nicht beeinflußt. Mit einer nennenswerten Erhöhung der Östrogenausscheidung im Urin ist nicht zu rechnen, allerdings kann selten eine Gynäkomastie auftreten (Orfanos u. Wüstner, 1975). Die Erfahrungen dieser früheren offenen Studie konnten wir neuerdings mit Hilfe einer kontrollierten Doppelblindstudie mit und ohne *17α-Östradiol*, das keine systemische Hormonwirkung haben soll, bestätigen (Orfanos u. Vogel, 1980): In 63% der Fälle kam es zu einer Minderung der Telogenrate, während sich nur 3 (= 11%)

Tabelle 6. Doppelblindstudie zur lokalen Behandlung der AA mit 17α-Östradiol

Dauer: > 6 Monate

Behandlungsgruppe		*Kontrollgruppe*	
n = 27		n = 24	
Gut gebessert Gebessert	63%	Gut gebessert Gebessert	37%
Verschlechtert	11%	Verschlechtert	50%

Gute Besserung: Telogenrate im TRG Abnahme um mindestens 30%

der Patienten während der Behandlung verschlechterten. Demgegenüber zeigten in der Kontrollgruppe 37% der Patienten eine Besserung, doch 50% der Fälle verschlechterten sich während der Beobachtungszeit (Tabelle 6). Insofern gehen wir heute davon aus, daß östrogenhaltige Haarwasser, wenn sie konsequent lokal über einen längeren Zeitraum appliziert werden, durchaus zu einer Besserung des Haarausfalls führen oder aber seine Verschlimmerung verhindern können. Eine Zunahme von neuwachsenden Anagenhaaren ist allerdings nach unseren Ergebnissen nicht zu erwarten.

Sicherlich werden wir in der Zukunft noch wirksamere Lokaltherapeutika finden müssen, um hormonell entstandene Haarausfälle effektiv zu beherrschen. Immerhin sind wir heute weit genug, um in die Zukunft optimistisch blicken zu können.

Literatur

Ebling, F.J.: Die hormonale Steuerung des Haarwachstums. In: Haar und Haarkrankheiten. Orfanos, C.E. (Hrsg.), S. 269–295. Stuttgart, New York: Fischer 1979

Freinkel, R.K., Freinkel, N.: Hair growth and alopecia in hypothyroidism. Arch. Dermatol. *106*, 349–352 (1972)

Hale, P.A., Ebling, F.J.: The effects of epilation and hormones on the activity of rat hair follicles. J. Exp. Zool. *191*, 49–62 (1975)

Jost, B., Meiers, H.G., Schmidt-Elmendorff, H., Pfaffenrath, V.: Trichometrische Quantifizierung und Verlaufsbeurteilung des Hirsutismus. Dtsch. Med. Wochenschr. *99*, 2395–2400 (1974)

Maugh, T.H.: Hair: A diagnostic tool to complement blood serum and urin. Science *202*, 1271–1273 (1978)

Orfanos, C.E.: Alopecia androgenetica. In: Haar und Haarkrankheiten, Orfanos, C.E. (Hrsg.), S. 573–604. Stuttgart, New York: Fischer 1979

Orfanos, C.E., Vogels, L.: Alopecia androgenetica und ihre Lokaltherapie mit östrogenhaltigen Haartinkturen. Dermatologica 1980 (im Druck)

Orfanos, C.E., Wüstner, H.: Penetration und Nebenwirkungen lokaler Östrogenapplikation bei Alopecia androgenetica. Hautarzt *26*, 367–369 (1975)

Orfanos, C.E., Meiers, H.G., Friederich, H.C., Ludwig, E., Mahrle, G., Zaun, H.: Haarausfall, Trichogramm und hormonelle Haartherapeutica. Dtsch. Ärztebl. 3603–3608 (1974)

Schumacher-Stock, U., Winkler, K.: Die externe Östrogentherapie der androgenetischen Alopecie. Hautarzt Suppl. II, 336-338 (1977)

Sterry, W., Orfanos, C.E.: Das Trichogramm bei Schilddrüsenkrankheiten. Vortrag: 1. Internationaler Kongreß der Haarforschung in Hamburg v. 13.-16.3.1979

Stüttgen, G., Schaefer, H.: Funktionelle Dermatologie. Berlin, Heidelberg, New York: Springer 1974

Takashima, I., Kumakiri, M., Gushiken, H.: Gewöhnliche Alopezie. In: Haar und Haarkrankheiten, Orfanos, C.E. (Hrsg.), S. 545–572. Stuttgart, New York: Fischer 1979

Wüstner, H., Orfanos, C.E.: Alopecia androgenetica und ihre Lokalbehandlung mit östrogen- und corticoidhaltigen Externa. Z. Hautkr. *49*, 879–888 (1974)

Zaun, H.: Haarwuchsstörungen nach Sexualhormontherapie – Sexualhormontherapie bei Haarwuchsstörungen. Hautarzt *24*, 1–6 (1973)

Zaun, H.: Systemische Therapie mit Sexualhormonen in der dermatologischen Praxis. Akt. Dermatol. *2*, 33 (1976)

Günter Burg

Moderne Diagnostik und stadiengerechte Therapie
kutaner Lymphome

Lymphome der Haut sind selten. Sie können als systemische Neoplasien lymphoretikulären Gewebes mit primärer oder vorwiegender Manifestation an der Haut definiert werden. Wegen der mit ihnen verbundenen diagnostischen und therapeutischen Probleme
und ihrer Beziehung zum hämatopathologischen Fachbereich gewinnen sie besondere
Bedeutung.

Moderne, besonders immunologische Methoden haben in den letzten Jahren dazu
beigetragen, die *Diagnostik* und die *Klassifikation* der Hautlymphome zu verbessern [1,
8, 11, 12, 15, 19, 26, 31, 35].

Wenngleich auch auf dem *therapeutischen Sektor* neue Methoden erprobt wurden, so
müssen die Behandlungsergebnisse quoad sanationem nach wie vor als unbefriedigend
bezeichnet werden. Unser heutiges Verständnis über die Pathogenese der Hautlymphome hat jedoch zu einer verbesserten Klassifikation und damit zur Möglichkeit einer *sta-
diengerechten Indikationsstellung* beim Einsatz verschiedener Behandlungsmethoden
geführt [14, 41].

Moderne Diagnostik

Moderne Methoden

Diagnostische Verfahren müssen einfach, reproduzierbar und praktikabel sein. Die klassischen Verfahren – Beurteilung des klinischen Bildes, der Histomorphologie und der
Zytomorphologie – werden dieser Forderung gerecht [33]. Daneben sollten aber auch
neuere wissenschaftliche Erkenntnisse, wie sie durch Anwendung der Enzymzytochemie, der Immunzytologie und funktioneller Teste, sowie der Semidünnschicht- und Ul-
tradünnschicht-Mikroskopie erarbeitet wurden, Berücksichtigung finden.

Enzymzytochemie. Durch die Darstellung besonders hydrolytischer Enzyme an Kryostatschnitten oder an Ausstrichen von Zellsuspensionen lassen sich Lymphozyten, Zellen
des mononukleären Phagozytensystems (Monozyten, Histiozyten, Makrophagen),
Mastzellen und Granulozyten aufgrund ihrer unterschiedlichen Enzymmuster voneinander differenzieren [36].

Lymphozyten verhalten sich enzymzytochemisch im wesentlichen negativ. Eine
fleckförmige paranukleäre positive Reaktion gegenüber saurer Phosphotase und saurer
unspezifischer Esterase ist kennzeichnend für Vorläuferzellen der T-Lymphozyten (T-
Lymphoblasten). *Monozyten, Histiozyten und Makrophagen* enthalten reichlich saure
Phosphotase und unspezifische Esterasen. *Mastzellen und Granulozyten* zeichnen sich
durch eine positive Reaktion beim Nachweis der Naphtol-AS-D-Chlorazetatesterase
aus.

Immunzytologie und funktionelle Teste. Immunzytologische Untersuchungen zur Differenzierung von B- und T-Lymphozyten in Hautinfiltraten können an Kryostatschnitten, Abklatschpräparaten (Imprints) oder an Einzelzellsuspensionen bzw. Ausstrichpräparaten von Gewebehomogenaten zur Anwendung kommen. Mit Hilfe der direkten oder der indirekten Immunfluoreszenz können bei Verwendung entsprechender spezifischer Antiseren B- und T-Lymphozyten aufgrund ihrer unterschiedlichen Oberflächenrezeptoren differenziert werden.

T-Lymphozyten bilden mit Schafbluterythrozyten in der Zellsuspension spontan Rosetten.

B-Lymphozyten tragen an ihrer Oberfläche Rezeptoren für die dritte Komponente des Komplements, die entweder in der Zellsuspension durch Rosettenbildung bei Inkubation mit Erythrozyten-Antikörper-(IgM)-Komplementkomplexen oder durch Fixierung dieser Komplexe im Bereich B-lymphozytärer Proliferationen am Kryostatschnitt nachgewiesen werden können.

An Ausstrichpräparaten von Gewebehomogenaten können intrazytoplasmatische Immunglobuline bei Verwendung entsprechender Antiseren mit Hilfe der Immunfluoreszenztechnik dargestellt werden. Oberflächenrezeptoren können neben der Immunfluoreszenztechnik auch mit Hilfe der Peroxidase-Anti-Peroxidase-Methode (PAP) [29, 54] dargestellt werden. Diese Methode hat den Vorteil, daß die Präparate lichtmikroskopisch beurteilt werden können und haltbar sind.

In Einzelzellsuspensionen aus Hautinfiltraten kann die Stimulierbarkeit der Lymphozyten mit dem für T-Lymphozyten spezifischen Phythämagglutinin (PHA) oder mit anderen Mitogenen geprüft werden. Derartige Untersuchungen geben neben der Information über die Zugehörigkeit der Zellen zur B- oder T-lymphozytären Reihe auch Auskunft über die funktionelle Reife der Zellen [16].

Die quantitative Bestimmung von Immunglobulinen in salinen Extrakten aus Gewebehomogenaten gibt Aufschluß über Mono- oder Polyklonalität einer Immunglobulinbildung in der Haut und ist damit eine wichtige diagnostische Methode zur Identifizierung von immunglobulinbildenden Tumoren [2, 13, 53].

Ultradünn- und Semidünnschnitt-Techniken. Diese Methoden bringen eine wesentliche Verbesserung bei der Beurteilung der Zellmorphologie. Da ihre Durchführung jedoch an besondere technische Voraussetzungen geknüpft ist (Kunststoff-Einbettung, Hartschnittmikrotom, Elektronenmikroskop), bleibt ihre Anwendung begrenzt. Sie haben jedoch zur Differenzierung der besonders für das Sézary-Syndrom kennzeichnenden atypischen lymphozytoiden Zellen mit zeribriformen Kernen geführt [43, 47]. Eine besondere diagnostische Bedeutung kommt diesen feinmorphologischen Methoden auch bei der Beurteilung von Zellorganellen zu; in diesem Zusammenhang sei auf die für die Histiozytosis-X-Gruppe typischen tennisschlägerförmigen Einschlüsse in Langerhans-Zellen hingewiesen [56].

Moderne Konzeption über die Differenzierung lymphatischer Zellen

Die Anwendung enzymzytochemischer, immunzytologischer, funktioneller und feinmorphologischer Methoden, besonders an Blutzellen und an Zellen lymphatischen Gewebes, haben wesentlich dazu beigetragen, unsere Vorstellungen über die Herkunft lymphatischer Endzellen aus den Stammzellen des Knochenmarkes und über ihre weitere Differenzierung zu verbessern [37, 38, 42]. Abb. 1 gibt eine schematische Darstellung über die Dichotomie der Lymphozytenontogenese. Sowohl die T-Lymphozyten als auch die B-Lymphozyten des peripheren Blutes und die Plasmazellen durchlaufen bis zu ihrer Entwicklung aus den Stammzellen des Knochenmarkes zahlreiche Vorstufen, die durch immunologische und zum Teil auch morphologische Charakteristika gekennzeichnet sind. Geht man davon aus, daß grundsätzlich auf jeder Ebene der Differenzierung eine klonale neoplastische Proliferation denkbar ist, so wird die Vielfalt der Lymphomtypen deutlich. Lymphome „blastischer" Differenzierungsstufen werden grund-

216

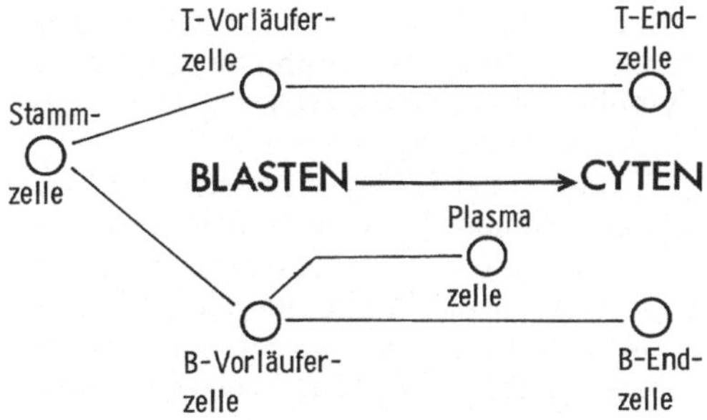

Abb. 1a. Herkunft und Differenzierung lymphatischer Zellen [37]

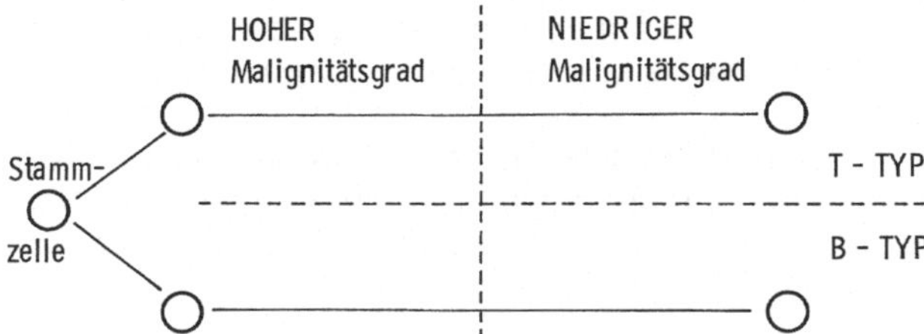

Abb. 1b. Grundprinzip funktionell-morphologischer Klassifizierung maligner Non-Hodgkin-Lymphome [25, 37, 42]

sätzlich eine schlechtere Prognose aufweisen als Lymphome der „zytischen" Differenzierungsstufen [6, 7].

Bedeutung moderner Methoden für die Neuinterpretation klinischer, histologischer und zytologischer Befunde

Enzymzytochemische, immunzytologische, funktionelle und ultrastrukturelle Untersuchungsverfahren können keine routinemäßige Anwendung finden, da sie an spezielle Verfahren bei der Entnahme und Aufarbeitung des Biopsiematerials sowie an spezielle labortechnische und apparative Voraussetzungen geknüpft sind. Bei der Beurteilung von Hautlymphomen muß daher wieder auf die herkömmlichen diagnostischen Methoden zurückgegriffen werden, deren Aussage gerade jedoch durch eine aufgrund der neueren Methoden möglichen funktionellen Interpretation wesentlich verbessert werden kann [1, 11, 12, 31, 37].

Klinisches Bild. Mycosis fungoides, Sézary-Syndrom und pagetoide Retikulose [4, 5, 58] sind Krankheitsentitäten, die klinisch durch Plaques oder mykoside Tumoren oder aber durch Erythrodermie gekennzeichnet sind; allen drei Krankheitsbildern gemeinsam ist eine klinisch als Schuppung oder ekzematoide Krustenbildung imponierende Beteiligung der Epidermis. Wir wissen heute, daß es sich bei diesen Krankheitsbildern um Infiltrationen von T-Lymphozyten handelt, die primär in den oberen Koriumschichten proliferieren, in die Epidermis eindringen und hier zur Ausbildung von intraepidermalen Mikroabszessen führen.

Die Diagnose *„Retikulose"* findet sich in der dermatologischen Nomenklatur zur Bezeichnung von autochtonen multiplen systemischen, irreversiblen Proliferationen des retikulohistiozytären Systems, die von hyperplastischen Proliferationen (z.B. Lymphadenosis benigna cutis), Mycosis fungoides, den „Speicherretikulosen" (Histiozytosis-X-Gruppe) und sarkomatösen Veränderungen abzugrenzen sind [21, 28]. Klinisch finden sich plattenartige oder knotige Tumoren von roter bis rot-brauner Farbe ohne Beteili-

217

gung der Epidermis. Heute wissen wir, daß es sich bei den Retikulosen überwiegend um Proliferationen der B-Lymphozyten handelt, die aufgrund zytomorphologischer Kriterien weiter differenziert werden können (lymphozytisch, zentrozytisch, „immunozytisch", zentroblastisch/zentrozytisch).

Die sog. *Retikulosarkomatose Gottron* [27] zeichnet sich klinisch durch rasch aufschießende multiple kalottenartige Tumoren aus. Neuere Untersuchungen mit Hilfe enzymzytochemischer und immunologischer Methoden haben erkennen lassen, daß es sich bei diesen Veränderungen zum überwiegenden Teil um Proliferationen der myelomonozytären Reihe (Monozytenleukämie) sowie um Lymphome verschiedenster Differenzierungsklassen handelt [17, 32]. Dieses Krankheitsbild kann heute also nicht mehr als Krankheitsentität aufgefaßt werden.

Die *Retikulosarkome* der Haut wurden von Degos et al. [21] den Retikulosen zugeordnet; Gottron [28] sah in ihnen nicht autochthon multipel, sondern solitär entstehende maligne Proliferationen, die sich durch Metastasierung über Lymph- und Blutgefäße systemisch ausbreiten. Das Auftreten von Tumoren in unterschiedlichen Hautetagen kann als klinischer Hinweis für einen metastatischen Ausbreitungsmodus gewertet werden.

Enzymzytochemische und immunzytologische Untersuchungsbefunde haben erkennen lassen, daß es sich bei den Retikulosarkomen nicht um Proliferationen von Retikulumzellen oder Histiozyten [45], sondern von „blastischen" Vorläuferzellen sowohl der B-lymphozytären als auch der T-lymphozytären Reihe handelt.

Histologisches Bild. Neben dem klinischen Bild hat auch die Histomorphologie durch die Anwendung moderner Verfahren eine verbesserte Interpretation erfahren. Histomorphologisch lassen sich drei Verteilungsmuster lymphatischer Hautinfiltrate differenzieren [11, 12].

Das *B-Zellmuster* ist durch knotige, dichte, scharf umschriebene Infiltrate besonders im mittleren und tieferen Korium, ohne Beteiligung der Epidermis und unter Freilassung eines subepidermalen Streifens, gekennzeichnet. Die Infiltratherde setzen sich überwiegend aus kleinen chromatindichten lymphozytoiden Zellen zusammen. Dieses Infiltratmuster findet sich bei den Lymphomen, die bisher überwiegend als „Retikulosen" bezeichnet wurden und sich aufgrund der neueren Untersuchungsergebnisse weiter (siehe Abschnitt „zytomorphologisches Bild") differenzieren lassen.

Das *T-Zellmuster* zeichnet sich durch ödematös aufgelockerte Infiltrate im oberen Korium und periadnexiell aus; die Infiltratzellen zeigen Epidermotropismus mit Ausbildung Pautrierscher Mikroabszesse. Dieses Muster findet sich bei Mycosis fungoides, Sézary-Syndrom und pagetoider Retikulose.

Als *Non-B-Non-T-Zell-Muster* läßt sich eine diffuse Infiltration aller Koriumschichten mit oder ohne Beteiligung der Epidermis bezeichnen, bei der die typischen Merkmale eines B- bzw. T-Zell-Musters fehlen. Neben nicht-lymphomatösen Proliferationen (myelomonozytär, histiozytär), Morbus Hodgkin u.a. findet sich dieses Muster besonders bei den „Lympho-" und „Retikulosarkomen" der Haut. Hier ist eine weitere Differenzierung nach zytomorphologischen, enzymzytochemischen und immunzytologischen Kriterien erforderlich.

Zytomorphologisches Bild (Tabelle 1, Abb. 2). Bestimmte zytomorphologische Formen lassen sich heute weitgehend definierten Funktionen zuordnen [37, 38, 42]. Hierbei lassen sich im wesentlichen zwei Zellkern-Größenklassen unterscheiden.

Lymphozyten, lymphoplasmozytoide Zellen, Plasmazellen und Zentrozyten sind größenmäßig mit den Lymphozyten des peripheren Blutes vergleichbar. Daneben zeigen sie bestimmte Kernkonfigurationen, die ihre Differenzierung am Gewebeschnitt erlauben (Tabelle 1).

Zentroblasten, Lymphoblasten und Immunoblasten sind größenmäßig mit Monozyten und Histiozyten vergleichbar; die Kerne dieser Zellen sind eineinhalb- bis zweimal so groß wie die normaler kleiner Lymphozyten des peripheren Blutes. Die wesentlichen

218

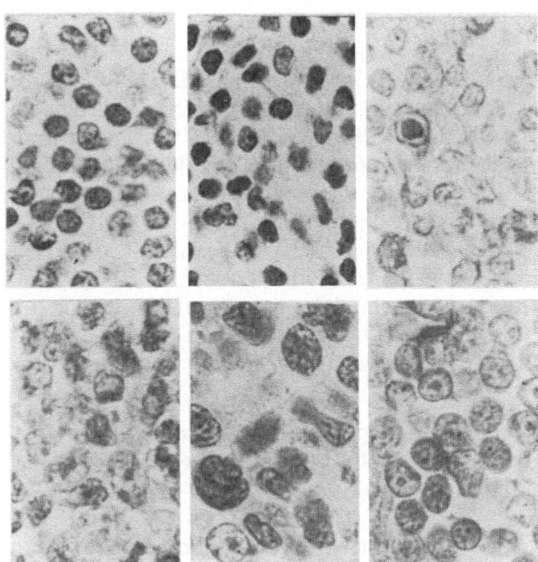

Abb. 2. Prototypen maligner kutaner Lymphome. Mikr. Vergr.: 800 ×. Obere Reihe: Lymphadenosis cutis circumscripta bei chronischer lymphatischer Leukämie, HE (links); zentrozytisches Lymphom, HE (Mitte); lymphoplasmozytoides Immunozytom, PAS (rechts). Untere Reihe: zentroblastisches Lymphom, HE (links); lymphoblastisches Lymphom, konvolutiert, T-Typ, HE (Mitte); immunoblastisches Lymphom, HE (rechts)

Tabelle 1. Morphologische Kriterien zur Differenzierung lymphatischer Zellen

Zell-Typen	Morphologische Kriterien			
	Zytoplasma	Nukleus	Nukleolus	Chromatin
Lymphozyten	klein	klein, rund	klein	dicht
Plasmazellen/ Lymphoplasmozytoide Zellen	klein bis groß	oft PAS-positive kugelige Einschlüsse	klein	dicht
Zentrozyten	klein, leicht basophil	klein, knittrig	klein	dicht
Zentroblasten	basophil	groß, oval	mehrere an der Kernmembran	hell
Immunoblasten	basophil	groß, oval	groß, prominent im Kernzentrum	hell
T-Lymphoblasten	mittel bis groß	groß, gefaltet	klein bis mittel	mäßig dicht

Differenzierungskriterien von Zytoplasma, Nukleus, Nukleolus und Chromatin sind in Tabelle 1 wiedergegeben.

Die modernen diagnostischen Methoden haben auch im Rahmen der Dermatologie zu einer Neuorientierung lymphoretikulärer Reaktionen in der Haut geführt. Wenngleich die für die nodalen Lymphome erarbeiteten Klassifikationen [25, 37, 38, 42, 45] grundsätzlich auch auf die extranodalen Lymphome anzuwenden sind, so zeigen die kutanen Lymphome dennoch häufig organspezifische Besonderheiten, die ihre Einordnung in moderne Klassifikationsschemata oft schwierig machen.

Nach heutigem Wissensstand ist eine Revision des Konzeptes von den Retikulosen und den Retikulosarkomatosen der Haut unerläßlich. Orientiert man sich an der Kiel-Klassifikation [25, 37], so lassen sich Lymphome von niedrigem und Lymphome von hohem Malignitätsgrad als zwei Hauptgruppen differenzieren. Innerhalb dieser Gruppen können weitere Unterteilungen vorgenommen werden:

1. *Lymphome von niedrigem Malignitätsgrad*
   a) T-Typ: Mycosis fungoides, Sézary-Syndrom, pagetoide Retikulose.
   b) B-Typ: Lymphozytische, zentrozytische, zentroblastisch/zentrozytische und „immunozytische" Lymphome.
2. *Lymphome von hohem Malignitätsgrad*
   Zentroblastische, lymphoblastische und immunoblastische Lymphome.

Bei den modernen Klassifikationskonzepten wird davon ausgegangen, daß die Tumorzellen die Morphologie der normalen Schwesterzellen beibehalten. Da dies jedoch nicht immer zutrifft, ist es verständlich, daß es zahlreiche Proliferationen gibt, bei denen eine Zuordnung in eine bestimmte Gruppe schwierig ist. Dies trifft besonders für die malignen Lymphome von hohem Malignitätsgrad zu, bei denen das Nebeneinander verschiedener Zelltypen (z.B. Zentroblasten und Immunoblasten) sowie das Vorhandensein morphologischer Zwischenformen oder das wechselhafte morphologische Bild in verschiedenen Hautarealen desselben Tumors eine sichere Einordnung unmöglich machen.

Tabelle 2 gibt eine Übersicht über die Häufigkeitsverteilung von Hautlymphomen und klinisch verwandten Krankheitsbildern bei 326 Patienten. Dabei fällt auf, daß die B-Zell-Lymphome von niedrigem Malignitätsgrad mit primärem Hautbefall etwa in gleicher Häufigkeit vertreten sind wie die kutanen T-Zell-Lymphome.

Tabelle 3 gibt eine Übersicht über die Häufigkeit einzelner Untergruppen kutaner Lymphome von niedrigem und von hohem Malignitätsgrad in der Haut im Vergleich zu nodalen Lymphomen [37]. Auffallend ist das häufige Auftreten von Immunozytomen und von immunoblastischen Lymphomen an der Haut.

Tabelle 2. Häufigkeitsverteilung kutaner Lymphome und klinisch verwandter Krankheitsbilder (n = 326)

	n	%
ML, niedriger Malignitätsgrad[a]		
T-Typ	90	28
B-Typ	86	26
ML, hoher Malignitätsgrad[a]	24	7
Morbus Hodgkin	18	6
Myelomonozytäre Leukämien	7	2
Maligne Histiozytosen/Retikulosen	12	4
Diverse, z.T. unklassifiziert	16	5
Pseudolymphome	73	22

[a] Kiel-Klassifikation [25, 37]   ML = malignes Lymphom

Tabelle 3. Häufigkeitsverteilung kutaner Lymphome von niedrigem Malignitätsgrad, B-Zell Typ, und von hohem Malignitätsgrad

ML, Niedriger Malignitätsgrad[a], B-Typ	n = 79	%	LK[b]
Chronisch lymphatische Leukämie	11	14	24%
Immunozytom	45	57	26%
Zentrozytisches Lymphom	16	20	14%
Zentroblastisch/zentrozytisches Lymphom	7	9	32%

ML, Hoher Malignitätsgrad[a]	n = 21	%	LK[b]
Zentroblastisches Lymphom	5	24	20%
Immunoblastisches Lymphom	9	43	37%
Lymphoblastisches Lymphom	7	33	43%

ML = Malignes Lymphom
[a] Kiel-Klassifikation [25, 37]
[b] Verteilung bei primärem Lymphknoten-Befall [37]

Stadiengerechte Therapie kutaner Lymphome

Stadieneinteilung

Wie beim Morbus Hodgkin, so ist auch bei den Nicht-Hodgkin-Lymphomen die Art der Behandlung von dem Ausbreitungsstadium der Erkrankung abhängig.

Eine für die extrakutanen Non-Hodgkin-Lymphome gültige Stadieneinteilung nach dem Muster der Ann-Arbor-Klassifikation [18] ist für die spezifischen Belange der Hautlymphome nicht befriedigend, da hiernach diffuser oder disseminierter Organbefall dem prognostisch ungünstigsten Stadium IV zugeordnet werden müßte; dies widerspricht jedoch aller klinischen Erfahrung. Bereits Alibert u. Bazin haben bei der Mycosis fungoides ein prämykosides, ein Plaques- oder infiltratives und ein Tumorstadium unterschieden. Diese Stadien zeigen hinsichtlich der Überlebenszeiten deutliche Unterschiede [20]: prämykosides Stadium: 8 bis 12 Jahre; infiltratives Stadium: 3 bis 5 Jahre; mykosides Stadium: 1 bis 3 Jahre; bei Organbefall: weniger als 1 Jahr.

Autoptische Untersuchungen haben erkennen lassen, daß auch die Hautlymphome – wenngleich meist erst in späteren Krankheitsphasen – zur Generalisation mit Befall von Lymphknoten und inneren Organen neigen (Tabelle 4; [22, 46]). Diese Erkenntnis hat zu neuen Vorschlägen zur Stadieneinteilung der Mycosis fungoides geführt, in denen Lymphknoten- und Organbefall als Stadien IV bzw. V angegeben sind (Tabellen 5 und 6; [24, 50, 31]).

Tabelle 4. Lymphknoten- und Organbefall bei Mycosis fungoides

	% der Fälle	
	Rappaport u. Thomas [46] n = 32	Eigene Fälle n = 47
Lymphknoten	75	23
Lunge	66	2
Milz	60	} 12
Leber	53	
Knochenmark	39	6

Tabelle 5. Stadieneinteilung der Mycosis fungoides (MF) nach Fuks et al. [24] und van Scott u. Kalmanson [50]

Fuks et al. [24]	Stadium	van Scott u. Kalmanson [50]
MF der Haut	I	MF der Haut – ekzematoid
MF der Haut + unspezifische Lymphadenopathie	II	MF der Haut – infiltrativ
MF der Haut + spezifische Lymphadenopathie	III	MF der Haut – tumorös
MF der Haut + Organbefall	IV	MF der Haut + Lymphadenopathie
·/.	V	MF der Haut + Organbefall

Tabelle 6. Stadieneinteilung der Mycosis fungoides nach Kerl u. Kresbach [31]

Stadium I	Kutane Mycosis fungoides	a) Erythematöse u. ekzematoide Läsionen, großfleckige Parapsoriasis, Plaques, Papeln b) Tumoren mit oder ohne Plaques oder Papeln c) Erythrodermie
Stadium II	Kutane Mycosis fungoides (a–c) +	dermatopathische Lymphadenitis
Stadium III	Kutane Mycosis fungoides (a–c) +	Mycosis fungoides in peripheren Lymphknoten
Stadium IV	Kutane Mycosis fungoides (a–c) +	viszerale Mycosis fungoides. Manifestation in Lymphknoten, Milz, Leber, Lunge, Knochenmark u.a.

Stadium 0   Prämykotische Veränderungen – Histologie: keine Mycosis fungoides
Stadium 1/2 Protomykotische Veränderungen – Histologie: mit Mycosis fungoides vereinbar

L → Leukämische Phase (Sézary-Syndrom)

Staging-Untersuchungen

Vor Festlegung der Therapie ist es unerläßlich, das Ausbreitungsstadium durch entsprechende Staging-Untersuchungen genau festzulegen. Derartige Untersuchungen schließen, neben routinemäßigen Blutbildkontrollen, die Röntgenuntersuchung der Thoraxorgane und die Darstellung von Lymphknoten, Leber oder Milz mit Hilfe lymphographischer, szintigraphischer, sonographischer Untersuchungen, ggf. auch durch Entnahme von Gewebeproben, ein. Auch eine Untersuchung des Knochenmarkes sollte möglichst in allen Fällen durchgeführt werden. Die Notwendigkeit einer Laparoskopie bzw. einer Laparotomie muß im Einzelfall entschieden werden.

Richtlinien zur Behandlung der Hautlymphome (Tabelle 7)

Grundsätzlich können für die Hautlymphome diejenigen Behandlungsprinzipien zur Anwendung kommen, die auch bei der Behandlung der nodalen extrakutanen Lymphome Gültigkeit haben [44, 55]. Dies betrifft im wesentlichen den Einsatz von Glukokortikoiden, der Mono- und Polychemotherapie. Daneben bietet die Haut bei Fehlen von Lymphknoten- und Organveränderungen zusätzlich die Möglichkeit der externen Behandlung mit weitgehender Schonung des Gesamtorganismus. Die Entscheidung darüber, ob eine primär antientzündliche, zurückhaltende, oder aber eine primär aggressive zytostatische Behandlung durchgeführt werden soll, ist oft schwierig.

Es sind mehrere *Faktoren* zu berücksichtigen. Einerseits müssen wir bei den Lymphomen zwischen den verschiedenen Typen (niedriger und hoher Malignitätsgrad, B/T-

222

Tabelle 7. Grundsätzliche Möglichkeiten und Richtlinien zur Behandlung von Hautlymphomen in Abhängigkeit vom Lymphomtyp[a] und vom Ausbreitungsstadium
1 = äußerlich antientzündlich: Heliotherapie, Glukokortikosteroide, (Röntgen-Fernbestrahlung)
2 = systemisch antientzündlich: Glukokortikosteroide
3 = äußerlich aggressiv: Röntgen-Fernbestrahlung, Psoralen-UVA (PUVA), Stickstofflost (HN$_2$), Schnelle Elektronen, Röntgen-Tumorbestrahlung
4 = systemisch aggressiv: Mono- und Polychemotherapie (mit und ohne Glukokortikosteroiden)

| Ausbreitungsstadium | ML, niedriger Malignitätsgrad [a] | | ML, hoher Malignitätsgrad [a]: „Retikulosarkom/-atose-Typ" |
	T-Typ: Mycosis fungoides Sézary-Syndrom	B-Typ: „Retikulose"	
Nur Haut	1	(1), 3	3
Haut und LK, dermatopathisch	1, 2	3	3, (4)
Haut und LK, spezifisch	4	4	4
Haut und Organe mit oder ohne LK	4	4	4

LK = Lymphknoten   ML = Malignes Lymphom
[a] Kiel-Klassifikation [25, 37]

Typ) und den verschiedenen Ausbreitungsstadien (nur Hautbefall; Haut- und Lymphknoten- bzw. Organbefall) differenzieren. Andererseits ist im Hinblick auf die einzusetzende Therapie die Entscheidung zu treffen, ob die Behandlung mit aggressiven oder mit nichtaggressiven, antientzündlichen Methoden erfolgen soll, und ob der systemischen oder der örtlichen Behandlung der Vorzug zu geben ist [14].

Das vorwiegend im europäischen Raum verfolgte Behandlungskonzept geht von dem Grundsatz aus, die Hautlymphome, und insbesondere die Mycosis fungoides, zunächst so wenig eingreifend wie möglich zu behandeln und aggressivere Behandlungsmethoden für spätere Stadien zu reservieren. Vergleichsweise milde Maßnahmen wie die Heliotherapie oder örtliche Behandlung mit Glukokortikoiden zeigen bei geringer Belastung des Patienten, besonders bei den kutanen T-Zell-Lymphomen im prämykosiden ekzematoiden Stadium, eine gute Wirksamkeit. Bei Auftreten von Infiltraten kommen aggressivere Maßnahmen wie die lokale Anwendung von Stickstofflost-Präparaten, die Ganzkörperbestrahlung mit schnellen Elektronen oder die Gabe von Psoralen mit anschließender UVA-Exposition in Betracht. Bei Lymphknoten- und Organbefall gelten die Richtlinien zur Behandlung nodaler Lymphome; die Polychemotherapie ist hierbei der Monotherapie überlegen [22, 39, 40, 41].

Abhängigkeit der Behandlung vom Lymphom-Typ (Tabelle 7). Bei den T-Zell-Lymphomen von niedrigem Malignitätsgrad, *Mycosis fungoides und Sézary-Syndrom,* sollte bei Vorliegen ekzematoider und Plaques-förmiger Veränderungen primär eine Lokalbehandlung mit Glukokortikoiden versucht werden. Sprechen die Hautveränderungen hierauf nicht an, so kann auf eine Behandlung mit Stickstofflost in örtlicher Applikationsweise [49, 50, 51], Psoralen und UVA (PUVA) [30, 34, 57], Röntgenfernbestrahlung [3] oder eine Bestrahlung mit schnellen Elektronen [23, 24] ausgewichen werden. Bestehen Tumoren, so ist in erster Linie eine Röntgentumorbestrahlung, bei ausgedehntem Befall auch eine Polychemotherapie angezeigt.

Bei den Lymphomen von niedrigem Malignitätsgrad, B-Zell-Typ *(Retikulosen* älterer Nomenklatur), sollte „rechtzeitig" aggressiv behandelt werden. Dies bedeutet, daß eine kurzfristige Kontrolle der Patienten im Hinblick auf die Entwicklung einer Lymphknoten- bzw. Organbeteiligung erforderlich ist. Wird eine derartige Entwicklung erkennbar, so gelten die Richtlinien für die Behandlung nodaler Lymphome. Es steht dann die Polychemotherapie im Vordergrund [41, 44, 55].

Bei den Lymphomen von hohem Malignitätsgrad (*Retikulo- und Lymphosarkome* älterer Nomenklatur) muß frühzeitig eine aggressive systemische Behandlung (Polychemotherapie) durchgeführt werden.

Abhängigkeit der Behandlung vom Ausbreitungsstadium (Tabelle 7). Die Prognose maligner Lymphome ist bei primär kutanem meist günstiger als bei primär nodalem Befall. Auf eine den Gesamtorganismus belastende aggressive Polychemotherapie kann bei den Hautlymphomen solange verzichtet werden, wie mit örtlichen Behandlungsmaßnahmen eine Beeinflussung der klinisch manifesten Veränderungen erzielt wird.

Liegt neben Hautveränderungen auch Befall von Lymphknoten und inneren Organen vor, so muß zusätzlich eine systemische Therapie durchgeführt werden.

Zusammenfassung

1. Die klassischen Verfahren zur Diagnostik der Hautlymphome – Beurteilung des klinischen, histologischen und zytologischen Bildes – haben durch Anwendung moderner enzymzytochemischer, immunologischer und feinstruktureller Befunde eine neue Interpretation erfahren.

2. In Anlehnung an die Kieler Klassifikation für maligne Lymphome können auch die Hautlymphome in solche von niedrigem und von hohem Malignitätsgrad unterschieden werden. Neue Gesichtspunkte haben sich insbesondere bei der Aufschlüsselung der „Retikulosen" und „Retikulosarkome" in definierte Krankheitsentitäten ergeben. Bei „Retikulosen" älterer Nomenklatur handelt es sich im wesentlichen um kutane B-Zell-Lymphome von niedrigem Malignitätsgrad.

3. Die sog. Retikulosarkomatose Gottron stellt keine Krankheitsentität dar, sondern beinhaltet eine Gruppe von Erkrankungen mit besonderem klinischen Gepräge, bei denen es sich in der überwiegenden Zahl der Fälle um myelomonozytäre Leukämien handelt.

4. Mit Rücksicht auf den systemischen Charakter der Lymphome ist vor Einleitung der Behandlung eine vollständige Durchuntersuchung der Patienten, insbesondere im Hinblick auf Lymphknoten, Leber, Milz, Lunge und Knochenmark, zur Feststellung des Ausbreitungsstadiums unerläßlich.

5. Die Entscheidung über die optimale Behandlung von Hautlymphomen (örtlich oder systemisch; antientzündlich oder aggressiv) richtet sich einerseits nach dem Lymphomtyp (niedriger oder hoher Malignitätsgrad, B-/T-Zell-Typ) und andererseits nach dem Ausbreitungsstadium (alleiniger Hautbefall; Haut- und Lymphknoten- bzw. Organbefall).

Literatur

1. Braun-Falco, O., Burg, G., Schmoeckel, Chr.: Klassifikation von malignen Hautlymphomen. Hautarzt, Suppl. III, 37–45 (1978)
2. Braun-Falco, O., Guggenberger, K., Burg, G., Fateh-Moghadam, A.: Immunozytom unter dem Bilde einer Acrodermatitis chronica atrophicans. Hautarzt *29*, 644–647 (1978)
3. Braun-Falco, O., Lukacs, S.: Dermatologische Röntgentherapie. Berlin, Heidelberg, New York: Springer 1973
4. Braun-Falco, O., Marghescu, S., Wolff, H.H.: Pagetoide Reticulose. Morbus Woringer-Kolopp. Hautarzt *24*, 11–21 (1973)
5. Braun-Falco, O., Schmoeckel, Chr., Burg, G., Ryckmanns, F.: Pagetoid reticulosis. A further case report with a review of the literature. Acta Derm. Venerol. (Stockh.) 11–21 (1979)

6. Brittinger, G.: Outline of a prospective multicentric study on the clinical significance of the Kiel classification of Non-Hodgkin's lymphomas. In: Recent Results in Cancer Research, Vol. 65, S. 197–202. Mathé, G., Seligmann, M., Tubiana, M. (Hrsg.) Berlin, Heidelberg, New York: Springer 1978

7. Brittinger, G., Bartels, H., Burger, A., Dühmke, E., Fülle, H.H., Gunzer, U., Heinz, R., Huhn, D., Löhr, G.W., Musshoff, K., Nowicki, L., Pfoch, M., Pralle, H., Schmalhorst, U.: Grundlagen und bisherige Ergebnisse der prospektiven Studie der Kieler Lymphomgruppe über Non-Hodgkin-Lymphome. Lymphknotentumoren, Stacher, A., Höcker, P. (Hrsg). München, Wien, Baltimore: Urban & Schwarzenberg 1979

8. Burg, G., Braun-Falco, O.: Classification and differentiation of cutaneous lymphomas. Enzymecytochemical and immunocytological studies. Br. J. Dermatol. 93. 597–599 (1975)

9. Burg, G., Braun-Falco, O.: Morphological and functional differentiation and classification of cutaneous lymphomas. Bull. Cancer (Paris) 64, 225–240 (1977)

10. Burg, G., Braun-Falco, O.: Cutaneous Non-Hodgkin lymphoma. Revaluation of the histology using enzymecytochemical and immunological studies. Int. J. Dermatol. 17, 496–505 (1978)

11. Burg, G., Braun-Falco, O.: Methoden zur Klassifikation der Hautlymphome. Hautarzt, Suppl. III, 5–13 (1978)

12. Burg, G., Braun-Falco, O., Hoffmann-Fezer, G., Rodt, H., Schmoeckel, Chr.: Paterns of cutaneous lymphomas. Dermatologica 157, 282–291 (1978)

13. Burg, G., Braun-Falco, O., Schmoeckel, Chr., Hoffmann-Fezer, G., Fateh-Moghadam, A., Herterich, J.: Preferential microenvironments for B- and T-lymphocytes in the skin. INSERM 80, 221–238 (1978)

14. Burg, G., Guggenberger, K., Schmoeckel, Chr., Braun-Falco, O: Therapie der Mycosis fungoides. Ther. Ggw. (im Druck)

15. Burg, G., Kerl, H., Braun-Falco, O., Schmoeckel, Chr., Wolff, H.H., Kresbach, H.: Morphological and functional typing of lymphoma cutis. International Dermatopathology Symposium Munich, June 16–18, 1978

16. Burg, G., Rodt, H., Grosse-Wilde, H., Braun-Falco, O.: Surface markers and mitogen response of cells harvested from cutaneous infiltrates in mycosis fungoides and Sézary's syndrome. J. Invest. Dermatol. 70, 257–259 (1978)

17. Burg, G., Schmoeckel, Chr., Braun-Falco, O., Wolff, H.H.: Monocytic leukemia-clinically presenting as „malignant reticulosis of the skin". Arch. Dermatol. 114, 418–420 (1978)

18. Carbone, P.P., Kaplan, H.S., Musshoff, K., Smithers, I.W., Tubiana, M.: Report of the Hodgkin's disease staging classification committee. Conference on staging in Hodgkin's disease. Ann Arbor, April 26–28, 1971. Cancer Res. 31, 1860–1861 (1971)

19. Claudy, A.L., Schmitt, D., Viac, Alario, A., Staquet, M.J., Thivolet, J.: Morphological, immunological and immunocytochemical identification of lymphocytes extracted from cutaneous infiltrates. Clin. Exp. Immunol. 23, 61–68 (1976)

20. Clendenning, W.E.: Mycosis fungoides, history and clinical features. Bull. Cancer (Paris) 64, 167–176 (1977)

21. Degos, R., Ossipowski, B., Civatte, J., Touraine, R.: Réticuloses cutanées (Reticuloses histiomonocytaires). Ann. Dermatol. Venereol. 84, 125–152 (1957)

22. Epstein, E.H., Levin, D.L., Croft, J.D., Lutzner, M.A.: Mycosis fungoides. Survial, prognostic features, response to therapy and autopsy findings. Medicine (Baltimore) 15, 61–72 (1972)

23. Fuks, Z.Y., Bagshaw, M.A.: Total skin electron treatment of mycosis fungoides. Ther. Radiol. 100, 145–150 (1971)

24. Fuks, Z.Y., Bagshaw, M.A., Farber, E.M.: Prognostic signs and the management of the mycosis fungoides. Cancer 32, 1385–1395 (1973)

25. Gérard-Marchant, R., Hamlin, I., Lennert, K., Rilke, F., Stansfeld, A.G., van Unnik, J.A.M.: Classification of Non-Hodgkin's lymphomas. Lancet 2/1 406–408 (1974)

26. Goos, M.: Ultrastrukturelle und funktionelle Aspekte maligner Lymphome der Haut. Hautarzt Suppl. III, 15–19 (1978)

27. Gottron, E.: Sogenannte Retikulosarkomatose der Haut. Inaug.-Diss. Tübingen 1949, Ref. Hautarzt 2, 42 (1951)

28. Gottron, H.A.: Retikulosen der Haut. In: Dermatologie und Venerologie IV, Gottron, H.A., Schönfeld, W. (Hrsg.) Stuttgart: Thieme 1960

29. Hoffmann-Fezer, G., Rodt, H., Eulitz, M., Thierfelder, S.: Immunohistiochemical identification of T- and B-lymphocytes delineated by the unlabeled antibody enzyme method. I.

Anatomical distribution of O-positive and Ig-positive cells in lymphoid organs of mice. J. Immunol. Methods *13*, 261–270 (1976)

30. Hoffmann, C., Burg, G., Plewig, G., Braun-Falco, O.: Photochemotherapie kutaner Lymphome. Orale und lokale 8-MOP-UVA-Therapie. Dtsch. Med. Wochenschr. *102*, 675–679 (1977)

31. Kerl, H., Kresbach, H.: Lymphoretikuläre Hyperplasien und Neoplasien. In: Handbuch der Speziellen Pathologischen Anatomie und Histologie, Bd. 7/2, Haut- und Anhangsgebilde, Doerr, W., Seifert, G., Uehlinger, E. (Hrsg.), Schnyder, W. (Red.). Berlin, Heidelberg, New York: Springer 1979

32. Klein, U.E., Ude, P.: Monozytenleukämien mit ungewöhnlichem Erkrankungsablauf. Med. Klin. *70*, 613–621 (1975)

33. Knoth, W.: Zur Cyto- und Histogenese und zur klinischen Einteilung der reticulo-histiocytären Erkrankungen der Haut. Arch. Klin. Exp. Derm. *209*, 130–170 (1958)

34. Konrad, K., Gschnait, F., Hönigsmann, H., Fritsch, P., Wolff, K.: Photochemotherapie bei Mycosis fungoides. Hautarzt *29*, 191–197 (1978)

35. Kresbach, H., Kerl, H., Braun-Falco, O. (Hrsg.), Burg, G. (Mitarb.): Reticulosen und Lymphome aus heutiger Sicht. Hautarzt, Suppl. III, 1978

36. Leder, L.D.: Der Blutmonocyt. Berlin, Heidelberg, New York: Springer 1967

37. Lennert, K.: Malignant lymphomas. Other than Hodgkin's disease. In: Handbuch der speziellen Pathologischen Anatomie und Histologie, Vol. I/3/B, Uehlinger, E. (Hrsg.). Berlin, Heidelberg, New York: Springer 1978

38. Lennert, K., Stein, H., Kaiserling, E.: Cytological and functional criteria for the classification of malignant lymphomata. Br. J. Cancer *31*, Suppl. II, 29–43 (1975)

39. Levi, J.A., Wiernik, P.H.: Management of mycosis fungoides – current status and future prospects. Medicine (Baltimore) *54*, 73–88 (1975)

40. Luger, A.: Cytostatica in der Dermatologie. Berlin, Heidelberg, New-York: Springer 1977

41. Luger, A.: Chemotherapie maligner Lymphome. Hautarzt, Suppl. III, 67–73 (1978)

42. Lukes, R.J., Collins, R.D.: New approaches to the classification of the lymphomata. Br. J. Cancer *31* Suppl. II, 1–28 (1975)

43. Lutzner, M.A., Jordan, H.W.: The ultrastructure of an abnormal cell in Sézary's syndrome. Blood *31*, 719–726 (1968)

44. Mathé, G., Seligmann, M., Tubiana, M. (Hrsg.): Lymphoid neoplasias II. Clinical and therapeutic aspects. Recent Results in Cancer Research, Vol. 65. Berlin, Heidelberg, New-York: Springer 1978

45. Rappaport, H.: Tumors of the hematopoietic system. Atlas of tumor pathology, Sect. 3, Fasc. 8. Washington, D.C.: Armed Forces Institut of Pathology 1966

46. Rappaport, H., Thomas, L.B.: Mycosis fungoides: the pathology of extracutaneous involvement. Cancer *34*, 1198–1229 (1974)

47. Schmoeckel, Chr., Burg, G., Braun-Falco, O.: Quantitative analysis of lymphoid cells in mycosis fungoides, Sézary's syndrome and parapsoriasis en plaques. Arch. Dermatol. Res. *264*, 17–28 (1979)

48. Schuppli, R.: Phasengerechte Behandlung der Mycosis fungoides. In: Fortschritte der praktischen Dermatologie und Venerologie, Vol. 8, pp. 349–351, Braun-Falco, O., Marghescu, S. (Hrsg.). Berlin, Heidelberg, New York: Springer 1976

49. Van Scott, E.J., Grekin, D.A., Kalmanson, J.D., Vonderheit, E.C., Barry, W.E.: Frequent low doses of intraveneous mechlorethamine for late-stage mycosis fungoides lymphoma. Cancer *36*, 1613–1618 (1975)

50. Van Scott, E.J., Kalmanson, J.D.: Complete remissions of mycosis fungoides lymphoma induced by topical nitrogen mustard (HN_2). Control of delayed hypersensitivity to HN_2 by desensitization and by induction of specific immunologie tolerance. Cancer *32*, 18–30 (1973)

51. Sipos, K., Jasko, G.: A mustárnirogen helyi alkamazása nehany börbeteységben Bórgyögyaszati és Venerologiai. Szemle *32*, 198–203 (1956)

52. Stacher, A., Höcker, P. (Hrsg.): Lymphknotentumoren. München, Wien, Baltimore: Urban & Schwarzenberg 1979

53. Stein, H., Kaiserling, E., Lennert K.: Evidence for B-cell origin of reticulumcell sarcoma. Virchows Arch., Abt. A *364*, 51–68 (1974)

54. Sternberger, L.A., Hardy, T.H. jun., Cucults. J.J., Meyer, H.G.: The unlabeled enzyme method of immunohistochemistry. Preparation and properties of soluble antigen-antibody complex

(horseradisch peroxidase-anti horse radish peroxidase) and its use in identification of spirochetes. J. Histochem. Cytochem. *18*, 315–333 (1970)
55. Ultmann, U.E., Griem, M.D., Kirsten, W.H., Wissler, R.W. (Hrsg.): Current concepts in the management of leukemia and lymphoma. Recent Results in Cancer Research, Vol. 36. Berlin, Heidelberg, New York: Springer 1971
56. Wolff, H.H.: Subtle clues to diagnosis of skin diseases by electron microscopy. Am. J. Dermatopath, *1*, 77–81 (1979)
57. Wolff, K.: Photochemotherapie. Kutane Lymphome. Hautarzt, Suppl. III, 75–78 (1978)
58. Woringer, F., Kolopp, P.: Lésion érythémato-squameuse polycyclique de l'avantbras. Evolution depuis 6 ans chez un gargonnet de 13 ans. Ann. Dermatol. Venereol., 7e série *10*, 945–958 (1939)

Mikrobiologie

Friedrich Deinhardt

Die Bedeutung der Virusforschung für die praktische Dermatologie

Die Fortschritte auf dem Gebiet der Virologie in den letzten Jahrzehnten waren überraschend schnell. Die Erreger der meisten Viruskrankheiten wurden erkannt, isoliert, charakterisiert, und für eine Reihe der häufigsten Erkrankungen konnten Virusimpfstoffe entwickelt werden. Die Charakterisierung der Viren, ihrer Struktur, ihres genetischen Materials in Form von RNS oder DNS und ihrer Proteine führte zu einem besseren Verständnis der Virusvermehrung und der Pathogenese viraler Infektionen. Generell können wir heute die Virusinfektionen von Zellen in vier Formen aufteilen:

a) *lytische Infektion*, bei der neues Virus produziert und die infizierte Zelle zerstört wird;

b) *latente Infektion* ohne Produktion neuer Virusteilchen und ohne Zellzerstörung, aber mit Persistieren von Virusgenen in der infizierten Zelle;

c) *transformierende Infektion* mit oder ohne Virusproduktion und Transformation der infizierten Zelle;

d) *persistierende Infektion* mit Virusproduktion ohne Zellzerstörung oder Zelltransformation, wie z.B. bei einigen nicht transformierenden Retroviren.

Diese verschiedenen Virus-Wirtszell-Beziehungen bestimmen zu einem großen Teil die Pathogenese der Viruserkrankungen im Gesamtorganismus, wobei die lytische Infektion bei den meisten akuten Viruskrankheiten am häufigsten ist. Latente Infektionen spielen dagegen eine wesentliche Rolle bei chronisch rezidivierenden Erkrankungen und zusammen mit der transformierenden Infektion bei der Entstehung von Tumoren.

Im folgenden werden einige wenige Beispiele aus der modernen Virologie herausgegriffen, die für den Dermatologen von besonderer Bedeutung sind und die daneben mehr allgemein wichtige Prinzipien illustrieren.

Die Vereinfachung der Methoden der Elektronenmikroskopie und vor allem die Einführung der Immunelektronenmikroskopie, bei der Viren durch Agglutination durch spezifische Antiseren direkt in wenigen Stunden identifiziert werden können, war von besonderer Wichtigkeit zur schnellen Unterscheidung zwischen Herpes- und Pokkenviren bei unklaren Hautläsionen. Diese Differentialdiagnose ist aber praktisch eine Frage der Vergangenheit, da wir jetzt für fast zwei Jahre keinen einzigen natürlichen Pockenfall in der ganzen Welt mehr beobachtet haben. Die letzte Pockenerkrankung (mit Ausnahme von Laborinfektionen) wurde im Oktober 1977 von Somalia gemeldet [23]. Ein außergewöhnlicher Erfolg einer Virusvakzine, eingesetzt im Rahmen einer intensiven internationalen Zusammenarbeit. Dies macht heute mit ganz wenigen Ausnahmen eine Pockenimpfung nicht mehr notwendig, und damit sind auch die Probleme des *Eccema vaccinatum* oder andere Pockenimpfkomplikationen hoffentlich für immer Medizingeschichte geworden.

Akute und vor allem rezidivierende *Herpesviruserkrankungen* sind dagegen ein auch in der Zukunft noch weiter bestehen bleibendes Problem. Abgesehen von den relativ selten auftretenden und mit einer hohen Mortalität einhergehenden Herpesenzephalitiden oder den generalisierten Herpesinfektionen der Neugeborenen, sind die begrenzten akuten und rezidivierenden Herpesinfektionen der Haut und Schleimhäute zwar sehr lästig und unangenehm, aber im allgemeinen nicht lebensbedrohend. Bei diesen Infektionen persistiert das Herpesvirus in einer bisher nicht genau definierten latenten Form in den entsprechenden Ganglien, wird durch die verschiedensten Einflüsse aktiviert und führt dann immer an den gleichen Stellen zu erneutem Auftreten eines Haut- oder Schleimhautherpes. Als induzierende Faktoren sind z.B. psychischer Streß, fieberhafte Erkrankungen, UV-Bestrahlung, Kortikosteroide oder immunsuppressive Chemotherapie identifiziert worden. Der genaue Mechanismus der Aktivierung ist nicht bekannt, doch allen Aktivationssituationen ist ein direkter oder indirekt hemmender Einfluß auf das Immunsystem gemeinsam. Die Aktivierung erfolgt trotz des Vorhandenseins von spezifischen neutralisierenden Antikörpern und zellvermittelten Immunmechanismen [1]. Eine auch nur geringe Veränderung in dem Gleichgewicht zwischen latenter Herpesinfektion und Immunabwehr scheint ausreichend zu sein, um eine Aktivierung des latenten Virus zu erlauben. Dies zu verhüten oder die einmal aktivierte Erkrankung so schnell wie möglich zum Stillstand zu bringen, um dem Patienten soweit wie möglich vor den oft sehr beschwerlichen klinischen Erscheinungen zu schützen, ist unsere vordringlichste ärztliche Aufgabe, deren Lösung bisher in keiner Weise gelungen ist. Dies ist allein durch die Vielzahl der beschriebenen Behandlungsmethoden einschließlich der chirurgischen Entfernung der wiederholt befallenen Haut- oder Schleimhautareale [17] bewiesen, und es muß hier ganz offen gesagt werden, daß nicht wenige dieser Methoden wissenschaftlich nicht fundiert sind und einer echten klinischen Auswertung nie standhalten würden. Weiter kompliziert ist die Situation durch die mögliche Onkogenität der Herpesviren [21, 22]. Für *Herpes-simplex-Virus* ist dies zwar beim Menschen nicht mit Sicherheit bewiesen, doch kann ein Effekt von *Herpes-simplex-Virus* in der Onkogenese – möglicherweise nur im Sinne eines Cofaktors – aber auch nicht vollständig ausgeschlossen werden. Bewiesen ist, daß bei einer teilweisen Inhibition der Genexpression von Herpesvirus, Zellen in der Gewebe- oder Zellkultur transformiert werden können und diese in syngenetischen experimentellen Wirten auch in vivo maligne Tumoren erzeugen. Dies kann z.B. erreicht werden durch eine teilweise Inaktivation des Herpesvirus; Photoinaktivation ist in dieser Beziehung besonders effektiv, oder auch durch eine Inkubation der infizierten Zellen bei zu niedrigen oder zu hohen Temperaturen [21, 22]. Auf diesem Hintergrund soll nur kurz zu zwei Behandlungsmethoden Stellung genommen werden:

1. Die Behandlung vor allem des genitalen Herpes durch *Photoinaktivation*. Es ist zwar in keiner Weise bewiesen, daß *Herpes-simplex-Virus* bei der Genese des Zervikaloder Peniskarzinoms eine entscheidene Rolle spielt, doch muß man sich fragen, ob man zur klinischen Therapie eines rezidivierenden Herpes gerade die Methode der Herpesvirus-Inaktivation benutzen sollte, die zumindest experimentell eine Methode der Wahl zur Herpesvirus-induzierten Transformation von Säugetierzellen ist, vor allem, wenn wirklich nicht nachgewiesen ist, daß diese Methode anderen Behandlungsmodalitäten gegenüber weit überlegen ist.

2. Die *therapeutische Impfung* bei rezidivierendem Herpes mit einer langen Serie von Inokulationen von inaktivierten Herpesviren [10]. Diese Impfstoffe enthalten Herpesvirus-DNS und damit einen möglicherweise onkogenen Bestandteil des Gesamtvirus. Darüber hinaus ist eine wirkliche Wirksamkeit dieser Impfstoffe in kontrollierten klinischen Studien nie nachgewiesen worden. Im Gegenteil, in Tierexperimenten traten eher mehr als weniger Herpesrezidive nach einer vergleichbaren Impfung auf [16]. Rein theoretisch kann man sich fragen, ob eine solche Impfung überhaupt eine Chance auf Erfolg haben könnte, da diese Rezidive ja trotz hoher spezifischer Antikörper und nachweisbaren zellvermittelten Immunreaktionen auftreten. Durch eine Hyperimmunisierung könnte es aber trotzdem möglich sein, das Immunsystem gerade genug zu unterstützen, um zumindest die Rezidive seltener zum Durchbruch gelangen zu lassen oder sie klinisch milder zu machen. Hierzu sollte man aber erstens keinen Impfstoff benutzen, der das gesamte Virus enthält, sondern nur Impfstoffe, die nur gereinigte Virusproteine und

keine Nukleinsäure enthalten, und diese Impfstoffe sollten nur in klinisch wirklich kontrollierten Studien eingesetzt werden, um ihre Effektivität im positiven oder negativen Sinne eindeutig zu belegen. Die weitere unkontrollierte Verwendung von Impfstoffen, die Virusnukleinsäuren enthalten, deren Effektivität nicht bewiesen ist und deren Herstellung deshalb in den meisten Ländern einschließlich der Bundesrepublik Deutschland auch nicht lizensiert ist, ist meiner persönlichen Ansicht nach wissenschaftlich und ärztlich nicht länger vertretbar.

Nur ein paar Worte über *Varizellen* und *Herpes zoster* [8]. Varizellen oder Windpocken selbst sind eine im allgemeinen harmlose Kinderkrankheit, die jedoch in immungeschwächten Individuen lebensbedrohlich werden kann, und Herpes zoster ist eine zumindest äußerst schmerzhafte Erkrankung. Hyperimmunserumglobulin mit hohen anti-Varizellavirustitern kann nichtimmune Personen vor einer klinischen Erkrankung schützen, doch hat die therapeutische Gabe von Immunserumglobulinen trotz einiger gegenteiliger Meinungen bei einer einmal klinisch manifest gewordenen Erkrankung sicher keinen Effekt [19]. Aus Japan wurde vor kurzem die Entwicklung eines attenuierten Varizellen-Lebendimpfstoffes berichtet [21, 22], doch ist es zu früh, diesen generell zu empfehlen, und es ist nicht klar, ob es nach dieser Impfung später trotzdem zu einem Herpes zoster kommen könnte.

Für *Zytomegalieviren* ist die Situation etwa gleich, und auch hier sind jetzt attenuierte Lebendimpfstoffe entwickelt worden, die sich zur Zeit in der klinischen Erprobung befinden [11]. Die Frage einer möglichen Onkogenität besteht auch für Zytomegalieviren, und deshalb muß die Testung von Impfstoffen, die aktives Zytomegalievirus enthalten, natürlich mit äußerster Vorsicht durchgeführt werden. Die Zytomegalieviren sind deshalb von besonderer Bedeutung, weil sie zu lange anhaltenden latenten oder persistierenden Infektionen führen können. Primäre oder reaktivierte Zytomegalieinfektionen führen zu lebensbedrohlichen Erkrankungen mit interstitiellen Pneumonien, Hepatitis und nicht selten einer generalisierten Infektion bei Patienten mit einem geschwächten Immunsystem. Daneben ist Zytomegalie die häufigste kongenital übertragbare Viruserkrankung und dadurch für einen hohen Prozentsatz kindlicher Mißbildungen verantwortlich. Die Entwicklung effektiver Präventivmaßnahmen ist deshalb von besonderer Bedeutung. Immuntherapie mit Immunserumglobulin ist theoretisch nicht sehr erfolgversprechend, da besonders die zellvermittelte Immunabwehr für die Kontrolle der Erkrankung entscheidend zu sein scheint [13]. Trotzdem sind einige Therapieerfolge mit Immunserumglobulinen mit hohen anti-Zytomegalievirustitern berichtet worden, und eine weitere kontrollierte Studie dieser Situation erscheint gerechtfertigt [19]. Wesentlich mehr Erfolg könnte man sich aber von einer prophylaktischen aktiven Impfung versprechen, doch wirft dies viele andere technische und logistische Probleme auf.

Die *serologische Diagnostik von Viruserkrankungen* hat sich in den letzten Jahren wesentlich durch die Einführung hochsensitiver und spezifischer Radioimmun- und Enzymimmunteste und die Bestimmung, zu welchen Antikörperklassen spezifische Antikörper gegen Virusantigene gehören, verbessert. Als Beispiele hierfür könnte man die heute mögliche exakte Diagnose der verschiedenen *Virushepatitiden* [3] anführen, doch für den Dermatologen ist wahrscheinlich die genauere Laboratoriumsdiagnose der *Röteln* beim Vorliegen einer klinisch nicht absolut charakteristischen Erkrankung wichtiger. Da Röteln in der frühen Schwangerschaft noch immer eine der häufigsten Ursachen der Embryopathien ist, ist die Diagnose „Röteln" oder „nicht Röteln" oft sehr folgenschwer. Es ist erstaunlich, daß noch immer ein erheblicher Prozentsatz junger Mädchen nicht vor Erreichen des gebärfähigen Alters gegen Röteln geimpft werden. Die Rötelnvirus-Lebendvakzine erzeugt in über 90% der Geimpften neutralisierende Antikörper, die Impfung ist harmlos mit fast keinen oder nur geringfügigen Nebenerscheinungen und könnte später sehr viel Sorgen oder eine medizinisch notwendig werdende Schwangerschaftsunterbrechung vermeiden. Daneben wird es oft versäumt, zumindest am Beginn der Schwangerschaft oder bei Vorsorgeuntersuchungen den Immunstatus gegen Röteln genau zu bestimmen. Es muß gefordert werden, daß das Serum von Schwangeren so früh wie möglich oder besser von Frauen vor der Schwangerschaft auf Rötelnantikörper untersucht wird, daß bei höheren Antikörpertitern im ersten Trimester bestimmt wird, ob die Antikörper zur IgG- oder IgM-Klasse gehören, und daß das Serum für spätere Vergleichsuntersuchungen aufgehoben wird. Das Vorhandensein von IgM-Antikörpern spricht für eine nicht lange zurückliegende Infektion, da diese Antikörper je nach Empfindlichkeit des Testsystems nur für Wochen oder wenige Monate nach einer primären Infektion nachweisbar bleiben und nach einer Re-Infektion einer immunen Person, die auch für den Fötus ohne Konsequenz zu sein scheint, nicht wieder ansteigen. Schwangere mit fehlender Immunität gegen Rötelnvirus kann man bis zu einem gewissen Grade, aber nicht absolut, vor einer Infektion durch Gabe von Immunserumglobulin schützen, doch sollten diese Frauen [19] auf eine trotzdem erfolgte Infektion durch Bestimmung von Röteln-Antikörpern der IgM-Klasse kontrolliert werden. Immunserumglobulin selbst mit hohem anti-Röteln-Titern scheint keinen Effekt auf die Entwicklung einer Embryopathie zu haben, wenn es mehrere Tage nach erfolgter Infektion gegeben wird und ist therapeutisch bei bestehender klinischer Erkrankung mit Sicherheit wirkungslos [19]. Eine Impfung mit Röteln-Lebendvakzine während der Schwangerschaft ist unzulässig, obwohl eine teratogene Eigenschaft des Röteln-Impfvirus bisher nicht nachgewiesen werden konnte.

Die zur Verfügung stehende Zeit erlaubt mir nicht, andere exanthematöse Erkrankungen im einzelnen zu besprechen. *Hand-Fuß- und -Mund-Exantheme* [2] können durch mehrere Enterovirustypen, vor allem Coxsackie A Viren hervorgerufen werden. Die Diagnose durch Virusisolierung ist aufwendig und nur beweisend, wenn das Virus direkt aus den Hautveränderungen isoliert werden kann, da Virusisolierungen aus dem Stuhl nur dann beweisend sind, wenn gleichzeitig ein mindestens vierfacher Titeranstieg von Serumantikörpern gegen das isolierte Virus nachgewiesen werden kann, da diese Viren für Wochen oder Monate im Darmtrakt persistieren und im Stuhl ausgeschieden werden können. Ein Teil der *infantilen papulösen Akrodermatitiden* [7] scheint mit einer Hepatitis-B-Virusinfektion assoziiert zu sein, doch sind die genauen Zusammenhänge bisher nicht geklärt.

Es ist denkbar, daß die Nicht-A-Nicht-B-Hepatitis gelegentlich ähnliche Erkrankungsbilder hervorrufen könnte, und die Pathogenese anderer Fälle mit einem klinisch kaum differenzierbaren ähnlichen Syndrom sind bisher völlig ungeklärt. Es ist möglich, daß die weitere Verfeinerung virusdiagnostischer Methoden und eine engere Zusammenarbeit zwischen Klinik und Labor in der Zukunft die Ursachen für diese Erkrankungen weiter aufklären wird.

In den letzten Jahren ist intensivst nach den Erregern menschlicher Leukämien, Sarkome, Melanome und anderer Tumoren gesucht worden, nachdem Viren als Erreger dieser Tumoren bei Tieren identifiziert werden konnten. RNS-Viren (Retroviren), die eine RNS in DNS überschreibende reverse Transkriptase enthalten, sind als Ursache für Leukämien, Sarkome und Melanome in einer großen Anzahl von Tierarten identifiziert und isoliert worden, doch ist bisher ein vergleichbares Virus, welches beim Menschen diese Tumoren auslöst, nicht mit Sicherheit nachgewiesen worden. Eine Reihe von sogenannten Kandidatenviren und Antikörper gegen Retrovirusantigene sind beim Menschen beschrieben worden, doch in keinem Fall ist bisher ein überzeugender Nachweis für den kausalen Zusammenhang dieser Viren oder Antikörper mit den menschlichen Tumoren geführt worden. Versuche, vor allem Melanome durch unspezifische oder „spezifische" Immunstimulation zu beeinflussen, werden zur Zeit sehr aktiv durchgeführt, doch ist es zu früh, hier ein abschließendes Urteil abzugeben. Die Resultate der Immuntherapie sind komplex, teilweise erfolgversprechend, doch ist diese Therapie noch rein experimentell und sollte nur innerhalb von gut kontrollierten Vergleichsstudien durchgeführt werden [4].

Herr Balda wird über Papillom- und Warzenviren sprechen, und ich möchte abschließend nur noch ganz kurz über *Therapiemöglichkeiten* reden, die vielleicht in der Zukunft von Bedeutung sein werden. Die *Chemotherapie* der Viruserkrankungen ist durch die Natur der Viren, die keinen eigenen Stoffwechsel haben, sondern weitgehendst die chemische Fabrik ihrer Wirtszellen zur Vermehrung benutzen, verständlicherweise sehr viel schwerer als Chemotherapie von Bakterien und anderen Mikroorganismen. Trotzdem haben die letzten Jahre die ersten Fortschritte gezeigt, und es ist zu hoffen, daß in der Zukunft bessere und klinisch wirklich brauchbare antivirale Chemotherapeutika entwickelt werden [6, 9, 12, 14, 15, 20]. Interessant sind die Ansätze, Viruserkrankungen einschließlich der möglicherweise durch Viren erzeugten Tumoren durch „Interferon" zu behandeln [5, 18]. Interferone sind Proteine, die als Antwort auf eine Virusinfektion von den infizierten Zellen gebildet werden und die, wenn sie auch die Interferon-produzierenden Zellen selbst nicht mehr vor dem Untergang retten können, von diesen Zellen freigesetzt werden, in andere noch nicht infizierte Zellen eindringen und diese resistent gegenüber einer Virusinfektion machen und dadurch die weitere Ausbreitung der Infektion blockieren.

Die Produktion dieser Interferone in menschlichen Zellen in der Gewebe- oder Zellkultur ist heute noch viel zu teuer und aufwendig, um an eine generelle Anwendung außer in den wenigen gezielten Studien denken zu können. Wenn die Interferontherapie aber wirklich erfolgversprechend werden würde, dann könnte man vielleicht von einer synthetischen Herstellung oder von einer Klonierung der entsprechenden Gene und einer biologischen Produktion von Interferonen in E. coli oder einem anderen Bakterium träumen. Mit diesem Blick auf die Zukunft möchte ich schließen in der Hoffnung, daß die vielen, heute noch unlösbar erscheinenden Probleme der klinischen Virologie in der Zukunft eine rationale Antwort finden werden.

Literatur

1. Bader, C., Crumpacker, C.S., Schnipper, L.E., Ransil, B., Clark, J.E., Arndt, K., Freedberg, I.M.: The natural history of recurrent facial-oral infection with herpes simplex virus. J. Infec. Dis. *138*, 97–905 (1978)
2. Boell, F., Meier-Ewert, H.: Echo-6-Viren als Erreger des Hand-Fuß-Mund-Exanthems. Hautarzt *28*, 96–97 (1977)
3. Deinhardt, F.: Aktuelle Hepatitis-Virologie. Klinikarzt *8*, 281–292 (1979)
4. Deinhardt, F.: Biology of primate retroviruses. In: Viral oncology, Klein, G. (ed.). Raven Press (1979)
5. Dunnick, J.K., Galasso, G.J.: Clinical trials with exogenous interferon: summary of a meeting. J. Infec. Dis. *139*, 109–123 (1979)
6. Elion, G.B., Furman, P.A., Fyfe, J.A., de Miranda, P., Beauchamp, L., Schaeffer, H.J.: Selectivity of action of an antiherpetic agent, 9-(2-hydrocyethoxymethyl) guanine. Proc. Natl. Acad. Sci USA *74*, 5716–5720 (1977)
7. Gianotti, F.: Die infantilen papulösen Akrodermatitiden. Hautarzt *27*, 467–472 (1976)
8. Kaplan, A.S. (ed.): The herpesvirus. New York: Academic Pr. 1973
9. Maugh, T.H.: Chemotherapy: Antiviral agents come of age. Science *192*, 128–132 (1976)
10. Nasemann, T.: Herpes-Viren und Carcinogenese. Fortschr. Prakt. Dermatol. Venerol., *7*, 22–29 (1973)
11. Neff, B.J., Weibel, R.E., Buynak, E.B., McLean, A.A., Hilleman, M.R.: Clinical and laboratory studies of live cytomegalovirus vaccine Ad-169 (40382). Proc. Soc. Exp. Biol. Med. *160*, 32–37 (1979)
12. Oill, P.A., Galpin, J.E., Fox, M.A., Guze, L.B.: Treatment of cutaneous herpesvirus hominis type 2 infection with 8-Methoxypsoralen and long-wave ultraviolet light in guinea pigs. J. Infect. Dis. *137*, 715–721 (1978)
13. Pollard, R.B., Rand, K.H., Arvin, A.M., Merigan, T.C.: Cell-mediated immunity to cytomegalovirus infection in normal subjects and cardiac transplant patients. J. Infec. Dis. *137*, 541–549 (1978)
14. Rapp, U.R., Todaro, G.J.: Trisodium phosphonoformate, a new antiviral compound. Science 201, 819–824 (1978)
15. Russell, A.S., Brisson, E., Grace, M.: A double-blind, controlled trial of levamisole in the treatment of recurrent herpes labialis. J. Infec. Dis. *137*, 597–600 (1978)
16. Scriba, M.: Animal studies on the efficacy of an inactived herpes simplex virus vaccine against recurrent herpes infection. Infection *6*, 137–139 (1978)

17. Shelley, W.B.: Surgical treatment for recurrent herpes simplex. Lancet II, 1021–1022 (1978)
18. Siegert, R.: Interferon: Wirkung und klinische Anwendung. Internist *19*, 659–663 (1978)
19. Immunglobuline in Prophylaxe und Therapie (Tagungsbericht der Deutschen Vereinigung zur Bekämpfung der Viruskrankheiten e.V. in Verbindung mit dem Deutschen Grünen Kreuz), Spiess, H. (Hrsg.) 1977
20. Werner, G.T., Bömer, H., Metzger, E., Sauer, O., Schneider, H., Schubert, E., Treuner, J.: Untersuchungen zur virostatischen Wirkung von Adenin-Arabinosid-Monophosphat. Fortschr. Med. *96*, 1589–1597 (1978)
21. de-Thé, G., Henle, W., Rapp, F. (eds.): Oncogenesis and herpesviruses III. Part 1: DNA of herpesviruses, viral antigens, cell-virus interaction. International Agency for Research on Cancer, WHO Lyon 1978
22. de-Thé, G., Henle, W., Rapp, F. (eds.): Oncogenesis and herpesviruses III. Part 2: Cell-virus interactions, host response to herpesvirus infection and associated tumours, role of co-factors. International Agency for Research on Cancer, WHO Lyon 1978
23. Weekly epidemiological record, WHO Geneva *54*, 137–144 (1979)

Bernd-Rüdiger Balda

Viruspapillome: Neuere Entwicklungen

Warzen sind so alltäglich, daß sie für lange Zeit aus dem Blickwinkel wissenschaftlichen Interesses verschwunden waren. Größere Beachtung fanden sie lediglich noch in bestimmten therapeutisch problematischen Situationen, etwa bei peri- und subungualem Sitz oder bei ausgedehnter plantarer Aussaat.

Vor mehr als 7 Jahrzehnten gelang es Ciuffo, Warzen zellfrei zu übertragen [5]. Einige Jahre später injizierte Waelsch den Extrakt aus spitzen Kondylomen Versuchspersonen intrakutan, und nach 3 bis 6 Monaten entwickelten sich an der Inokulationsstelle kleine verruköse Hauttumoren [29]. In der Folgezeit wurden diese Experimente durch verschiedene Autoren mehrfach bestätigt (Übersichten bei [25, 26]), insbesondere auch für Larynxpapillome [13, 28] und das Krankheitsbild der Epidermodysplasia verruciformis Lewandowsky-Lutz [16, 17].

Elektronenmikroskopisch konnten bei einem Großteil aller verrukösen Akanthome intranukleäre monomorphe Partikel nachgewiesen werden, die in Größe, Form, Struktur und Lagerung bekannten Papillomviren entsprachen [1-4, 15-17, 27]. Serologisch erwiesen sie sich zumindest in älteren Testsystemen in ihrem Antigenverhalten als identisch [19].

Warzen der äußeren Haut, Papillome der Schleimhäute (Larynxpapillome) und spitze Kondylome der sog. Halbschleimhäute wurden deshalb als zwar lokalisationsabhängig morphologisch modifizierte, prinzipiell aber gleichartige Veränderungen aufgefaßt und ganz allgemein als benigne, infektiöse (Virus-) Akanthome bzw. Epitheliome definiert. Die gelegentlich verwendete Bezeichnung Fibroepitheliome sollte lediglich dem je nach klinischer Manifestation schwankenden Mischungsverhältnis von papillomatösem Bindegewebsstock und epidermaler Beteiligung nomenklatorisch Rechnung tragen. Aufgrund der Transfer-, serologischen und elektronenmikroskopischen Befunde wurde für den Menschen ein eigenes (einziges) humanes Papillomvirus (HPV) oder synonym Warzenvirus postuliert [26]. Diese naheliegende Annahme kann heute jedoch nicht mehr länger aufrechterhalten werden. Warzenviren sind vielmehr heterogen und zeigen ein biologisch unterschiedliches Verhalten. Different ist vor allem ihr onkogenes Potential, eine Eigenschaft, deren Tragweite im Hinblick auf ihre praktisch-epidemiologische Bedeutung erst in der letzten Zeit richtig eingeschätzt wird [22, 32].

Die bereits erwähnte und bekannte gestaltliche Vielfalt von Warzen (Tabelle 1) scheint also nicht (nur) Ausdruck der morphologischen Variabilität ein- und desselben Krankheitsbildes zu sein, sondern der Manifestation unterschiedlicher Warzenvirustypen, wobei eine gewisse Zuordnung von Papillomform und topographischer Lokalisation (spitze Kondylome im Anogenitalbereich, Mosaikwarzen an den Plantae u. ä. m.) unverkennbar ist. Der Unterschiedlichkeit des Virus entsprechen offensichtlich sowohl die makro- und mikromorphologischen Besonderheiten als auch der weitere Verlauf (Neigung zu Regression, Ausdehnung oder maligner Transformation), die Altersverteilung, Immunantwort und Epidemiologie.

Tabelle 1. Papillomtypen beim Menschen (ohne Anspruch auf Vollständigkeit)

Vulgäre Warzen, auch solche im sog. Halbschleimhautbereich
Filiforme Warzen
Plantarwarzen
Plane (juvenile) Warzen
Spitze Kondylome, Kondylome vom Typ Buschke-Löwenstein
Schleimhaut- (Larynx-) Papillome
Epidermodysplasia verruciformis

Vulgäre Warzen werden hauptsächlich bei Kindern und Jugendlichen zwischen dem 5. und 20. Lebensjahr angetroffen [32, 33]. Die Übertragung erfolgt durch direkten oder indirekten Kontakt über minimale Hautläsionen. Bei *Plantarwarzen* sind vor allem Gemeinschaftsräume (Bäder) die Infektionsquellen. *Spitze Kondylome* gehören zu den sexuell übertragbaren Krankheiten und zeigen daher ihren Häufigkeitsgipfel zwischen 20 und 30 Jahren, dem Alter größter sexueller Aktivität [32]. Promiskuität, möglicherweise auch hormonelle Faktoren wirken prädisponierend. Bei *Larynxpapillomen* fällt ein bimodaler Verteilungstyp auf. Neben jugendlichen Formen des Kleinkindesalters, die sich gewöhnlich bis zur Pubertät spontan zurückbilden, existieren adulte Formen des 5. und 6. Lebensjahrzehntes unter Bevorzugung des männlichen Geschlechts [32, 33]. Die Mütter von Kindern mit Larynxpapillomen sind häufig Kondylomträgerinnen [7, 9], was den Verdacht einer perinatalen Infektion nahelegt.

Histologische und elektronenmikroskopische Unterschiede humaner Papillomtypen sind in Tabelle 2 dargestellt. Es handelt sich allerdings um Durchschnittswerte, von denen im Einzelfall Abweichungen möglich sind. Der Virusgehalt läßt sich auch schon lichtmikroskopisch abschätzen, denn die basophilen Kerneinschlüsse der oberen Epidermislagen (Abb. 1) entsprechen direkt den elektronenmikroskopisch nachweisbaren Ansammlungen von Viruspartikeln [1].

Tabelle 2. Histologie und Elektronenmikroskopie (Virusgehalt) verschiedener humaner Papillomtypen

Papillomtyp	Histologie		EM (Virusgehalt)
Verrucae vulgares	Papillomatose	3 +	unterschiedlich,
	Akanthose	3 +	gewöhnlich hoch
	Orthohyperkeratose	2 bis 3 +	
	ballon. Degeneration	2 bis 3 +	
Verrucae plantares	Papillomatose	2 +	unterschiedlich,
	Akanthose	2 +	eher hoch
	Orthohyperkeratose	3 +	
	ballon. Degeneration	1 +	
Verrucae planae juveniles	Papillomatose	(1 +)	eher niedrig
	Akanthose	2 +	
	Orthohyperkeratose	1 bis 2 +	
	ballon. Degeneration	1 bis 2 +	
Condylomata acuminata	Papillomatose	3 +	sehr niedrig
	Akanthose	3 +	
	Orthohyperkeratose	(1 +)	
	ballon. Degeneration	1 +	
Epidermodysplasia verruciformis	unterschiedlich, je nach Typ		mäßig
Larynxpapillome	Papillomatose	2 bis 3 +	niedrig bis
	Akanthose	3 +	negativ
	ballon. Degeneration	(1 +)	

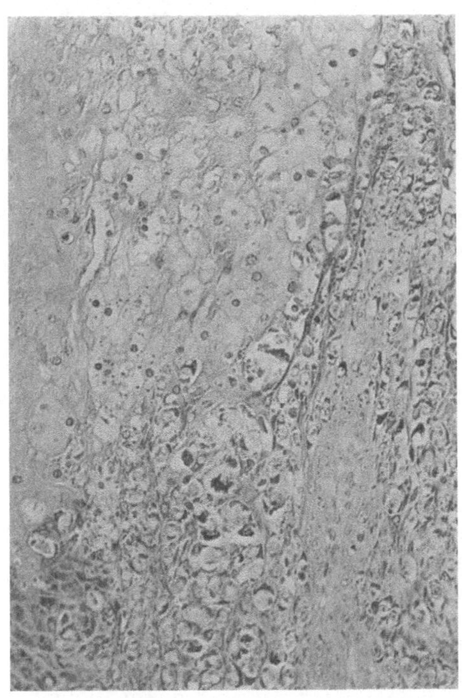

Abb. 1. Histologische Aufnahme einer Verruca vulgaris. Zahlreiche Zellen im Zustand ballonierender und retikulärer Degeneration. Reichlich basophile Kerneinschlüsse. HE, Originalvergrößerung 250 : 1

Während Hautwarzen, auch Plantarwarzen trotz großer individueller Schwankungen überwiegend spontaner Regression unterliegen, können spitze Kondylome, besonders jene vom Typ Buschke-Löwenstein, in Karzinome übergehen, sowohl perianal als auch im Penis- und Vulvabereich (Übersichten bei [30, 32]). Epidermodysplasia verruciformis führt in einem Drittel aller Fälle, speziell bei Läsionen vom Pityriasis-versicolor-Typ, zu maligner Transformation und Entwicklung von Bowen- und infiltrierenden Plattenepithelkarzinomen [14, 18, 20, 23]. Adulte Larynxpapillome sind nicht selten die Vorstufen von Larynxkarzinomen (Übersicht bei [32]), und selbst bei juvenilen Larynxpapillomen, meist nach zusätzlicher Röntgenbestrahlung, ist der Übergang in Karzinome beschrieben worden (Übersicht bei [32]).

Genauere Untersuchungen der Warzenviren selbst und damit der eigentliche Beweis ihrer Heterogenität wurden erst durch die Anwendung moderner komplizierter molekularbiologischer Techniken möglich. In erster Linie sind hier Verfahren der Nukleinsäure- und Proteinanalyse gemeint. Der Vergleich der DNS-Spaltmuster individueller Virusisolate nach Behandlung mit Restriktionsendonukleasen und nachfolgender elektrophoretischer Auftrennung ergibt mindestens vier verschiedene Bilder, von denen drei enger miteinander verwandt sind [12]. Letzteres wird zusätzlich durch Nukleinsäurehybridisierungsexperimente bestätigt [11]. Zumindest ein Virustyp weicht in seinem Genmaterial erheblich von den übrigen ab, und es besteht keine nennenswerte Genomhomologie zwischen vulgären und Plantarwarzen einerseits sowie spitzen Kondylomen und Larynxpapillomen andererseits [8, 34]. Obwohl die Proteinkomponenten humaner Papillomviren noch nicht vollständig charakterisiert sind, können für Hand- und Fußwarzen deutlich unterscheidbare Elektrophoresemuster erhalten werden [21]. Auch die früheren serologischen Daten bedürfen insofern der Ergänzung, als sorgfältig präparierte Antiseren, die gegen Hautwarzen gerichtet sind, nicht nur mit diesen, son-

Tabelle 3. Klassifikation von HPV (ergänzt, unter Bezugnahme auf die Nomenklaturkonferenz von Mobile, Ala [6])

HPV - 1 a	Verrucae plantares, Verrucae vulgares (Condylomata acuminata)
HPV - 1 b	Verrucae vulgares (bisher sehr selten gefunden)
HPV - 1 c	Verrucae vulgares (bisher sehr selten gefunden)
HPV - 2	Verrucae vulgares
HPV - 3	Verrucae planae juveniles, Epidermodysplasia verruciformis
HPV - 4	Verrucae vulgares, Verrucae plantares
HPV - 5	Epidermodysplasia verruciformis, maligne Transformation möglich
HPV - 6	Condylomata acuminata, maligne Transformation möglich

dern auch mit Virusisolaten aus Kondylomen reagieren. Umgekehrt reagieren Antiseren gegen Kondylome nicht auch mit Hautwarzenviren [2]. Ohne Kreuzreagibilität sind typenspezifische Antiseren von Palmar- und Plantarwarzen [21].

Sowohl die klinisch-epidemiologischen als auch die virologisch-molekularbiologischen Daten über humane Papillomviren sind unvollständig und daher zum Teil auch schwer verständlich. Wird versucht, eine Zuordnung von Krankheitsbildern und Virustypen vorzunehmen, so ergibt sich die in Tabelle 3 dargestellte Übersicht. Sie entspricht dem gegenwärtigen Wissensstand [6] und kann darum nur als präliminär, änderungs-und ergänzungsbedürftig angesehen werden. Es wird dennoch deutlich, daß HPV-Infektionen harmlos verlaufen (z.B. vulgäre Warzen) oder mit dem Risiko maligner Transformation behaftet sein können. An der Entwicklung einfach durchführbarer diagnostischer (und prognostischer) Testsysteme wird gearbeitet. Erwähnenswert als Gegenstand zukünftiger onkovirologischer Forschung sind ferner Krankheitsbilder wie *floride orale Papillomatose, Papillomatosis cutis carcinoides* und andere papillomatöse Veränderungen [22, 32]. Hingewiesen werden soll in diesem Zusammenhang auch auf die ebenfalls heterogenen bovinen (Kuh-) Papillomviren. Ihre Rolle bei den im Metzgergewerbe weit verbreiteten vulgären Warzen ist keineswegs geklärt. Darüber hinaus muß davon ausgegangen werden, daß sie von uns mit der Nahrung über den Magendarmtrakt aufgenommen werden. Die hohe Malignitätsquote gastrointestinaler (und Blasen-) Papillome ist bekannt.

HPV erfüllen, ähnlich wie andere onkogene Viren (Herpesviren, Oncornaviren), eine wesentliche Voraussetzung für die Realisierung onkogenen Potentials. Neben der für die klinischen Erscheinungen verantwortlichen Anregung einer Zellproliferation und der histologisch erkennbaren Zellzerstörung, die beide der Virusvermehrung dienen, wird das Genmaterial der Viren ganz oder partiell in die chromosomale Wirtszell-DNS integriert. Bei Aktivierung solchermaßen persistierender Genome bzw. Störung der innerzellulären Regulation (gegebenenfalls unter Fremdeinflüssen wie Strahlen, chemischen Noxen u.a.) können Zelltransformationen die Folge sein [31]. Im Detail sind diese Vorgänge noch nicht erforscht.

Ein Blick in die Evolutionsgeschichte weist Warzenviren ebenfalls als poteniell onkogen aus. Sie gehören nämlich in die im Tierreich weit verbreitete Gruppe der *Papovaviren* (rabbit *pa*pilloma virus, *pol*yoma virus, simian *va*cuolating virus [40]), die ursächlich für eine Vielzahl von Tumoren bei etlichen Spezies verantwortlich sind. Neben HPV sind beim Menschen noch zwei weitere Arten von Papovaviren entdeckt worden: das JC-Virus in Verbindung mit der progressiven multifokalen Leukoenzephalopathie [24] und das BK-Virus im Urin immunsupprimierter Patienten [10].

Zweifelsfrei ist es in den letzten Jahren gelungen, neue Impulse für die Erforschung menschlicher Papillome zu setzen. Die vorliegenden Ergebnisse geben in Übereinstimmung mit der klinischen Erfahrung keinen Anlaß zu der Befürchtung, daß Warzen grundsätzlich als prämaligne einzuschätzen seien. Sie sind nur als Hinweis darauf zu verstehen, daß mit Papillomviren möglicherweise onkogenes Material in unseren Organismus gelangen kann. Wesentliche Detailarbeit muß noch geleistet werden.

Literatur

1. Almeida, J.D., Howatson, A.F., Williams, M.G.: Electron microscope study of human warts; sites of virus production and nature of the inclusion bodies. J. Invest. Dermatol. *38*, 337–345 (1962)
2. Almeida, J.D., Oriel, J.D., Stannard, L.M.: Characterization of the virus found in human genital warts. Microbios *3*, 225–232 (1969)
3. Boyle, W.F., McCoy, E.G., Fogarty, W.A.: Electron microscopic identification of virus-like particles in laryngeal papilloma. Ann. Otol. Rhinol. Laryngol. *80*, 693–699 (1971)
4. Boyle, W.F., Riggs, J.L., Oshiro, L.S., Lenette, E.H.: Electron microscopic identification of papova virus in laryngeal papilloma. Laryngoscope *83*, 1102–1108 (1973)
5. Ciuffo, G.: Innesto positivo con filtrato di verruca volgare. Giorn. ital. mal. venerol. pelle *48*, 12–19 (1907)
6. Coggin, J.R., zur Hausen, H.: Workshop on papillomaviruses and cancer. Cancer Res. *39*, 545–546 (1979)
7. Cook, T.A.: Laryngeal papilloma: etiologic and therapeutic considerations. Ann. Otol. Rhinol. Laryngol. *82*, 649–655 (1973)
8. Delap, R., Frieman-Kien, A., Rush, M.G.: The absence of human papilloma viral DNA sequences in condylomata acuminata. Virology *74*, 268–272 (1976)
9. Duff, T.B.: Laryngeal papillomatosis. J. Laryngol. Otol. *85*, 947–956 (1971)
10. Gardner, S.D., Field, D.M., Coleman, D.V. et al: New human papovavirus (BK) isolated from urine after renal transplantation. Lancet I, 1253–1257 (1971)
11. Gissmann, L., Pfister, H., zur Hausen, H.: Human papilloma viruses (HPV): Characteriszation of 4 different isolates. Virology *76*, 569–580 (1977)
12. Gissmann, L., zur Hausen, H.: Human papilloma viruses: physical mapping and genetic heterogeneity. Proc. Natl. Acad. Sci. USA *73*, 1310–1313 (1976)
13. Ishikawa, K.: Klinische und experimentelle Untersuchungen über die Entstehungsursachen der Papillome. Fukuoka Acta Med. *29*, 87–88 (1936)
14. Jablonska, S., Biczysko, W., Jakobowicz, W., Dabrowksi, H.: The ultrastructure of transitional states to Bowen's disease and invasive Bowen's carcinoma in epidermodysplasia verruciformis. Dermatologica *140*, 186–194 (1970)
15. Jablonska, S., Fabjanska, L., Formas, I.: On the viral etiology of epidermodysplasia verruciformis. Dermatologica *132*, 369–385 (1966)
16. Jablonska, S., Formas, I.: Weitere positive Ergebnisse mit Auto- und Heteroinokulation bei Epidermodysplasia verruciformis Lewandowsky-Lutz. Dermatologica *118*, 86–93 (1959)
17. Jablonska, S., Milewski, B.: Zur Kenntnis der Epidermodysplasia verruciformis Lewandowsky-Lutz. Dermatologica *115*, 1–22 (1957)
18. Lutzner, M.A.: Epidermodysplasia verruciformis. Bull. Cancer *65*, 169–182 (1978)
19. Ogilvie, M.M.: Serological studies with human papova (wart) virus. J. Hyg. (Cambr.) *68*, 479–490 (1970)
20. Ormea, F.: Epidermodysplasia verruciformis und Hautcarcinome. Arch. Dermatol. *188*, 278–295 (1949)
21. Orth, G., Favre, M., Croissant, O.: Characterization of a new type of human papillomavirus that causes skin warts. J. Virol. *24*, 108–120 (1977)
22. Orth, G., Jablonska, S., Breitburd, F., Favre, M., Croissant, O.: The human papillomaviruses. Bull. Cancer *65*, 151–164 (1978)
23. Orth, G., Jablonska, S., Jarzabek-Chorzelska, M., Obalek, S., Rzesa, G., Favre, M., Croissant, O.: Characteristics of the lesions and risk of malignant conversion associated with the type of human papillomavirus involved in epidermodysplasia verruciformis. Cancer Res. *39*, 1074–1082 (1979)
24. Padgett, B.L., Walker, D.L., zu Rhein, G.M. et al: Cultivation of papova-like virus from human brain with progressive multifocal leucoencephalopathy. Lancet I, 1257–1260 (1971)
25. Rasmussen, K.A.: Verrucae plantares. Symptomatology and epidemiology. Acta Derm. Venerol. (Stockh.) *38*, Suppl. 39. Copenhagen: Jørgensens 1958

26. Rowson, K.E.K., Mahy, B.W.J.: Human papova (wart) virus. Bacteriol. Rev. *31*, 110–131 (1967)
27. Strauss, M.J., Bunting, H., Melnick, J.L.: Virus-like particles and inclusion bodies in skin papillomas J. Invest. Dermatol. *15*, 433–443 (1950)
28. Ullmann, E.V.: On the aetiology of the laryngeal papilloma. Acta Otolaryngol. (Stockh.) *5*, 317–334 (1923)
29. Waelsch, L.: Übertragungsversuche mit spitzen Kondylomen. Arch. Dermatol. *124*, 625–646 (1918)
30. Zur Hausen, H.: Condylomata acuminata and human genital cancer. Cancer Res. *36*, 530 (1976)
31. Zur Hausen, H.: Cell-virus gene balance hypothesis of carcinogenesis. Behring Inst. Mitt. *61*, 1–12 (1977)
32. Zur Hausen, H.: Human papillomaviruses and their possible role in squamous cell carcinomas. Curr. Top. Microbiol. Immunol. *78*, 1–30 (1978)
33. Zur Hausen, H., Gissmann, L., Steiner, W., Dippold, W., Dreger, I.: Human papilloma viruses and cancer. Bibl. Haematol. *43*, 569–571 (1976)
34. Zur Hausen, H., Meinhof, W., Schreiber, W., Bornkamm, G.W.: Attempts to detect virus-specific DNA sequences in human tumors: I. Nucleic acid hybridizations with complementary RNA of human wart virus. Int. J. Cancer *13*, 650–656 (1974)

Für kritische Diskussionen und Hinweise danke ich Herrn Dr. Lutz Gissmann, Freiburg i. Br.
Während der Drucklegung erschien von S. Jablonska et al. die Übersichtsarbeit „Neues auf dem Gebiet der Warzenviren" (Hautarzt *30*, 411–417 (1979)).

Wilhelm N. Meigel

Erregerwandel und Resistenzprobleme bei bakteriellen Hauterkrankungen

Mit der Entdeckung der Sulfonamide und des Penizillins durch Domagk bzw. Fleming in den 30er Jahren dieses Jahrhunderts war zum ersten Mal die Möglichkeit gegeben, mit Substanzen, die selektiv die Zellen niedriger Lebewesen schädigten und für den Menschen weitgehend atoxisch waren, Bakterien wirksam auch innerhalb des Organismus zu bekämpfen. Schon wenige Jahre nach Einführung der Sulfonamide und des Penizillins entwickelte sich jedoch bei einigen vorher gut auf die Behandlung ansprechenden Keimarten eine zunehmende Antibiotika-Resistenz, wobei vor allem die Penizillinresistenz zu nennen ist, welche die Bekämpfung des Staphylokokkenhospitalismus der 50er Jahre sehr schwierig gestaltete.

Seit einigen Jahren beobachtet man eine neue Welle von Infektionen durch multiresistente gramnegative Bakterien aus der Gruppe der *Enterobacteriaceae* und dem Genus *Pseudomonas*. Gerade die unter dem Sammelbegriff *„Naß- und Pfützenkeime"* vereinten gramnegativen Stäbchen wie *Klebsiella, Enterobacter, Serratia, Proteus* und *Pseudomonas* sind als Verursacher eines neuen gramnegativen Hospitalismus anzusehen. Diese Keime waren wohl schon immer in Krankenhäusern heimisch. Sie treffen aber heute auf ein verändertes Patientengut, das durch Grundkrankheiten oder durch abwehrmindernde Medikamente geschwächt ist, an dem andererseits aber im Rahmen der Intensivmedizin zahlreiche invasive therapeutische Maßnahmen vorgenommen werden, wodurch für diese Keime die Möglichkeit zur Überwindung der natürlichen Barriere gegeben ist.

Respirations- und Urogenitaltrakt sind von diesen gramnegativen Infektionen bevorzugt betroffen. Immerhin fanden sich aber in einer mehr als 4000 Patienten umfassenden Studie auch 11% Haut- und Subkutisinfektionen [3]. Es stellt sich die Frage, ob diese anhand des Krankengutes auf Intensivstationen getroffenen Feststellungen auch für die Dermatologie gelten.

Bakterienökologie der Haut

Die Standortflora der menschlichen Haut besteht zum überwiegenden Teil aus grampositiven Kokken (*Staphylococcus epidermidis*) und Propionibakterien (*Propionibacterium acnes*), bei den Anflugkeimen werden gelegentlich auch pathogene grampositive Keime wie *Staphylococcus aureus* und beta-hämolysierende *Streptokokken* der serologischen Gruppe A gefunden [12, 14]. Die Bakterienökologie der Haut wird von zahlreichen Faktoren wie physiologische Abschilferung, Wasserstoffionenkonzentration der Hautoberfläche, wasserlösliche Inhaltstoffe und Lipide der Hornschicht, Dehydratation der Hornschicht und nicht zuletzt durch antagonistische Effekte der Standortflora beeinflußt [18]. Gramnegative Keime kommen nur an ganz wenigen Arealen des Körpers und auch dort nur in geringer Zahl vor, was angesichts ihrer weiten Verbreitung in der

Umwelt bemerkenswert erscheint, zumal die meisten als Darmpassanten höherer Organismen gelten können. Neben dem Antagonismus der grampositiven Standortflora ist vor allem der geringe Wassergehalt der Hornschicht ein begrenzender Faktor für das Angehen gramnegativer Keime [1], so daß allein einige eher feuchte Areale wie Zehenzwischenräume, Anogenitalregion und Axillen von gramnegativen Keimen besiedelt werden können. Dabei finden sich hauptsächlich gramnegative Stäbchen aus der Gruppe *Acinetobacter* und *Enterobacteriaceae* wie *E. coli, Klebsiella-Enterobacter* und gelegentlich *Proteusarten*. Berichte über Hautinfektionen, hervorgerufen durch gramnegative Keime, machen jedoch deutlich, daß unter bestimmten Bedingungen, besonders auf erkrankter und vorgeschädigter Haut, derartige Erreger kolonisieren können.

Hauterkrankungen durch gramnegative Keime

Gramnegative Follikulitis: Das wohl bekannteste Beispiel ist die gramnegative Follikulitis [8, 17]. Langzeittherapie mit selektiv wirkenden Antibiotika, meist verstärkt durch lediglich grampositive Keime hemmende Antiseptika, kann bei Aknepatienten zu massiven follikulär gebundenen Pusteln (Typ I) oder zu abszedierenden und zystischen Entzündungen (Typ II) im Bereich der Akneprädilektionsstellen führen. Als Erreger wurden entweder Keime des Genus Klebsiella-Enterobacter-Serratia (Typ I) oder der Proteusgruppe (Typ II) isoliert. In beiden Fällen stellt die Nasenschleimhaut das Keimreservoir dar. An diese Erkrankung sollte gedacht werden, wenn im Verlauf der antibiotischen Therapie einer entzündlichen Acne vulgaris nach anfänglicher Besserung ein „Rezidiv" auftritt. Die Diagnose kann nur durch bakteriologische Untersuchungen gesichert werden. Tetrazykline sind bei diesen meist polyresistenten Keimen unwirksam. Die Therapie muß entsprechend dem Resistogramm auf andere Antibiotika umgestellt werden. Die gramnegative Follikulitis ist eine durch Erregerwandel hervorgerufene Pyodermie und keine Sonderform der Akne.

Gramnegative Hidradenitis suppurativa: Ähnliche Hautfloraverschiebungen sind bei der Hidradenitis suppurativa beschrieben [7]. Klinisch finden sich purulente und fistelnde Knoten in der Axilla. Begünstigend für die Entstehung der Erkrankung ist die iatrogene Selektion von gramnegativen Keimen – vor allem Escherichia coli und Proteusarten werden nachgewiesen – bei der Behandlung banaler Schweißdrüsenabszesse mit lediglich grampositive Erreger erfassenden Antibiotika.

Gramnegativer Fußinfekt: Schließlich ist der gramnegative Fußinfekt ein Beispiel für einen Erregerwandel mit Superinfektion durch gramnegative Keime [15]. Bei der Lokaltherapie von Interdigitalmykosen wird meist nicht berücksichtigt, daß gerade bei stark mazerierten Veränderungen in den Interdigitalräumen gute Wachstumsbedingungen für Naß- und Pfützenkeime vorliegen. Begünstigende Faktoren sind enges Schuhwerk, Fehlstellungen der Zehen und Hyperhidrosis pedum. Breit wirkende Antiseptika unter Ausschaltung der wegbahnenden Faktoren sind therapeutisch zu empfehlen, gelegentlich kann auch eine gezielte antibiotische Therapie erforderlich werden.

Infektionen durch Pseudomonas aeruginosa: Pseudomonas aeruginosa ist der wohl wichtigste Problemkeim des gramnegativen Hospitalismus. Seine pathogenen Eigenschaften wurden lange nicht genügend gewürdigt, und auch seine Bedeutung als Verursacher dermatologischer Erkrankungen stand immer wieder zur Diskussion [5]. Der Keim ist als Passant im Darm von Warmblütern anzutreffen. Er ist wegen seiner Anspruchslosigkeit in der Umwelt weit verbreitet und kommt wegen der Resistenz gegen zahlreiche Desinfektionsmittel wie quaternäre Ammoniumbasen auch in Krankenhäusern häufig vor.

Pseudomonas aeruginosa bildet neben zahlreichen Enzymen und Toxinen auch Farbstoffe, weshalb er auch als Erreger des „blaugrünen" Eiters (Bacterium pyocyaneum) bekannt ist [9]. Die Paronychie mit Grünverfärbung der Nagelplatten, eine erosivulzerierende Form der Balanitis und vor allem die nekrotisierende Otitis externa, die auch als Otitis externa maligna bezeichnet wird, werden durch Pseudomonas aeruginosa verursacht [5, 16]. Begünstigende Faktoren wie feuchtes Milieu oder Grundkrankheiten wie Diabetes mellitus scheinen erforderlich, um diese Infektionen manifest werden zu lassen. Eher eine Kuriosität stellen durch Pseudomonaden verursachte Follikulitiden dar, die nach Baden in einem Swimmingpool auftraten [19].

Gefürchtet ist die Vermehrung von Pseudomonas aeruginosa auf großflächigen Hautläsionen. Durch die Resorption von Toxinen kann es zu Allgemeinreaktionen kommen, außerdem besteht die Gefahr einer Sepsis. Mit diesen Komplikationen ist bei Verbrennungen, aber auch bei Pemphiguserkrankungen und beim Lyell-Syndrom zu rechnen.

Schließlich ist darauf hinzuweisen, daß bei Pyocyaneus-Sepsis mehr als bei Septikämien durch andere gramnegative Problemkeime Hautmetastasen häufig sind und auf die Diagnose hinweisen können [21]. Besonders gefährdet sind Patienten mit myeloischer Insuffizienz. Hautmetastasen bei Pyocyaneus–Sepsis. werden rasch nekrotisch. Diese nekrotisch-ulzerierenden Veränderungen wurden im älteren Schrifttum als Ecthyma gangraenosum bezeichnet und als typische akute Form der Pyocyaneus-Infektion der Haut angesehen [2], sind aber doch wohl eher bakterielle Metastasen der Haut bei Pyocyaneus-Sepsis. Die Frühdiagnose dieser Veränderungen durch den Dermatologen kann für den betroffenen Patienten, der meist an einer schweren Grunderkrankung leidet, lebensrettend sein.

Sowohl die durch therapiebedingte Floraverschiebungen ausgelösten gramnegativen Hautinfektionen als auch die durch Naß- und Pfützenkeime und hier vor allem durch Pseudomonaden verursachten Hauterkrankungen spielen jedoch zahlenmäßig im Vergleich zu den Infektionen durch grampositive Kokken keine Rolle. Ein Erregerwandel im Sinne eines gramnegativen Hospitalismus, wie er auf Intensivstationen beobachtet wird, ist in der Dermatologie bisher nicht erkennbar und dürfte aufgrund der Besonderheiten der Bakterienökologie der Haut wohl auch nicht eintreten.

Der Dermatologe muß jedoch mit den Resistenzproblemen, welche die antimikrobielle Therapie zunehmend erschweren, vertraut sein. In kaum einer anderen Spezialdisziplin der Medizin werden nämlich Antibiotika häufiger eingesetzt. Dies hängt einmal damit zusammen, daß die Haut als Oberflächenorgan bakteriellen Infekten besonders ausgesetzt ist. Zum anderen werden aber auch bei Hauterkrankungen ohne nachweisbaren Infektionsmodus Antibiotika häufig verwendet, wie z.B. bei perioraler Dermatitis, Rosazea, Pseudolymphomen und vor allem bei Akne vulgaris.

Resistenzentwicklung

Die Resistenz der Mikroorganismen gegen Antibiotika ist ein lange bekanntes Phänomen. Neben der natürlichen Unempfindlichkeit von Keimen gegen Antibiotika und der erworbenen mutativen oder chromosomal fixierten Resistenz hat in den letzten Jahren vor allem die zuerst bei Ruhrbakterien beobachtete labile, extrachromosomale Entwicklung von Resistenzgenen – sogenannte R-Faktoren – aktuelle Bedeutung gewonnen.

Diese extrachromosomale DNS enthält vor allem Informationen zur Bildung von Antibiotika-inaktivierenden Enzymen. Sie ist für die Bakterienzellen normalerweise nicht lebensnotwendig, unter bestimmten Bedingungen, zum Beispiel bei Anwesenheit von Antibiotika, ist sie jedoch von Vorteil. Diese auch als Plasmide bezeichneten Resistenzgene kommen sowohl bei gramnegativen Bakterien wie Enterobacteriaceae als auch bei grampositiven Kokken vor. Bei gramnegativen Keimen wird die plasmidische Resistenz durch Konjugation, bei grampositiven Keimen durch Bakteriophagen übertragen, weswegen auch die Bezeichnung „infektiöse" Resistenz gebräuchlich ist [10].

Folgerungen für den Dermatologen

Untersuchungen haben gezeigt, daß sowohl eine hochdosierte Tetrazyklintherapie (1000 mg/die) [4] als auch eine Langzeittherapie in niedriger Dosierung (100 mg/die) [22] zur Kolonisierung und Anreicherung multiresistenter gramnegativer Keime im Darm führt. Diese Stämme können noch Monate nach Beendigung der Therapie nachgewiesen werden.

Da ein Großteil der plasmidgebundenen Resistenzen labil ist, kann man damit rechnen, daß außerhalb von Kliniken ein durch Antibiotikabehandlung selektierter, R-Faktor tragender Keim epidemiologisch ohne Bedeutung bleibt, da R-Faktor-freie Wildstämme im Lauf der Zeit wieder dominieren. Aus diesem Grund kann auch eine Tetrazyklintherapie der Akne in der Praxis ohne größere Bedenken durchgeführt werden, da das in der Regel jugendliche Patientenkollektiv durch R-Faktor-positive Mikroorganismen selbst nicht gefährdet ist.

Eine plasmidische Resistenz kann sich aber auch unter *topischer Therapie* mit Antibiotika entwickeln. Wegen der Großflächigkeit der behandelten Areale wird die Haut sogar als der bevorzugte Ort für die Entstehung einer Plasmidresistenz, vor allem bei Staphylokokken angesehen [13]. Ein Beispiel dafür ist die in England beobachtete plasmidgebundene Resistenz von Staphylokokken gegen Gentamyzin, die in strenger Korrelation zur exzessiven lokalen Anwendung dieses Antibiotikums auftrat [24]. Die topische und systemische Anwendung von Antibiotika unter stationären Bedingungen ist differenzierter zu betrachten. Multiresistente Keime werden hier binnen kurzem Bestandteil der „normalen" Flora von Patienten und Pflegepersonal. Daraus ergibt sich unter Umständen eine Gefahr für immuninsuffiziente oder aus anderen Gründen abwehrgeschwächte Patienten.

Die aktuelle Resistenzlage gerade von *Staphylococcus aureus* ist in der Dermatologie stets aufmerksam verfolgt worden [6, 11]. Die folgende Zusammenstellung (Abb. 1) des Resistenzspektrums von Staphylokokken anhand von klinischem und poliklinischem Material der Hautklinik des Universitätskrankenhauses Eppendorf läßt einmal die bekannt hohen Resistenzquoten gegen die seit langem verwendeten Antibiotika Penizillin G und Tetrazykline erkennen. Gegen Erythromycin und vor allem gegen Gentamycin finden sich bei den von stationären Patienten isolierten Stämmen hohe Prozentsätze resistenter Keime. Cephalosporine weisen bei beiden Kollektiven die geringsten Resistenzquoten auf. Diese Zusammenstellung macht deutlich, daß der Dermatologe in der Praxis bei der Behandlung bakterieller Hautinfekte weniger häufig mit resistenten Keimen zu rechnen hat, verglichen mit der Klinik also in einer besseren Situation ist.

Die in Abb. 2 zusammengestellte Übersicht für die Therapie bakterieller Hautinfek-

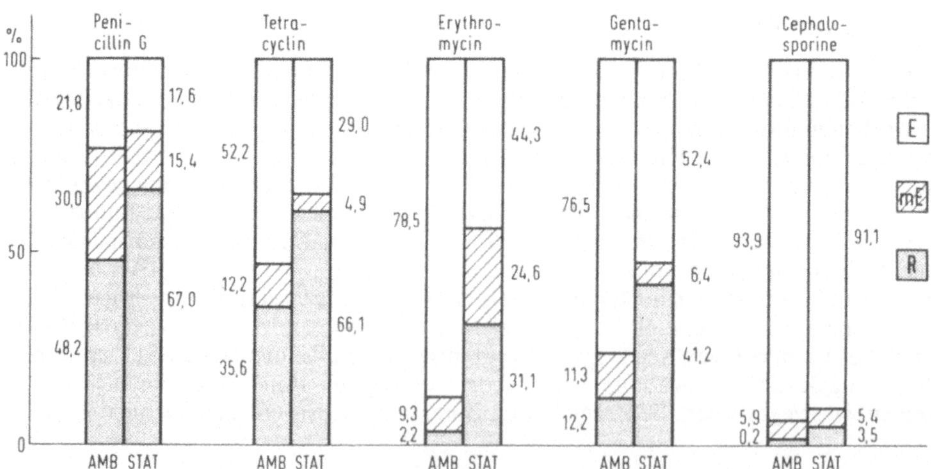

Abb. 1. Resistenzverhalten von Staphylococcus-aureus-Stämmen, isoliert von ambulanten (*AMB*) und stationären (*STAT*) Patienten der Hautklinik des Universitäts-Krankenhauses Eppendorf (1978) *E* = Empfindlichkeit, *mE* = mäßige Empfindlichkeit, *R* = Resistenz

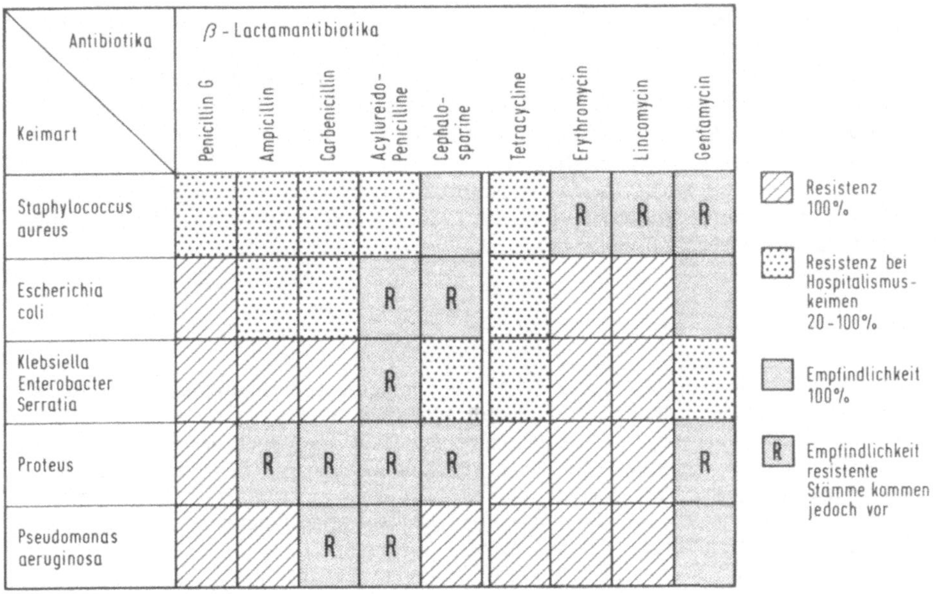

Antibiotika → / Keimart ↓	β-Lactamantibiotika					Tetracycline	Erythromycin	Lincomycin	Gentamycin
	Penicillin G	Ampicillin	Carbenicillin	Acylureido-Penicilline	Cephalo-sporine				
Staphylococcus aureus							R	R	R
Escherichia coli				R	R				
Klebsiella Enterobacter Serratia				R					
Proteus		R	R	R	R				R
Pseudomonas aeruginosa			R	R					

Legende:
- Resistenz 100 %
- Resistenz bei Hospitalismus-keimen 20–100 %
- Empfindlichkeit 100 %
- R Empfindlichkeit resistente Stämme kommen jedoch vor

Abb. 2. Empfindlichkeitsspektren von Staphylococcus aureus und gramnegativen Keimen gegen verschiedene Antibiotika (modifiziert nach Linzenmeier [10])

tionen geeigneter Antibiotika kann nur als grobe Orientierungshilfe für den Fall dienen, daß in der Initialphase einer antibiotischen Chemotherapie noch kein Resistogramm der Keime vorliegt. Aus der Zusammenstellung wird die überragende Bedeutung der modernen β-Lactamantibiotika vom Typ der Cephalosporine und der Acylureidopenicilline ebenso wie der Stellenwert der Aminoglycosidantibiotika für die Behandlung von Infektionen durch grampositive und gramnegative Problemkeime deutlich. Für eine gezielte systemische Antibiotikatherapie ist heute in jedem Fall die Resistenzbestimmung zu fordern. Weiterhin muß betont werden, daß ein Großteil der heutigen Hospitalismusprobleme durch die ungezielte und unter dem Schlagwort „antibiotische Abdeckung" geübte Chemotherapie verursacht wurde. Weder die systemische Gabe von Kortikosteroiden, noch die Behandlung mit Zytostatika stellen eine Indikation für eine prophylaktische Gabe von Antibiotika dar.

Lokale Anwendung von Antibiotika

Die Risiken einer ausufernden lokalen Antibiotikatherapie wurden bereits erörtert. Keinesfalls sollten Substanzen in der topischen Therapie Verwendung finden, die systemisch bei schweren Infektionen einsetzbar sind.

Wird z.B. bei einem Ulcus cruris eine bakteriologische Kultur angelegt, dann soll das Resistogramm nachgewiesener Keime dem behandelnden Arzt nur bei einer evtl. notwendigen systemischen Behandlung therapeutische Hilfestellung leisten. Manche bakteriologische Laboratorien tragen diesem Umstand durch einen erklärenden Zusatz auf dem Befund Rechnung, wie z.B.: „Die lokale Anwendung von Antibiotika ist nur selten berechtigt, die Resistenzbestimmung dabei überflüssig. Dieses Antibiogramm ist auf eine evtl. erforderliche systemische Behandlung abgestimmt" [23].

Anstelle der mit vielen Risiken und Nachteilen belasteten topischen Antibiotikatherapie sollte die klassische Dermatotherapie in Form von Farbstoffen und Antiseptika wieder mehr in den Vordergrund gestellt werden. Die von Schönfeld in die dermatologische Therapie eingeführten Triphenylmethanfarbstoffe [25] werden heute viel zu wenig

angewendet. Es muß nicht gerade die sicher etwas komplizierte Greifswalder Farbstoff-
mischung sein, die früher häufig verwendet wurde, auch mit Brillantgrün, Pyoctanin
oder Solutio Castellani sind gute therapeutische Resultate zu erzielen. Die Wirksamkeit
der Triphenylmethanfarbstoffe geht mit dem Gramverhalten der Bakterien parallel, d.h.,
daß grampositive Erreger schon durch minimale Konzentrationen (1 : 32 000 und höher
bei Pyoctanin) gehemmt werden [20].

Weitere antiseptisch wirksame Substanzen wie organische Halogenverbindungen,
Silbernitrat oder auch Hexachlorophen, das jedoch nur grampositive Keime erfaßt,
seien als zusätzliche Möglichkeiten erwähnt.

Literatur

1. McBride, M.E., Duncan, W.C., Knox, J.M.: Physiological and environmental control of
   gramnegative bacteria on skin. Br. J. Dermatol. *93*, 191–199 (1975)
2. Callomon, F.T.: Die Pyocyaneuserkrankungen der Haut. Handbuch der Haut- und Geschlechtskrankheiten. Erg.-Werk, Bd. IV, 1, Marchionini, A., Götz, H. (Hrsg.), S. 175–199.
   Berlin, Heidelberg, New York: Springer 1965
3. Daschner, F.: Prioritäten in der Infektionsprophylaxe auf Intensivstationen, ,I. Allgemeine
   Übersicht.' Infection 6 Suppl. *2*, 182–187 (1978)
4. Datta, N., Faius, M.C., Reeves, D.S., Brumfitt, W., Ørskov, F., Ørskov, J.: R factors in Escherichia coli in faeces after oral chemotherapy in general practice. Lancet I, 312–315 (1971)
5. Hall, J.H., Callaway, J.L., Tindall, J.P., Durham, N.C., Smith, J.G. jr.: Pseudomonas
   aeruginosa in dermatology. Arch. Dermatol. *97*, 312–324 (1968)
6. Lange, H., Paetzold, O.-H., Grasser, E.K.: Antibiotikaresistenz von Staphylokokken bei Hauterkrankungen. Hautarzt *28*, 314–318 (1977)
7. Leyden, J.J., Marples, R.R.: Ecologic principles and antibiotic therapy in chronic dermatoses.
   Arch. Dermatol. *197*, 208–211 (1973)
8. Leyden, J.J., Marples, R.R., Mills, O.H., Kligman, A.M.: Gram-negative folliculitis – a
   complication of antibiotic therapy in acne vulgaris. Br. J. Dermatol. *88*, 533–538 (1973)
9. Linzenmeier, G.: Infektionen durch Pseudomonaden. Innere Medizin in Praxis und Klinik,
   Bd. III 2. Aufl. Hornborstel, H., Kaufmann, W., Siegenthaler, W. (Hrsg.), S. 200–202.
   Stuttgart: Thieme 1977
10. Linzenmeier, G.: Chemotherapie. Lehrbuch der Med. Mikrobiologie, 4. Aufl., Otte, H.J.,
    Brandis, H. (Hrsg.), S. 162–178. Stuttgart, New York: G. Fischer 1978
11. Meyer-Rohn, J.: Antibiotikaresistenz von Bakterien, ihre Analyse und Ausweichmöglich-
    keiten in der Therapie durch neue Antibiotika. Z. Hautkr. *33*, 260–270 (1962)
12. Meyer-Rohn, J.: Saprophytische und pathogene Bakterien der Haut. Handbuch der Haut- und
    Geschlechtskrankheiten, Erg.-Werk, Bd. IV/1, Marchionini, A., Götz, H. (Hrsg.), S. 1–78.
    Berlin, Heidelberg, New York: Springer 1965
13. Noble, W.C., Naidoo, J.: Evolution of antibiotic resistance in Staphylococcus aureus: the role
    of the skin. Br. J. Dermatol. *98*, 481–489 (1978)
14. Noble, W.C., Somerville, D.A.: Microbiology of human skin. London, Philadelphia, Toronto:
    W.B. Saunders 1974
15. Neubert, U., Braun-Falco, O.: Mazeration der Zehenzwischenräume und gramnegativer Fuß-
    infekt. Hautarzt *27*, 538–543 (1976)
16. Petrozzi, J.W., Ehrlich, A.: Pseudomonal balanitis. Arch. Dermatol. *113*, 952–953 (1977)
17. Plewig, G., Braun-Falco, O.: Gramnegative Follikulitis. Hautarzt *25*, 541–545 (1974)
18. Röckl, H.: Probleme der Bakterienökologie der Haut. Hautarzt *28*, 155–159 (1977)
19. Sausker, M.W., Aeling, J.L., Fitzpatrick, J.E., Judson, F.N.: Pseudomonas folliculitis acquired
    from a health Spa Whirlpool. JAMA *239*, 2362–2365 (1978)
20. Schönfeld, K., Ey, W., Schäfer, E.: Experimentelle Untersuchungen über die in vitro-Wirk-
    samkeit einiger Triphenyl-Methanfarbstoffe auf die Bakterienflora chronisch entzündlicher
    Gehörgänge. Arch. Ohren-Heilk. *168*, 479–494 (1956)
21. Stille, W.: Septikämie, Problematik, Klinik und Therapie, 3. Aufl. Boppard: Rheindruck 1977
22. Valtonen, M.W., Valtonen, V.V., Salo, O.P., Mäkelö, P.H.: The effect of long term tetracycline
    treatment for acne vulgaris on the occurrence of T factors in the intestinal flora of man. Br.
    J. Dermatol. *95*, 311–316 (1976)

23. Vanek, E.: Persönl. Mitt.
24. Wyatt, T.D., Ferguson, W.P., Wilson, T.S., McCornick, E.: Gentamicin resistant staphylococcus aureus associated with the use of topical gentamicin. J. Antimicrob. Chemother. *3*, 213–217 (1977)
25. Zierz, P., Paetzold, O.H.: Anilinfarben in der Dermatologie. Hautarzt *19*, 537–539 (1968)

Wolf Meinhof

Nosoparasitismus: Ein alter Begriff mit neuem Inhalt?

Das mir gestellte Thema gilt nicht so sehr einer Darstellung neu beobachteter Sachverhalte, sondern es soll zum Verständnis von Vorgängen beitragen, die sich zwischen dem Menschen als Wirt und Mikroorganismen abspielen, die diesen Wirt besiedeln und ihn auch krank machen können. Wie die Erfahrung der letzten 100 Jahre mit ihren zahlreichen Entdeckungen auf dem Gebiet der Mikrobiologie und der Immunologie gezeigt hat, sind die Beziehungen zwischen dem Wirt und den Mikroorganismen sehr komplexer Natur. Wenn wir diese Beziehungen verstehen wollen, dann ist es erforderlich, definierte Begriffe zu schaffen, mit denen wir nach Auswertung der zahlreichen wissenschaftlich dokumentierten Einzelphänomene das Prinzipielle beschreiben können. Gewöhnlich wird man versuchen, Phänomene, die Gemeinsamkeiten aufweisen, unter einem Begriff zusammenzufassen und gegen andere Phänomene abzugrenzen. So entsteht ein Nebeneinander von Begriffen, die im Idealfall das gesamte zu beschreibende Areal abdecken, ohne sich zu überschneiden, wie die Felder eines Schachbrettes oder die Staatsgrenzen eines Kontinentes.

Im dermatologischen Bereich kennen wir derartige Begriffe in der Effloreszenzenlehre: Ein Fleck ist keine Quaddel, und eine Papel ist kein Bläschen. Die biologische Wirklichkeit lehrt jedoch, daß unsere Begriffe oft zu starr sind, um ihr gerecht zu werden. Es ist notwendig, Erweiterungen oder neue Begriffe zu schaffen, die die primären Definitionen nicht aufheben, sondern eine Überschreitung ihrer Grenzen ermöglichen. Beispiele aus dem Bereich der Effloreszenzenlehre sind die Wörter „Seropapel" oder „eleviertes Erythem."

Voraussetzung für die bisher besprochene Art, durch Definition zu Begriffen zu kommen, ist, daß die beobachteten Phänomene Qualitäten aufweisen, die tatsächlich eine Ordnung in deutlich voneinander unterscheidbare Gruppen zuläßt. Es gibt jedoch auch Phänomene, bei denen qualitative Abweichungen in so feinen Abstufungen vorliegen, daß eine Abgrenzung von klar definierten Gruppen nicht möglich ist. Als einfaches Beispiel sei an eine Farb- und Helligkeitsskala mit gleichmäßiger Abstufung gedacht. In diesen Fällen ist es brauchbarer, Begriffe zu verwenden, die sich an den Extremen orientieren und den Einzelphänomenen eine Art Stellenwert zuweisen, der lediglich die Tendenz des Einzelphänomens auf die Extreme hin beschreibt. So verfahren wir z.B. praktisch, wenn wir Grad und Tönung eines Erythems verbal festzuhalten versuchen. Es ist klar, daß derartige Begriffe wesentlich weniger präzise zu handhaben sind als die zuerstgenannten mit ihren festumrissenen Grenzen. In diesem Zusammenhang ist es interessant festzustellen, daß sich eine wachsende Zahl von Wissenschaftlern auf dem Gebiet der Logik mit der mathematischen Erfassung von unscharf begrenzten Phänomenen, unscharfen Aussagen und daraus resultierenden unscharfen logischen Folgerungen („fuzzy reasoning") aus praktischen Gründen befaßt [4].

Dieser Richtung der Logik liegt die Erkenntnis zugrunde, „daß Komplexität und Präzision zueinander in umgekehrtem Verhältnis stehen, derart, daß bei Zunahme der

Komplexität eines Problems die Möglichkeit seiner Analyse in präzisen Begriffen schwindet" (Zadek, zit. nach Gaines). Es schien mir erforderlich, diese Einleitung vorauszuschicken und damit zu erklären, daß es prinzipiell bei so komplexen Vorgängen wie der Mikroorganismus-Wirt-Beziehung kaum möglich ist, die Wirklichkeit, so wie wir sie verstehen, mit präzise abgrenzbaren Begriffen zu beschreiben. Präzision ist auch gar nicht immer der wichtigste Maßstab in der Begriffsbildung, sondern das sind die Erfordernisse der vorliegenden Aufgabestellung. Es ist z.B. unsinnig, die Körpergröße eines Menschen in Nanometern angeben zu wollen. Es wäre unsinnig, der punktförmigen Effloreszenz bei der Psoriasis punctata eine mathematisch-exakte Definition unterlegen zu wollen. Die unscharfe philologische Definition des Punktes (nämlich der Einstich des Schreibgriffels in die Wachstafel) dient der Sache viel besser.

Im folgenden soll auf den Begriff des Parasitismus und seiner Unterformen sowie auf verwandte bzw. zugehörige Termini eingegangen werden.

Der *Parasitismus* wird unterschiedlich definiert. Nach Piekarski [11] sind Parasiten „Lebewesen, die zeitweise oder ständig, ganz oder zum Teil auf Kosten eines anderen, in der Regel größeren Organismus, des sog. Wirtes, leben, von ihm Nahrung, unter Umständen auch Wohnung oder ähnlichen Nutzen gewinnen und ihn bei geringer Anzahl nicht töten". Nach Grumbach u. Ramseier [5] *kann* die Schädigung des Wirtes im Parasitenbegriff liegen, sie *muß* es jedoch *nicht*. Dieses ist ein sehr wichtiger Punkt in der Definition, da die Schädigung des Wirtes überleitet zu dem Begriff der Pathogenität, der aus Gründen der Klarheit besser nicht mit dem Parasiten-Begriff gekoppelt wird. Noch mehr ist eine Verwirrung möglich, wenn die Begriffe Saprophytismus und Apathogenität vermischt werden, auf die sogleich eingegangen wird.

Zunächst sei noch festgestellt, daß der Parasitismus in der Definition von Piekarski eine Reihe recht unterschiedlicher biologischer Phänomene einschließt. Einige Parasiten sind auf die lebende Wirtszelle angewiesen, für ihr Überleben oder auch für ihre Vermehrung. Andere Parasiten benötigen lediglich Leistungen des lebenden Wirtes, z.B. lediglich seine Sekrete oder sein Keratin. Leistungen des Wirtes können auch Wärme, Schutz oder Transport sein und somit Merkmal des Parasitismus. Parasiten, die unter allen Umständen auf den Wirt angewiesen sind, werden als *obligate Parasiten* bezeichnet. *Fakultative Parasiten* können auch von totem organischen Material leben. Die Nutzung toter organischer Materie wird als *Saprophytismus* bezeichnet. Demnach sind Parasitismus und Saprophytismus Begriffe, die sich in der Anwendung auf einen Mikroorganismus nicht ausschließen. Mykobakterien können parasitisch im Gewebe und saprophytisch auf Nährböden leben. In der Tat sind fast alle medizinisch relevanten Bakterien und Pilze fakultative Parasiten, d.h. auch Saprophyten. Aber auch der Saprophytie-Begriff wird nicht ganz einheitlich gebraucht. Manche Autoren verstehen unter Saprophyten Mikroorganismen, deren normaler Lebensraum (das Habitat) eben nicht der Wirt ist, sondern die freie Natur. Dieses ist sicher eine sehr vage und für viele Organismen auch unzureichend dokumentierte Charakterisierung.

Außer den Unterformen des fakultiven und des obligaten Parasitismus werden auch *Ekto-* und *Endoparasiten, Hemi-* und *Holoparasiten* (in der Botanik: Hemiparasiten haben Photosynthese, z.B. die Mistel, Holoparasiten nicht) sowie *Sozial-* oder *Brutparasiten* unterschieden.

Als weitere Begriffe, die die Mikroorganismus-Wirt-Beziehung beschreiben, sind zu nennen:

Der *Kommensalismus*: Hier leben beide Partner miteinander, ohne einander zu schädigen.

Die *Symbiose*: Zwischen den Partnern besteht ein notwendiger gegenseitiger Nutzen (z.B. Pilz und Alge in Flechten).

Der *Mutualismus*: Es besteht ein gegenseitiger Nutzen, jedoch ist er nicht lebensnotwendig.

Die Einbeziehung der Schädigung des Wirtes durch den Parasiten in den Parasitismusbegriff wird u.a. auch dadurch problematisch, daß eine Anpassung des Wirtes z.B. durch Immunisierung, die vorher bestehende Schädigungsmöglichkeit blockiert. Es ist

250

eine Definitionsfrage, ob man hierin nicht sogar einen Nutzen für den Wirt sehen will: Eine BCG-Impfung wird mit lebenden Mykobakterien vorgenommen und führt zunächst zu einer Schädigung des Gewebes, später jedoch zu einem Nutzen für den Wirt. Man erkennt: Die Schädigung des Wirtes als Bestandteil der Definition des Parasitismus ist praktisch nicht sehr nützlich. Besser ist es, für die krankmachende Wirkung der Parasiten zusätzliche Begriffe einzuführen, die sich dann je nach Erfordernis mit dem Parasiten-Begriff kombinieren lassen.

Ein Keim, der krankmachende Eigenschaften hat, wird als pathogen bezeichnet. Universell pathogene Keime sind nicht bekannt, d.h. *der Begriff der Pathogenität ist nur definierbar in Bezug auf den Wirt* [5]. Die Eigenschaft der Pathogenität ist ein Speziesmerkmal. Ihr gegenüber steht die prinzipielle, ebenfalls artgebundene *Empfänglichkeit des Wirtes*. So ist das Herpes simplex-Virus humanpathogen, der Mensch ist für dieses Virus empfänglich. Damit ist noch nicht gesagt, daß jeder Kontakt zwischen Herpes simplex-Virus und Mensch zu der Erkrankung Herpes simplex führt. Der Grad der pathogenen Wirkung und das Ausmaß der Empfänglichkeit werden durch ein weiteres Begriffspaar definiert: Die *Virulenz* ist das Maß der Faktoren, die die Pathogenität bedingen, also Faktoren wie Toxinbildung, Antigenität, Vermehrungsvermögen, Bildung von Enzymen, die dem Gewebsabbau und der Invasion dienen etc. Der Grad der Empfänglichkeit des Wirtes wird als Anfälligkeit bzw. *Resistenz* bezeichnet. Die Resistenz wird ebenfalls durch eine Reihe von recht unterschiedlichen Faktoren bestimmt, insbesondere von der Immunitätslage, aber auch vom Zustand der Epithelien oder der Qualität der Wundheilung.

Im Gegensatz zu Pathogenität und Empfänglichkeit sind Virulenz und Resistenz nicht artgebundene prinzipielle, sondern individual-bezogene, im Zeitverlauf variable Eigenschaften. Mit diesen beiden Begriffspaaren haben wir eigentlich ein nützliches Instrumentarium, um die Wirt-Parasit-Beziehungen recht weitgehend zu beschreiben. Es fehlt jedoch ein passender Terminus, um folgenden Sachverhalt kurz zu umreißen: Manche Parasiten führen zumindest bei Erstkontakt mit dem Wirt in der Regel zur Erkrankung, d.h. die Virulenz der Erreger ist ausreichend und die Resistenz des Wirtes gering genug, um die Entstehung der Erkrankung zuzulassen.

Bei anderen Parasiten ist die Virulenz in der Regel so gering, daß die Resistenz des Wirtes ausreicht, die Entstehung einer Erkrankung zu verhindern. Erst bei ungewöhnlicher Resistenzminderung reicht die Erreger-Virulenz für eine Krankheitsentstehung aus.

Male [10] hat die beiden Verhaltensweisen der Mikroorganismen durch die Bezeichnung „pathogen" und „fakultativ pathogen" begrifflich zu trennen versucht. Allerdings stimmt hierbei der Pathogenitätsbegriff nicht ganz mit dem von Grumbach u. Ramseier [5] überein, da ja die fakultativ pathogenen Keime die prinzipielle Eigenschaft der Pathogenität ebenso haben wie die pathogenen. Ein anderer Terminus, der heute weltweit gebräuchlich ist, und doch mit Unbehagen benutzt wird, ist die Bezeichnung *„Opportunisten*, bzw. *opportunistische Bakterien, Pilze* etc". Diese Bezeichnung ist oft kritisiert, aber bisher durch keine brauchbarere ersetzt worden [12]. Ein wichtiger Einwand gegen die Benutzung des Wortes „Opportunisten" für eine bestimmte Gruppe von Mikroorganismen ist darin zu sehen, daß sich alle Mikroorganismen grundsätzlich opportunistisch verhalten, indem sie verwerten, was für sie verwertbar und erhältlich ist, wo immer sich die Chance bietet.

Ein interessantes Paradoxon in der Erörterung um die sogenannten fakultativ pathogenen oder opportunistischen Keime liegt darin, daß immer wieder hervorgehoben wird, daß die pathogene Wirkung vor allem durch die Resistenzänderung des Wirtes zustande kommt; dennoch wird immer wieder versucht, diese veränderte Wirt-Parasit-Beziehung vom Parasiten her, der sich ja gar nicht verändert hat, zu definieren und nicht auf der Grundlage der besonderen Situation des Wirtes. Hierin unterscheidet sich der Begriff des Nosoparasitismus grundsätzlich von den bisher genannten Bezeichnungen.

Bei der Darstellung der *Geschichte des Nosoparasitismus-Begriffes* beziehe ich mich auf Ausführungen von Diepgen et al. sowie auf Mitteilungen von Schadewaldt [3].

Ende des 19. Jahrhunderts war durch die Erfolge der medizinischen Mikrobiologie eine Betrachtungsweise in die Krankheitslehre gelangt, die nur noch die Wirkung der Keime als Krankheitsursache anerkennen wollte. Hiergegen wandte sich 1897 Gottstein, der die Krankheitsvorgänge als Produkt zweier variabler Größen interpretierte, nämlich der *„Virulenzstärke des Bacteriums und der Resistenz des Wirtsorganismus"*. Der Pharmakologe Liebreich hatte sich ebenfalls dieser Problematik gewidmet und zunächst die unterschiedliche Empfänglichkeit tierischer und menschlicher Zellen für Gifte studiert. Von dort aus kam es zu Betrachtungen über die unterschiedliche Auswirkung von Bakterien auf den Menschen, insbesondere bei der Tuberkulose. Nach seiner Theorie (1895) ist der Beginn der Erkrankung eine mehr oder weniger ausgeprägte „Schwächung der Vitalfunktion", deren Ausmaß bestimmt, ob es z.B. bei einer Tuberkulose zu einem umschriebenen Prozeß oder zu einer generalisierten Ausbreitung kommt. Nach ihm sind die meisten Krankheitserreger „Nosoparasiten", da sie von der Schwächung des Wirtes (= Nosos) nutznießen.

Der Nosoparasiten-Begriff von Liebreich hat sich nicht behaupten können. Er wurde jedoch später von Benedek [1, 2] in einem anderen Sinne benutzt, nämlich als Bezeichnung für Keime, die auf erkrankten Geweben oder geschwächten Wirtsorganismen siedeln, ohne jedoch selbst krankmachende Wirkung zu haben.

Ein überzeugendes Beispiel für diese Art von Wirt-Parasit-Beziehung hat kürzlich Hornstein [6] aufgezeigt, indem er nachwies, daß auf Leukoplakien Candida albicans umso häufiger zu finden ist, je stärker die maligne Entartung sich ausprägt.

Wieder etwas anders definierte Keining [7] die Nosoparasiten, und zwar im Hinblick auf Erreger der Fußmykose: „Nosoparasiten sind bekanntlich keine Erreger im eigentlichen Sinne des Wortes, weil sie allein keine Krankheitsprozesse auszulösen vermögen. Sie gehören zu den saprophytären Keimen, welche auf einem geschwächten Hautterrain durch Virulenzsteigerung (?) vorübergehend zu Schädlingen werden bzw. Erregereigenschaften gewinnen, sie aber wieder verlieren, wie die Haut zu normaler Beschaffenheit und Funktion zurückgeführt wird." Auch hier ist das schon erwähnte Paradoxon zu finden: Obwohl der Autor ganz eindeutig die Vorschädigung der Haut als prädisponierende Krankheitsursache dem Leser nahebringen will, fühlt er sich genötigt, dem mitwirkenden Mikroorganismus ebenfalls eine Änderung seiner Eigenschaften („Virulenzsteigerung, Erregereigenschaft, die gewonnen und wieder verloren wird") spekulativ zuzuschreiben. Diese Auffassung ist auch noch in der ersten Auflage [8] seines gemeinsam mit Braun-Falco verfaßten Lehrbuches zu finden. Erst in der zweiten Auflage [9] wird die Vorstellung von der Virulenzsteigerung der Nosoparasiten nicht mehr vertreten, wodurch der Wert des Begriffes Nosoparasitismus eigentlich erst voll zur Geltung kommt.

Nach unseren heutigen Kenntnissen von den Wirt-Parasit-Beziehungen ist der Parasitismus am besten als ein Vorgang zu beschreiben, bei dem die Frage der Schädigung des Wirtes durch den Parasiten zunächst offen bleibt. Die prinzipielle Möglichkeit einer Krankheitsentstehung durch bestimmte Arten von Mikroorganismen bei bestimmten Arten eines Wirtes wird durch das Begriffspaar Pathogenität – Empfänglichkeit charakterisiert. Ob im Einzelfall tatsächlich eine Krankheit entsteht, hängt von dem Ausmaß der Virulenz des beteiligten Erreger-Stammes und dem Ausmaß der Resistenz des individuellen Wirtsorganismus ab. Bei der großen und bisher sicher nicht vollständig bekannten Zahl der Virulenz- und Resistenz-Faktoren ist es nicht möglich, die zahlreichen Kombinationsmöglichkeiten mit einfachen Begriffen ausreichend zu charakterisieren. Dennoch läßt sich eine Gruppe von Mikroorganismen abgrenzen – wenn auch unscharf –, die als Krankheitserreger besonders häufig bei Menschen gefunden werden, deren Resistenz lokal oder allgemein durch Krankheit, Therapie oder auch physiologische Zustände (z.B. Gravidität) besonders herabgesetzt ist. Diese Erreger als Nosoparasiten zu bezeichnen, erscheint sinnvoll, da mit diesem Wort auf die besondere Rolle der prädisponierenden Faktoren hingewiesen wird.

Danksagung: Herrn Professor Dr. H.D. Lüke, Institut für Elektrische Nachrichtentechnik, Aachen, möchte ich für die Literaturhinweise auf „fuzzy reasoning" und Herrn Professor Dr. H. Schadewaldt für die Hinweise auf die medizinhistorische Literatur zum Nosoparasitismus-Begriff besonders danken.

Literatur

1. Benedek, T.: Über Schizosaccharo-Mykose (Spalthefemykose). Arch. Derm. Syph. (Berlin) *156*, 184–201 (1928)
2. Benedek, T.: Moniliasis. In: Simons, R.D.G.Ph. (ed.), A Handbook of Tropical Dermatology, p. 1172–1194. Amsterdam, New York, Houston, London: Elsevier 1952
3. Diepgen, P., Gruber, G.B., Schadewaldt, H.: Der Krankheitsbegriff, seine Geschichte und Problematik. In: Altmann, H.-W. et al. (Hrsg.), Hdb. der Allg. Pathol. Bd. I, S. 1–43. Berlin, Heidelberg, New York: Springer 1969
4. Gaines, B.R.: Foundations of fuzzy reasoning. In: Gupta, M.M. et al. (eds.), Fuzzy Automata and Decision Processes. New York: North Holland 1977
5. Grumbach, A., Ramseier, H.: Gast-Wirt-Beziehungen und ihre Merkmale. In: Grumbach, A., Bonin, O. (Hrsg.), Die Infektionskrankheiten des Menschen und ihre Erreger, 2. Aufl., Bd. I, S. 36–125, Stuttgart: Thieme 1969
6. Hornstein, O.P.: Klinik, Histologie und Proliferationskinetik oraler Leukoplakien. Tagg. d. Ungar. Dermatol. Ges. Szeged, 22.–23. Juni 1979
7. Keining, E.: Behandlung der Fußmykosen (Therapeutische Umfrage). Dermatol. Wochenschr. *100*, 570–573 (1935)
8. Keining, E., Braun-Falco, O.: Dermatologie und Venerologie, 1. Aufl. S. 248. München: Lehmann 1961
9. Keining, E., Braun-Falco, O.: Dermatologie und Venerologie, 2. Aufl., S. 242. München: Lehmann 1969
10. Male, O.: Zur Ätiopathogenese und Epidemiologie der Candidose und verwandter Hefemykosen. Hautarzt *28*, 286–294 (1977)
11. Piekarski, G.: Lehrbuch der Parasitologie. Berlin, Göttingen, Heidelberg: Springer 1954
12. Wolstenholme, G.E.W., Porter, R.: Editors' note on terminology. In: Systemic Mycoses. London: Churchill 1968

Michael Dorn

Neues und Bewährtes in der Lokaltherapie von Dermatophytosen

Fertigpräparate und klassische Rezepturen, die als Einzelsubstanz oder in Kombination z.B. Salizylsäure und ihre Derivate, Phenole, halogenierte Oxychinoline, aliphatische Säuren oder Benzoesäure usw. enthalten, gelten heutzutage als unzweckmäßig. Man schreibt ihnen auch bei langfristiger Anwendung nur begrenzte Wirksamkeit bei lokaler Therapie von Dermatophytosen zu und rechnet ihnen außerdem als Nachteil an, daß viele dieser Antimykotika durch eine hohe Nebenwirkungsrate belastet sind [20].

Seitdem potentere Antimykotika für die externe Therapie zur Verfügung stehen, scheint sich die Situation grundlegend gewandelt zu haben. Vor allem die Einführung antimyzetisch wirksamer Imidazolderivate als Breitspektrumantimykotika ist weithin als wesentlicher Fortschritt empfunden worden.

Gemeinsames chemisches Merkmal dieser Gruppe ist der Imidazolyl-Ring. Die Variation der Liganden hat Einfluß auf in vitro feststellbare Daten, z.B. minimale Hemmkonzentration, möglicherweise auch auf das Penetrationsverhalten durch die Epidermis; wesentliche Unterschiede zwischen den Imidazolderivaten finden sich aber eher in Bereichen, die bei systemischer Anwendung wichtig sind, z.B. hinsichtlich peroraler Resorption, Induktion von Leberenzymen oder Metabolisierung in vivo [21]. In bezug auf die Lokaltherapie können die antimyzetisch wirksamen Imidazolderivate als einheitliche Gruppe angesehen werden.

Neben Handelspräparaten, deren Wirkstoff Haloprogin oder Tolnaftat ist, gelten die Imidazolderivate als die Lokalantimykotika schlechthin (Tabelle 1.) Sie erfüllen weitgehend sämtliche für ideale Lokalantimykotika [8] postulierte Forderungen bezüglich Hautverträglichkeit und fehlender Sensibilisierungstendenz, fungistatischer bzw. fungizider Wirksamkeit und hinsichtlich der Resistenzinduzierung [2, 9, 10, 20, 22].

Abgesehen von Tolnaftat besitzen sie ein breites antimikrobielles Spektrum gegen Dermatophyten, Hefen und Bakterien. Primäre Resistenzen kommen nicht vor, Resistenzentwicklung unter der Therapie erfolgt – wenn überhaupt – äußerst langsam. Die

Tabelle 1. Wirksubstanzen und Beispiele von Handelspräparaten moderner Lokalantimykotika

Imidazolderivate:	
Clotrimazol	Canesten
Econazolnitrat	Epi-Pevaryl
Isoconazolnitrat	Travogen
Miconazolnitrat	Daktar, Epi-Monistat
Haloprogin	Mycanden
Tolnaftat	Tonoftal

modernen Antimykotika besitzen praktisch keine sensibilisierende Potenz. Nur ganz vereinzelt sind Kontaktallergien beschrieben worden [23].

Grundsätzlich sind sie nebenwirkungsarm. Eine gelegentlich zu beobachtende Nebenwirkung der Imidazolderivate ist aber das Aufflammen entzündlicher Erscheinungen, vor allem bei Anwendung in der Genitokruralregion. Es gibt für dieses Phänomen verschiedene Erklärungen. Möglicherweise werden die Imidazolbasen im alkalischen Milieu der entzündeten Haut vermehrt freigesetzt und sind dann primär toxisch, oder es kommt zu einer Art lokaler „Herxheimer"-Reaktion [22, 24].

Kritisch ist das Penetrationsverhalten der modernen Antimykotika zu betrachten. Antimyzetische Lokaltherapie hängt vor allem davon ab, daß das Medikament die Barriere des Stratum corneum überwindet.

Die eigentliche infektiöse Auseinandersetzung zwischen Dermatophyt und Wirt findet nämlich in der Zone des neugebildeten Keratins gleichsam unter dem schützenden Dach der Hornschicht statt. Hier treffen invasive Potenz des Erregers und die nach außen gerichtete Erneuerungsrate der Epidermis aufeinander. Oberhalb dieser Ebene werden Pilzhyphen passiv eliminiert. Die Hyphen bleiben zwar lebensfähig, entwickeln sich beispielsweise auch noch zu Arthrosporen weiter, aber sie sind nicht mehr am Krankheitsgeschehen im engeren Sinn beteiligt [7, 16].

Experimentell zeichnen sich die Imidazolderivate, Haloprogin sowie Tolnaftat durch graduell gering unterschiedliches, grundsätzlich aber gutes Penetrationsverhalten aus, das die jeweiligen minimalen Hemmkonzentrationen gegenüber Dermatophyten sogar noch im Korium zu gewährleisten scheint [2, 10, 20, 21, 22].

Penetrationsstudien werden jedoch üblicherweise an Hautstellen mit normalem Stratum corneum gemacht. Schon hier vermag die Hornschicht als Multilayersystem mit jeder hydrophob-hydrophilen Lamelle die Substanzkonzentration von z.B. Econazolnitrat jeweils um den Faktor 2 zu verringern bzw. die Penetration auf 0,1% der aufgetragenen Substanz zu limitieren. Man kann vermuten, daß in Arealen, in denen das Stratum corneum, wie beispielsweise am Fuß, 200 statt 20 µm dick ist, und auch am Haarfollikel die notwendigen Hemmkonzentrationen nicht realisiert werden. Okklusion kann an diesem prinzipiellen pharmakologischen Vorgang wenig ändern [24].

Grundsätzlich müssen *in vitro-Daten bzw. experimentelle Ergebnisse* in bezug auf die Brauchbarkeit einer Substanz oder eines Medikaments für die Lokaltherapie zurückhaltend beurteilt werden [7]. Es gibt keine Labormethode, die hier sichere Bewertung erlaubt. In vitro ermittelte minimale Hemmkonzentrationen als antimyzetische Kennzahlen ermöglichen den Vergleich verschiedener Substanzen untereinander; in vivo ist entscheidend, daß die fungistatische oder fungizide Wirkung am Ort der Infektion zum Tragen kommen. Experimentelle Infektionen beim Tier entsprechen nicht den Gegebenheiten beim Menschen. Die Meerschweinchentrichophytie z.B. ist ein anderes Krankheitsbild als humane Dermatophytosen: akut, entzündlich und selbstheilend. Prüft man eine Substanz zu früh im limitierten natürlichen Ablauf, stellt man eher prophylaktische Wirksamkeit fest. Prüft man zu spät, dann überlagern sich Spontanheilungstendenz und therapeutische Effekte. Außerdem entsprechen die Penetrationsverhältnisse der behaarten Haut des Meerschweinchens nicht denen der menschlichen Epidermis [7].

Es gibt *experimentelle Ansätze*, die versuchen, *„semi-in vivo"* zu prüfen. Beispielsweise werden Lokalantimykotika auf menschliche Haut aufgetragen, dann mit Tesafilm Hornschichtabrisse gemacht, beimpft und das Angehen der Kulturen als Maß der antimykotischen Aktivität in vivo gewertet. Dabei prüft man aber gleichfalls die prophylaktische Aktivität. Zwischen Prophylaxe und Therapie bestehen jedoch Unterschiede. Griseofulvin in DMSO oder Alkohol z.B. ist lokal angewandt ein ausgezeichnetes Prophylaktikum, besser z.B. als Miconazolnitrat. In der Therapie hingegen steht es außer Frage, daß Miconazolnitrat sehr viel besser wirkt als lokal angewandtes Griseofulvin [6]. Die Ursache dieser Diskrepanz ist nicht geklärt.

Letztlich bleiben zur Beurteilung von Lokalantimykotika nur *klinische Kriterien* übrig. Maßstab kann einmal die Heilungsrate innerhalb eines gegebenen Zeitraumes oder aber die Dauer bis zur Abheilung mykotischer Läsionen sein. Klinisch-therapeutische Studien sind nur bedingt miteinander vergleichbar, da Lokalisation und Akuität der Pilzinfektion als wesentliche, Therapiedauer und Resultat bestimmende Faktoren sich selten völlig entsprechen.

Bei der wenig entzündlichen, oberflächlichen *Tinea corporis,* die am einfachsten zu behandeln ist, haben die spezifischen Lokalantimykotika in zahlreichen klinischen Studien ihre Effektivität bewiesen [2, 9, 10, 22]. Untereinander sind sie, wie Doppelblindstudien gezeigt haben, gleichwertig [7, 11, 22]. Generell kann man davon ausgehen, daß nach vier- bis sechswöchiger Therapiedauer Heilungsraten von 70–80% erreicht werden, was in etwa der Heilungsquote oral gegebenen Griseofulvins entspricht [4, 7].

Systemische Griseofulvin-Therapie ist sinnvoller als die an sich zu bevorzugende Lokaltherapie, wenn große Flächen behandelt werden müssen oder wenn viele kleine Läsionen bestehen. In der Peripherie von mykotischen Läsionen sind auf klinisch normaler Haut noch 6 cm vom Herd entfernt Hyphen nachweisbar [12]. Es ist zu vermuten, was natürlich auch bei lokaler Behandlung berücksichtigt werden sollte, daß es häufiger klinisch verborgene Infektionsherde gibt, die durch systemische Behandlung sicher erfaßt werden.

Die andere Frage ist, ob die modernen Antimykotika wirksamer sind als althergebrachte Externa oder klassische Rezepturen, als deren Vertreter Whitfieldsalbe gelten kann.

Bei Tinea corporis ergeben sich bei vorgegebener Therapiedauer von vier bis sechs Wochen keine Unterschiede in den Heilungsraten zwischen Clotrimazol, Haloprogin, Miconazolnitrat und Tolnaftat einerseits und Whitfieldsalbe andererseits [7]. Zu ähnlichen Ergebnissen sind klinische Studien gekommen, die bei Pityriasis versicolor die Wirksamkeit von Clotrimazol und Whitfieldsalbe verglichen haben [3, 7].

Bei oberflächlichen, wenig entzündlichen Dermatophytosen der Haut sind die modernen spezifischen Antimykotika effektiv. Sie sind einfach anzuwenden, verträglich, nebenwirkungsarm. Untereinander sind sie gleichwertig. Sie sind nicht besser als orales Griseofulvin oder klassische Rezepturen.

Anders sind die Verhältnisse bei mehr entzündlichen Verlaufsformen von Dermatophyteninfektionen. Extrembeispiel ist das *Kerion Celsi.* Hier können spezifische Lokalantimykotika allenfalls in der Spätphase zur adjuvanten Therapie eingesetzt werden. In der akuten entzündlichen Phase haben sie sich nicht bewährt. Was auch nicht zu erwarten ist, wenn man die Penetrationsverhältnisse berücksichtigt. Noch immer empfiehlt sich am ehesten die symptomatische Therapie mit heißen Chinosol-Umschlägen tags im Wechsel mit 10- bis 20%iger Schwefel-Zinkpaste nachts. Das Krankheitsbild ist Domäne systemischer Griseofulvinbehandlung. In der Initialphase der Erkrankung sollen systemisch verabfolgte Kortikosteroide hilfreich sein [1]. Wir wissen heute, daß die akut entzündlichen Erscheinungen bei Kerion Celsi nicht Ausdruck besonderer Aggressivität des Erregers, sondern Folge immunologischer Mechanismen sind. Subjektive Symptomatik, Heilungsverlauf und damit vielleicht auch die Ausdehnung bleibender narbiger Alopezieherde können durch die Steroidtherapie günstig beeinflußt werden.

Bei anderen entzündlichen Trichophytieformen sind die Verhältnisse gleich. Wichtiger als spezifische Behandlung ist zunächst, den Patienten nach den Regeln klassischer Dermatotherapie von seinen Symptomen zu befreien [17]. In der akuten Phase einer *vesikulösen Tinea pedis* z.B. empfehlen sich desinfizierend und adstringierend wirkende Umschläge (1% Chinosol-Lösung, 1% Silbernitratlösung). Im subakuten Stadium können kurzfristig lokal Kortikosteroide angewandt werden. Die Wechselwirkungen zwischen Steroid und Antimykotikum sind umstritten [19, 22]. In vitro z.B. verringern Steroide die antimyzetische Wirksamkeit von Econazolnitrat. In vivo andererseits könnte der vasokonstriktorische Effekt der Steroide zu höheren Antimykotikakonzentrationen am Ort führen. Die Gefahr unsachgemäßiger Anwendung von „Anti-Alles-Salben" seitens des Patienten ist groß. Vor allem aus diesem Grund ist die Anwendung handelsüblicher Kombinationspräparate nicht zu empfehlen.

Während bei akut entzündlich verlaufenden Pilzinfektionen die Reaktionslage des

Organismus die Effektivität ausschließlicher Lokaltherapie einschränkt, wird sie bei den chronisch-hyperkeratotischen Dermatophytosen besonders auffällig durch die Hornschichtbarriere limitiert. Ausschließliche Lokalbehandlung bei squamös-hyperkeratotischer Tinea pedis führt nur gelegentlich (15 bis 20% der Fälle) zu Heilung. Systemische Griseofulvintherapie allein ist mit Heilungsraten von 60% nach etwa sechswöchiger Therapie auch nicht besonders wirksam [15]. Nach unseren Erfahrungen ist die Kombinationstherapie mit spezifisch antimyzetisch und keratolytisch wirksamer Lokalbehandlung (z.B. 5 bis 10% Salizyl-Diachylonsalbe) mit systemisch verabfolgtem Griseofulvin besonders effektiv.

Bei *Onychomykose* bzw. Tinea unguium gilt unverändert, daß allein bei kombiniertem Vorgehen die Behandlung erfolgversprechend ist: Entfernung der Nagelplatte, mechanische und medikamentöse Behandlung des Nagelbetts und systemische Griseofulvintherapie. Die enthusiastischen Anfangsberichte über ausschließlich lokale Behandlung mit Miconazolnitrat haben sich in der Praxis nicht bestätigt [18].

Prinzipiell ist es gleichgültig, wie die erkrankten Nägel entfernt werden [5]. Wir praktizieren seit Jahren neben der chirurgischen Nagelextraktion die atraumatische Entfernung mit Kaliumjodidsalbe, seit kurzem auch mit Carbamidsalbe:

Rp.	Rp.
Clioquinol. 0,5	Ureae pur. 40,0
Kal. jodat. 50,0 (!)	Vaselin. flav. 25,0
Lanolin. ad 100,0	Lanolin. 25,0
	Cerae flav. 10,0
M. „unter Erwärmen"	
D.S.: KJ-Nagelabweichsalbe	M.D.S.: Carbamid-Nagelabweichsalbe

Beide Salben sind gleich effektiv. Die Nägel werden aufgerauht, die Salben aufgetragen und über Tage unter einem Leukoplastverband belassen. Bei Verbandswechseln kann dann die Nagelplatte stumpf von den subungualen Keratosen gelöst werden. Es ist sinnvoll, die Patienten in dieser Phase der Therapie zu aktiver Mitarbeit zu motivieren; normalerweise wird etwa eine Woche benötigt, bis die erkrankten Nagelanteile vollständig entfernt sind. Das Verfahren ist nebenwirkungsfrei und ambulant durchführbar. In der Weiterbehandlung werden subunguale Keratosen bei der sogenannten „Nagelbetttoilette" regelmäßig stumpf abgetragen.

Lokal wird keratolytisch im Wechsel mit spezifischen Antimykotika unter Okklusion behandelt. Erst wenn der Patient uns soweit gefolgt ist und immer noch bereit ist, die Mühen monatelanger Therapie auf sich zu nehmen, verordnen wir Griseofulvin.

Nach unseren Erfahrungen geben viele Patienten mit Onychomykose schon in der Frühphase der Behandlung auf. Der Vorteil atraumatischer Nagelentfernung ist, daß solche Patienten erkannt werden, bevor eingreifend behandelt worden ist. Nach chirurgischer Nagelextraktion glauben sich viele Patienten endgültig geheilt. Bei atraumatischer Nagelentfernung kommt dieses Mißverständnis nicht vor, das sonst oft zur Unterlassung weiterer Therapie führt. Die Spätergebnisse nach chemo-mechanischer Nagelplattenentfernung sind hinsichtlich der Heilung der Onychomykose gleich wie nach chirurgischer Nagelextraktion [5].

Im praktischen Alltag gilt die *mazerative Zehenzwischenraummykose* oft als Prüfstein eines Antimykotikums [8]. Neuere Untersuchungen [13, 14] deuten aber darauf hin, daß es sich bei der interdigitalen Form der Tinea pedis tatsächlich um eine mykotisch-bakterielle Mischinfektion handelt. Bei einfacher Zehenzwischenraummykose, bei der klinisch nur Schuppung besteht, lassen sich in über 80% der Fälle Dermatophyten nachweisen. Wenn eine Mazeration hinzukommt, verdoppelt sich die ortsständige Bakterienflora, und es treten zusätzlich pathogene Keime wie Staphylococcus aureus und gramnegative Bakterien auf; Dermatophyten sind nur noch in etwa 50% der Fälle nachweisbar.

Beim exazerbierten Fußinfekt mit Nässen und Erosionen, Fötor und subjektiver

Symptomatik können Dermatophyten nur noch in einem Drittel der Fälle nachgewiesen werden. Bakterien sind die dominierenden Mikroorganismen, wobei sich unter gramnegativen Bakterien z.B. auch Pseudomonas findet [4].

Bei experimenteller Okklusion normaler Zehenzwischenräume über mehrere Tage kommt es zu Mazeration und Zunahme der ortsständigen Bakterienflora. Wenn gleichzeitig antibiotisch behandelt wird, kommt es zu Mazeration bei gleichbleibender Bakterienzahl. Wenn selektiv die grampositive Flora unterdrückt wird, findet sich als Bestandteil der Bakterienflora auch wieder Pseudomonas. Klinisch kommt es jedoch lediglich zu Mazeration, d.h. Hyperhydration im Zehenzwischenraum, eine subjektive Symptomatik wird nicht provoziert. Bei Patienten mit nachgewiesener Tinea pedis führt Okklusion zu Verschlimmerung des Krankheitsbildes, wobei Dermatophyten nur noch in 40% der Fälle nachweisbar sind. Bei breiter antibiotischer Behandlung entspricht das klinische Bild mit Mazeration ohne subjektiver Symptomatik dem Kontrollkollektiv; unter einer Behandlung, die gramnegative Keime begünstigt, kommt es zu erheblicher Verschlechterung, die einer exazerbierten Fußmykose entspricht [14].

Man kann aus diesen Untersuchungen folgern, daß bei intertriginöser Tinea pedis nicht die Dermatophyten, sondern die Bakterien die klinische Symptomatik verursachen. Zur Manifestation des bakteriellen Infekts ist aber eine Tinea pedis notwendige Voraussetzung. Oft ist diese allerdings mit den üblichen mykologischen Untersuchungsmethoden nicht nachweisbar [14].

Trotz ihrer Wirkung gegenüber grampositiven Bakterien haben sich die Breitspektrumantimykotika bei intertriginöser Tinea pedis nicht bewährt, solange Mazeration und klinische Symptomatik im Vordergrund stehen [13]. Lediglich den Zehenzwischenraum austrocknende Maßnahmen sind effektiver. Mit Einlage von Mullstreifen und z.B. Solutio Castellani (DRF) – wegen der antibakteriellen Wirkung sollte nicht auf Fuchsin als Bestandteil der Rezeptur verzichtet werden – geht die subjektive Symptomatik der Patienten schneller zurück. Mit abnehmender Hydratation des Zehenzwischenraums reduziert sich die bakterielle Mikroflora und erreicht hinsichtlich ihrer qualitativen Zusammensetzung Normwerte [13]. Erst in der letzten Phase der Behandlung haben spezifische Antimykotika wieder ihren Platz. Sie sind allerdings wegen der Dicke der Hornschicht nur begrenzt wirksam.

Spezifische Lokaltherapie von Dermatophytosen scheitert trotz der zur Verfügung stehenden modernen Antimykotika auch heute noch in vielen Fällen am Problem der Barriere „Stratum corneum" oder ist wegen des Akuitätszustands der Infektion nicht sinnvoll. Die Zukunft der Therapie von Pilzinfektionen wird daher eher der systemischen Behandlung gehören.

Literatur

1. Barrière, H., Litoux, P.: Intérêt et justification de la corticothérapie générale des trichophyties suppurées. Ann. Dermatol. Venerol. *104*, 294–297 (1977)
2. Charney, P.: Tolnaftate. In: The diagnosis and treatment of fungal infections, Robinson, H.M. jr. (ed.), pp. 301–314. Springfield: C.C. Thomas 1974
3. Clayton, Y.M., Connor, B.L.: Comparison of clotrimazole cream, Whitfield's ointment and nystatin ointment for the topical treatment of ringworm infections, pityriasis versicolor, erythrasma and candidiasis. Br. J. Dermatol. *89*, 297–303 (1973)
4. Dorn, M.: Die Fußpilzerkrankung und ihre Behandlung. Therapiewoche *25*, 2941–2948 (1975)
5. Dorn, M., Kienitz, T., Ryckmanns, F.: Onychomykose: Erfahrungen mit atraumatischer Nagelentfernung. Hautarzt (im Druck)
6. Epstein, W.L., Shah, W.P., Jones, H.E., Riegelman, S.: Topically applied griseofulvin in prevention and treatment of Trichophyton mentagrophytes. Arch. Dermatol. *111*, 1293–1297 (1975)
7. Gentles, J.C.: The treatment and prophylaxis of ringworm. Vortr.: VII. Congr. Int. Soc. Human Animal Mycol., Jerusalem, Israel, 11.–16. 03. 1979

8. Götz, H.: Therapeutische Probleme bei der Behandlung der Dermatomykosen. Mykosen *16*, 1–8 (1973)
9. Holt, J.R.: Topical pharmacology of imidazole antifungals. J. Cutan. Pathol. *3*, 45–59 (1976)
10. Katz, R., Cohn, B.: Haloprogin therapy for dermatophyte infections. Arch. Dermatol. *106*, 837–840 (1972)
11. Keczkes, K., Leighton, I., Good, C.S.: Topical treatment of dermatophytoses and candidoses. Practitioner *214*, 412–417 (1975)
12. Knudsen, E.A.: The areal extent of dermatophyte infection. Br. J. Dermatol. *92*, 413–441 (1975)
13. Leyden, J.J., Kligman, A.M.: Aluminium chloride in the treatment of symptomatic athlete's foot. Arch. Dermatol. *111*, 1004–1010 (1975)
14. Leyden, J.J., Kligman, A.M.: Interdigital athlete's foot. Arch. Dermatol. *114*, 1466–1472 (1978)
15. Lynfield, Y.L., Littman, M.L., Feingold, L.E.: Treatment of tinea pedis with micronized griseofulvin and tolnaftate. Cutis *13*, 460–462 (1974)
16. Male, O.: Pilzkrankheiten. In: Spezielle pathologische Anatomie, Doerr, W., Seifert, G., Uehlinger, E. (Hrsg.), Band 7: Histopathologie der Haut, Teil 1: Dermatosen, Schnyder, U.W. (Hrsg.), S. 63–122. Berlin, Heidelberg, New York: Springer 1978
17. Meinhof, W.: Richtlinien gezielter antimykotischer Therapie. In: Fortschritte der praktischen Dermatologie und Venerologie, 7. Band, Braun-Falco, O., Petzoldt, D. (Hrsg.), S. 254–259. Berlin, Heidelberg, New York: Springer 1973
18. Meinhof, W.: Diagnostische und therapeutische Probleme bei Onychomykosen. In: Mykosen. Systematik, Klinik, Therapie, Hartung, J., Lubach, D. (Hrsg.), S. 71–76. Stuttgart: Thieme 1975
19. Meinhof, W.: Dermatologische Aspekte zur Behandlung von Mykosen mit corticoidhaltigen Präparaten. Hautarzt *26*, 175–176 (1975)
20. Otten, M., Plempel, M.: Antimykotische Antibiotika und Chemotherapeutika. In: Antibiotika-Fibel, Otten, H., Plempel, M., Siegenthaler, W. (Hrsg.), Bayer biblio-med, S. 1–52. Stuttgart: Thieme 1977
21. Plempel, M.: Fortschritte in der Entwicklung antimykotisch wirksamer Substanzen: In: Mykosen. Systematik, Klinik, Therapie, Hartung, J., Lubach, D. (Hrsg.), S. 101–114. Stuttgart: Thieme 1975
22. Raab, W.: Mykosebehandlung mit Imidazolderivaten. Berlin, Heidelberg, New York: Springer 1978
23. Samsoen, M., Jelen, G.: Allergy to daktarin gel. Contact Dermatitis *3*, 351–352 (1977)
24. Schaefer, H.: Pharmakokinetische Untersuchungen nach topischer Anwendung von Econazol-nitrat. In: Symposium über Econazol-nitrat, Rieth, H., Becker, H., Nass, W.P. (Hrsg.), S. 87–100. Melsungen: notabene medici 1978

Neuere Entwicklungen

Siegfried Borelli

Neuere Berufsdermatosen

Berufsdermatosen sind Hautkrankheiten, deren Ursachen ganz oder teilweise in Bedingungen liegen, unter denen eine berufliche Arbeit verrichtet wird. Nach den in der Bundesrepublik Deutschland geltenden versicherungsrechtlichen Bestimmungen ist eine berufliche Auslösung auch dann anzunehmen, wenn eine wesentliche Verschlimmerung, erhebliche Mitverursachung oder richtungsgebende Beeinflussung eines primär nicht berufsbedingten Hautleidens vorliegt. Der Schwerpunkt der Definition liegt also im Verursachungsprinzip.

Nach den Bestimmungen der siebenten Berufskrankheitenverordnung in der Fassung der Veränderungs-Verordnung vom 8. 12. 1976 (BGBL. I, S. 3329) sind Berufsdermatosen entschädigungspflichtig, wenn sie zu schweren oder wiederholt rückfälligen Schädigungen der Haut und zur Berufsunfähigkeit führen.

1978 gelangten im Freistaat Bayern 1525 Berufs*hautkrankheiten* zur Meldung, 1977 1733, 1976 1582, 1975 1457, das sind 29,9% aller gemeldeten Berufskrankheiten. Über ihre Verteilung auf die einzelnen Gewerbe- und Industriezweige und das Ergebnis der gutachterlichen Stellungnahme gibt Tabelle 1 Auskunft. Die Voraussetzung zur Anerkennung einer entschädigungspflichtigen Berufskrankheit war bei 226 der bearbeiteten Fälle, also bei jeder siebenten gemeldeten Hautkrankheit gegeben. D.h. jedoch nicht, daß es sich ausschließlich bei diesen 226 Fällen um eine berufliche Verursachung bzw. schädigende gewerblich bedingte Noxe handelte, vielmehr heißt das, daß hier bereits ein Krankheitsstadium erreicht wurde, bei dem man eine MdE von 20 und mehr Prozent zuerkannte. Von den gemeldeten Erkrankungen, Zahlen des Vorjahres in Klammern, erfüllten die Bedingungen zur Anerkennung als Berufskrankheit bei den

Bauarbeitern	36,5%	(21,5%)
Malern und Anstreichern	18,0%	(7,8%)
Heil- und Pflegeberufen	13,6%	(4,4%)
Metallarbeitern	11,2%	(6,1%)
Textilberufen	8,4%	(4%)

Die Gründe für diese Jahresschwankungen sind vielfältig und in der kurzen Beobachtungszeit nicht ausreichend einzuordnen. Neben positiven Einflüssen durch verbesserte arbeitshygienische Verhältnisse spielen u.a. die Einführung laufender neuer, zunächst nicht genügend in ihren Schädigungsmöglichkeiten bekannter Arbeitsstoffe eine Rolle.

Von den 1299 restlichen Meldungen wurden arbeitsmedizinischerseits in 327 Fällen = 25,1% über den üblichen medizinischen und technischen Arbeitsschutz hinaus dem Versicherungsträger Maßnahmen zur Verhinderung einer Berufskrankheit nach den Richtlinien des § 3 der BeKV empfohlen.

Falls nicht altersmäßige oder andere – z.B. persönliche – Gründe gegen eine qualifizierte berufliche Neuorientierung vorliegen, erfolgt in diesen Fällen die vorsorgliche

Tabelle 1. Berufsbedingte Hauterkrankungen in Bayern im Jahre 1978*)

Berufe	gemeldete			bestätigte			nicht bestätigte § 3 BekV		
	männl.	weibl.	ges.	männl.	weibl.	ges.	männl.	weibl.	ges.
Maurer, Bauhilfsarbeiter, Zementarbeiter, Fliesenleger, Kunststeinarbeiter, Steinmetze	219	–	219	80	–	80	47	–	47
Metallbearbeitung, Kraftfahrzeughand-werk, Kraftfahrer und Galvaniseure	345	65	410	37	9	46	76	13	89
Arbeiter mit Chemikalien, Teerarbeiter, Fotografen, Textildrucker, Drucker, Färber, Chemisch-Reiniger	76	25	101	2	5	7	13	6	19
Maler, Lackierer, Spritzlackierer, Por-zellanmaler, Glasmaler	50	5	55	10	–	10	6	–	6
Schreiner, Polierer, Leimer, Säger, Holzbearbeitung, Papierbearbeitung	32	14	46	6	2	8	10	2	12
Textilarbeiter, Näherinnen, Schneider, Weber, Spinner	10	37	47	–	4	4	–	8	8
Tierärzte, landw. Bevölkerung, Gärtner, Nahrungsmittelbearbeitung, Metzger, Tabakarbeiter, Milchprüfer	35	66	101	7	2	9	4	11	15
Reinigungspersonal, Putzfrauen, Haus-gehilfinnen, Wäscher	16	58	74	–	4	4	4	6	10
Kunststoffarbeiter	31	25	56	5	–	5	7	1	8
Friseure	7	192	199	–	23	23	2	70	72
Porzellanarbeiter, Glasarbeiter, Steatitarbeiter, Ziegeleiarbeiter	7	8	15	–	–	–	2	1	3
Bäcker, Konditor, Müller	29	1	30	6	1	7	6	–	6
Schuhmacher, Sattler, Lederbearbeitung	8	7	15	1	1	2	1	1	2
Polsterer, Tapezierer, Linoleumleger	2	–	2	1	–	1	–	–	–
Pelzarbeiter, Pinselmacher, Gerber, Hutarbeiter	4	2	6	1	–	1	–	–	–
Heil- u. Pflegepersonal, Masseure	18	99	117	4	12	16	1	25	26
Bergleute	(1)	–	(1)	–	–	–	(1)	–	(1)
Sonstige	14	17	31	2	1	3	2	1	3
Gesamt	904	621	1525	162	64	226	182	145	327

*) Berufskrankheiten in den der Bergaufsicht unterstellten Betrieben in Klammern!

Aufgabe der gefährdenden Tätigkeit und die Einleitung von Umschulungsmaßnahmen; zum Ausgleich wirtschaftlicher Nachteile werden Übergangsleistungen gewährt. Das Hauptkontingent stellten 1978 Auszubildende des Friseurhandwerks und der Medizinalberufe, die bereits kurze Zeit nach Aufnahme der Arbeit an allergischen oder toxisch-degenerativen berufsbedingten Ekzemen erkrankten und deshalb aus der hautbelastenden Tätigkeit herausgenommen wurden.

Waren noch vor Jahren die chemischen Berufe mit an führender Stelle bei den Fällen gemeldeter Berufsdermatosen und stellen sie heute keinen wesentlichen Prozentsatz mehr dar, so liegt das in der Einführung neuer technischer Herstellungs- und Produktionsverfahren und deren Automatisierung. Weisungsgebend sind hier sicher auch die MAK-Werte und die technischen Richtkonzentrationen, die den einzelnen Arbeitnehmer weitgehend von schädigenden Noxen fernhalten, vorausgesetzt der Befolgung entsprecher Sicherheitsbestimmungen und Maßregeln, die jedoch seit Verabschiedung des Arbeitssicherheitsgesetzes im Dezember 1974 weitgehend Beachtung finden.

Dazu, daß diese Zahlenangaben im ganzen gesehen bei unserer heutigen Umweltbelastung nicht doch höher liegen, hat sicher das *Hautarztverfahren* (1972) als Früherkennungs- und Warnsystem beigetragen. So wurden Hauterkrankungen und ihr beruflicher Zusammenhang in einem Stadium erkannt, in dem die Voraussetzungen für eine entschädigungspflichtige Berufserkrankung noch nicht vorlagen. Entsprechende Rehabilitations-, Protektiv- und Präventivmaßnahmen konnten so die sonst unabdingbar ihren Lauf nehmende Berufshautkrankheit verhindern.

Entsprechend den verschiedenen Arbeitsbedingungen entwickeln sich auch unterschiedliche Berufshauterkrankungen mit unterschiedlichem berufsgeforderten Bezug und unterschiedlicher Pathogenese. Stoffe, die als ursächliche Noxen von Berufskrankheiten in Frage kommen, sind außerordentlich vielfältig und zahlreich. Es kann sich dabei um eigentliche Arbeitsstoffe schlechthin, um Arbeitshilfsmittel oder um Substanzen, die darin enthalten sind, um Reinigungs- und Pflegemittel sowie um Arbeitskleidung handeln. Ein maßgeblicher Spiegel des allgemeinen Trends, z.B. in der Sensibilisierung der Bevölkerung, ist grundsätzlich dem Akzentwandel gewerbe-dermatologischer Kontaktekzematogene zu entnehmen, so daß wir hier Folgerungen aus den Berufsbereichen ableiten können: Dieser Vorgang beruht auf der fortschreitenden Technisierung und der Einführung immer neuer chemischer Verbindungen. Neue Werkstoffe bringen neben den bereits bekannten Noxen wieder neue Gefährdungen der Haut mit sich. Gleichzeitig machen neue Arbeitsformen und eine weitreichende hygienische Lebensführung den Menschen empfindlicher gegenüber Werkstoffen im täglichen Arbeitsprozeß.

In der Mehrzahl berufsbedingter Hauterkrankungen handelt es sich um ein toxisch-irritatives oder ein allergisches Kontaktekzem. Dermatosen, verursacht ausschließlich oder vorwiegend durch Inhalation oder Ingestion eines Berufsstoffes, der zur Resorption kommt und somit hämatogen die Haut erreicht und erkranken läßt, sind relativ selten, doch von besonderem Interesse. Pathogenetisch kann wiederum ein toxischer oder allergischer Mechanismus vorliegen.

Nichtallergische Hauterkrankungen

Als Beispiel für eine wahrscheinlich toxische Pathogenese können die *vitiligoartigen Depigmentierungen* durch *paratertiäres Butylphenol* aufgeführt werden, die in chemischen Betrieben beobachtet wurden. Da die Depigmentierungen, symmetrisch angeordnet, an verschiedenen Körperstellen entstehen, an denen ein direkter Hautkontakt kaum möglich ist, ist eine systemische Wirkung des paratertiären Butylphenols nach Inhalation oder Ingestion in dampfförmigem Zustand oder als Feinstaub anzunehmen. Verstärkt wird diese Annahme noch durch die Tatsache, daß auch systemische Funktionsstörungen vor allem der Leber und Schilddrüse vorkommen können. Entsprechende Testungen ergaben keinen Anhalt für eine allergische Reaktion (Antigen-Antikörperreaktion).

Auch nach chronischer Einatmung von *Trichloräthylen*, das in der Eisen- und Stahlindustrie als Entfetter verwendet wird, können neben Symptomen seitens des Zentralnervensystems, der Respirationsorgane und der Leber auch verschiedenartige Hautsymptome (*skarlatiniforme Exantheme, exfoliative Dermatitis, papulovesikulöse Ekzeme, Erythrodermie*) auftreten. Eine allergische Pathogenese kann dabei aber *nicht ganz ausgeschlossen werden*.

Bei Arbeitern der *Polyvinylchlorid* (PVC) herstellenden Industrie, die den PVC-Dämpfen ausgesetzt waren, wurden zunächst polymorphe *Exantheme* beobachtet. Durch Verbesserung der Ventilationseinrichtungen ließ sich die Zahl der Dermatosen rasch eindämmen. Als mögliche Noxe wurde Alpha-Phenylindol angegeben [11].

Auch bei der sog. *Vinylchlorid-(VC-)Krankheit* (Kunststoff herstellende Industrie) wird das toxische Agens in der Hauptsache per inhalationem, evtl. auch per os, wirksam. Eine perkutane Aufnahme kann allerdings nicht ausgeschlossen werden.

Bei der VC-Krankheit handelt es sich im engeren Sinne jedoch schon nicht mehr um eine Dermatose schlechthin. Obwohl das fertige PVC keine gesundheitsschädigende Wirkung hat, verhält sich sein Grundstoff Vinylchlorid mit einer narkotischen Wirkung zunächst noch ähnlich den übrigen Halogenkohlenwasserstoffen. Es ist schon länger bekannt, daß nach mehrjähriger Exposition verstümmelnde Knochenveränderungen an den Fingerendgliedern *(Akroosteolyse)* auftreten können, aber erst vor wenigen Jahren ist bekannt geworden, daß jahrzehntelange Exposition nicht nur zu *Leberschädigungen* führen kann, sondern auch zu einer Sonderform von Krebserkrankungen, dem *Hämangioendotheliosarkom*.

Tabelle 2. Ergebnis einer Epikutantest-Standardreihe

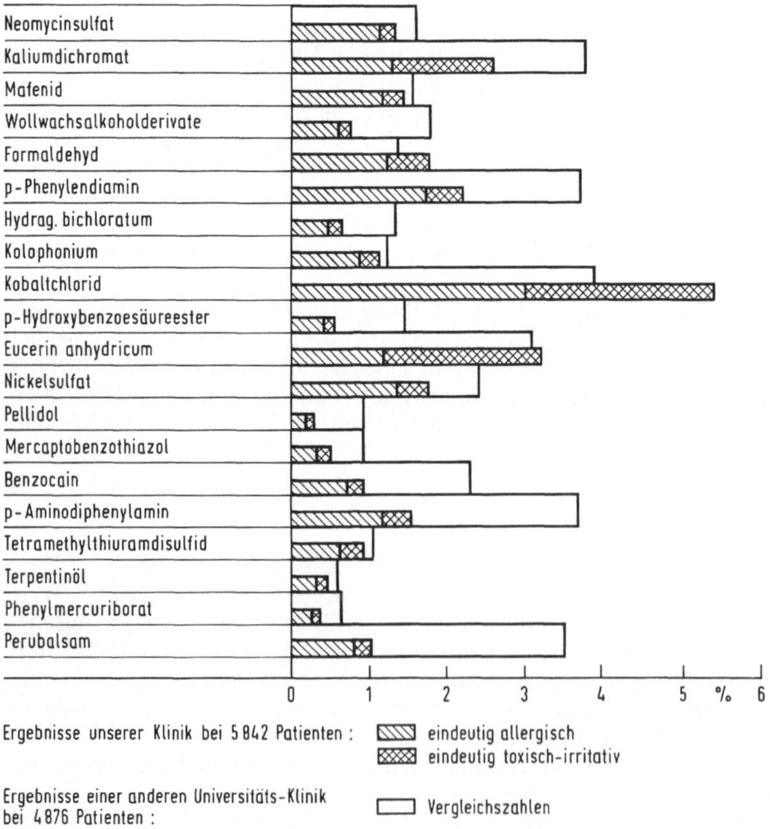

Die Symptomatik der Hautveränderung steht gegenüber dem Schweregrad der inneren Organerkrankung also weit im Hintergrund, kann jedoch frühzeitig und noch rechtzeitig Hinweis darauf sein.

Durch Einführung neuartiger Polymerisationsverfahren und strikter Einhaltung der technischen Richtkonzentration hat die VC-Krankheit heute in der Bundesrepublik Deutschland aus arbeitsmedizinischer Sicht an Bedeutung verloren, so daß heute praktisch keine Fälle von VC-Krankheit mehr zur Meldung gelangen (Auskunft Dr. Bühlmeyer, Bayerisches Landesinstitut für Arbeitsmedizin).

Ausgehend von 3635 Hautarztberichten der Jahre 1972 bis 1975 wurden dort 719 verschiedene Noxen angeschuldigt, von denen auch 557 eine positive Testreaktion zeigten. Bei 315 Noxen handelte es sich jedoch um recht komplexe Begriffe, die analysiert nach ihren Grundsubstanzen doch meist bereits altbekannte Antigene als Ursache erkennen lassen.

Die epikutanen Testergebnisse unserer Allergieabteilung der Jahre 1970 bis 1978 sind in Tabelle 2 dargestellt.

Kontaktakne

Die Kontaktakne speziell beruflicher, aber auch nicht beruflicher Genese gewinnt mit der Zunahme immer neuerer chemischer Verbindungen und Syntheseverfahren zunehmend an Bedeutung. Am Beispiel der *Chlorarylakne* (Tabelle 3) wird die Funktion des Hautarztes besonders deutlich als eine Art Frühwarnstation für das Auftreten neuartiger hautschädigender als auch allgemein gefährlicher Giftstoffe für den menschlichen Organismus.

Pathogenetische Veränderungen nach 2, 3, 7, 8-Tetrachlordibenz-P-Dioxin (TCDD; Abb. 1) sind primär an den typischen Hauteffloreszenzen und erst sekundär an den internistischen Organmanifestationen und deren Symptomen zu erkennen. Während in der Praxis die außerberuflichen Formen der Kontaktakne immer häufiger vorkommen, konzentriert sich bei den beruflichen Formen das allgemein ökologische wie klinisch-wissenschaftliche Interesse immer mehr auf die Chlorarylakne. Nicht zuletzt anläßlich eines Betriebsunfalls in einem Chemiewerk in Seveso am 10. Juli 1976, bei dem 1 bis 2 kg TCDD explosionsartig freigesetzt wurden und entweichen konnten.

Tabelle 3. Spielarten der Acne venenata (Weirich, 1978)

Acne vera (idiopathica)	Acne venenata (symptomatica)	
	Acne medicamentosa (ex interiore)	Acne contagis (extrinseca)
A. vulgaris	Bromoderm, Jododerm	Detergentien-Akne
comedonica	Corticoid-Akne	Kosmetika-Akne
papulosa	Corticotropin-Akne	Vaselinoderm-Kontaktakne
pustulosa	Cyanocobalamin-Akne	Lichtschutzmittel-Akne
papulo-pustulosa	Isoniacid-Akne	–
nodosa	Antiepileptika-Akne	–
colliquativa cystica		Corticoidexterna-Akne
cicatricans	Akneiforme Arzneiexantheme	–
A. (Pyodermia) conglobata	unklarer Genese	Öl-Akne
faciei/disseminata		Teer/Pech-Akne
A. (Pyodermia) conglobata		Chloraryl-Akne
tropicalis		–
A. fulminans necroticans		Keratosis follicularis
A. excoriata (spuria)		epidemica Schuppli
		(Morbus Basiliensis)

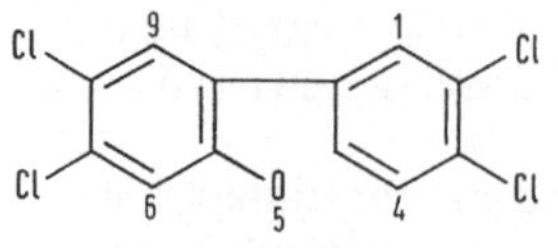

2,3,7,8-TCDF
(Tetrachlordibenzofuran)
Hoch toxisch;
stark akneigen

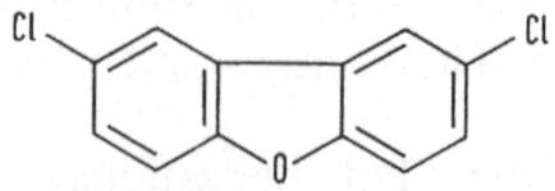

2,8-DiCDF
(Dichlordibenzofuran)
Praktisch ungiftig;
nicht akneigen

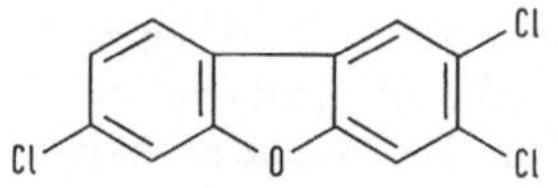

2,3,7-TriCDF
(Trichlordibenzofuran)
Sehr toxisch;
stark akneigen

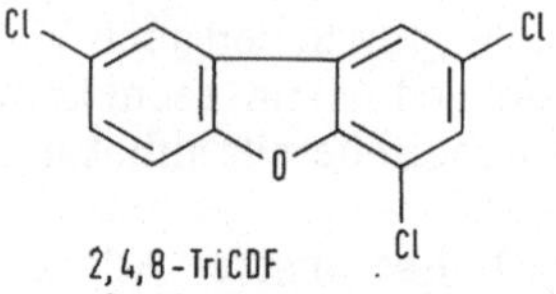

2,4,8-TriCDF
(Trichlordibenzofuran)
Sehr wenig toxisch;
nicht akneigen

Abb. 1. Kontakt-Akneigene: hochwirksame (toxische) und wirkungslose (ungiftige) Chlordibenzofurane

Dem Dermatologen kommt hier die Schlüsselrolle als dem potentiellen Entdecker der Chlorarylakne als einem Frühsymptom zu, denn es ist nicht zu vergessen, daß es bei der Chlorarylakne nicht ausschließlich bei den Hautsymptomen bleibt, sondern diese lediglich den Vorläufer innerer Organerkrankungen darstellen, die ihrerseits wiederum zu dauernden Gesundheitsschädigungen, ja sogar ad exitum führen können.

Die als Berufskrankheit bekannte Chlorarylakne wird aber auch durch Kontakt mit anderen Substanzen als dem TCDD, so von polychlorierten bizyklischen Kohlenwasserstoffverbindungen (Abb. 2, 3 und 4) verursacht. In schweren Fällen ist sie dem Erscheinungsbild nach identisch mit der speziellen TCDD-Akne.

Die akneigenen Substanzen, wie Perna-Stoffe und Halogen-Wachse sind allerdings wesentlich schwächere Aggressoren als das TCDD, weshalb das Bild der „Chlorarylakne" erst nach viel längeren und intensiverem Kontakt zum Ausdruck kommt. Das TCDD ist wesentlich allgemein toxischer als alle anderen sog. „Chlorylakneigene" (nach Poland [1976] 1 000mal giftiger als Strychnin und 100 000mal giftiger als Natriumzyanid). Aus der hohen Toxizität erklärt sich auch die Wirkung auf das innere Organsystem: Im Gegensatz zu den anderen Chlorarylakneigenen ist TCDD bei Tier und Mensch ein hepatisches Porphyrogen [4, 20, 28].

Teratogene, mutagene und kanzerogene Wirkung von TCDD konnten bisher bezogen auf den Menschen nicht bewiesen werden. Jedoch liegen Hinweise dafür aus Vietnam vor, wo das sog. „agent orange", ein TCDD-haltiges Herbizid, in großen Mengen per Flugzeugbesprühung eingesetzt wurde.

Weirich [41] unterscheidet bei der TCDD-Vergiftung den sog. *Typus major* (TCDD-Syndrom) und einen *Typus minor* (TCDD-Akne). Stehen bei ersterem die inneren Organschädigungen oder psychiatrisch-neurologischen Erscheinungen im Vordergrund, so bei letzteren die Veränderungen am Hautorgan. Übrigens wäre die Bezeichnung *„Aryl-Akne"* ausreichend, da sie auch durch chlorfreie Moleküle auslösbar ist (Abb. 4).

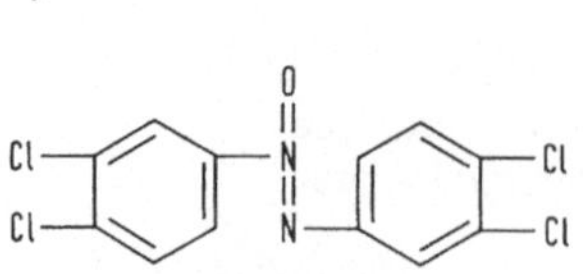

3,4,3',4'-Tetrachlor-
azoxy(di)benzol

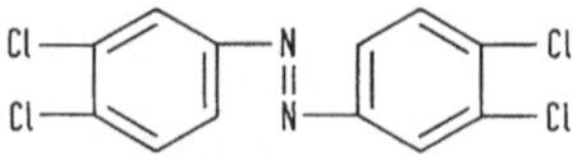

3,4,3',4'-Tetrachlor-
azo(di)benzol

Abb. 2. Akneigene Chlorazobenzole. Nach Poland et al. (1976)

Verbindungsgruppe	Allgemeine Struktur	Verwendung
Mehrfach chlorierte Naphthaline	Cl	(Antimagnetische) Schiffsrumpfanstriche; Elektro-, Radio- und Fernsehindustrie (Isolatorenwachse, Halowachse, Vergußmassen, Dielektrika für Kondensatoren usw.)
Mehrfach chlorierte Diphenyle	Cl	Holzschutzmittel; Korrosionsschutzmittel, Kühlmittel, Schmiermittel; Weichmacher für Kunststofflacke, Halowachse usw.
Mehrfach chlorierte Dibenzfurane	Cl	Nebenprodukte bei der technischen Herstellung von chlorierten Phenolen
Mehrfach chlorierte Dibenzdioxine	Cl	Nebenprodukte bei der alkalischen Hydrolyse von Chlorbenzolen (unter Druck und hoher Temperatur) zu höher chlorierten Phenolen

Abb. 3. Typische Chloraryl-Akneigene (nach K.H. Schulz, 1963)

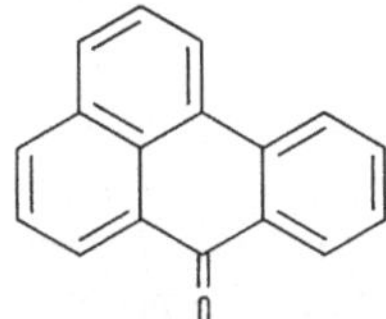

Abb. 4. Benzanthron, $C_{17}H_{10}O$. „Chloraryl"-Kontaktakne durch chlorfreie Aromaten: Benzanthron-Kontaktakne. 1955–1972 insgesamt 62 Krankheitsfälle in der BASF Ludwigshafen. P.J. Goldmann, Hautarzt *24*, 149–152 (1973). Zitiert nach Weirich, E.G., Die Kontaktakne, Dermatosen *26*, 7–21 (1978) und Römpps Chemie-Lexikon, 7. Aufl., Stuttgart: Franckh 1972, Benza 330

TCDD-Syndrom

Porphyrie mit oder ohne Bullosis actinica et mechanica [4, 20, 28–31];
Hyperpimgentationen und Hypertrichosen ohne Porphyrie [20, 27];
Hyperlipidämien bzw. Hypercholesterinämien [20, 21, 27];
Schädigungen von Leber, Nieren, Pankreas, peripherem und zentralem Nervensystem, Herz und Kreislauf, Gastrointestinaltrakt, Respirationstrakt, Leukozytopoese usw. [2, 14, 16, 20–22, 33, 34, 36–38 u.a.];
Depressionen bzw. psychovegetative Syndrome usw. [2, 20, 27, 31 u.a.].

TCDD-Akne

Von initialen Begleitsymptomen des diffusen Intoxikationstypus wie Nausea, Vertigo, Kopfschmerzen, Adynamie, Gastroenteritis, Störungen der Nieren- und Leberfunktionen, Somnolenz bzw. Agrypnie, Myalgien, Gliederschwere usw. abgesehen, beschränkt sich diese Form auf das Hautorgan. Hier liegt weniger intensiver Noxenkontakt bzw. geringere perkutane, inhalative oder ingestive Resorption zugrunde.

Die TCDD-Akne beginnt, wie die Kontaktakne durch andere Chlorarylnoxen, mit einer erscheinungsfreien Latenzperiode an der Haut (neben allgemeinen Intoxikationssymptomen) oder mit flächenhaften Erythemen bzw. einer evtl. bullösen Dermatitis an den exponierten Hautpartien sowie einer Begleitblepharokonjunktivitis. Auch kann eine Photosensibilität an diesen Lokalisationen bestehen. Nach 2 Wochen bis 2 Monaten kommt es dann zu einer eruptiven Aussaat von Follikelkeratosen bzw. Komedonen im Gesicht, an den Ohrmuscheln und der Periaurikulärregion, am Hals, im Nackenbereich, bei intensiverem Kontakt auch an den Extremitäten, in schwersten Fällen generalisiert. Das Kapillitium bleibt ausgespart. Unter den reibeisenartigen Komedonen mit schmutzig grauem Hautkolorit entwickeln sich allmählich zahlreiche Retentionszysten: Prädilektionsstellen sind Ohr und Submandibularbereich. An Druck- und Scheuerstellen kommt es zu sekundärer Pustulation, Furunkeln und Abzeßbildung. Durch phototoxische Reaktionen kann an exponierten Hautpartien eine Melanodermatitis hinzutreten.

Atypische Effloreszenzen, in der Initial- bzw. Übergangsphase besonders schwere Dermatitiden und später Herde vom Typus des Erythematodes, des Erythema elevatum et diutinum sowie des Granuloma anulare wurden bei den Seveso-Patienten, überwiegend Kindern zwischen 3 und 16 Jahren, beobachtet [13, 34, 38].

Die *Acne artificialis professionalis*, die berufsbedingte Kontaktakne, gehört nach dem Kontaktekzem zu den häufigsten Berufsdermatosen.

Bei den akneigenen Berufsnoxen sind grundsätzlich drei Gruppen zu unterscheiden:

Erste Gruppe: Chlorarylsubstanzen.

Zweite Gruppe: Die akneigenen Mineralöle, Schneid- und Bohröle, Schweröle.

Dritte Gruppe: Teere und Pech in den verschiedensten Aufbereitungs- und Verarbeitungsformen.

Dementsprechend sprechen wir von einer Chloraryl-, Öl- und einer Teerakne. Mischformen sind möglich.

Ölakne

Sie nimmt den größten Teil der Berufsakne ein; die Ölakne beginnt wie die Akne vulgaris im allgemeinen mit follikulären Hyperkeratosen, die dann über Komedoformationen (Ölhaut) in Pyodermien verschiedenster Ausdehnungs- und Schweregrade übergehen können. Das ausgeprägte Bild ist das einer Acne comedonica, gemischt mit einer progredienten Akne papulopustulosa. Prädilektionsstellen sind Ober- und Unterarme. Durch ständig öldurchtränkte Kleidung können Stamm und Beine mitbetroffen sein.

Neben den Ölen selbst spielen mikrotraumatische Begleitfaktoren wie Metall- und Glassplitter eine Rolle. Auch den technischen Ölen beigefügte Additive bilden zusätzliche Noxen. Von großer Bedeutung sind auch mikrobielle Verunreinigungen. Nicht zuletzt spielen dispositionelle Faktoren wie Seborrhoe und Hyperhidrosis eine krankheitsbahnende Rolle. Persönliche Hygiene, vermehrte Schweiß- und Talgsekretion tun das ihre dazu.

Teerakne

Sie wird durch Teer- und Pechsubstanzen (Straßenbau, Dach- und Isolierpappe, Kokerei, Flachdachbedachung, optische Industrie, Brikettfabrikation, Holzimprägnierung, Korksteine usw.) verursacht.

Da durch normale Hautreinigung (Wasser und Seife) Teerreste nicht vollständig entfernt werden können, kommt es in den Follikelostien zu einer retrograden Talgstauung und so zu einer Keratose der Follikelmündungen. Perifollikulär kommt es schließlich zu einer sekundären Fremdkörperreaktion im Korium.
Klinisch entspricht die Teerakne der Ölakne.

Als Begleitsymptome finden sich Teermelanome oder das Bild einer Photodermatitis, die meist dem Bild der floriden Akne vorausgehen. Befallen sind vorwiegend Gesicht, Arme und Oberschenkel. Durch dampfförmige Einwirkung kommt es zu einem zumeist symmetrischen Verteilungsmuster der Effloreszenzen.

Zoonosen

Durch die Intensivhaltung (maximale Stoffwechselleistung auf engstem Raum) von Nutztieren unterliegen auch die klassischen Zoonosen einem Wandel. Es kann innerhalb und außerhalb der Tiere zu einer Anreicherung einer Vielzahl von Mikroben kommen, die auch für den Menschen potentiell pathogen sind.

Kontamination und Verlauf derartiger Infektionen hängen wiederum bei fortschreitender Urbanisierung der Bevölkerung von einer Resistenzminderung gegen mikrobielle Umweltreize der Haustierhaltung ab.

Anders als bei Zoonosen „sui generis" können aufgrund dieser gestörten Wechselwirkung zwischen Tier, Umwelt und Mensch neue Zoonosen auftreten, die außer durch einen spezifischen Erreger durch resistenzmindernde Umstände bzw. permanent hohe Infektionsdosen bedingt sind. Ein Modellbeispiel hierfür ist die *Ornithose* in Entenschlachthäusern. In großen Tierproduktionsanlagen hat aber außer der Kontaktübertragung die indirekte Gefährdung des Menschen z.B. über erregerhaltige Abwässer und über Rückstände in tierischen Lebensmitteln durch Wirkstoffe oder durch Mykotoxine, Pestizide und Schadstoffe aus Industrieabgasen im Futter wachsende Bedeutung. Zudem sind solche mikrobiellen Erreger meist ubiquitär, also nicht wie die klassischen Seuchen- oder Zoonosenerreger durch ein Stamping-out-Verfahren vom Erdboden zu vertilgen; sie rufen meist nur eine wenig belastbare Infektions- oder gemischte Immunität hervor, und wenn es sich um Bakterien handelt, dann besteht noch die Gefahr einer Sulfonamid- oder Antibiotikaresistenz über Medizinalfuttermischungen.

Außer den immer wieder seuchenhaft vorkommenden *atypischen Pockenerkrankungen* der Tiere und des Menschen in Form der harmlosen Euterpocken des Rindes und den an Händen und Armen der Tierpfleger auftretenden, meist ganz erheblichen pockenartigen Veränderungen (Melkerknoten) mit Allgemeinerkrankungen, wie kürzlich in der Bundesrepublik Deutschland [26], traten ähnliche papulovesikuläre oder pustulöse Veränderungen an den Fingern infolge Kontaktinfektionen durch den ebenfalls zu den Parapockenviren gehörigen Erreger einer pustulösen Dermatitis der Schafe und Ziegen, des *Ecthyma contagiosum*, nach intensivem Kontakt mit infizierten Lämmern ebenfalls in der Bundesrepublik Deutschland auf [19]. Bei Rindern und Schafen kommt der Erreger des *Q-Fiebers*, Rickettsia burneti, gebietsweise (durch Zeckenübertragung) latent und weit verbreitet, z.B. in Bulgarien, vor [12] – den Naturherd bilden kleine Nager –, und erst anläßlich der Schlachtung oder nach regelmäßigem Genuß von Milch infizierter Tiere kann es zur Übertragung auf den Menschen kommen.

Mit sinkender Aktualität der bovinen und humanen Tuberkulose beanspruchen die Infektionen durch *atypische Mykobakterien* bei Mensch und Tier immer mehr Aufmerksamkeit. Sie sind Ursache parallergischer Reaktionen.

Das *Mycobacterium bovis* wird aber mit Tilgung der Rindertuberkulose nicht verschwinden, denn sein natürliches Infektionsspektrum erstreckt sich auch auf andere Tiere. Hejlicek et al. [18] fanden bei protrahierten Abgängen in Nerzfarmen als Todesursache Tuberkulose durch M. bovis. Gerade Nerze besitzen nach Beck et al. [3] wenig Resistenz gegen die Tuberkuloseerreger, und es besteht für die tuberkulinnegativen Tierpfleger Infektionsgefahr.

In allen diesen Fällen sind die Infektionen des Menschen bedingt durch zwei Faktoren, durch die Infektionsdosis und die eigene Resistenzlage.

In Pelzfarmen (Nerz und Nutria) sind *Toxoplasmen*- und *Pseudomonas-aeruginosa*- und in Kaninchenbeständen sowie bei Hasen *Yersinia-pseudotuberculosis-Infektionen* von Bedeutung [32, 39, 40].

Literatur

1. Acker, M.: Jahresberichte des Bayerischen Landesinstituts für Arbeitsmedizin, München 1974, 1975, 1976
2. Bauer, H., Schulz, K.H., Spiegelberg, U.: Arch. Gewerbepath. Gewerbehyg. *18*, 538–555 (1961)
3. Beck, C.C., McGavin, M.D., Mallman, V.H.: Mod. Vet. Pract. Wheaton III, *55*, 619–621 (1974)
4. Bleiberg, J., Wallen, M., Brodkin, R., Applebaum, I.L.: Arch. Dermatol. *89*, 793–797 (1964)

5. Borelli, S., Düngemann, H.: Beiträge zur Rehabilitation von chronisch Hautkranken und Allergikern. Schriftenreihe der Bayerischen Landesärztekammer, Bd. 20 (1971)
6. Borelli, S., Düngemann, H.: Ein Rückblick aus medizinischer Sicht auf die Anlaufzeit des neuen Meldeverfahrens. Arb. med., Sozialmed., Präventivmed. *12*, 255–260 (1977)
7. Borelli, S., Düngemann, H.: Gewerbedermatosen (einschließlich Begutachtung). In: Korting, G.W., Dermatologie in Praxis und Klinik, Bd. 2. Stuttgart: Thieme (im Druck)
8. Borelli, S., Manok, M.: Ölschäden und Automation. Hautarzt *13*, 171–174 (1962)
9. Bühlmeyer, G.: Bayerisches Landesinstitut für Arbeitsmedizin, Zweigstelle Nürnberg. Persönl. Mitteilung 1979
10. Düngemann, H., Borelli, S.: Unsere Zukunftserwartungen an das Hautarztverfahren. Arb. med., Sozialmed., Präventivmed. *12*, 261–264 (1977)
11. Duport, J., Andlauer, P., Cattelet, M. et al.: Arch. Mal. Prof. *36*, 225 (1975)
12. Genecev, G., Kolev, V., Ögnjanov, D.: Vet. Med. Nauki *10*, 37–42 (1973)
13. Gianotti, F.: „Chloracné au tétrachloro 2, 3, 7, 8-dibenzo-p-dioxine chez les enfants", Société Francaise de Dermatologie: Journées Dermatologiques de Paris (Hospital Saint Louis), 9 et 10 mars 1977, Démonstration des cas
14. Goldmann, P.J.: Hautarzt *24*, 149–152 (1973)
15. Hamacher, E.: „Hautarztverfahren" zur Früherkennung berufsbedingter Hautkrankheiten. Arb.med., Sozialmed., Präventivmed. *12*, 254–255 (1977)
16. Hay, A.: Nature *262*, 636–637 (1976)
17. Hay, A.: Nature *263*, 538–540 (1976)
18. Hejlicek, K., Vitovec, J., Vladik, P.: Vet. Med. (Praha) *18*, 707–713 (1973)
19. Hübner, G., Loewe, K.R., Dittmar, F.K.: Wochenschr. *99*, 2392–94 (1974). Ref.: Berl. Münch. Tierärztl. Wochenschr. *88*, 379 (1975)
20. Jirasek, I., Kalensky, J., Kubec, K., Pazderova, J., Lukas, E.: Hautarzt *27*, 328–333 (1976)
21. Kalk, H., Wildhirt, E.: Med. Klin. *55*, 694–700 (1960)
22. Kimmig, J., Schulz, K.H.: Dermatologica *115*, 540–546 (1957)
23. Kind, R., Hornstein, O.P.: Dtsch. med. Wochenschr. *100*, 1001 (1975)
24. Lämmer, D.: Testergebnisse von 1008 Patienten mit Kontaktallergie. Z. Hautkr. *54*, 571–579 (1979)
25. Lohr, H.: Jahresberichte des Bayerischen Landesinstituts für Arbeitsmedizin. München 1977, 1978
26. Melly, F.: Tierärztl. Umschau *31*, 66–68 (1976)
27. Oliver, R.M.: Br. J. Ind. Med. *32*, 49–53 (1975)
28. Poland, A., Glover, E.: Science *179*, 476–477 (1973)
29. Poland, A., Kende, A.: Fed. Proc. *35*, 2404–2411 (1976)
30. Poland, A., Smith, E., Metter, G., Possik, P.: Arch. Environ. Health *22*, 316–327 (1971)
31. Poland A., Glover, E., Kende, A.S., DeCamp, M., Giandomenico, C.M.: Science *194*, 627–630 (1976)
32. Rasin, K.: Vet. Med. (Praha) *18*, 619–624 (1973)
33. Rassner, G., Scherwitz, E.: Fortschr. prakt. Dermatol. Venerol. *8*, 297–303 (1976)
34. Reggiani, G.: Schweiz. Ärztetg. *58*, 751–754 (1977)
35. Rose, H.A., Rose, S.P.R.: Science *177*, 710–712 (1972)
36. Schulz, K.H.: Berufsdermatosen. In: Gottron-Schönfeld, Dermatologie und Venerologie, Bd. V/I. Stuttgart: Thieme 1963
37. Schulz, K.H.: Arb.med., Sozialmed., Arb.hygiene *2*, 25–29 (1968)
38. Schulz, K.H.: Z. Hautkr. *52*, 198–199 (1977)
39. Starzyk, J., Pawlik, B., Pawlik, Z.: Acta Biol. Cracoviensa, Krakaw Ser. Zool. *16*, 229–233 (1973)
40. Voigt, A., Kleine, F.-D.: Zoonosen. Jena: VEB G. Fischer, 1973
41. Weirich, E.G.: Dermatologische Folgen von TCDD-Verseuchungen. Epidemiologische und klinische Aspekte der Vergiftung mit 2, 3, 7, 8-Tetrachlordibenzdioxin", Vortrag, 4. Fortb.-Kurs Schweiz. Ges. Derm. Venereol., 12. 5. 1977, Bern
42. Weirich, E.G.: Die Kontaktakne: Beispiel einer Zivilisationsdermatose. Dermatosen *26*, 7–21 (1978)

Helmut H. Wolff

Elektronenmikroskopie in der praktischen Dermatologie

Einleitung

Ein in der chirurgischen Säuglingsabteilung einer pädiatrischen Klinik liegendes Kleinkind entwickelte eine pustulöse Eruption im Windelbereich. Der hinzugezogene Dermatologe diagnostizierte vom klinischen Bild her ein *Eccema vaccinatum*. Die Diagnose erschien unglaubhaft – weder das Kind selbst, noch Angehörige, noch andere Kinder oder Personal in der Abteilung waren vakziniert worden. Die elektronenmikroskopische Untersuchung eines Pustelausstriches lieferte mittels der Negativkontrastierungstechnik [18] innerhalb von einer Stunde Bilder von Quaderviren mit der für Vacciniaviren typischen Oberflächenstruktur. Damit war die Diagnose eindeutig gestellt, die hohe Gefahr einer Verschleppung des Virus in der Säuglingsabteilung konnte gebannt werden. Die Diagnose einer Vaccinia wurde später durch Viruskultur und Serologie bestätigt. Die Infektionsquelle ist allerdings bis heute ungeklärt geblieben [5]. Nichts ist überzeugender in der Diagnostik einer erregerbedingten Krankheit als die Sichtbarmachung des Erregers selbst, und in diesem Fall konnte das 250 nm messende Virus nur elektronenmikroskopisch so schnell und eindeutig identifiziert werden. Ein praktisches – wenn auch nicht alltägliches – Beispiel für den Einsatz der Elektronenmikroskopie in der Dermatologie.

Bevor weitere Beispiele den Wert dieser Methode für die heutige Dermatologie näher erläutern sollen, ein kurzer Blick zurück.

Zur Geschichte und Technik der Elektronenmikroskopie

Das *klassische Mikroskop* hat in den 3 Jahrhunderten seit H. und Z. Janssen und A. van Leeuwenhoek mechanische und optische Vollkommenheit und damit seine theoretisch errechenbare Auflösungsgrenze von etwa 200 nm erreicht. Da die Auflösung von der physikalischen Gegebenheit der Wellenlänge des sichtbaren Lichtes abhängt, läßt sie sich nicht weiter steigern.

Das *Elektronenmikroskop* nutzt die kürzere Wellenlänge der Elektronenstrahlung zur Abbildung und erreicht damit ein um das 1000fache höheres Auflösungsvermögen von etwa 3 Å (= 0,3 nm).

Die Umsetzung der Grundidee in die Konstruktion eines Gerätes ist allerdings sehr aufwendig. Hochspannungsfelder, elektromagnetische Linsen von höchster Stabilität und andererseits feinster Regelbarkeit, das Hochvakuum mit Schleusen für Objekte und Fotomaterial, größte mechanische Präzision für Blenden-, Objekt-, Polschuh- und Vakuumsteuerung sind anspruchsvolle Forderungen auch an moderne Techniker. Mit der Entwicklung des Elektronenmikroskops sind die Namen der deutschen Physiker Knoll, Ruska und von Borries verknüpft. Das erste Seriengerät brachte Siemens 1939 auf den Markt, es kann im Deutschen Museum in München besichtigt werden. Inzwischen sind Elektronenmikroskope entwickelt worden, die außer der Abbildung von Schnitten qualitative und quantitative Analysen gestatten, und schließlich die wegen ihrer auch Laien überraschenden Bilder populär gewordenen Rasterelekronenmikroskope zur Abbildung von Oberflächenstrukturen.

Eine hochentwickelte *Präparationstechnik* gehört zur erfolgreichen Arbeit gleichrangig neben das Gerät, und sie kann man nicht einfach kaufen: Biologische Gewebe müssen meist erst eingreifenden Fixierungs-, Einbettungs-, Schneide- und Kontrastierungsverfahren unterworfen werden, bevor sie elektronenmikroskopisch untersucht werden können. Sie sollen dann trotzdem noch ein naturgetreues Abbild liefern und gleichzeitig dem Vakuum und der Erhitzung im Strahlengang widerstehen. Die präparativen Techniken erfordern große Erfahrung, insbesondere die speziellen Verfahren wie Ultrahistochemie, Immunelektronenmikroskopie [6] und elektronenmikroskopische Autoradiographie [14].

Aus dem apparativen und präparativen Aufwand ergibt sich, daß Elektronenmikroskopie keine Methode für die tägliche ärztliche Praxis sein kann. Warum wird dann dieser Methode – erstmals bei der Fortbildungswoche – ein eigener Vortrag gewidmet, und warum begegnet man auch in ganz praxisorientierten Zeitschriften zunehmend häufig elektronenmikroskopischen Abbildungen?

Elektronenmikroskopie in der Dermatologie

Anhand ausgewählter Beispiele aus dem eigenen Arbeitskreis soll gezeigt werden, weshalb wir Elektronenmikroskopie betreiben. Ich möchte fünf Gründe herausstellen, die, einander überlappend, über zunächst zweckfreie Grundlagenforschung hinaus diese Methode für die praktische Dermatologie so wertvoll gemacht haben.

Die Elektronenmikroskopie erweitert

1. unsere morphologischen Kenntnisse in einer neuen Dimension, ermöglicht
2. Einblicke in die Pathogenese von Erkrankungen und die Wirkungsweise von Therapeutika, vermag
3. eine klinische Diagnose abzusichern, ist
4. in manchen Fällen für die Diagnostik bereits unentbehrlich und schließlich sind
5. elektronenmikroskopische Bilder oft ästhetisch schön und von großer Instruktivität für Unterricht und Fortbildung.

Diese Gründe sollen anhand einzelner Beispiele erläutert werden, bei deren Auswahl bewußt ein buntes Mosaik angestrebt wird.

Erweiterung unserer morphologischen Kenntnisse

Sie begann in den 50er Jahren in den Grundlagenfächern Anatomie und Pathologie. Erst in unserer Generation wurde beispielsweise die jahrhundertealte Frage nach der Natur der „Interzellularbrücken", der „Bizzozeroschen Brückenknötchen" gelöst. Kaum glaublich, daß erst vor 25 Jahren, von Porter (1954), Selby (1956/57) und anderen die *Desmosomen* als Haftplatten zwischen den Keratinozyten beschrieben wurden und erst seit dieser Zeit gesichert ist, daß die Epidermis kein Synzytium darstellt: Fragen, die ganze Bände der älteren Literatur füllen.

Die Dermatologen selbst nahmen sich erst in den 60er Jahren der elektronenmikroskopischen Methodik an; im deutschen Sprachraum sind die Namen Braun-Falco, Nasemann, Klingmüller, Orfanos, Rupec, K. Wolff, Schnyder und Anton-Lamprecht mit dieser Entwicklung besonders verknüpft, und die Aufzählung zeigt wohl deutlich, wie wenig „historisch" dieses Feld derzeit noch ist [4, 8, 25, 26].

Beispiel: *Glomustumor*. Bekanntlich sind neben den angiomatösen, endothelausgekleideten Hohlräumen die kuboiden „Glomuszellen" histologisch typisch. Seit Masson

(1935) war umstritten, ob diese Zellen Endothel-, Perithel-, Nerven- oder Muskelzellen
bzw. deren Varianten seien. Die Elektronenmikroskopie konnte eindeutig zeigen, daß es
sich um glatte Muskelzellen handelt [13] und auch die Beziehung zu den in die Tumoren
einstrahlenden Nerven darstellen, die die bekannte Schmerzhaftigkeit der Tumoren
erklären.

Ein weiteres Beispiel: Noch in neueren Lehrbüchern findet man die Frage, ob das
juvenile Xanthogranulom („Naevoxanthoendotheliom") Verwandtschaft mit dem Morbus Abt-Letterer-Siwe aufweist. Elektronenmikroskopisch konnte die völlige Unabhän-
gigkeit beider Krankheitsbilder voneinander eindeutig nachgewiesen werden [23] – eine
für die Beurteilung der Prognose und für die Therapie besonders wichtige Erkenntnis.

Einblicke in die Pathogenese

Beispiel: *Bullöses Pemphigoid*. Die histologisch erkennbare subepidermale Blasenbildung, immunfluoreszenzmikroskopisch nachweisbare Niederschläge von Immunglobulin und C3 im Bereich der Basalmembran sind allgemein bekannt. Elektronenmikroskopisch sieht man mehr: Die Spaltbildung erfolgt im Str. lucidum der Basallamina, und
mittels der Immunelektronenmikroskopie läßt sich erkennen, daß die Niederschläge
von IgG und C3-Komplement eben in dieser Zone liegen, und man kann spekulieren,
daß die Blasenbildung sekundäre Folge dieser Präzipitation ist [6]. Die Forschung ist nun
auf die Identifizierung des eigentlichen Antigens in dieser Lokalisation gerichtet.

Beispiel: *Vasculitis allergica*. Die leukozytoklastische Vaskulitis mit ihrer Gefäß- und
Gewebezerstörung ist erst das letzte Folgeglied einer Reaktionskette, die mit der Ablagerung von Immunkomplexen in der morphologisch noch intakten Gefäßwand außerhalb der Endothelzellen beginnt. Die Ablagerung kann mit Hilfe der Immunelektronenmikroskopie nachgewiesen und auf dem ultrastrukturellen Niveau lokalisiert werden
[20].

Als weiteres Beispiel sei die Pathogenese der *Komedonenakne* angeführt und – ein
zusätzlicher Gesichtspunkt – auf den *Wirkungsmechanismus der Vitamin A-Säure* verwiesen, für dessen Erklärung die Elektronenmikroskopie ebenfalls Entscheidendes geleistet hat [9, 10]. Aus dem Gebiet der Andrologie sei die *Globozoospermie* [21] angeführt.

Absicherung einer Diagnose

Der elektronenmikroskopische *Nachweis von Viren* kann u.a. bei Herpes simplex, Eccema herpeticatum [15], Zoster, Vaccinia oder Ecthyma contagiosum durchaus eine wertvolle Hilfe sein, wenn meist auch das klinische Bild für die Diagnose ausreicht. Dabei
sind die Einfachheit und Schnelligkeit der Negativkonstrastierungstechnik [18] zu betonen sowie die Möglichkeit, Abstrichmaterial leicht verschicken zu können. Das instruk-
tive Beispiel der Vaccinia translata wurde eingangs dargestellt.

Weitere Beispiele: ein leukämiekrankes Kind mit fraglichem generalisiertem Herpes
simplex, bei dem die Abwägung der therapeutischen Konsequenzen eine sofortige Diagnose verlangte; ein Ecthyma contagiosum bei einer Sekretärin in der Großstadt München, bei der erst retrospektiv Kontakt mit Schafen nachgewiesen wurde (Abb. 1).

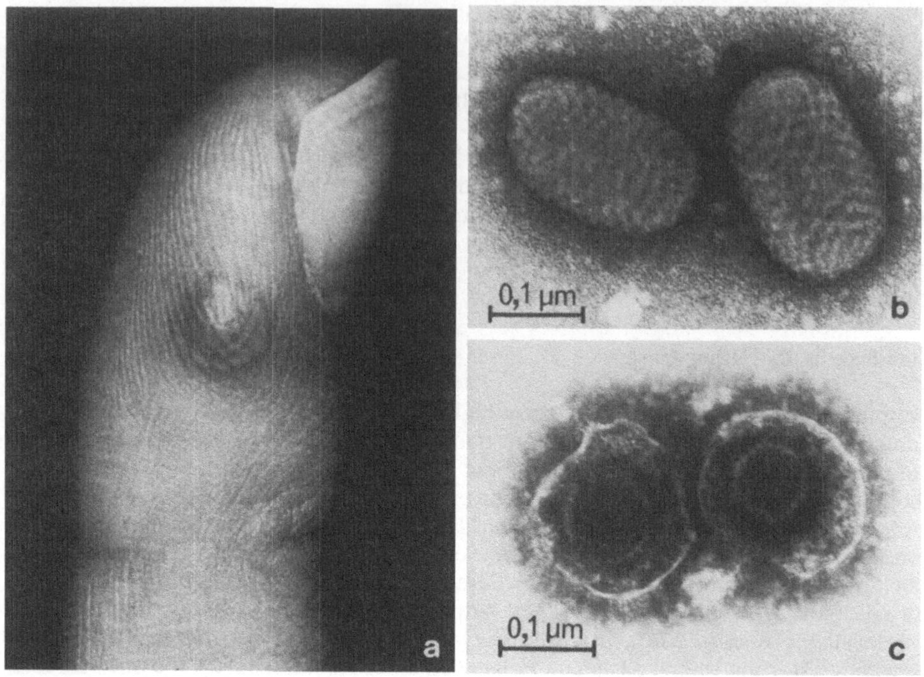

Abb. 1a–c. Ecthyma contagiosum (Orf). **a)** Klinisches Bild, Pustel am Zeigefingerendglied. **b)** Elektronenmikroskopischer Virusnachweis im Negativkontrastverfahren, Vergr. 120000:1. **c)** Zum Vergleich Herpesviren

Elektronenmikroskopie als unentbehrliche diagnostische Methode

Für die Frühdiagnostik einiger genetischer Hauterkrankungen ist die Elektronenmikroskopie bereits unentbehrlich geworden. Hier kann auf die zahlreichen überzeugenden Untersuchungen der *hereditären Ichthyosen* und der *hereditären Epidermolysen* von Anton-Lamprecht [1] und Schnyder [11] verwiesen werden. Aus dem verwirrenden Gebiet der hereditären Epidermolysen – man kennt inzwischen mehr als ein Dutzend Genotypen! – einige Beispiele. Die autosomal-rezessiven Typen Herlitz und Hallopeau-Siemens sind klinisch beim Neugeborenen nicht unterscheidbar, besitzen aber eine ganz unterschiedliche Prognose. Histologisch findet man in beiden Fällen „subepidermale" Blasenbildung. Die Elektronenmikroskopie ermöglicht eine sichere Unterscheidung [1, 11]: Beim Typ Herlitz entsteht die Kontinuitätstrennung zwischen Basalzellmembran und Lamina densa, d.h. *junktional*. Beim Typ Hallopeau-Siemens liegt dagegen die Lamina densa am Blasendach, man spricht von *dermolytischer* Blasenbildung. Neuerdings wurden von Anton-Lamprecht et al. Verklumpungen der Tonofilamente im Str. spinosum bei dem dominanten Typ Dowling-Meara beschrieben [2]. Die nur elektronenmikroskopisch sicher nachweisbaren Veränderungen sind für diesen seltenen Typ von Epidermolysis bullosa spezifisch und erlauben eine *frühzeitige Diagnose*. Gleichzeitig ergeben sie einen Hinweis auf die *Pathogenese*, wie übrigens auch beim Typ Herlitz wahrscheinlich ein struktureller Defekt der Halbdesmosomen, beim Typ Pasini ein Defekt der Verankerungsfibrillen die Blasenbildung dieser Formen erklärt [11]. Zwar ist zuzugeben, daß die Zuordnung der einzelnen Patienten zu definierten Epidermolysetypen heute noch keine therapeutischen Konsequenzen ermöglicht. Sie ist aber unerläßlich für die genetische Beratung der Eltern, und schließlich ist die genaue Kenntnis der strukturellen Defekte die erste Voraussetzung für die erfolgreiche Suche nach Therapiemöglichkeiten, die bei so unterschiedlichen Pathomechanismen allerdings wohl nicht einheitlich sein können.

274

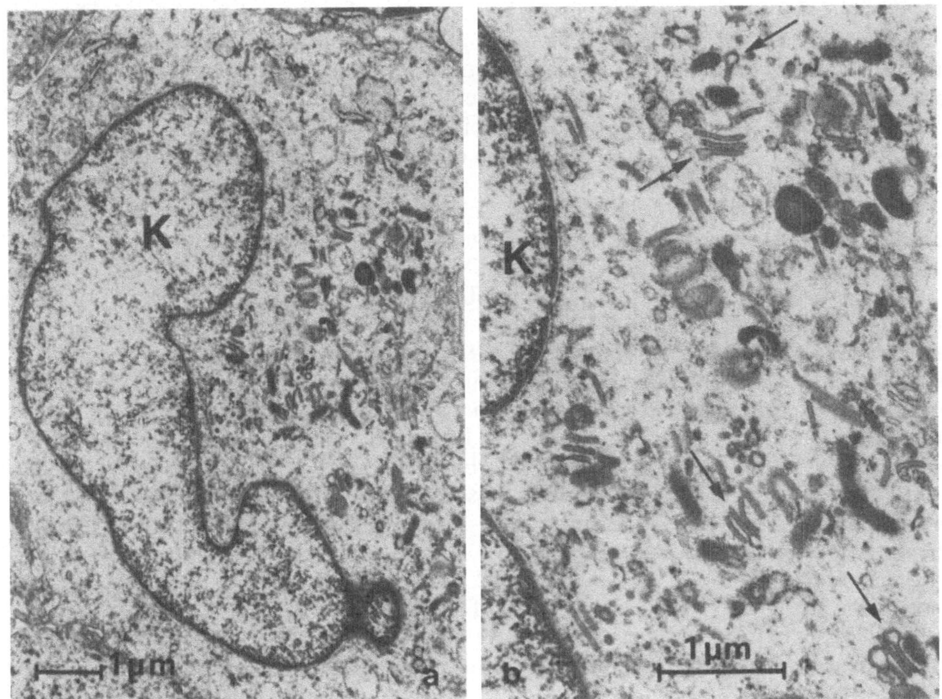

Abb. 2a und b. Elektronenmikroskopie bei Histiocytosis X (M. Hand-Schüller-Christian). **a)** Übersicht, Vergr. 7600:1. **b)** Detail mit Darstellung der stäbchen- oder tennisschlägerartigen Langerhanszellgranula im Zytoplasma (Pfeile), Vergr. 16000:1. K = Zellkern. Relativ gute Gewebserhaltung bei einer in neutralem Formalin fixierten Einsendebiopsie

Klassisches Beispiel für den Einsatz der Elektronenmikroskopie in der Diagnostik ist die *Histiocytosis X* [16]. Die Infiltratzellen enthalten bei allen drei klinischen Formen – M. Abt-Letterer-Siwe, M. Hand-Schüller-Christian und eosinophilem Granulom – die nur elektronenmikroskopisch sichtbaren, tennisschlägerartigen oder stabförmigen Langerhanszell„granula" (Abb. 2). Wir haben inzwischen mehrere zunächst uncharakteristische Fälle von M. Abt-Letterer-Siwe und M. Hand-Schüller-Christian bearbeitet [17, 19], bei denen auch erfahrene Kliniker und Histopathologen sich nicht sicher auf die Diagnose festlegen konnten. Da die Prognose durch frühzeitige zytostatische Therapie verbessert werden kann, andererseits diese Therapie gerade für ein Kleinkind bei bloßem Verdacht auf M. Abt-Letterer-Siwe nicht verantwortet werden kann, kommt der Elektronenmikroskopie mit ihrer zuverlässigen Aussage in diesen Fällen eine Schlüsselstellung zu.

Tabelle 1. Ultrastrukturelle Marker

Epitheliale Tumoren	Desmosomen, Tonofilamente
	Drüsenlumina, Drüseprodukte
Gefäßtumoren	Weibel-Palade-Körper
	Lumenbildung, Basallamina
Melanom	(Prä-) Melanosomen
Muskelzelltumoren	Myofilamente, Basalmembran
Histiocytosis X	Langerhanszell„granula"

Weitere Beispiele, bei denen die Elektronenmikroskopie für die praktische Diagnostik unerläßlich war: *Pagetoide Retikulose* [3] (Differentialdiagnose zum extramammären M. Paget), *pagetoides Melanom* an der Brustwarze (Abgrenzung von M. Paget), *maligne Spindelzelltumoren* (Differentialdiagnose zwischen Spindelzellkarzinom, Fibrosarkom, Angiosarkom, Rhabdomyosarkom, Spindelzellmelanom). Bei der letztgenannten Gruppe bleiben allerdings einige Fälle auch elektronenmikroskopisch ungeklärt, wenn die zur Diagnose führenden typischen Marker (Tabelle 1) fehlen.

Bei den sog. *Speicherkrankheiten* ist der seltene M. Farber zu erwähnen, bei dem charakteristische wurmartige Strukturen in Endothelzellen und Fibroblasten die Diagnose ermöglichen (Schmoeckel, pers. Mitt., im Druck 1979).

Eine technische Anmerkung zur Durchführung der Elektronenmikroskopie in praktischen Fällen: Nach unseren Erfahrungen ergibt frisch in neutrales Formalin eingelegtes, nicht gequetschtes Biopsiematerial, das an ein elektronenmikroskopisches Labor eingesandt wird, eine für die Diagnostik durchaus akzeptable Strukturerhaltung. Mit nicht in allen Fällen sicheren Erfolgen kann sogar Material aus einem Paraffinblock umgebettet werden und dadurch auch noch bei länger zurückliegenden Fällen die Diagnose z.B. einer Histiocytosis X retrospektiv bewiesen werden. Wir haben auch Warzenviren und bei einem unklaren Tumor desmosomale Zellverbindungen in umgebettetem Paraffinmaterial bei naturgemäß insgesamt schlechter Strukturerhaltung noch elektronen-mikroskopisch nachweisen können.

Neben die klassische Transmissionselektronenmikroskopie tritt die Rasterelektronenmikroskopie, die insbesondere für die Diagnostik und Begutachtung von *Haarerkrankungen* hilfreich sein kann. Als Beispiele seien eine Trichorrhexis congenita [24] und eine exogene Haarschädigung durch Bleichen und Kaltwelle [12] angeführt.

Elektronenmikroskopie als Mittel der Didaktik

Einige Bilder von Hautparasiten demonstrieren den Wert der Rasterelektronenmikroskopie für Lehre und Fortbildung [22].

Zusammenfassend kann festgestellt werden: Die Elektronenmikroskopie führt uns, wie auch Nasemann [7] betont, in die dritte Dimension der Morphologie: Nach Makroskopie und Histologie in die Ultrastruktur. Sie erschließt uns den Feinbau der Gewebe, der Zellen mit ihren Membranen, Organellen, Produkten, individuellen Einrichtungen; ihr Verhalten bei Entwicklung, Wachstum und Reifung; unter funktionellen, experimentellen, pathologischen Bedingungen; Mikroorganismen wie die Viren konnten erstmals sichtbar gemacht werden. Die Elektronenmikroskopie hat die moderne Biologie und Medizin in ungeahntem Maße bereichert. Über die Grundlagenforschung hinaus sind wir jetzt in die Phase eingetreten, diese Methode auch in der praktischen Diagnostik nutzbar zu machen.

Die elektronenmikroskopischen Arbeiten wurden mit dankenswerter Unterstützung der Deutschen Forschungsgemeinschaft durchgeführt; technische Assistenz Fräulein E. Januschke.

Literatur

1. Anton-Lamprecht, I.: Electron microscopy in the early diagnosis of genetic disorders of the skin. Dermatologica *157*, 65–85 (1978)
2. Anton-Lamprecht, I., Gedde-Dahl, Jr., T., Schnyder, U.W.: Ultrastructural characterization of a new dominant epidermolysis genotype (Abstract). Vortrag beim Joint Meeting der S.I.D. und der E.S.D.R., Amsterdam, Juni 1979

276

3. Braun-Falco, O., Marghescu, S., Wolff, H.H.: Pagetoide Retikulose (Morbus Woringer-Kolopp). Hautarzt *24*, 11–21 (1973)

4. Breathnach, A.S.: An atlas of the ultrastructure of human skin. Development, differentiation, and post-natal features. London: J. & A. Churchill 1971

5. Goetz, O., Wolff, H.H., Peller, P.: Vaccinia translata mit ungewöhnlicher Lokalisation. Klin. Paediatr. *186*, 489–491 (1974)

6. Maciejewski, W., Wolff, H.H., Schmoeckel, Ch.: Immunelektronenmikroskopie in der Dermatologie, Übersicht. Hautarzt *29*, 183–190 (1978)

7. Nasemann, Th.: Praktische Bedeutung der Elektronenmikroskopie für die Dermatologie. Hautarzt, Suppl. I. 176–180 (1976)

8. Orfanos, C.E.: Feinstrukturelle Morphologie und Histopathologie der verhornenden Epidermis. Stuttgart: Thieme 1972

9. Orfanos, C.E., Runne, U.: Tissue changes in psoriatic plaques after oral administration of retinoid. Dermatologica *157* (Suppl. 1), 19–25 (1978)

10. Plewig, G., Wolff, H.H., Braun-Falco, O.: Lokalbehandlung normaler und pathologischer menschlicher Haut mit Vitamin A-Säure. Klinische, histologische und elektronenmikroskopische Untersuchungen. Arch. Klin. Exp. Derm. *239*, 390–413 (1971)

11. Schnyder, U.W.: Hereditäre Epidermolysen: Klassifikation, Erbprognose und Therapie. In: Fortschritte der prakt. Dermatologie u. Venerologie, 8. Bd. Berlin, Heidelberg, New York: Springer 1976

12. Selzle, D., Wolff, H.H.: Exogener Haarschaden durch Bleichen und Kaltwelle. Eine Kasuistik mit rasterelektronenmikroskopischer Untersuchung. Hautarzt *27*, 453–456 (1976)

13. Tarnowski, W.M., Hashimoto, K.: Multiple glomus tumors – an ultrastructural study. J. Invest. Dermatol. *52*, 474–478 (1969)

14. Wolff, H.H.: Elektronenmikroskopische Autoradiographie. Hautarzt, Suppl. I, 198–201 (1976)

15. Wolff, H.H.: Eccema herpeticatum, Eccema vaccinatum, „Eccema verrucatum", „Eccema molluscatum", Bildbericht. Hautarzt *28*, 98–99 (1977)

16. Wolff, H.H.: Subtle clues to diagnosis of skin diseases by electron microscopy. Langerhans' cell granules in histiocytosis X. Am. J. Dermatopath. *1*, 77–81 (1979)

17. Wolff, H.H., Braun-Falco, O.: Zur Diagnostik und Therapie des Morbus Hand-Schüller-Christian. Hautarzt *23*, 163–169 (1972)

18. Wolff, H.H., Gräser, H.: Elektronenmikroskopische Schnelldiagnostik bei Viruserkrankungen der Haut. Hautarzt *28*, 371–374 (1977)

19. Wolff, H.H., Janka, G.E.: Morbus Abt-Letterer-Siwe. Zur Diagnostik und Therapie. Monatsschr. Kinderheilk. *126*, 425–430 (1978)

20. Wolff, H.H., Maciejewski, W., Scherer, R., Braun-Falco, O.: Immunoelectronmicroscopical examination of early lesions in histamine induced immune complex vasculitis in man. Br. J. Dermatol. *99*, 13–24 (1978)

21. Wolff, H.H., Schill, W.-B., Moritz, P.: Rundköpfige Spermatozoen: Ein seltener andrologischer Befund („Kugelkopfspermatozoen", „Globozoospermie"). Hautarzt *27*, 111–116 (1976)

22. Wolff, H.H., Selzle, D.: Pediculus capitis, Phthirus pubis: Rasterelektronenmikroskopie, Bildbericht. Hautarzt *28*, 326–327 (1977). Pediculus vestimentorum, Sarcoptes scabiei, Pulex irritans: Rasterelektronenmikroskopie, Bildbericht. Hautarzt *29*, 224–225 (1978)

23. Wolff, H.H., Vigl, E., Braun-Falco, O.: Juveniles Xanthogranulom und Organmanifestationen. Hautarzt *26*, 268–272 (1975)

24. Wolff, H.H., Vigl, E., Braun-Falco, O.: Trichorrhexis congenita. Rasterelektronenmikroskopische Untersuchungen einer angeborenen Haarwachstumsstörung. Hautarzt *26*, 576–580 (1975)

25. Zelickson, A.S.: Ultrastructure of normal and abnormal skin. Philadelphia: Lea & Febiger 1967

26. Zelickson, A.S.: Compendium of clinical applications of electron microscopy. Book distributed by Westwood Pharmaceuticals, 1975.

Otto Braun-Falco

Neuere Entwicklungen in der Dermatologie

Wenn man sich seit Jahren aus Anlaß unserer Fortbildungsveranstaltungen vor die Aufgabe gestellt sieht, eine Tour d'horizon dermatologique zu absolvieren, so kommt man zu der Feststellung, daß diese Aufgabe von Mal zu Mal schwieriger zu bewältigen ist. Das Fachgebiet Dermatologie und Venerologie nimmt eine so rasche Entwicklung, daß es kaum möglich ist, anders als eklektisch vorzugehen und einiges vorzutragen, was dem Referenten von praktisch-dermatologischer Bedeutung erscheint.

Aus der Grundlagenforschung

Vieles wurde bereits in den Übersichtsreferaten während dieser Fortbildungswoche gebracht. Aus diesem Grunde sollen im folgenden vorwiegend solche Sachgebiete berührt werden, welche weniger oder nicht zur Sprache kamen.

Mikrobiologie der Haut

Über dieses Gebiet wurde 1976 detailliert berichtet [40]. Die quantitative und qualitative Zusammensetzung der *Hautflora* scheint unter normalen Gegebenheiten weitgehend konstant zu bleiben [171]; die Gründe dafür sind indessen auch heute noch nicht bekannt. So änderte sich unter einem dreiwöchigen Waschverbot das aerobe Keimspektrum an der Haut nicht signifikant, und auch pathogene Keime waren nicht vermehrt nachweisbar [172], ein Hinweis für die mikrobiell protektive Leistung des Organismus an der Hautoberfläche. Unter pathologischen Bedingungen kann sich diese Situation allerdings rasch ändern. So ist beispielsweise bei etwa 40 bis 50% von Patienten mit Psoriasis Staphylococcus aureus in Psoriasisherden nachweisbar und als mögliches Infektionsrisiko für die Umgebung bezeichnet worden [4]. Besonders interessant und auch von praktischer Wichtigkeit ist die Frage, welche Rolle die Haut im Hinblick auf Entwicklung und Aufrechterhaltung von *Antibiotikaresistenz* spielt. Kürzlich wurden von Hartmann [171] im Geschabsel von 3 cm^2 Hautoberfläche 352 Staphylokokkenstämme der normalen Hautflora nach Pelzer et al. [361] biotypisiert und ihre Antibiotikaempfindlichkeit überprüft; 111 Stämme waren gegen *ein* Antibiotikum (in 90% davon gegen Tetrazyklin), 132 Stämme gegen *zwei* Antibiotika (in 92% davon gegen Penizilline und Tetrazykline), 61 Stämme gegen *drei* (in 95% gegen Penizilline, Tetrazykline und Sulfonamide) sowie zwölf Stämme gegen *vier* Antibiotika resistent. Man muß wohl annehmen, daß in diesem Falle die Keime vorher entweder beim Träger oder vor der Übertragung von einem anderen Menschen mit den betreffenden Antibiotika Kontakt hatten, so daß durch progressive Selektion der mikrobiellen Population (chromosomale Gene) oder direkte Entwicklung (extrachromosomale Gene als Plasmide) eine Resistenz entstehen konnte.

Noble glaubt übrigens, daß genug Anhaltspunkte dafür existieren, daß auch die Haut als primärer Ort für die Entwicklung und Aufrechterhaltung antibiotischer Resistenz pathogener Bakterien wie Staphylococcus aureus anzusehen ist [331]. Da wegen der Sensibilisierungsgefahr durch Penizillin von Dermatologen bei staphylogenen Infekten häufig Tetrazykline verordnet werden, ist eher mit Tetrazyklinresistenz zu rechnen. In der Tat kommen tetrazyklinresistente Staphylokokken bei dermatologischen Patienten häufiger vor als bei chirurgischen Patienten. Die Resistenz entwickelt sich auch deshalb, weil Tetrazykline im Gegensatz zu Penizillin während oraler Behandlung an die Hautoberfläche ausgeschieden werden [287]. Insofern wäre auch mit einer solchen Entwicklung unter langfristiger Tetrazyklintherapie, wie sie beispielsweise bei Acne vulgaris, periora-ler Dermatitis oder Rosazea notwendig sein kann, grundsätzlich zu rechnen, wenn Staphylococcus aureus an der Haut vorhanden ist. Wichtig scheint auch für den Dermatologen die Tatsache der zunehmenden Entwicklung von plasmidvermittelter Neomycinresistenz, welche wegen der chemischen Strukturähnlichkeiten meist mit gleichzeitiger Kanamycinresistenz verbunden ist, wie auch Berichte über Pyodermien oder Infektionen unter bzw. nach Neomycin-Anwendung zeigen (Übersicht [331]).

Das gleiche gilt übrigens auch für Gentamycin; 12 Jahre hat es gedauert, bis nunmehr offenbar rascher zunehmend mit gentamycinresistenten Staphylokokken zu rechnen ist, für die garnicht selten Dermatosen und örtliche Gentamycinanwendung ursächlich in Betracht kommen [25, 482, 505]. Hautbedingte Resistenzentwicklungen betreffen ferner, wenn auch weniger häufig, Methicillin, Chloramphenicol und Fusidinsäure.

<table>
<tr><td>Farbstoffe</td><td>Brilliantgrün
Gentianaviolett
Pyoktanin
Sol. Castellani</td></tr>
<tr><td>Chinolin</td><td>Vioform
Chinosol</td></tr>
<tr><td>Akridin</td><td>Rivanol (Cave Kontaktsensibilisierung)</td></tr>
<tr><td>Jod</td><td>Tinct. iodi (nur verdünnt 3% in Spirit. dil.)
Povidon-Jod (Betaisodona)</td></tr>
<tr><td>Chlor</td><td>Chloramin</td></tr>
<tr><td>Quecksilber</td><td>Hydrargyrum bichloratum
Hydrargyrum sulfuratum rubrum
Phenylmerkuriborat (Merfen)</td></tr>
<tr><td>Silber</td><td>Argentum nitricum
(1%–1‰ in H_2O)</td></tr>
</table>

Tabelle 1. Alternativen zur örtlichen Anwendung von Antibiotika

Was können wir aus solchen Beobachtungen lernen?

1. Es ist kein Zweifel, daß Patienten mit ausgedehnten und exsudativen Hauterscheinungen, besonders mit Ekzemen, Neurodermitis diffusa, Psoriasis und blasenbildenden Dermatosen im Gegensatz zu Patienten mit chirurgischen Wunden eine große Kulturfläche für bakterielle Besiedlung anbieten. Aus diesem Grunde bietet die erkrankte Haut auch ein besonders gutes Milieu für mikrobiellen Gentransfer. Daß auch Gegebenheiten des Hautterrains die mikrobielle Flora beeinflussen können, zeigen unsere Untersuchungen über die bakterielle Flora des Präputialraumes; bei bedeckter Glans ist der relative Anteil potentiell pathogener Feuchtkeime wie Bacteroides melaninogenicus, Enterokokken, Enterobakterien, Pseudomonas und Staphylococcus aureus deutlich größer als bei freiliegender Glans [326].
2. Abgesehen von den bei örtlicher Anwendung von Antibiotika möglichen Nebenwirkungen infolge von Kontaktsensibilisierung ist wohl besonders in Kliniken mit Hospitalismusproblemen auch mit dermatogener Antibiotika-Resistenzentwicklung zu rechnen, welche von praktischer Bedeutung werden kann (Hospitalinfektionen).
3. Bei Pyodermien oder anderen Hautaffektionen, die nicht auf die übliche örtliche Antibiotikatherapie ansprechen, sollte stets ein Antibiogramm veranlaßt werden.

4. Der Dermatologe sollte wieder mehr an Alternativen für örtliche Antibiotika denken (Tabelle 1).

Chalone

Es ist sicher, daß in allen menschlichen Geweben die Mitoseaktivität einen exakt kontrollierten Vorgang darstellt; die Zahl der neugebildeten Zellen, beispielsweise im Epidermisgewebe, entspricht exakt der Zahl der an der Hautoberfläche abgestoßenen Zellen. Wie früher bereits berichtet [39], konnten Bullough u. Laurence 1960 zum ersten Mal zeigen, daß in der Epidermis und in granulozytischen Geweben die mitotische Aktivität durch gewebsspezifische Mitoseinhibitoren begrenzt wird [58, 59]. Solche Inhibitoren werden Chalone genannt; sie wurden in allen untersuchten Geweben gefunden und können als kleinmolekulare Substanzen von Polypeptid-, Protein- oder Glykoproteinnatur definiert werden, welche als Mitoseinhibitoren in demjenigen Gewebe synthetisiert werden, in welchem sie wirken; sie sind nicht speziesspezifisch, nicht toxisch, und ihre Wirkung ist reversibel. In manchen Geweben wie auch in der Epidermis scheinen zwei Chalone vorzukommen, welche in verschiedenen Phasen des Zellzyklus inhibitorisch wirksam werden, nämlich ein Prä-S-Chalon und ein G_2-Chalon [96, 205, 285].

Heute ist die Existenz von Chalonen, d.h. die Existenz von gewebsspezifischen Signalmolekülen für die Kontrolle der Proliferation weithin akzeptiert (Übersicht [196]).

Für den Dermatologen sind natürlich diese Entwicklungen im Hinblick auf Wundheilung, gutartige sowie kanzeröse Epidermisproliferationen von großem Interesse. Auch für die Existenz eines Fibroblasten-Chalons liegen inzwischen genügend experimentelle Hinweise vor [195]; offenbar scheint der chalonartige negative Feedback-Mechanismus für die in-vivo-Kontrolle der Fibroblastenproliferation während der Wundheilung bedeutsam [167]. Unter tierexperimentellen Bedingungen (maligne epitheliale Tumoren, Melanome, Leukämie) konnte gezeigt werden, daß auch Tumorzellen Chalone bilden und darauf ansprechen, daß aber das betreffende Chalon offenbar in größerem Ausmaß in die Zirkulation verloren geht. Mit entsprechenden Chalonmengen gelang es jedenfalls, Tumoren durch Reduktion der Tumorzellproliferationsrate zur Regression zu bringen (Übersicht [57]). Es handelt sich hier um Entwicklungen, die auch in der Dermatologie praktische Bedeutung erlangen können (z. B. Melanomtherapie, Verständnis epidermaler Kinetik bei rückbildungsfähiger und nichtrückbildungsfähiger epidermaler Hyper- bzw. Neoplasie).

Mediatoren

Die letzten Jahre haben auf dem Sektor der methodisch schwer zugänglichen Mediatorenforschung gute Fortschritte gebracht. Wir beginnen, genauere Vorstellungen über die molekularbiologischen Vorgänge zu erhalten, welche bei allergischen und nichtallergischen Entzündungsreaktionen an der Haut und bei entzündlichen Dermatosen eine Rolle spielen und sehen bereits die Auswirkungen auf die Art therapeutischer Maßnahmen wie beispielsweise kürzlich am Beispiel der antiallergischen Pharmakotherapie gezeigt werden konnte [320].

Näher auf den enormen und faszinierenden Zuwachs an Erkenntnissen in diesem Sektor einzugehen, hieße den Rahmen dieses Referates sprengen. Stattdessen sei auf die Übersicht von Stüttgen hingewiesen [451]. Darüberhinaus sollen nur einzelne mehr für die Praxis bedeutsam werdende Details referiert sein.

Prostaglandine. Es handelt sich bekanntlich um ungesättigte, hydroxylierte aliphatische Fettsäuren mit 20 C-Atomen, die praktisch in allen Geweben vorkommen und reaktiv nach entsprechender Stimulierung intrazellulär aus essentiellen Fettsäuren synthetisiert werden (Übersicht [60, 144, 145]). Dihomo-γ-Linolensäure ist der Vorläufer von PGE_1 und $PGF_1\alpha$, Arachidonsäure der Vorläufer von PGE_2 und $PGF_2\alpha$. Es ist heute erwiesen, daß Prostaglandine bei entzündlichen Reaktionen in der Haut eine wesentliche Rolle spielen

[439]. Intrakutane Injektionen von PGE_1 und PGE_2 führen zu Quaddelbildung, Erythem, Hyperalgesie und Schmerz (Übersicht [159]).

E-Prostaglandine sind sehr wahrscheinlich für die verzögerte Phase des Erythems nach Sonnen- und UV-Bestrahlung verantwortlich, wie auch positive Ergebnisse mit Prostaglandinsynthese-Inhibitoren wie Indometacin nahelegen [435, 436, 489]. Auch für die Entstehung von Juckreiz werden Prostaglandine verantwortlich gemacht, wobei es sich möglicherweise um einen Histamin-freisetzenden Effekt aus Mastzellen über Adenylzyklase oder/und einen histaminpotenzierenden Effekt handelt [159], während noch nicht sicher zu sein scheint, ob PGE_2 selbst einen pruritogenen Effekt hat. Da Prostaglandine im Verlauf entzündlicher Hautveränderungen gebildet werden, ist es sinnvoll, immer dann, wenn Pruritus auftritt, auch Antihistamine zu verabfolgen. Bemerkenswert erscheint die Tatsache, daß bei Psoriasis im Gegensatz zu stark vermehrten Prostaglandinvorstufen wie Arachidonsäure u.a. [443] die PGE_2-Konzentration in den Hautveränderungen eher gering ist, und besonders gering in der Zone des Woronoffschen Ringes, was für das Vorhandensein eines Inhibitors der Prostaglandinsynthese zu sprechen scheint [362, 363]. Andere Autoren konnten diese Befunde allerdings nicht erheben [165]. Nachdem E-Prostaglandine auch die Adenylzyklase und damit die c-AMP-Bildung stark stimulieren und F-Prostaglandine einen gleichartigen Effekt bezüglich c-GMP aufweisen, ist natürlich die Frage naheliegend, inwieweit die bei entzündlichen Dermatosen im dermalen Kompartment erzeugte Prostaglandine auch Effekte auf die Epidermopoese (akanthotische Verbreiterung oder atrophische Verdünnung) besitzen [42]. Erste tierexperimentelle Untersuchungen deuten in der Tat darauf hin, daß erhöhte PGE-Konzentrationen einen mitogenen Effekt im epidermalen Kompartment setzen [19]; einmal mehr ein Hinweis auf die Beeinflussung epidermaler Zellkinetik durch zelluläre Reaktionen (Mastzellen, Entzündungszellen) im dermalen Gewebsraum. Bisher ist allerdings noch nicht untersucht, welchen Einfluß Prostaglandin-Inhibitoren wie Azetylsalizylsäure (Übersichten [60, 144, 145]), Indometacin oder Phenylbutazon auf die Epidermiszellkinetik besitzen.

Die Bildung von Prostaglandinen bei allergischen Reaktionen ist nicht ganz geklärt; ihre Bedeutung wird besonders bei Asthma bronchiale diskutiert (Näheres [320]).

Kürzlich konnte schließlich bei *Erythromelalgie* ein defekter Prostaglandin-Stoffwechsel nachgewiesen werden [218]. Intradermale Injektion von PGE_1, PGE_2 und $PGF_1\alpha$ führte zu abnormer Blasenbildung, und die Prostaglandinsynthese der Haut war erhöht. Klinische Phänomene wie Rotverfärbung und Brennen bei Erythromelalgie lassen sich dadurch erklären, auch die therapeutische Wirkung von Aspirin.

Adenylzyklase-c-AMP-Phosphodiesterase-System. Wir haben bereits auf der letzten Fortbildungswoche [40] über dermatologisch relevante Entwicklungen berichtet, speziell auch im Hinblick auf die Psoriasis-Pathogenese [42]. Wichtig scheinen auch neuere Untersuchungen, welche auf die Bedeutung dieses lebensnotwendigen biologischen Regulationssystems in Beziehung zu allergischen Reaktionen hinweisen. Bezüglich der Beziehungen zur Neurodermitis diffusa (atopische Dermatitis) sei auf die Übersicht von Ring [394] verwiesen. Dies gilt auch bezüglich der Histaminfreisetzung aus Mastzellen, welche durch einen erhöhten intrazellulären c-AMP-Spiegel gehemmt und einen erhöhten c-GMP-Spiegel stimuliert wird. Beta-adrenergische Stimulation (Adrenalin, Noradrenalin, Isoproterenol, Orciprenalin, Salbutamol u.a.) und Phosphodiesterase-Hemmung (Methylxanthine) hemmen infolge c-AMP-Anstieges den Freisetzungsvorgang, α-adrenergische Substanzen dagegen führen zum Absinken des c-AMP-Spiegels, wie auch Parasympathika durch Senkung des c-GMP-Spiegels einen gleichartigen Effekt haben (Übersicht [320]). Auch hier ergeben sich neue pharmakotherapeutische Ansatzpunkte und ein besseres Verständnis bekannter günstiger Therapieeffekte wie beispielsweise die von Methylxanthinen, Atropin oder neuerdings von Ipratropiumbromid bei allergischem Asthma bronchiale. Diese Effekte können vielleicht auch dermatotherapeutische Bedeutung gewinnen.

In diesem Zusammenhang ein Wort zu *Dinatriumcromoglycat* (DSCG= disodium cromoglycate), einem in vivo und in vitro im Verlauf allergischer Sofortreaktionen vom Typ I nach Gell u. Coombs starken Inhibitor der Freisetzungsreaktion von chemischen Mediatoren, besonders von Histamin, aus Mastzellen und aus Lungengewebe, welche wahrscheinlich über einen hemmenden Effekt auf die c-AMP-Phosphodiesterase und einen direkten Effekt auf intrazelluläre Calciumionen-Verteilung zu erklären ist (Übersicht [320]). Daher ist DSCG heute in Tabletten- und Sprayform eine recht wirksame und glukokortikoideinsparende prophylaktische Therapieform bei allergischem Asthma bronchiale (Intal), Heuschnupfen (Lomupren) und allergischer Konjunktivitis (Opticrom). Da aber die Liberationshemmung von Mediatoren in der Haut offenbar nicht stattfindet und die atopische Dermatitis mehr das Resultat einer Spättyp-Reaktion darstellen dürfte, schließlich auch Penetrationsprobleme existieren, ist eigentlich nicht von vornherein zu erwarten, mit DSCG bei örtlicher Anwendung günstige Effekte zu sehen. Trotzdem wurde vor kurzem in einer kontrollierten Studie über eine gute Wirkung von DSCG (10% in weichem weißen Paraffin) bei atopischer Dermatitis bei Kindern berichtet [162]. Solche klinischen Untersuchungen sind umso mehr indiziert, als sie zu einer echten Alternative zur äußerlichen Glukokortikosteroidtherapie – auch im Hinblick auf die Nebenwirkungen bei langfristiger Anwendung – führen könnten (Tabelle 2).

Tabelle 2. Antiallergische Pharmakotherapie bei allergischer Sofortreaktion (nach Müller, 1977)

Reaktionsphase	Therapiemöglichkeit
Ag – AK – Reaktion	– Hyposensibilisierung – Monovalente Ag-Zufuhr
Interferenz mit der Liberierung von Mediatoren aus Mastzellen und Basophilen	– Katecholamine (Beta-Stimulatoren) – Parasympathikolytika – Methylxanthine – Dinatriumcromoglycat – Hydratropinsäure
Interferenz mit der peripheren Wirkung von Mediatoren	– Acetylsalizylsäure (Prostaglandin-Hemmer) – Antihistaminika (H_1 – Antagonisten) – Glukokortikosteroide (z.T.)

Polyamine. Das Diamin Putrescin und die Polyamine Spermidin und Spermin sind als Wuchsfaktoren und wichtige Modulatoren der Proliferation bei Bakterien und tierischen Zellen bekannt. Die Konzentrationen dieser Bioamine und ihrer metabolisierenden Enzyme (Tabelle 3) sind bei Psoriasis in der Epidermis entsprechend deren Proliferationsgrad stark erhöht; erhöht übrigens auch in klinisch nicht sichtbar erkrankter Haut [406]. Durch enzymatische Inhibitoren (Dekarboxylase-Hemmer) wie Glukokortikoide oder andere chemische Verbindungen ist es vielleicht möglich, zu neuen therapeutischen Wegen zu kommen.

Entzündungszellen

Daß die *Mastzellen* nicht nur Heparin bilden, sondern besonders bei allergischen Sofortreaktionen vom Typ I nach Gell u. Coombs, d.h. bei anaphylaktischen Reaktionen (Urtikaria, Asthma und Rhinitis allergica) nach Antigen-Antikörper(IgE)-Fixierung an der Zellmembran durch die Bildung von Histamin und anderen Mediatoren wie Slow Reacting Substance A, Prostaglandinen, Kininen und Proteinasen in das ausgelöste Entzündungsgeschehen auch an der Haut eingreifen, ist heute wohl bekannt.

Neuerdings hat man sich auch wieder mit den methodisch schwer zugänglichen *basophilen Leukozyten* beschäftigt. Basophile haben in ihrer Funktion gewisse Ähnlichkeiten mit Mastzellen. Sie besitzen IgE-Rezeptoren an den Zelloberflächen, enthalten und liberieren Histamin, den eosinophilen chemotaktischen Faktor für Anaphylaxie (ECF-A, shortly reacting substance of anaphylaxis (SRS-A) und Kallikrein. Auch diese Freiset-

Tabelle 3. Polyaminbiosynthese (nach Russel et al., 1978)

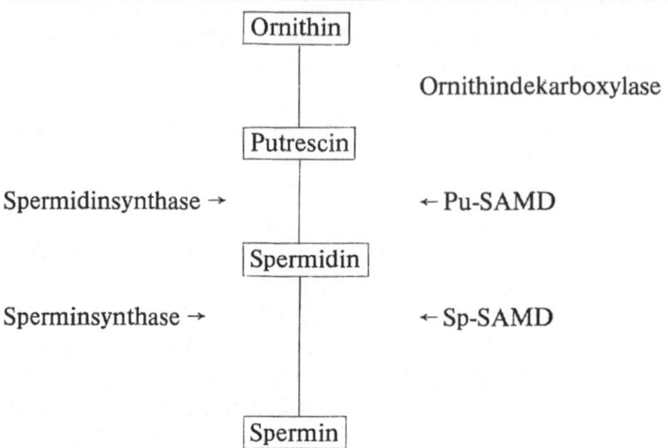

Pu-SAMD = Putrescin stimulierte S-Adenosyl-L-Methionin-Dekarboxylase

Sp-SAMD = Spermidin stimulierte S-Adenosyl-L-Methionin-Dekarboxylase

zungsvorgänge werden über das Adenylzyklase-c-AMP-Phosphodiesterase-System moduliert, und Histamin wirkt über einen spezifischen Histamin$_2$-Rezeptor im Sinne eines negativen Feedback-Mechanismus. Ansonsten enthalten sie wie neutrophile Leukozyten Beta-Glukuronidase. Auch Fragmente der Komplementkaskade können die Freisetzung von Mediatoren aus Basophilen verursachen. So erscheinen diese Zellen heute als einziges bekanntes Glied zwischen Immunstimuli und für entzündliche Reaktionen wichtige Serumsysteme wie etwa das „Kallikrein-Kinin-System" (Übersicht [265]). Mit subtilen Methoden konnte gezeigt werden, daß Basophile auch aus dem Blutsystem ins Gewebe austreten, so auch in die Haut, wo sie einen signifikanten Anteil des zellulärentzündlichen Infiltrates bei allergischen Reaktionen vom verzögerten Typ IV nach Gell u. Coombs (Tuberkulinreaktion, Kontaktdermatitis) beim Tier und Menschen ausmachen [230]. Ob es allerdings berechtigt ist, von einer eigengeprägten *Cutaneous Basophil Hypersensitivity* zu sprechen, wenn bei Reaktionen vom verzögerten Typ besonders reichlich Basophile vorkommen [93, 392], muß die Zukunft erweisen, da wir über die Basophilen-Funktion im Gewebe noch nicht genug wissen. Dies ist aber auch eine Voraussetzung für eine therapeutische Manipulation von Migration und Proliferation dieser Zellen. Gleichartiges gilt übrigens auch für die *eosinophilen Leukozyten*, welche sich färberisch und ultrastrukturell so eindrücklich von anderen Infiltratzellen absetzen und bei allergischen, manchen neoplastischen und parasitären entzündlichen Hautreaktionen reichlich vorkommen [18, 149]. Wir wissen heute, daß Eosinophile der Chemotaxis unterliegen (z.B. durch Histamin, ECF-A, ESP), und daß sie antiphlogistische Enzyme wie Peroxidase oder Arylsulfatase II B enthalten und dadurch auch entzündliche Reaktionen zu begrenzen in der Lage sind [514]. Allerdings sind die Faktoren (Chemotaxis?), welche bei manchen entzündlichen Reaktionen der Haut, wie z.B. eosinophilem Granulom, für den Reichtum an diesen Zellen im Zellinfiltrat maßgebend sind, bis heute noch nicht aufgeklärt.

Die *Langerhanszellen*, 1868 von Langerhans beschrieben, machen etwa 3 bis 4% des epidermalen Zellgewebes aus und sind morphologisch als dendritische Zellen mit gelappten Kernen, typischen Langerhanszellgranula und Abwesenheit von Zellstrukturen, wie sie für Keratinozyten (Tonofilamente) oder Melanozyten (Melanosomen) charakteristisch sind, zu kennzeichnen. Diese Zellen wurden durch die Arbeit von Silberberg, Baer u. Rosenthal wieder in das wissenschaftliche Bewußtsein der Dermatologie zurückgeholt (Übersicht [9]). In Bestätigung der Vermutung von Prunieras [378] liegen

284

heute eine ganze Reihe von experimentellen Befunden vor [198, 401, 402, 431, 447], die dafür sprechen, daß die Funktion dieser Zellen in der Epidermis derjenigen der Monozyten-Histiozyten-Reihe sehr ähnlich ist. Langerhanszellen besitzen Oberflächenrezeptoren für Fc-IgG und C3 und exprimieren Oberflächen-Glykoproteine (IA-Antigene). Wie Makrophagen von der Dermis kommen sie bei allergischer Kontaktdermatitis in der Epidermis gehäuft mit Lymphozyten vor; sie scheinen befähigt, als erste Antigenrezeptoren zu fungieren und das Antigen empfänglichen Lymphozyten in der Haut, vielleicht aber erst nach Transport im Lymphknoten, anzubieten und so die primäre Immunantwort auszulösen [10, 427]. Dafür, daß sie auch bei humoralen Immunreaktionen eine Rolle spielen können, sprechen die Fc- und Komplementrezeptoren an der Zelloberfläche.

Erythem-Reaktion vom „Flare-Typ"

Wenn die Haut irritiert oder verletzt wird, kommt es bekanntlich kurz darauf zur Entwicklung eines Erythems um den irritierten Hautbezirk. Diese „Flare"-Reaktion kommt durch neurogene Vasodilatation über einen Axonreflex zustande und wird wahrscheinlich in der Haut durch Freisetzung vasodilatatorischer Substanzen ausgelöst. In einer bemerkenswerten Serie von Arbeiten, welche auf exakter klinischer Beobachtung (Verletzung peripherer Nerven, Sympathektomie etc.) und Funktionsprüfungen (Histaminreaktion etc.), aber auch biochemischen (Hautperfusat von „Flare"-Zonen) und biologischen Untersuchungen (Reinjektion der Perfusate) beruhen, konnte gezeigt werden, daß die „Flare"-Reaktion von der Integrität der betreffenden Nerven abhängt, und daß für die vorübergehende Änderung des vaskulären Tonus ein vasodilatatorisches Peptid, ähnlich einem Kinin, Neutrotensin oder Substanz P, verantwortlich ist [64].

Blasenbildung bei Epidermolysis bullosa hereditaria (Ebh)

Obwohl bekanntlich verschiedene Typen der Ebh existieren, welche durch unterschiedliche Art der Blasenentstehung (epidermolytische und dermolytische Blasenbildung) nach mechanischem Trauma gekennzeichnet sind, weiß man nur wenig über die zur Kontinuitätstrennung führenden Mechanismen. Neuerdings konnte mittels Radioimmunassay gezeigt werden, daß Kollagenase in Hautbiopsien von Blasen bei rezessiven und dominanten Formen von Ebh deutlich vermehrt nachweisbar ist. Auch in klinisch normaler Haut konnte bei rezessiven, nicht aber bei dominanten Ebh-Formen eine Erhöhung der Kollagenase auf das drei- bis vierfache nachgewiesen werden [16]. Obwohl nicht sicher gesagt werden kann, ob es sich um ein Sekundärphänomen handelt, sprechen Befunde an klinisch unveränderter Haut doch für eine pathogenetische Bedeutung der Kollagenaseaktivitätsvermehrung, welche sich möglicherweise besonders im Bereich der *anchoring fibrils* (Verankerungsfibrillen) in der dermoepidermalen Verbundzone auswirkt. Möglicherweise liegt der vermehrten Kollagenaseaktivität auch die Verminderung eines physiologisch aktiven Inhibitors zugrunde [386]. Behandlungsversuche mit entsprechenden Enzyminhibitoren bieten sich an, haben aber bislang noch nicht zu eindeutigen Ergebnissen geführt.

Elastische Fasern

Im Gegensatz zu den hervorragenden Fortschritten der Forschung auf den Gebieten der Biochemie und Immunologie des Kollagens sind die Fortschritte bezüglich der elastischen Fasern vergleichsweise langsam. Dies liegt allerdings in der Natur dieses Fasersystems begründet. Sicher sind elastische Fasern in der Haut wie auch in anderen Bindegeweben für deren physiologische Elastizität mitverantwortlich. Wir wissen heute, daß die elastischen Fasern aus zwei wesentlichen Komponenten bestehen, nämlich einer amorphen Komponente, dem Elastin, und einer fibrillären Komponente, den elastischen Mikrofibrillen. Die intrazelluläre Biosynthese von Elastin erfolgt wahrscheinlich nicht in speziellen Elastoblasten, sondern in Fibroblasten, aber auch in glatten Muskelzellen. Im extrazellulären Raum formieren sich die Elastinmoleküle zu fibrillären Strukturen, welche durch Synthese von Desmosinen ihre Quervernetzung und Stabilisierung erhalten (Übersicht [468]).

Störungen in der Struktur oder/und im Stoffwechsel elastischer Fasern wurde aufgedeckt bei Pseudoxanthoma elasticum, Cutis laxa, Elastosis perforans serpiginosa, Elastosis actinica, Arteriosklerose und anderen Gefäßveränderungen (Übersicht [468]). Bezüglich ultrastruktureller Daten über normale und pathologische elastische Fasern sei auf die Übersicht von Daroczy et al. [83] verwiesen.

Genetik

Die Entwicklung auf diesem Sektor der Dermatologie ist von einem raschen und kaum noch übersehbaren Zuwachs an Daten gekennzeichnet. Wir haben bereits auf früheren Fortbildungstagungen ausführlich berichtet [40]. Wie die Psoriasis vulgaris (Übersicht [42]) ist auch die *atopische Dermatitis* (Neurodermitis diffusa, endogenes Ekzem) eine erbliche Dispositionskrankheit, d.h. eine Erkrankung, bei der Umwelteinflüsse und genetische Faktoren in wechselnder Weise bei der Manifestation zusammen wirken. Neuere Erkenntnisse über das C-AMP-System und Allergie (Übersicht [394]) machen dabei auch neurohormonale und psychovegetative Einflüsse über Mediatorenwirkung besser verständlich. Der Erbgang der atopischen Dermatitis ist wahrscheinlich entweder autosomal unregelmäßig dominant mit niedriger Penetranz (20 bis 40%) und variabler Expressivität, oder es liegt eine multifaktorielle Vererbung zugrunde. Für die Praxis bedeutsam ist die Erbprognose, wie sie von Schnyder et al. berechnet wurde [133, 477].

Groß sind auch die Erkenntnisfortschritte auf dem Sektor *HLA-System und Dermatosen*. Es hat sich gezeigt, daß viele Dermatosen mit einem bestimmten HLA-Allelemu-

Tabelle 4. Dermatologische Erkrankungen, bei denen eine Assoziation mit dem HLA-System untersucht wurde

Erkrankung	Assoziiertes HLA-Antigen
Acne conglobata	keine
Alopecia areata	HLA-B12
Atopie	verschiedene Haplotypen
Dermatitis herpetiformis	HLA-B8, Dw3
Hereditäres angioneurotisches Ödem	keine
Morbus Hailey-Hailey	HLA-B8 (?)
Morbus Reiter	HLA-B27
Pemphigus vulgaris	HLA-B13, HLA-A10 (?), HLA-W5 (?)
Persistierende palmoplantare Pustulosis	keine
Psoriasis	HLA-B13, Bw17, Bw16, Bw37, Cw6, HLA-D, El
Psoriatische Arthropathie	HLA-B27
Sarkoidose	HLA-B7
Sjögren-Syndrom	HLA-B8
Systemische Sklerodermie	HLA-B8
Vitiligo	HLA-A13 (bei Vorhandensein von Antithyreoidea-AK)
Lepra	HLA-B8, A9 (?)
Lichen ruber planus	HLA-B5 (?)
Lupus erythematodes	HLA-B5, Dw3
Malignes Melanom	HLA-B5-Mangel (?)
Morbus Behcet	HLA-B5, C4 (B18, Bw35)

ster assoziiert sind [84, 256] (Tabelle 4). Neuerdings konnte gezeigt werden, daß die *Psoriasis vulgaris* neben den bekannten Assoziationen HLA-B13, B17 – B37 und Cw6 (siehe auch [51, 73]) auch eine statistisch siginifikante Abweichung von der Antigenfrequenz Gesunder für ein neues *HLA-D-Allel,* nämlich „EI" in der „mixed lymphocyte culture" aufweist [151]. Diese Untersuchungsergebnisse sind auch interessant im Zusammenhang mit den Studien von Marcusson et al. [281, 282]. Aus solchen Untersuchungen kann geschlossen werden, daß der Genkomplex, der für die Empfänglichkeit für Psoriasis vulgaris verantwortlich ist, irgendwo zwischen dem HLA-B- und HLA-D-Locus auf dem Chromosom 6 zu suchen ist.

Bei *Lichen ruber* scheint die Assoziation zum HLA-System noch nicht klar [437]. Nur bei Patienten mit generalisiertem *Granuloma annulare* fand sich HLA-Bw 35 signifikant erhöht [118]. Bei *Vitiligo* haben HLA-Untersuchungen die Auffassung verstärkt, daß es sich bei dieser Erkrankung um ein polyätiologisches Syndrom und nicht um eine Krankheitsentität handelt. Nur bei Vitiligo mit Antithyreoidea-Antikörpern wurde eine signifikante Assoziation zu HLA-A13 gefunden [389]. Die Problematik: HLA und *Infektionskrankheiten* wurde auf der Basis von Populationsstudien bei Leprapatienten bearbeitet [479].

Was können uns solche Untersuchungen sagen?

Einmal können sie darauf hindeuten, daß die für eine bestimmte Erkrankung verantwortlichen Genkomplexe in enger räumlicher Nachbarschaft zu bestimmten HLA-Allelen lokalisiert sind. Zum zweiten kann aus statistischen Untersuchungen das relative Krankheitsrisiko errechnet werden [22]; dieses ist beispielsweise für Psoriasis vulgaris bei Menschen mit den obigen HLA-Mustern vier- bis sechsfach, für Spondylitis ankylosans bei Trägern der HLA-B27-Allele 120fach (!) erhöht. Zum dritten können, wie das Beispiel Vitiligo zeigt, HLA-Typisierungen mit dazu beitragen, abzuklären, ob dermatologische Krankheitsbilder Krankheitsentitäten oder nur morphologisch identische Reaktionsformen darstellen, und schließlich werden HLA-Typisierungen zunehmend als diagnostische Hilfsmittel benutzt, so beispielsweise die Bestimmung von HLA-B 27 bei chronischer Urethritis zur Abgrenzung eines Reiter-Syndroms, oder in der Frage der Abgrenzung einer Psoriasis arthropathica von einer primär-chronischen Polyarthritis. Daß gerade hier große Vorsicht geboten ist, wurde kürzlich sehr deutlich ausgesprochen [102].

Neuere Krankheitsbilder

Urtikaria-Vaskulitis

Chronische Urtikaria ist selten (1% aller Urtikariafälle) Ausdruck einer nekrotisierenden Vaskulitis (Venulitis) [283, 292, 432, 440, 441, 464]. In der Zwischenzeit hat sich durch die Arbeiten von Soter [101, 440, 441] herausgestellt, daß es sich um ein seltenes, aber typi-

Tabelle 5. Urtikaria-Vaskulitis-Syndrom (nach Soter, 1977)

- Gynäkotropie
- Chronisch-rezidivierende Urtikaria (2–12 Jahre!)
- Arthralgien (mit Gelenkschwellung)
- Abdominale Schmerzen; Adenopathie (selten)
- Glomerulonephritis (selten!)
- BSG erhöht
- Hypokomplementämie (50%) (Clq, C_4, C_3, C_5)
- Leukozytose
- Bluteosinophilie
- Histologie der Urtikaria: Nekrotisierende leukozytoklastische Vaskulitis [Venulitis]

sches Syndrom handelt (Tabelle 5), das zumeist bei Frauen zwischen 21 und 68 Jahren vorkommt. Differentialdiagnostisch abzugrenzen sind Kryoglobulinämie (Kryoglobuline!), systemischer Lupus erythematodes (LE-Zellen und ANF!) und Vasculitis allergica von Schönlein-Henoch-Typ.

Dermatologisch wichtig ist es, an dieses Syndrom zu denken. Die juckenden urtikariellen Effloreszenzen imponieren als indurierte, gerötete gut umschriebene anämisierbare (Diaskopie) Quaddeln oder elevierte Erytheme, selten mit punktförmigen Purpura-Fleckchen, welche gewöhnlich weniger als 24 Stunden, in bislang allen Fällen weniger als 72 Stunden, bestehen bleiben.

Bei chronischer Urtikaria sollten daher *Biopsien* gemacht werden, um das typische histologische Substrat, die nekrotisierende (fibrinoide Nekrose) Venulitis mit Leukozytoklasie und Erythrozytendiapedese zu erkennen. Die *Therapie* ist unbefriedigend; Antihistamine, Prednison (bis 30 mg tgl.) sind ohne Effekt. Einzelerfolge mit Immunsuppressiva (6-Merkaptopurin, Azathioprin) wurden bekannt.

„B-K-Mole"-Syndrom

Dieses wurde vor kurzem von Clark et al. beschrieben; die Bezeichnung geht auf zwei junge Patienten zurück, welche zusammen sieben primäre Melanome hatten und bei der Erarbeitung des neuen Syndroms viel mitgeholfen hatten [75]. Es handelt sich um ein erbliches familiäres Syndrom, das durch besondere Nävuszellennävi (Moles) gekennzeichnet ist, auf deren Boden sich gehäuft maligne Melanome entwickeln. Solche Beobachtungen waren bereits früher bekannt, sind aber von Clark et al. klar herausgearbeitet worden. Von 17 Personen mit malignen Melanomen der Haut aus sechs Familien hatten 15 das B-K-Mole-Syndrom. Frühzeitiges Erkennen dieses Syndroms bedeutet für solche Patienten daher sehr viel! Wir selbst verfügen inzwischen auch über eine Beobachtung [46].

Die pigmentierten nävozytischen Veränderungen entwickeln sich später in der Kindheit bis über das 35. Lebensjahr. Ihre Zahl schwankt zwischen unter 10 und mehr als 100, vom Kopf bis zu den Füßen. Prädilektionsstellen sind: obere Rücken- und Brustpartie, obere Extremitäten, weniger die unteren Extremitäten. Die Abgrenzung gegen einen „gewöhnlichen" pigmentierten Nävuszellennävus ergibt sich bereits klinisch: etwa 1 cm Durchmesser, unregelmäßige Konfiguration, flach oder leicht erhaben und mit einer zufälligen und diagnostisch wichtigen Mischung von schwarzen, braun-hellbraunen und rötlichen Farbtönen; auch Depigmentierung kommt vor. Vielfarbigkeit und auffallende Variabilität in Größe und Farbe sind typisch für B-K-Nävi. Histologisch sieht man atypische melanozytische Hyperplasie (Dysplasie), zunächst fokal an der dermoepidermalen Verbundzone innerhalb eines dermoepidermalen Nävuszellnävus, fleckiges und umschriebenes lymphozytäres Infiltrat sowie herdförmig Fibroplasie und Blutgefäßneubildung. Der Grund für diese familiären atypischen Nävi, die zumindesten bei Patienten mit (familiären) malignen Melanomen auch bereits früher als „aktivierte melanozytische Nävi" oder „Melanom-assoziierte melanotische Veränderungen" beschrieben wurden, ist nicht klar. Möglicherweise ist die vererbte Nävuszellenkomponente in den B-K-Nävi sensibler für die Entwicklung von malignen Melanomen.

Retikuläre Pigmentdermatose der Beugen

Diese Erkrankung wurde sicher bereits verschiedentlich beschrieben, so von Cramer (1969) als Verrucosis seborrhoica [81], ist aber nunmehr als Genodermatose erkannt und als *Dowling-Degos-Krankheit* herausgestellt worden, weil diese Autoren 1938 und 1954 die beiden ersten Fälle beschrieben haben [497]. Die Veränderungen betreffen beide Geschlechter, beginnen im frühen Erwachsenenalter und sind langsam progredient. Vorkommen bei mehr als einem Familienmitglied wurde beobachtet. Fleckige oder retikuläre Pigmentierungen von bräunlich-schwärzlicher Farbe und stahlgraue oder mehr bläuliche Pigmentierungen in großen Hautbeugen sind typisch. Die Veränderungen können manchmal ganz leicht erhaben wirken und gerade eben palpabel sein (Verruca-plana-artig), wirken dann aber eher lichenoid, nie papillomatös oder verrukös. Auch pigmentierte (schwarze) komedoartige Veränderungen oder punktförmige Narben – besonders perioral – kommen vor. Histologisch findet man filiforme melaninhaltige epidermale Proliferationen wie bei initialen seborrhoischen Warzen vom adenoiden Typ, hier aber zusätzlich gleichartige Erscheinungen an den erweiterten Haartalgdrüsenfollikeln! Wichtig ist die Abgrenzung von Lentigo senilis, adenoider Verruca seborrhoica (keine Follikelbeteiligung) und, um unnötige Untersuchungen auf viszerale Malignität zu vermeiden, von Akanthosis nigricans.

Pigmentatio maculosa eruptiva idiopathica

Auch diese Dermatose wurde früher bereits unter verschiedenen Namen beschrieben, so von H.A.Gottron (1942) als *Melanosis lenticularis generalisata*, von Sako (1942) als *Pigmentatio maculosa aquisita* oder von Rupec u. Vakilzadeh als *„kleinfleckige Pigmentdermatose"* [404], wurde aber von Degos et al. anhand von sieben Patienten neu und sehr intensiv bearbeitet [86]. Betroffen sind Kinder oder Adoleszenten beiderlei Geschlechts. Die Affektion ist charakteristisch durch homogen braune oder etwas braunrötliche rundliche oder ovale Flecke von 5 bis 25 mm Durchmesser und guter Abgrenzung. Die lockere oder dichte Dissemination betrifft besonders die seitlichen Halspartien, den Rumpf oder auch die Extremitäten. Der Beginn der Erkrankung kann sich durch solche Pigmentflecke anzeigen, in anderen folgen diese einem erythematösen oder erythemato-papulösen Exanthem. Die Schleimhäute bleiben frei und der Gesundheitszustand normal. Die Pigmentflecken sind stabil, können aber innerhalb von Monaten bis Jahren langsame Regressionstendenz aufweisen. Histologisch findet man basale Hyperpigmentierung, Pigmentinkontinenz und lymphohistiozytäre perivaskuläre Infiltration im Str. papillare. Differentialdiagnostisch ist an Erythema dyschromicum perstans zu denken, das allerdings durch einen erythematösen, leicht erhabenen und deutlich palpablen Randsaum gekennzeichnet ist. Wahrscheinlich handelt es sich um eine sekundäre Hyperpigmentation nach einer entzündlichen Reaktion in der Haut (Medikamente, Nahrungsmittel?) und damit letztlich doch um eine dem Erythema dyschromicum perstans nahestehende Dermatose.

Hereditäre kongenitale hypopigmentierte und hyperpigmentierte Maculae

Depigmentierte und hyperpigmentierte Flecken, die von Geburt an bestehen, sind bekanntlich verdächtig auf tuberöse Hirnsklerose; helle blattförmige Makulae repräsentieren ein Hauptsymptom [105, 139]. Kongenitale hypomelanotische und hypermelanotische Flecken wurden in drei Generationen einer Familie festgestellt, was für autosomal dominanten Erbgang spricht [494]. In den hypopigmentierten Arealen waren die Melanosomen kleiner (–0,3 µm) und in Komplexen in Keratinozyten anzutreffen; in den hyperpigmentierten Arealen waren sie viel größer (–0,6 µm) und einzeln „verpackt" in Keratinozyten nachzuweisen. So entspricht das ultrastrukturelle Muster von *hypo*pigmentierten Veränderungen der Haut Weißer, von *hyper*pigmentierten Flecken der Haut von Negern. Es scheint sich um ein neues verbundenes – in manchen Fällen mit geistigem Rückstand und Wachstumsverzögerung neurokutanes Syndrom – zu handeln, das von der tuberösen Sklerose abzugrenzen ist.

Pigmentierte Penispapeln mit Carcinoma-in-situ-Veränderungen

Pigmentierte Penispapeln (PPP) in Form isolierter und gruppiert angeordneter, braun · pigmentierter, an seborrhoische Warzen erinnernder Papeln wurden bei drei Männern im Alter von 24 bis 28 Jahren festgestellt [231]. Solche Fälle wurden auch bereits früher als Lichen-ruber-planus-artige warzenartige Veränderungen beschrieben. Das Auffallende und klinisch Wichtige ist, daß diese ganz benigne erscheinenden Bildungen, wel-

Tabelle 6. Carcinoma-in-situ-Veränderungen am Penis (nach Katz et al., 1978)

Krankheit	Klinik	Sitz	Histologie
PPP	Flache, pigmentierte Papeln	Schaft	Carcinoma in situ
M. Bowen	Roter schuppender Herd	Schaft	Carcinoma in situ
Erythroplasie	Roter feuchter Herd	Glans und Präputium	Carcinoma in situ
Leukoplakie	Weißer Herd	Glans und Präputium	Dysplasie oder Carcinoma in situ
Bowenoide Papeln	Lichenoide Papeln	Glans	Carcinoma in situ

che übrigens auch an der Vulva vorkommen [119], sich histologisch als Carcinoma in situ mit viel Melanin im Epithel und im Str. papillare erweisen. Vielleicht sind die kürzlich beschriebenen „multiplen bowenoiden Papeln am Penis" [245] mit ihnen identisch und grundsätzlich eine gleichartige (virusbedingte?) Manifestation. Interessant ist die Tatsache, daß gar nicht selten der Penis Sitz von Carcinoma-in-situ-Veränderungen ist (Tabelle 6).

Differentialdiagnostisch ist vor allem an Verrucae seborrhoicae, pigmentierte Nävuszellnävi und weiche epidermale Nävi zu denken. Wichtig ist in diesen Fällen aktive Therapie (Abtragen, Podophyllin, 5-FU) nach histologisch gesicherter Diagnose.

Bart-Syndrom

Diese bei Neugeborenen vorkommende Dermatose erinnert an Epidermolysis bullosa hereditaria simplex, ist aber durch Spontanheilung innerhalb einiger Monate gekennzeichnet [14, 15]. Vor kurzem wurde ein weiterer Fall beobachtet [434].

Es handelt sich um eine anscheinend autosomal-dominant erbliche Dermatose, welche sich besonders an den unteren Extremitäten (nicht nur an traumatisch belasteten Stellen) und Gesäßflächen in Form von umschriebenen Hautdefekten, mechanisch ausgelösten Blasen und Nageldeformitäten manifestiert. Auch die Mundschleimhaut kann Erosionen aufweisen. Blasenbildung erfolgt durch dermoepidermale Trennung oberhalb der PAS-reaktiven Basalmembranzone, Heilung in kurzer Zeit (Wochen bis Monate) unter zartatrophischer Narbenbildung, gelegentlich mit Synechien oder Milien. Wegen der günstigen Prognose ist Abgrenzung von Formen der Epidermolysis bullosa hereditaria wichtig. Therapie: Wundheilungsfördernd und antibiotisch.

Bikini-Dermatitis

In unserer Zeit, in der die Menschen bei ihren Reisen in südliche Länder sich teilweise massiv der Sonne aussetzen, ist auch vermehrt mit photodermatologischen Reaktionen zu rechnen. Hjorth u. Möller [184] berichten über zwei Patienten, bei denen im Bikini-Badeanzugbereich nach Sonnenbaden und Schwitzen für einige Tage ein brennendes Erythem mit folgender Hyperpigmentierung vom Berloque-Dermatitis-Typ auftrat. Nach Extraktion des Bikini-Badeanzug-Textils konnten durch zweidimensionale Dünnschichtchromatographie zwei Fraktionen festgestellt werden, die auch in Disperse Blau 35 vorkommen, das zur Braun- oder Blaufärbung von Textilien Verwendung findet. Offenbar werden diese Stoffe leicht (besonders beim Schwitzen) von den Textilien abgegeben und können dann zu phototoxischen Reaktionen Veranlassung geben.

Plasmozytäre Retikulose

Dieses Krankheitsbild wurde bei einer 66jährigen Patientin von Laugier et al. [258] beschrieben. Klinisch war es zu einer Vergrößerung (Schwellung) der Extremitäten einer

Seite von tief violettroter Farbe gekommen. Ein dichtes dermales Infiltrat bestand hauptsächlich aus Plasmazellen. Immunelektrophoretisch fand sich eine Erhöhung von IgA, IgG und IgM; auch Kryoglobuline waren nachweisbar. Vor kurzem wurden nun drei ähnliche Fälle (2 Männer, 1 Frau) beschrieben [329]; auch hier war es zur tief blauroten Schwellung einer oberen Extremität gekommen, verursacht durch Plasmazellinfiltration. Zeichen für eine venöse Malformation, Plasmazellkrankheiten oder arteriovenöse Shunts – violette Hypertrophie der Extremität in Verbindung mit AV-Fisteln kommt bei jungen Menschen vor und wird als Pseudokaposisarkom bezeichnet – konnten nicht nachgewiesen werden. Weitere Beobachtungen scheinen erforderlich, bevor Exakteres über die Dignität der im Verlauf von wenigen Jahren abklingenden Erkrankung ausgesagt werden kann (Autoimmunkrankheit?).

Pityrosporum-Follikulitis

Diese chronische Folliculitis ist bereits einige Jahre bekannt, aber bisher in der Praxis wenig beobachtet worden [377, 506). Neuerdings wurde von Grosshans et al. über acht weitere Fälle berichtet [176]. Es handelt sich um eine Erkrankung von Erwachsenen. Klinisch besteht meist Seborrhoe, evtl. auch Zustand nach Akne. Die chronische Dermatose entwickelt sich offenbar besonders unter Glukokortikoidtherapie, Antibiotikatherapie oder immun-suppressiver Therapie, manchmal auch nach Sonnenexposition oder mechanischer Belastung (z.B. Dekubitus). Prädilektionsstelle ist der Rücken. Der klinische Aspekt ist monomorph: Follikelgebundene entzündliche Papeln, selten Papulopusteln in verschiedenen Entwicklungsphasen. Abheilung mit bräunlicher Kruste, die sich leicht abkratzen läßt. Mikrobiologischer Befund: Keine pyogenen Bakterien, gewöhnlich auch keine Corynebakterien, dagegen massenhaft Pityrosporum ovale, sowohl im Direktpräparat und in der Kultur als auch histologisch (PAS-Reaktion). Besserung und Heilung wurde unter antimykotischer Therapie, besonders Econazol, beobachtet. Auch die Erfolglosigkeit einer antibiotischen Therapie sowie experimentelle Auslösung der Pithyrosporum-Follikulitis sind Argumente zugunsten der Eigenständigkeit dieser Dermatose, an die bei sonst therapieresistenten akneiformen Follikulitiden am Rücken zu denken ist.

Porokeratosis punctata

In den vergangenen Jahren wurden neue Ausdrucksformen der Porokeratosis Mibelli beschrieben, so die disseminierte superfizielle aktinische Porokeratose (Chernovsky u. Freeman, 1967), die lineäre Porokeratose (Rhabari et al., 1974) oder die palmoplantare Porokeratose (Guss et al., 1971).

Neuerdings wurde dieses Spektrum durch die *Porokeratosis punctata* von Rhabari et al. erweitert [384]. In einem Fall fanden sich an der rechten Palma multiple, bis etwa stecknadelkopfgroße, in die Haut eingelassene Keratosen, teilweise von einem fadenförmigen erhabenen Rand umgeben. Im anderen Fall konnten ähnliche Veränderungen, aber auch keratotische Papeln, an den Ellenbeugen festgestellt werden. Klinisch ergibt sich die differentialdiagnostische Abgrenzung besonders gegenüber Arsenkeratosen, Keratodermia punctata, Porokeratosis Mantoux. Das histologische Untersuchungsergebnis mit dem für Porokeratosis charakteristischen Substrat (kornoide Lamelle etc.) ist entscheidend.

Dermatoallergologie

Allergische Reaktionen an der Haut nehmen weiterhin an Zahl zu, wie Beobachtungen an vielen dermatologischen Kliniken und in der Praxis zeigen. Vielfach interessieren sich auch andere Fachspezialisten wie Immunologen für allergische Dermatosen.

RIST, PRIST, RAST

Die sich geradezu überstürzenden Entwicklungen auf diesem Sektor sind kaum noch übersehbar und daher auf dieser wie auch der letzten Fortbildungswoche Gegenstand ausführlicher Erörterungen gewesen. Hier nur einige Hinweise. Über das Verhalten von *IgE bei Dermatosen*, gemessen im RIST (*R*adio-*I*mmuno-*S*orbens-*T*est), wurde von Grond (1976) ausführlich berichtet [147]. Winkelmann et al. [339] berichteten 1977 über 479 Fälle.

Was ist das für die Praxis Wesentliche?

1. Es besteht eine strengere Korrelation zwischen erhöhten Serum-IgE-Werten und Neurodermitis diffusa, obwohl die Streuung der IgE-Werte sehr groß ist, bei etwa 30% der Erkrankten auch normale Werte vorkommen und ein signifikanter Einfluß der Schwere der Hautveränderungen auf die Höhe der Serum-IgE-Werte nicht sicher ist [382, 448].
2. Auch bei anderen Dermatitis-Formen (Kontaktdermatitis, unspezifische Dermatitis, dyshidrotische Dermatitis) kommen erhöhte IgE-Werte zur Beobachtung; offenbar aber nicht bei nummulärem (mikrobiellem) Ekzem. Auch bei anderen Dermatosen können IgE-Erhöhungen im Serum gemessen werden.
3. Daraus ist zu entnehmen, daß IgE-Erhöhungen im Blutserum bei solchen Dermatosen eher ein sekundäres Phänomen darstellen als von primär kausaler Bedeutung sind.
4. Besonders bei Patienten mit Neurodermitis diffusa und anderen Atopien (Asthma, Rhinitis) ist mit IgE-Erhöhungen zu rechnen.

Auch mit dem PRIST (*P*apier-*R*adio-*I*mmuno-*S*orbens-*T*est) zur IgE-Bestimmung liegen Untersuchungsergebnisse vor; die PRIST-Werte liegen deutlich niedriger als die RIST-Werte. Der Test scheint sich besonders für IgE-Bestimmungen in niedrigere Konzentrationsbereichen, z.B. bei Säuglingen, zu eignen [148]; außerdem kann er in einem Arbeitsgang mit dem RAST-Test durchgeführt werden und setzt sich in der Routine immer mehr durch.

Auch die praktische Bedeutung des RAST (*R*adio-*A*llergo-*S*orbens-*T*est) als einer in-vitro-Maßnahme zur Aufdeckung von Soforttyp-Allergien (Typ I-Rektionen nach Gell u. Coombs) durch den Nachweis von spezifischem IgE-Antikörpern nimmt mit zunehmender Bereitstellung von Testantigenen zu, ist allerdings an gewisse technische und kostenmäßige Voraussetzungen gebunden (Übersicht [502]). Wegen des hohen apparativen und personellen Aufwandes ist diese Testmethode zur Zeit meist noch auf größere Kliniken beschränkt. Besonders wichtig erscheinen Untersuchungen zur Relevanz positiver und negativer RAST-Testausfälle sowie zur Kon- bzw. Diskordanz des RAST-Testes zu in-vivo-Testen wie Hauttesten, inhalativen Provokationstesten etc. *und* zur definitiven Indikation [17, 111, 154, 212, 242, 314, 405, 413, 503]. Im ganzen scheint aber die Übereinstimmung der Ergebnisse zwischen RAST- und Prick-Test oder Intrakutan-Test recht gut (80 bis 90%) [241, 381]. In 258 Einzeluntersuchungen lag die Übereinstimmungsrate für Gräserpollen bei 92,3% und für Roggenpollen bei 87,8%; bei Nichtübereinstimmung war der RAST-Test häufiger negativ [227]. Trotzdem bleibt vorerst die Intrakutantestung die wesentliche Maßnahme in der dermatologischen Allergendiagnostik, während der im übrigen auch noch recht kostspielige RAST-Test für Spezialfragen und besonders der Allergendiagnostik im frühen Kindesalter bei Atopiesymptomatik [213] vorbehalten bleibt.

Hyposensibilisierung

Die *spezifische Hyposensibilisierung*, auch *Desensibilisierung* und neuerdings – wegen der Produktion neuer Antikörperklassen bei den sensibilisierten Patienten – auch *spezifische Immuntherapie* genannt, ist zur Zeit bei Dermatologen, Pulmonologen, Pädiatern u.a. deutlich im Aufschwung als therapeutische Maßnahme bei atopischen Krankheiten wie Dermatitis atopica, Asthma bronchiale und Rhinitis, Conjunctivitis allergica, sowie bei Insektengiftallergie mit anaphylaktischen Symptomen, ausnahmsweise auch bei Nahrungsmittelallergien. Obwohl man letztlich noch nicht sicher über den Wirkungsmechanismus solcher Therapiemaßnahmen orientiert ist (Anstieg sog. „blockierender" IgG-Antikörper, langsame Rückbildung der anamnestischen Antwort nach erneuter Antigenexposition, Verminderung der Reaktivität von Basophilen und Mastzellen), kann es heute auf der Basis von Doppelblindstudien wohl keinen Zweifel mehr an der grundsätzlichen Wirksamkeit geben (Übersicht [484]).

Besonders indiziert und erfolgversprechend ist diese Therapiemaßnahme bei allergischen Erkrankungen im rhino-broncho-pulmonalen System [215, 235]. In etwa 80% können eklatante Besserungen und in etwa 40% Heilungen, wobei weitere Therapiemaßnahmen nicht nötig sind, erreicht werden; die Versager- und Nebenwirkungsquote liegt bei 20%. Wichtig ist auch die Entwicklung der Semidepotextrakte, welche eine ganzjährige Behandlung in monatlichen Abständen ermöglicht. Übrigens behindert Dinatriumcromoglykat (Intal), jetzt auch in Form von Augentropfen (Opticrom) und Nasentropfen (Lomupren), die Immuntherapie nicht [215].

Besondere Fortschritte werden auf dem Sektor Hyposensibilisierungstherapie bei *Bienen- und Wespenstichallergie* erreicht, nachdem nicht mehr Ganzkörperextrakte verwendet werden, sondern reines Bienen- bzw. Wespengift als Antigen (Reless-Pharmacia) zur Verfügung steht. Vorteile sind vor allem genaue Standardisierung und Dosierungsmöglichkeit und Vermeidung zusätzlicher Sensibilisierung durch andere Insektenkörperproteine [197, 472]. In der Therapiebeurteilung scheint der allergenspezifische IgE-Titer (RAST) wertvoll zu sein. Die Durchführung solcher Therapie ist erfolgreich, allerdings nicht frei von örtlichen und allgemein-anaphylaktischen Nebenwirkungen und daher nur klinisch unter entsprechenden Kautelen (Anästhesiebereitschaft) durchzuführen. Über die Dauererfolge dieser Behandlung bezüglich der Erhaltung des Hyposensibilisierungseffektes bestehen noch keine größeren Erfahrungen.

Arzneiallergien

War früher die Syphilis der große Imitator von Hauterkrankungen, so gilt dies heute für Arzneireaktionen. Für die Praxis sei in diesem Zusammenhang auf die Monographien von Bruinsma [53] und von Marghescu [284] aufmerksam gemacht, ferner auch auf die Arbeit von Richter [393].

Kontaktdermatitis – Ekzem – Urtikaria

Die seit 1975 erscheinende Spezialzeitschrift „Contact Dermatitis" ist zu einem wichtigen Informationsblatt für den Dermatologen mit speziellem Interesse an Kontaktallergien und Ekzematogenen geworden. Dort finden sich auch die Empfehlungen der International Contact Dermatitis Research Group (ICDRG) niedergelegt. Neue immunologische Beiträge zur Kontaktsensibilisierung verdanken wir Polak [374]. Die Bedeutung der Langerhanszellen (siehe oben) sowie der Suppressorzellen im Verlaufe der Kontaktsensibilisierung und der Intensität allergischer Kontaktdermatitis wurde weiter tierexperimentell bearbeitet. Folgendes scheint sich abzuzeichnen: Das Kontaktantigen bzw.

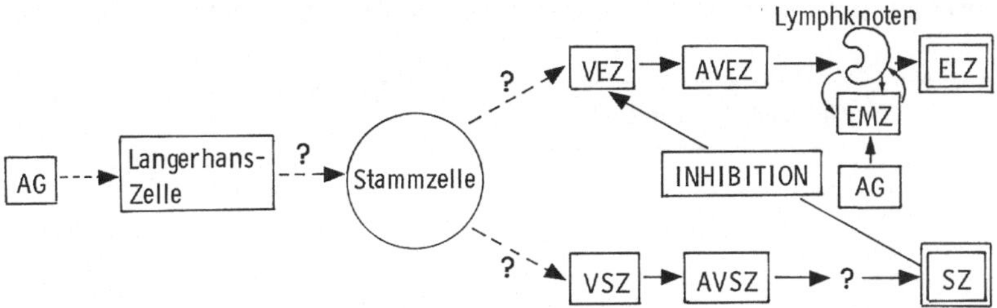

Abb. 1. Mechanismus der Kontaktsensibilisierung (in Anlehnung an L. Polak, 1978). **AG** = Antigen, **VEZ** = Vorläufer Effektor Zelle, **AVEZ** = Aktivierte VEZ, **EMZ** = Effektor Memory Zelle, **ELZ** = Effektorlymphozyten, **VSZ** = Vorläufer Supressor Zelle, **AVZ** = Aktivierte VZS, **SZ** = Supressor Zelle

Hapten wird von Langerhanszellen aufgenommen und an stimulierte Vorläufer von Effektorzellen (VEZ) weitergegeben, die ihrerseits aktiviert werden (AEZ), im regionalen Lymphknoten (RLK) proliferieren und Memory (EMZ)- und Effektor (ELZ)-Lymphozyten bilden. Zur selben Zeit werden Vorläufer von Suppressorzellen (VSZ) aktiviert (ASZ); sie bilden aktive Suppressorzellen (SLZ). Diese limitieren ihrerseits die Generationen von Effektorzellen (Abb. 1). Aus solchen Erkenntnissen dürften sich wichtige Überlegungen zur Erzeugung von Toleranz bei Patienten mit Kontaktallergien ergeben [375]. Interessant sind Beobachtungen, nach denen in etwa 20% Epikutantestungen nach 48 Stunden negativ, nach 7 Tagen dagegen positiv ausfielen. Marghescu hatte dies bereits an unserer Klinik vor Jahren besonders bei Paraphenylendiamin finden können. Besonders bei Testungen von Neomycin, Paraphenylendiamin, Kaliumdichromat, Caine-Mix, Nickel, Perubalsam und Benzocain ist mit solchen späten Reaktionen zu rechnen. [310]. Die Frage, ob sich daraus die Forderung nach einer Spätablesung ergibt, wird nicht einheitlich beantwortet.

Andererseits mehren sich auch die Berichte über Sofortreaktionen (~ 30 min) bei Epikutantestungen im Sinne der Kontakturtikaria [113]. Häufige Induktoren finden sich in Tabelle 7. Wahrscheinlich handelt es sich teilweise um nichtallergische Phänomene, sondern um die Folge der Freisetzung von Mediatoren wie Histamin etc. (Übersicht [336]).

Tabelle 7. Kontakturtikaria bei Epikutantestung (nach Forsbeck u. Skog, 1977)

Häufige Induktoren

Ammoniumpersulfat	Bestandteile von Perubalsam
Cetyl- und Stearylalkohol	Benzoesäure
2 Hydroxy-4-methoxy-benzophenon-5-sulfonsäure	Benzoealdehyd
Monomylamin	Zimtaldehyd
Cephalosporin	Zimtsäure
Kobaltchlorid	
Diäthyltoluamid	

Ergebnisse von Kontaktallergietestungen lassen Schlüsse auf Änderungen im Allergenspektrum [30, 214] zu und auf notwendige Korrekturen in dem Standardtestblock. Besonders hoch (> 80%) ist die Kontaktsensibilisierung bei Patienten mit Ulcera cruris (Tabelle 8). Daraus erwächst die Forderung, bei jedem derartigen Patienten vor Behandlungsbeginn entsprechende Epikutantestungen durchzuführen. Offenbar spielen Menthol, Resorcin, Hexachlorophen, Chlorjodoxychinolin als Kontaktallergene in letzter Zeit eine geringere Rolle, demgegenüber ist vermehrt an Chloramphenicol, Merfen, Quecksilber (Phenylmercuriborat) [311] und Neomycin zu denken. Nach Breit [50] ist die Häufigkeit von Kontaktsensibilisierung ohne Selektionierung (durch die Klinik) bei solchen Patienten mit 50 bis 60% anzusehen. Neomycinkontaktallergien haben sich verdoppelt, und Gentamycin ist als wichtiges primäres Kontaktallergen stärker zu beachten.

Tabelle 8. Wichtige Kontaktallergene bei Patienten mit Ulcus cruris und Unterschenkelekzem (nach Breit, 1977)

Kontaktallergen	Häufigkeit %	Trend
Perubalsam	19,5	↑
Neomycin	16,9	↑↑
Benzokain	16,1	↑↑
p-Phenylendiamin	12,7	↔
Wollwachsalkohole	11,9	↔
Parabene		↓
Gentamycin		Neues Allergen

Auf neuere Kontaktallergene kann im einzelnen nicht eingegangen werden. Zur weiteren Information seien erwähnt: Inhaltsstoffe von Zahnpasten [5], Äthylendiamin durch örtliche Anwendung von Antihistaminika [495], Isonikotinsäurehydrazid [201], Compositenallergene (Chrysanthemen u.a.) besonders bei Patienten mit Hauterscheinungen, die an lichenifizierte Photodermatitis denken lassen [397], Pflanzenschutzmittel [222], Futtermittelstoffe [224], Tierproteine [183, 239], Stomiedesodorantien [85], Parfümbestandteile [299] – besonders Hydroxyzitronellal –, Epoxyresine [115] und Glukokortikoide [2, 294].

Auch die in-vitro-Testung auf Kontaktallergie findet weiter Interesse. Insbesondere der Lymphozytentransformationstest scheint geeignet, wenngleich es hier besonders darauf ankommt, testfähige Allergene zu schaffen und Testkonzentrationen zu erhalten, die die Spezifität solcher Testungen sicherstellen [132].

Neuere Untersuchungen haben gezeigt, daß bei Patienten mit rezidivierenden Handekzemen infolge von *Nickelallergie* die *innerliche* Zufuhr von Nickelsalzen in der Unterhaltung oder Verschlimmerung der Erkrankung eine wichtige Rolle spielt [70]. Bei akuten Eruptionen von dyshidrosiformem Handekzem bei Nickelallergie wurde eine erhöhte Nickelausscheidung im Urin festgestellt; nach oraler Nickelzufuhr wurden 2 bis 3 Tage lang größere Nickelsalzmengen ausgeschieden [296]. Weitere Untersuchungen des Nickelspiegels in Blutplasma und Urin bei Patienten mit Nickelallergie lassen indes erkennen, daß noch andere Faktoren wie Diät, Menstruation, Streß, Freisetzung aus Depots u.a. das Verhalten von Nickelionen in Körperflüssigkeiten beeinflussen können [219, 220]. Erste therapeutische Versuche mit Chelatbildnern bei chronisch dyshidrosiformem Handekzem durch Nickelallergie zur Eliminierung von Nickel aus dem Körper haben recht interessante Ergebnisse geliefert [295], wenngleich nickelarme Kost schwer zu realisieren ist [226]. Auch beim *Chromatkontaktekzem* ist orale Chromatzufuhr für Verschlechterung von Bedeutung (Übersicht [225]).

Mit der zellvermittelten Immunität (Tuberkulintest, Kontaktallergie) bei Patienten mit atopischer Dermatitis beschäftigen sich Skog et al. [112] und bestätigten Störungen im zellvermittelten Immunsystem, welche mit der Schwere der Erkrankung korrelliert zu sein scheinen. Bemerkenswert sind übrigens auch in diesem Zusammenhang günstige Therapieeffekte von PUVA in schweren Fällen [313].

Hingewiesen werden soll im Zusammenhang mit dem *nichtallergischen, sog. chronisch-degenerativen Handekzem* auf die praktische Bedeutung der Nitrazingelbtests in der Diagnose und Beurteilung der Abheilung. Das Muster der Nitrazingelbreaktion läßt offenbar auch eine Abgrenzung vom allergischen Kontaktekzem zu, wie dieser auch in der Beurteilung der Abheilung eines chronisch-degenerativen Handekzems wertvolle Hilfe leistet. Der Nitrazingelbtest (Tabelle 9) sollte auch bei gutachterlichen Fragestellungen vermehrt Anwendung finden [408].

Tabelle 9. Der Nitrazingelbtest (nach Sandor u. Jarisch, 1978)

Reagens:	Wäßrige Nitrazingelblösung, 1%
Ablesung:	1 min nach dem Auftragen
Beurteilung:	Entsprechend dem pH-Wert von 5–7 Farbumschlag von gelb-grün-braun-dunkelviolett
Wiederholung:	1–2× wöchentlich

Einen neuen Denkanstoß im Hinblick auf die Ätiopathogenese der *Dermatitis seborrhoides infantum* verdanken wir Seebacher [421]. Bei 200 Säuglingen konnte Candida albicans in 94% von der Haut und in 77% im Darm nachgewiesen werden. Da regelmäßig mittels Intrakutantest, Nachweis agglutininierender Antikörper und Lymphozytentransformationstest eine Sensibilisierung der erkrankten Säuglinge gegen Candida albicans nachweisbar war, wird die Dermatitis seborrhoides infantum mit ihren typischen Hautveränderungen am Kapillitium, im Gesicht und am Stamm als kutane pilzallergische

Reaktion gedeutet. Damit würden viele klinische Daten dieser Erkrankung in guter Übereinstimmung stehen.

Bekannt ist, daß Zusatzstoffe in Nahrungsmitteln und Medikamente wie Aspirin, Azofarbstoffe und Benzoate oft für akute Schübe bei Patienten mit *chronischer Urtikaria* verantwortlich sind. Obwohl der Pathomechanismus dieser Überempfindlichkeitsreaktionen unklar ist und auch für das Vorliegen einer Antigen-Antikörper-Reaktion kein Anhalt besteht, gelingt es durch *Expositionsteste,* diese Stoffe zu bestimmen [302, 481] und durch *Eliminationsdiät* in 80% der Fälle eine erhebliche Besserung bzw. Heilung zu erreichen [399].

Andere entzündliche Dermatosen

Prurigo simplex subacuta

Als Primäreffloreszenz bei Prurigo simplex subacuta (Urticaria papulosa chronica) wird allgemein die Seropapel angesehen, d.h. eine Urtika mit einem schrotkornartig darin sitzenden Bläschen, das zumeist besser tastbar als sichtbar ist. Japanische Autoren untersuchten Primäreffloreszenzen bei 28 Patienten und fanden stets nur eine Papel, aber kein Bläschen an deren Spitze; die epidermalen Veränderungen waren eher ekzematoid [467].

Psoriasis

Viele bemerkenswerte klinische und pathogenetische Beiträge sind in dem sehr informativen Band über das 2. Internationale Psoriasis-Symposium an der Stanford-Universität 1976 erschienen [380]. Nachdem wir uns zur Zeit in der „immunologischen Ära" der Psoriasisforschung befinden, wird auch dem konkomitierenden Vorkommen von Psoriasis und anderen Immunodermatosen größere Aufmerksamkeit zugewandt. So wurde vor kurzem über elf Fälle von Lupus erythematodes (systemisch 8, diskoid 3) und Psoriasis berichtet [275].

Bemerkenswert und nachuntersuchungswert ist ein Bericht aus dem sonnenreichen Australien: Patienten mit Psoriasis erkranken offenbar nur selten an *aktinischen Keratosen* oder an durch Sonnenstrahlen ausgelösten *Hautkarzinomen* [243]. Besonders Holzmann hat sich in den letzten Jahren bemüht, in der Psoriasis eine Allgemeinkrankheit zu sehen und dies durch viele Befunde untermauert; auch Knochenveränderungen wurden kürzlich beschrieben [191]. Mit dem Einfluß von Streß auf den Verlauf von Psoriasis hat sich in jüngster Zeit Seville beschäftigt [422, 423]. Dabei (132 Patienten) konnten Anhaltspunkte dafür gefunden werden, daß bei Patienten, die innerhalb eines Monats vor ihrem Psoriasisschub einer spezifischen Streßsituation unterworfen waren, nach Abheilung unter Cignolintherapie Rückfälle seltener waren als bei der Psoriasisgruppe ohne Streßbelastung.

Exazerbationen von Psoriasis durch Medikamente, besonders Antimalariamedikamente, sind wohlbekannt. In letzter Zeit finden sich auch Berichte, daß Lithium, das neuerdings viel bei Psychosen eingesetzt wird, auch zu Psoriasisexazerbationen führen soll (Übersicht [433]); weitere Beobachtungen sind notwendig. Daß insbesondere die eruptiv-exanthematische Psoriasis guttata bei Kindern und Jugendlichen oft durch eine akute Infektion im oberen Respirationstrakt und besonders akute Tonsillitis provoziert wird, ist wohl bekannt. In 30 bis 60% der Patienten wurde serologisch der Erregernachweis von beta-hämolysierenden Streptokokken erbracht. Kürzlich konnte gezeigt werden, daß die spezifische zellvermittelte Immunität gegen A-Streptokokken-Antigene bei Psoriasis-Patienten gegenüber der Norm verändert ist [150]. In diesem Zusammenhang von praktischem Interesse ist die signifikante positive Auswirkung der Tonsillektomie in solchen Fällen [334].

Neuere Untersuchungen zur *Pathogenese der Psoriasis* (Übersicht [42]) beschäftigen sich besonders mit Immunphänomenen und der Frage der für Psoriasis so typischen Leukotaxis (Munro-Abszesse). Von Cormane et al. wurden aus Eluaten von lymphoiden Zellen und neutrophilen Leukozyten aus dem Plasma von Psoriasispatienten antinukleäre Antikörper isoliert, welche gegen die Kerne von Basalzellen in der Epidermis gerichtet sind, außerdem Anhaltspunkte für ein Fehlen gewisser T-Zellen suppressiver Gene gefunden [78]. Die Frage, ob zellvermittelte Immunreaktionen bei Psoriasis normal ablaufen oder nicht, wird noch nicht einheitlich beantwortet [192, 268].

Nach neueren Untersuchungen scheint sowohl die Gesamtzahl der Lymphozyten, als auch das prozentuale Verhältnis von T- und B-Lymphozyten bei Patienten mit Psoriasis nicht verändert, wohl aber die Fähigkeit, auf Stimulationsreize wie PHA, Con A, PPD in vitro DNS zu synthetisieren [267].

Ob die phagozytäre Aktivität von *polymorphkernigen Leukozyten* bei mehr exsudativen Psoriasisformen und speziell bei Psoriasis pustulosa generalisata gestört ist, scheint noch nicht klar; klar dürfte indessen sein, daß für die Migration von neutrophilen Leukozyten in Richtung Hornschicht (Munro-Abszesse) Leukotaxis verantwortlich ist. Dabei ist die Frage noch nicht beantwortet, ob es Immunkomplexe in der Hornschicht sind oder aber andere Substanzen wie etwa spezifische Polypeptide [266, 454, 455] oder Serinproteinase [261], welche die Leukotaxis bewirken. Daß den neutrophilen Leukozyten vielleicht eine tragende Rolle in der Psoriasispathogenese zukommt, wird auch durch klinische Beobachtungen nahegelegt; unter Hämodialyse und Peritonealdialyse heilt Psoriasis spontan ab [62, 71, 131, 293, 321, 466]. Diese erstaunlichen Effekte deuten darauf hin, daß die Depletion des Organismus von neutrophilen Leukozyten, die bekanntlich reichlich Serinproteinase enthalten, ein wichtiges Moment in der Durchbrechung der für die Ausbildung von Psoriasisherden maßgebenden pathogenetischen Kette darstellt. Möglicherweise werden durch katabole Enzymaktivitäten aus neutrophilen Leukozyten in der Epidermis von latenten Psoriatikern Veränderungen ausgelöst, welche zu einer Änderung deren antigenen Verhaltens und mit zur Auslösung autoimmunologischer Reaktionen führen. Bemerkenswert ist in diesem Zusammenhang allerdings die Tatsache, daß wir in ganz initialen Psoriasisherden mehr ein an Spätreaktion vom Ekzemtyp erinnerndes Strukturbild gefunden haben und nur selten wenige Leukozyten [41].

Über die kombinierte *Behandlung der Psoriasis* mittels Phototherapie bzw. Photochemotherapie (PUVA) und adjuvant mit aromatischen Retinoiden wurde andernorts während dieser Fortbildungswoche referiert. Tatsache ist, daß durch die Entwicklung neuerer UV-Strahler mit hoher Leistung und der Möglichkeit der Ganzkörperbestrahlung im Liegen oder im Stehen unser therapeutisches Arsenal bei Psoriasis wesentlich erweitert wurde. Innerliche Psoriasistherapie mit differenten Zytostatika wie Methotrexat, Hydroxyharnstoff, Azaribine (6-Azauridin-Azetat) [87] oder Immunsuppressiva wie Azathioprin (Imurek) ist praktisch kaum noch erforderlich, zumal auch Psoriasis pustulosa generalisata und psoriatische Erythrodermie gut auf solche Behandlungsformen wie PUVA ansprechen.

Welches sind heute übliche klinische Behandlungsverfahren?
1. *Goeckerman-Schema*. Teerbad – UV-Bestrahlung (Saalmann-Lampe, Waldmann 1000) – Teervaseline (2–5%).
2. *Ingram-Schema*. Teerbad – UV-Bestrahlung (Saalmann-Lampe, Waldmann 1000) – Cignolin - Salicyl (1–3%) – Vaseline in steigenden Konzentrationen.
3. *Farber-Schema*. Teerbad – UV-Bestrahlung (Saalmann-Lampe, Waldmann 1000) – Cignolin – Salicyl – harte modifizierte Zinkpaste (gleichartiges Fertigpräparat Stielasan) in steigender Konzentration.
4. *Innerliche Photochemotherapie PUVA*. Orales Psoralen (8-MOP) – UV-Bestrahlung.
5. *Äußerliche Photochemotherapie*. Äußerliche Applikation von Psoralen (8-MOP) – UVA-Bestrahlung.
6. *PUVA und adjuvante innerliche Therapie mit aromatischem Retinoid* (Ro 10-9359) vor und nach der Bestrahlung.
7. *Aromatische Retinoide allein.*

Bezüglich von Einzelheiten sei auf übersichtliche Darstellungen verwiesen [137, 188, 342, 347, 349, 500].

Das Goeckerman-Schema und das Ingram-Schema haben sich in eigener Erfahrung am besten bei eruptiv-exanthematischer Psoriasis guttata bewährt. Das Farber-Schema ist bei einer geringeren Aussaat von hartnäckigeren Psoriasisherden, d.h. bei chronisch-stationärer Psoriasis indiziert; die härtere Zinkpaste haftet besser auf den Psoriasisherden.

Wegen der zu erwartenden und bereits beschriebenen Nebenwirkungen und Langzeiteffekten [44, 189, 371] – auch Fälle mit multiplen Morbus-Bowen-Herden und PUVA-induzierte Basaliome sind bereits bekannt geworden – fassen wir die *Indikationen zur PUVA-Behandlung* nach wie vor recht eng: Therapieresistente anderweitig nicht zu behandelnde Psoriasis vulgaris, Psoriasis pustulosa generalisata v.Zumbusch, psoriatische Erythrodermie, Fälle mit sozialer Indikation. Ob es unter diesem Wissen belanglos ist, PUVA-Therapie simultan mit ebenfalls über Effekte an der DNS in die epidermale Differenzierung eingreifenden aromatischen Retinoiden zu kombinieren, muß die Zukunft erweisen.

Parapsoriasis

Heute besteht eine allgemeine und wohl auch begründete Tendenz, die *Pityriasis lichenoides et varioliformis acuta* (Mucha-Habermann) und die *Pityriasis lichenoides chronica* (Juliusberg) als zwei Varianten ein und desselben Krankheitsvorganges zu interpretieren. Während in chronischen Fällen immunpathologische Untersuchungen wenig aufschlußreich waren [27], konnten bei der akuten Variante mit starker Vaskulitis IgM und Komplementfraktionen (C1q, C3, C9) in den Wänden pathologisch veränderter kutaner Blutgefäße und innerhalb der subepidermalen Basalmembranzone nachgewiesen werden. C3-Aktivator, Fibrin und Albumin waren nicht nachweisbar. Solche Befunde werden als Immunvaskulitis gedeutet [76, 174].

Die Ätiologie dieser Krankheiten ist immer noch unbekannt; man denkt an Überempfindlichkeitsreaktionen gegenüber bakteriellen oder viralen Antigenen. In diesem Zusammenhang ist eine Beobachtung von Interesse, wo es bei einem achtjährigen Mädchen nach Metallplattenfixierung von Knochenfragmenten zu einer Pityriasis lichenoides chronica kam, die nach Entfernung spontan abheilte [513].

Sorgfältige Studien und Verlaufsbeobachtungen der Fälle von *Parapsoriasis en plaques* (Brocq) lassen es heute sinnvoll erscheinen, mit Bonvalet et al. drei Typen voneinander abzugrenzen.

1. *Parapsoriasis digitiformis – kleinherdig-benigner Typ.*
Synonyme. Xanthoerythrodermie perstans, digitate dermatosis, chronic superficial dermatitis.
Klinik. Viele kleine (< 5 cm), ovale oder fingerförmige, gelblich oder rötlich entzündliche Herde.
Histologie. Gewöhnlich uncharakteristisch. *Prognose* gut; die Herde sind permanent, kein Übergang in Mycosis fungoides.
2. *Parapsoriasis „en grandes plaques simples" – großherdig-entzündlicher Typ.*
Klinik. Wenige entzündlich rötliche Herde, die deutlich größer sind als bei dem Typ 1.
Histologie. Gewöhnlich uncharakteristisch.
Verlauf. Bisher (25 F) wurde Übergang in Poikilodermie nicht beobachtet, und nur in einem Fall Übergang in Mycosis fungoides.
3. *Parapsoriasis „en grandes plaques poikilodermiques" – großherdig-poikilodermatischer Typ.*
Synonyme. Poikilodermia vascularis atrophicans, prereticulotic poikiloderma, atrophische Parapsoriasis, Parapsoriasis lichenoides.
Klinik. Wenige große (~ 10 cm) mit poikilodermatischem Aspekt (retikuläre Pigmentierung, leichte Atrophie mit Teleangiektasien).
Histologie. Teilweise unspezifisch, teilweise charakteristisch (mit Exozytose und Pautrierschen Mikroabszessen). Übergang in Mycosis fungoides (9 von 25 F).

Es bleibt abzuwarten, ob diese Einteilung von Degos et al. [34] allen biologischen Expressionsformen und den wichtigen prognostischen Schlußfolgerungen gerecht wird [175].

Akne und Rosazea

Die lipolytische Theorie (Spaltung von Triglyceriden im Talg mit Freisetzung von Fettsäuren durch die normale mikrobielle Flora des Follikels, welche ihrerseits die entzündlichen Veränderungen des durch einen Comedo verschlossenen Follikel hervorrufen), erklärt nicht alles, so nicht die Glukokortikoid-Akne, die professionelle Akne oder Kontaktakne (Übersicht [488]), da diese Akneformen bekanntlich nicht mit Seborrhoe einhergehen. Wahrscheinlich spielt aber stets, so auch bei Acne cosmetica, Acne aestivalis („Mallorca-Akne"), PUVA-Akne oder Rollkragen-Akne letzten Endes die Irritation der supraseboglandulären Follikelportion mit konsekutiver Hyperkeratose und follikulärer Okklusion eine wesentliche pathogenetische Rolle [286].

Therapeutisch haben sich neben Vitamin-A-Säure auch Präparate mit Benzoylperoxyd (Panoxyl 5% und 10%) als vorteilhaft und gut steuerbar erwiesen; ob es sich dabei hauptsächlich um einen antimikrobiellen oder aber hauptsächlich um einen keratolytischen Effekt dieses starken Oxydans handelt, scheint noch nicht definitiv geklärt. Daneben sollten aber nicht alt bewährte Maßnahmen in der Aknetherapie vergessen werden, so Reinigungsmaßnahmen mit Syndets (Dermowas, Seba med), desinfizierende topische Anwendungen [alkoholische Lösungen mit Acid. salicylic. (2%) oder Chloramphenicol (0,5%)] oder auch die innerliche Anwendung von Antibiotika (Tetrazykline, Erythromycin, Clindamycin, Cotrimoxazol), welche wahrscheinlich über einen starken antiinflammatorischen Effekt wirksam sind. Auch an Cyproteronazetat (Diane) oder Chlormadinonazetat (Eunomin) als Substanzen mit antiandrogener Wirkung als antiseborrhoische Arzneien ist zu denken, aber auch an die Nebenwirkungen solcher Präparate.

Während die örtliche Anwendung von fluorierten Glukokortikoiden in der Verursachung von *perioraler rosazeaartiger Dermatitis* wohl an erster Stelle diskutiert wird [332], steht bei *Rosazea* auch nach neueren Analysen eine polyätiologische Bedingtheit im Vordergrund [153]: Hormonelle Störungen, Seborrhoe, infektiöse Faktoren, immunologische Abnormalitäten, vaskuläre und vasomotorische Störungen u.a. Therapeutisch haben sich in stärker exsudativen Fällen Tetrazykline bewährt. Neuerdings wurde auch Metronidazol (2 × 250 mg tgl. über 3 bis 6 Wochen) empfohlen [36]. Daß neben Hyperglobulinämie, Hypertonie auf Magendarmstörungen zu achten ist, wurde neuerdings wieder aufgrund von Pilzanalysen im Stuhl und immunologischen Reaktionen bei Rosazeapatienten verdeutlicht [13].

Granulome

Beobachtungen in den letzten Jahren haben gezeigt, daß das *Granuloma annulare* (Ga) in vielen klinischen Varianten vorkommen kann: subkutan-knotige Formen, scheibenförmige stark infiltrierte Herde, Granuloma annulare perforans u.a. Auf die Varietät des *erythematösen Granuloma annulare*, welches sich disseminiert entwickelt und in flache Papeln übergehen kann, wurde kürzlich hingewiesen [338]. Erythematöse Ga werden als Ekzem, toxisches Erythem, photoallergische Dermatitis oder Lepra fehldiagnostiziert; entscheidend ist die typische Histologie. Immunhistochemische Studien haben massive Fibrinpräzipitate in den nekrobiotischen Arealen und Gefäßen ergeben [470]; andere Untersuchungen (Lymphokin-Aktivität, zelluläre Analysen) scheinen dafür zu sprechen, daß zelluläre Überempfindlichkeitsreaktionen in der Pathogenese des Ga bedeutsam sind [469, 470]. Daß ein Patient durch ein *Granuloma annulare disseminatum* (generalisatum), besonders wenn in schweren Fällen Faszien und Sehnen betroffen sind, sehr belastet sein kann, ist bekannt. Vor kurzem wurde in solchen Fällen über die günstige Wirkung von Chlorambucil (Leukeran 2 × 2 mg tgl. für 4 bis 12 Wochen) berichtet [251].

Es gilt heute allgemein erwiesen, daß Glukokortikoide bei *Sarkoidose* die letztlich am meisten bewährten Therapeutika sind [504]. Auch der Dermatologe sollte wissen, daß bei chronischer Lungensarkoidose im Stadium I von internistischer Seite nicht mit Glukokortikoiden behandelt wird. Einzelne Hautsarkoidoseherde können exzidiert werden (Cave: Narbensarkoidose!). Auch intraläsionale Behandlung mit Triamcinolon-Acetonid (Volon-Kristallsuspensionen; 1 : 4 verdünnt mit physiologischer NaCl-Lösung) kommt in Betracht, wie auch örtliche Photochemotherapie versucht werden kann. Bei innerlicher Glukokortikoidtherapie sollte zur Vermeidung von Nebenwirkungen alternierende Verabfolgungsmöglichkeit eine „jeden 2. Tag"-Behandlung versucht werden, so auch D-Penizillamin [54]. Gerade bei der Sarkoidosebehandlung sollte das Verhältnis von therapeutischem Nutzen zu therapeutischem Risiko sorgfältig abgewogen werden. Demgegenüber erfreulich ist in der Entwicklung der Sarkoidosediagnostik die Einführung einer immunologischen Methode (Sarkotest-Heilit), die auf dem Nachweis spezifisch sensibilisierter Lymphozyten des Patienten beruht [100].

Während auf dem Sektor der Hauttuberkulosen in den letzten 3 Jahren keine neuen Entwicklungen zu verzeichnen sind, scheinen Beobachtungen bemerkenswert, nach denen Schwimmbad- bzw. tropische Fischbeckengranulome durch Myobacterium marinum auf Cotrimoxazol komplett abheilen; weitgehende Besserung nach 3 Wochen, Abheilung nach 6 bis 12 Wochen bei einer Dosis von 2 × 2 Tabl. pro die [28].

Bindegewebskrankheiten

Es ist unmöglich, dieses große Gebiet hier ausführlich darzustellen, aus diesem Grunde sei auf den Artikel von Tuffanelli [465] verwiesen. Auch im Hinblick auf eine Verbesserung unserer therapeutischen Möglichkeiten scheint es dringend nötig, den pathogenetischen Abläufen der *Sklerodermiekrankheiten* auf die Spur zu kommen. Die Arbeiten konzentrieren sich in vier Forschungsrichtungen. Daß Patienten mit progressiver diffuser Sklerodermie (Systemsklerose) eine *genetische Prädisposition* besitzen müssen, wurde bereits früher von Rowell vermutet. Neuere Untersuchungen scheinen diese Vermutung zu bestätigen. Bei gesunden Familienmitgliedern und den Erkrankten wurden in erhöhtem Maße *Chromosomenabnormalitäten* festgestellt und bei 37 von 42 Patienten im Serum ein Faktor gefunden, der solche Chromosomenbrüche in Mitosen von Gesunden induziert [99]. HLA-B8 kommt gehäuft bei Patienten mit schwerem Krankheitsverlauf und gestörter zellvermittelter Immunität vor [403]. Daß Raynaud-artige Symptomatik, besonders bei Akrosklerodermie in etwa 80% der Fälle von systemischer Sklerodermie nachweisbar sind, ist wohl bekannt. In vielen Fällen findet man nach eigenen Beobachtungen bereits dann, d.h. im Frühstadium, angiologisch Verschlüsse der Digitalarterien durch Endothelproliferation. Mit funktionellen Störungen der *vaskulären Regulation* besonders bei Akrosklerodermie haben sich Henriksen et al. beschäftigt [179]. Als wesentliches Ergebnis konnte festgestellt werden, daß die vasokonstriktorische Reaktion auf Erhöhung des transmuralen Veneninnendruckes bei solchen Patienten deutlich vermindert oder ganz aufgehoben ist, was für eine Störung der vasokonstriktorischen Aktivität in sympathischen (adrenergischen) Nervenfasern spricht („sympathische Neuropathie"). Auch den *Immunphänomenen* bei Sklerodermie gilt das Interesse vieler Forscher. Zum zellulären Immunverhalten liegen wenige Analysen vor; danach scheint aber die zellvermittelte Immunität gestört zu sein. Auch DNCB-Sensibilisierungsergebnisse lassen sich im Sinne einer Verzögerung der Induktion zellulärer Immunphänomene deuten [210]. Eine Depression von T-Lymphozyten ist stets nachweisbar, während B-Lymphozytenanstiege für „entzündliche mesenchymale systemische Sklerodermie" (Erhöhung von BSG, Immunoglobulinen, ANA, positiver Haut-DIF [Ig, Komplement-Faktoren an der BMZ]) typisch sind [65]. Mittels des Leukozyten-Migrations-Inhibitions-Tests (MIT) konnte mit DNA als Antigen in keinem Falle, wohl aber mit RNA, Muskelantigen und Human-Kollagen Typ I in etwa zwei Drittel der zehn Fälle eine Hemmung der Zellauswanderung festgestellt werden [122]; auch Zytotoxizität von Patientenlymphozyten gegenüber Muskelzellen und Fibroblasten wurden beobachtet. Es bleibt aber die Frage, ob solche Veränderungen nicht nur von phänomenologischer Bedeutung sind.

Für die Praxis wichtiger, auch im Hinblick auf eine funktionelle Klassifikation der systemischen Sklerodermie, erscheinen *humorale Immunphänomene*. Als Zeichen einer veränderten humoralen Immunitätslage können das Auftreten antinukleärer Faktoren (ANF) und die gegen verschiedene Zellkernantigene (DNS einsträngig oder doppelsträngig, DNS-Histonkomplexe, Nukleoproteine u.a.) gerichteten Antikörper gelten. Sönnichsen et al. fanden bei 68 Patienten mit systemischer Sklerodermie in 52,5% und bei 65 Patienten mit zirkumskripter Sklerodermie in 47% positive ANF-Reaktionen bei Längsschnittuntersuchungen und unter Verwendung monospezifischer Antiseren [438]. Bekanntlich weisen die antinukleären Antikörper bei IIF verschiedene Bindungsmuster auf. Nukleoläre und gesprenkelte [„speckled pattern") Fluoreszenz sieht man am häufigsten bei Sklerodermie und Morbus Raynaud, nicht aber Lupus erythematodes [61]. Auch Erhöhung der BSG, positive Rheumafaktoren, C-reaktives Protein und entzündliche Serumeiweißkonstellationen kommen bei solchen Patienten vor, für die von Winkelmann die Bezeichnung *entzündliche systemische Sklerodermie* eingeführt wurde, um solche Fälle abzugrenzen von der *vaskulären systemischen Sklerodermie* (klinisch meist Akrosklerodermie), bei der die vaskulären Phänomene im Vordergrund des klinischen Bildes stehen und die biologischen Profile kaum Abweichungen von der Norm ergeben. Für erstere ist die Therapierichtung antiphlogistisch (Glukokortikoide in geringer bis mittlerer Dosierung, Immunsuppressiva), für die zweite Gruppe auf die Beseitigung der funktionellen Gefäßveränderungen gerichtet.

Die dritte Forschungsrichtigung ist auf die Erforschung des morphologischen Substrates, nämlich der *Bindegewebssklerose* gerichtet. Es besteht heute kein Zweifel mehr, daß die Sklerodermie, d.h. die charakteristische Hautveränderung, durch vermehrte Kollagenbildung zustandekommt. Inzwischen konnte aber gezeigt werden, daß Fibroblasten von Sklerodermie-Patienten eine wesentlich höhere DNA-Synthese und Kollagensyntheserate aufweisen als solche von normaler Haut (Übersicht [253]). Außerdem sprechen biochemische Untersuchungen (starke Verminderung von Hydroxyprolin und Hydroxylysin) in der Haut für die Bildung eines abnormen Kollagens oder einen Wechsel der Kollagentypen [31]. Mittels DIF kann festgestellt werden, daß in normaler Haut Anti-Typ-I-Kollagen-Antikörper dagegen vorwiegend mit dem Str. papillare und den perivaskulären sowie periglandulären Indifferenzzonen (retikulinhaltig) im Str. reticulare reagieren. Bei initialer Sklerodermie erscheint Typ-III-Kollagen besonders in den tieferen Lagen des Bindegewebes und im Fettgewebe vermehrt, im fibrotischen Stadium ist vorwiegend Typ-I-Kollagen nachweisbar. Eine spezifische Veränderung scheint dies allerdings nicht zu sein, da die initiale Typ III-Kollagenvermehrung auch bei anderen fibroblastischen Zuständen (Wundheilung, Keloidbildung, Leberfibrose u.a.) vorkommt (Übersicht [108]). Schließlich wurden kürzlich auch neue Untersuchungen vorgelegt, die an Störungen im Tryptophanstoffwechsel denken lassen [207].

Zwei neuere Erkrankungen mit klinischen Bezug zur systemischen Sklerodermie seien kurz hier angeführt:

Mixed connective tissue disease (Sharp-Syndrom)

Es dürfte sich um eine eigenständige Erkrankung handeln, welche, wie die Kranheitsbezeichnung aussagt, durch Symptome verschiedener Bindegewebskrankheiten gekennzeichnet ist [424]. So kann man in solchen Fällen Symptome erkennen, die für systemischen Lupus erythematodes (SLE) für systemische Sklerodermie (SS), für chronische Polyarthritis oder für Polymyositis (Dermatomyositis) typisch sind. Als Leitsymptome gelten: Indurierte Schwellung von Händen und Fingern, Raynaud-Symptomatik, Polyarthritis bzw. Polyarthralgien, Myositis, Fieber und Polylymphadenopathie (Übersicht [400]). Bemerkenswert ist gewöhnlich das Fehlen von Nierenbeteiligung und Vaskulitis. Hypergammaglobulinämie, Rheumafaktoren, BSG-Beschleunigung sowie Anämie und Leukopenie sind typische Befunde. Wichtig ist ferner der Nachweis hochtitriger antinukleärer Antikörper (IgG) mit gesprenkeltem Bindegewebsmuster („speckled pattern"). Auch C_3-Bindung ist typisch. Das Besondere und diagnostisch Wichtige ist nun, daß die ANA gegen ribonuklease-empfindliche Kernantigene gerichtet sind. Nach Ribonukleasevorbehandlung des Substrates (Gewebsschnitt) sind die nachweisbaren antinukleären Faktoren im Titer stark reduziert oder ganz eliminiert. Die Diagnose Sharp-Syndrom ist an den Nachweis solcher gegen extrahierbare nukleäre Antigene (ENA), nämlich Ribonukleoproteine, gerichteten Antikörper (Anti-ENA) in höheren Titerstufen zu binden. Die Prognose der Krankheit ist günstig und das Ansprechen auf Glukokortikoide gut. Näheres siehe unter [400].

Diffuse Fasciitis mit Eosinophilie (Shulman-Syndrom)

Diese Erkrankung wurde 1974/75 von Larry Shulman beschrieben [428, 429]. Es handelt sich um eine klinisch an systemische Sklerodermie, eher vielleicht noch an Skleroedema adultorum erinnernde Krankheit. Vorwiegend an Beinen und Armen, seltener diffus am Rumpf, wird die Haut hart, faltig und ist straff an die darunter liegenden Strukturen gebunden, so daß es in wenigen Wochen zu Kontrakturen (Ellenbogen, Schultern, Knie etc.) kommt. Bemerkenswerte Laborbefunde sind: Eosinophilie in Blut und Knochenmark, BSG-Erhöhung, Hypergammaglubulinämie (IgG), Plasmozytose im Knochenmark. Charakteristisch ist der histopathologische Befund: Verdickung der tiefen Faszien zwischen Fettgewebe und Muskeln durch Fibrose. Kollagenhypertrophie, perivaskuläres oder fleckiges Infiltrat aus Plasmazellen und Lymphozyten. Die Ursache ist unbekannt; an physikalische Erschöpfung wurde gedacht. Diagnostisch sind tiefe Muskelbiopsien erforderlich. Über günstiges Ansprechen mit Prednison wird berichtet.

Bemerkenswert ist die durch vier eindrückliche Beobachtungen belegte Behandlung zirkumskripter linearer Sklerodermie mit Phenytoin (Zentropil, zunächst 2 bis 3 × 100 mg, später 100 mg über 1 bis 3 Jahre unter Kontrolle von Nebenwirkungen). In vitro regt Phenytoin die Kollagensynthese an [324]. Eine Übersicht über interne Behandlung der progressiven systemischen Sklerodermie mit Inhibitoren der Bindegewebsbildung legt Asboe-Hansen vor [7]; sie ist allerdings wenig ermutigend.

In der Diagnose und Prognose des *Lupus erythematodes* hat heute die Immunpathologie ihren festen Platz (Übersicht [464, 465]). Der Lupusband-Test, d.h. der DIF-Nachweis der Ablagerung von IgG, IgM und Komplement-Faktoren in der BMZ ist charakteristisch für Lupus erythematodes, im Krankheitsherd und auch in sonnenexponierter Haut. Nicht sonnenexponierte Haut sollte bei SLE biopsiert werden, wenn man eine Aussage zur Prognose benötigt. Wenn der Bandtest hier positiv ist oder Immunkomplexe nachgewiesen werden, soll die Prognose schlecht sein. Auch der Nachweis von ANA ist bedeutsam. Titer über 1 : 64 sind verdächtig auf viszerale Manifestation [3]. Das Bindungsmuster *antinukleärer Faktoren* (ANA) soll ebenfalls Hinweise auf die Prognose bei SLE zulassen. Wenn ringförmig-periphere oder homogene Fluoreszenz bei Titern über 160 gefunden werden, sind Anti-DNS-Teste erforderlich; sind auch diese Resultate positiv, so ist nicht nur die klinische Diagnose SLE gesichert, sondern auch Nierenbeteiligung wahrscheinlich und Nierenbiopsie indiziert [61]. Letzteres wird indessen nicht allgemein akzeptiert [35]. *Therapeutisch* als neue Entwicklung bietet sich Plasmapherese an, um schädigende Immunkomplexe zu eliminieren [457]. Die Resultate eigener Bemühungen sind nicht einheitlich.

Interessante Untersuchungen von Ebner u. Gebhart deuten auf zwei Formen von *Kolloidmilium* hin: eine juvenile Form und eine adulte Form, welche offenbar nicht nur ein unterschiedliches Substrat, sondern auch eine unterschiedliche Pathogenese besitzen [95].

Ein *exogenes Pseudoxanthoma elasticum* (PXE) wurde bei sieben alten Bauern beobachtet, die viele Jahre vorher norwegischen wäßrigen Salpeter ausgestreut hatten. Zumeist in der rechten Ellenbeuge fanden sich retikulierte gelbliche Plaques, die sich histologisch nicht von PXE unterscheiden ließen [69].

Auch ein ausführlicher klinischer Beitrag zum *Lichen sclerosus et atrophicans* (LSA) ist bemerkenswert [185], zeigt er doch, daß LSA bei 313 kindlichen Phimosen in acht Fällen (2,5%) bei Knaben zwischen dem 3. und 10. Lebensjahr beobachtet wurde, bei 445 Erwachsenen dagegen in 151 Fällen (36%!). Interessant ist auch die Beobachtung einer familiären Häufung (Ehemann, Ehefrau und Tochter), was die Deutung im Sinne einer genetischen Prädisposition zuläßt.

Blasenbildende Dermatosen

Sorgfältige klinische Beobachtungen, morphologische, immunpathologische und experimentelle Untersuchungen haben zu wesentlichen Fortschritten im Verständnis dieser Krankheiten geführt. Besonders auf die umfassende Übersicht von Pearson [358] sei verwiesen.

Experimentelle Untersuchungen haben gezeigt, daß die antiepithelialen Pemphigusantikörper im Serum von Patienten mit Pemphigus vulgaris nicht nur phänomenologische Bedeutung besitzen. Auch in vitro (Gewebe-, Organkultur) gelingt die Erzeugung von akantholytischer intraepidermaler Kontinuitätstrennung mittels Serum von Patienten von Pemphigus vulgaris oder Pemphigus erythematosus [155, 301]. Es scheint besonders die IgG-Fraktion im Patientenserum zu sein, welche die in vitro wirksamen akantholytischen antiepidermalen Antikörper enthält [411]. Während in vitro die akantholytische Aktivität sich ohne Komplement vollzieht, scheint es in vivo in der kranken Haut bei Pemphigoid – zur Aktivierung von Komplement und vielleicht zur Immunkomplexbildung zu kommen [221]. Übrigens spricht auch die im großen und ganzen positive Korrelation zwischen Pemphigusantikörpertiter besonders in den extremen Bereichen (sehr niedrige [1 : 10] oder sehr hoher Titer [1 : 80]) und der Schwere der Erkrankung für eine pathogenetische Bedeutung der Pemphigusantikörper [492]. Die Frage nach dem *Antigen* ist noch nicht abgeklärt. Wahrscheinlich ist es in der Zellwand von epidermalen Zellen zu suchen. Einiges spricht dafür, daß die Antigenorte direkt zu SH-gruppenhaltigen Verbindungen der Zellmembran und auch zu Ca-Ionen in Beziehung stehen [337].

Daß Pemphigus vulgaris und Pemphigus erythematosus *provozierbare Erkrankungen* sind, zeigen Induktionen der Erkrankung durch physikalische Noxen und Arzneimittel [24, 358] (Tabelle 10). Besonders D-Penizillamin ist hier herauszustellen (Übersicht [32, 124, 446]). Daß gewisse Autoimmunerkrankungen in verschiedenen Kombinationen vorkommen können, ist bekannt. In letzter Zeit wurden zahlreiche Fälle von Myasthenia gravis oder/und Thymusabnormalitäten beschrieben (Übersicht [233, 278, 453]); dies spricht für die Autoimmunnatur von Pemphiguskrankheiten.

Tabelle 10. Pemphigus vulgaris. Assoziierungen und Provokationen

Physikalische Noxen	Sonnenbrand, Verbrennungen, Rö-Strahlen
Arzneimittel	D-Penizillamin, Phenylbutazon, Irgapyrin, Rifampicin
Erkrankungen	Masthenia gravis
	Thymom
	Perniziöse Anämie
	Morbus Hodgkin

Was gibt es Neues in der *Therapie des Pemphigus?* Glukokortikoide sind sicher die Therapie der Wahl in der ersten Therapiephase. Bei Tagesdosen über 120 mg Prednison ist, besonders bei älteren Menschen, mit einer höheren Komplikationsrate zu rechnen. Auf die Dauer stirbt der Patient an der Krankheit oder den Glukokortikoidnebenwirkungen. Daher sind Immunsuppressiva besonders in solchen Fällen indiziert, in denen eine genügende Reduzierung der Glukokortikoide nicht gelingt. Eigene Erfahrungen mit Azathioprin (100 bis 150 mg tgl.) sind nicht sehr überzeugend. Wahrscheinlich wirken

Cyclophosphamid (50 bis 100 mg tgl., oder alle 10 bis 21 Tage i.v.) oder Methotrexat (25 bis 50 mg wöchentlich) günstiger (Übersicht [263, 358]). Auch Sulfone [163], das früher viel benützte Sulfapyridin und schließlich Goldsalze (Übersicht [358]) werden empfohlen. Angesichts der Befunde, daß Pemphigusantikörper pathogenetisch bedeutsam sind, ist es nicht erstaunlich, daß man auch die *Plasmapherese* in der Behandlung einsetzt [32, 80]. Eigene, mit Meurer aus unserer Klinik durchgeführte, Plasmapheresen stimmten bisher nicht immer enthusiatisch [298]. Es dürfte sich wahrscheinlich nur um eine evtl. glukokortikoidsparende Zusatztherapie handeln.

Ein bedeutender Beitrag zur Pathogenese des *Pemphigus erythematosus* (Senear-Usher-Syndrom) stammt von Jablonska et al. [208]. Unter 54 Fällen waren zwei mit Myasthenia gravis und Thymom und zwei mit systemischem Lupus erythematodes (SLE). Der IF-Bandtest war in 80% positiv in lichtexponierter Haut und 23% in nicht lichtexponierter Haut. In 31% konnten antinukleäre Antikörper nachgewiesen werden. Solche Befunde sprechen für einen Zusammenhang von Pemphigus erythematosus und Lupus erythematodes.

Auch bei *bullösem Pemphigoid* sollte stets nach assoziierten Krankheiten, besonders auch malignen epithelialen Tumoren (beim Mann Prostatakarzinom), gefahndet werden (Tabelle 11), ferner auch an Arzneiprovokation gedacht werden (Übersicht [358]). Die Therapie ist nach wie vor in erster Linie mit Glukokortikoiden, in allerdings geringerer Dosierung als bei Pemphigus vulgaris (60 bis 100 mg Prednison tgl.), zu führen; hier wirkt Azathioprin nach eigener Erfahrung in der Erhaltungsphase besser. Cyclophosphamid sollte wegen seiner onkogenen Potenz nur in besonderen Fällen angewandt werden; Sulfapyridin oder Sulfone erweisen sich gelegentlich wirksam (Übersicht [369]).

Erkrankungen	– Mutilierende chronische Polyarthritis	Tabelle 11. Bullöses Pemphigoid. Assoziierungen und Provokationen
	– Polymyositis	
	– Lupus erythematodes (SLE)	
	– Psoriasis (?)	
	– Lichen ruber (?)	
	– Colitis ulcerosa	
	– Glomerulonephritis (?)	
	– Maligne Tumoren	
Arzneimittel	– Furosemid	
	– Salizylazosulfapyridin	

Das *lokalisierte chronische Pemphigoid* (LCP) wurde in letzter Zeit klarer herausgearbeitet [26, 328, 365, 366, 486]. Es handelt sich um eine seltene chronische, in umschriebenem Areal zur Blasenbildung führende Erkrankung. Pearson et al. glauben zwei Formen abgrenzen zu können:

1. Eine *vernarbende Form*, hauptsächlich bei älteren Männern am Kopf oder Nacken. Die differentialdiagnostische Abgrenzung von dystrophischer Epidermolysis bullosa hereditaria ergibt sich anamnestisch.

2. Eine *nicht vernarbende Form*, hauptsächlich bei Frauen an den Unterschenkeln, oft verbunden mit venöser oder arterieller Insuffizienz an den Beinen oder gelegentlich Diabetes mellitus. Differentialdiagnostisch ist an Bullosis diabetica zu denken. Die Schleimhäute sind stets frei. Die Blasen bei LCP sind stets subepidermal, man findet im dermalen entzündlichen Infiltrat Eosinophile. Bisher wurden zirkulierende Antibasalmembranzonen (BMZ)-Antikörper nicht gefunden, wohl aber – oft erst nach wiederholten (!) Untersuchungen IgG – seltener IgM – Präzipitate und Komplementfaktoren (Cl_q, C4) in der BMZ (s. Nieboer et al.); bemerkenswert sind auch Fibrinogenniederschläge. Die Diskussion, ob LCP nosologisch als eine Varietät des bullösen Pemphigoids oder des vernarbenden Pemphigoids (benignes Schleimhautpemphigoid) anzusehen ist, sind nicht abgeschlossen. Chronisch-rezidivierender Verlauf, Vernarbungstendenz, fehlende oder niedrigtitrige zirkulierende BMZ-Antikörper, negative DIF in nicht erkrankter

Haut und das gleichzeitige Vorkommen von IgA und IgG in der BMZ sowie Fibrinogen deuten auf eine nähere Beziehung zum vernarbenden Pemphigoid.

Bei *vernarbendem Pemphigoid* (benignem Schleimhaut-Pemphigoid) konnten in den letzten Jahren durch immunologische Untersuchungen neue Erkenntnisse gefördert werden. Ursprünglich konnten bei dieser Erkrankung mit IIF und DIF keine BMZ-Antikörper nachgewiesen werden. Inzwischen hat sich aber gezeigt, daß doch an der BMZ Immunglobuline, besonders oft (80%) IgG - manchmal erst bei wiederholten Biopsien (!) - nachweisbar sind, und auch zirkulierende Antikörper mit erniedrigtem Titer wurden mit IIF beobachtet (Übersicht [365]). Auch Komplementfaktoren konnten nachgewiesen werden, welche auf eine Aktivierung der klassischen Komplementkaskade hindeuten [398]. Diese IF-Befunde sind grundsätzlich die gleichen, wie man sie bei bullösem Pemphigoid und Herpes gestationis (Übersicht [410]) erheben kann. Sie sprechen für eine engere pathogenetische Beziehung dieser beiden Krankheiten.

Daß *Herpes gestationis* häufiger zu fetalen Rückwirkungen führt, wurde kürzlich an einem Patientengut von 41 Fällen deutlich [260]. Die Erkrankung betraf vorwiegend Multipara, setzte gewöhnlich im zweiten oder dritten Trimenon ein und machte häufig die Anwendung von Glukokortikoiden (20 bis 180 mg Prednison tgl., - gewöhnlich 20 bis 40 mg tgl.), teilweise in Kombination mit Azathioprin (!) bis in die postpartale Periode erforderlich. In 23% kam es zur vorzeitigen Geburt, vier Kinder wurden mit Hauterscheinungen geboren, welche an die mütterliche Erkrankung erinnerten. Die Frage, ob die Glukokortikoidtherapie für den fötalen Organismus ein größeres Risiko bedeutet als die mütterliche Erkrankung, ist nicht sicher zu beantworten, wenn auch wenig wahrscheinlich.

Besonders auf dem Gebiet der *Dermatitis herpetiformis* Duhring (DH) wurden in den letzten Jahren viele Beiträge geleistet. Die genetische Verankerung konnte durch HLA-Bestimmungen weiter erhärtet werden. Wie bei glutensensitiver Enteropathie (GSE) (> 80%) konnte auch bei DH (60–70%), besonders bei solchen Fällen mit GSE, die Assoziierung mit HLA-B8 (normal 20 bis 30% der Individuen) sichergestellt werden. Bei Patienten mit IgA-Präzipitaten in der Haut bei DH lag die Assoziierung bei 77 bis 87% [232]. Gastrointestinale Veränderungen der GSE finden sich in der überwiegenden Mehrzahl der DH-Patienten, und es hat den Anschein, daß die IgA-Niederschläge in der Haut wahrscheinlich aus dem Gastrointestinaltrakt stammen. Allerdings sind die gastrointestinalen Veränderungen (Tabelle 12) vielfach klinisch nicht eindrucksvoll. Man sollte daher in DH-Fällen mit einem Gastroenterologen in Verbindung treten [240], zumal auch gelegentlich mit Malignitäten zu rechnen ist [125]. Daß in jedem Fall von DH auch an Malignitäten in anderen Organen (besonders Lunge, Nieren, Pankreas, Testes, Prostata) zu denken ist [280], sollte allgemein bekannt sein. Bezüglich der Pathogenese kann auf die Übersicht von Katz u. Strober verwiesen werden. Die diagnostischen Kriterien für DH wurden von Kint et al. an 14 Fällen überarbeitet [237]. Die Jodidprobe ist heute obsolet, da unspezifisch.

<table>
<tr><td>

- Glutensensitive Enteropathie
- Zottenatrophie im Jejunum mit Kryptenhyperplasie
- Ösophagusstriktur, Divertikel
- Steatorrhoe
- Atrophische Gastritis
- Intestinale Lipodystrophie
- Rektokolitis

</td><td>

Tabelle 12. Dermatitis herpetiformis und Gastrointestinaltrakt (nach Klehr u. Schneider, 1977)

</td></tr>
</table>

Zur Bestätigung der klinischen Verdachtsdiagnose dienen als die „härtesten" Kriterien:

1. Intrapapilläre Mikroabszesse mit neutrophilen und eosinophilen Granulozyten in der Nachbarschaft subepidermaler Blasen.

2. IgA-Niederschläge in der BMZ nicht erkrankter Haut.
3. Das Ansprechen auf Sulfapyridin oder Sulfon (Dapsone) war stets gut.

Die Jejunalbiopsie sollte zur Komplettierung durchgeführt werden. Wegen der GSE wurden übrigens therapeutisch interessante und beachtenswerte Versuche mit oral gegebenen Natrium Cromoglykat in einer Dosis von 1,0 g tgl. 10 min vor den Mahlzeiten gemacht: 4 von 15 Patienten wurden erscheinungsfrei, 9 waren gebessert und brauchten weniger Sulfon, und nur 2 sprachen nicht an [391].

Die Frage nach der Stellung der offensichtlich heterogenen *juvenilen Dermatitis herpetiformis* und ihrer Abgrenzung von Fällen, die immunologisch wohl dem bullösen Pemphigoid zuzuordnen sind oder wegen ihrer immunologischen Negativität als *„chronische bullöse Dermatose im Kindesalter"* diagnostisch geführt werden, ist noch offen [67]. Auf die klinischen Besonderheiten der DH im Kindesalter haben Grosser et al. [152] kürzlich aufmerksam gemacht. Übrigens erwies sich diesen Autoren eine Kombinationstherapie von DDS und Synacthen als besonders günstig.

Virusinfektionen der Haut

Die klinischen Veränderungen typischer *Herpes simplex*-Virus-Infektionen sind bekannt. Gelegentlich machen indessen umschriebene persistierende Lymphödeme bei Herpes recidivans, z.B. am Handrücken oder als Makrocheilie, ebensolche diagnostischen Schwierigkeiten wie das rezidivierende *Pseudopanaritium herpeticum* [12], bei dem Inzision oder Nagelextraktion kontraindiziert sind. In allen Verdachtsfällen sollte der Tzanck-Test (Ausstrich von Bläscheninhalt und Bläschengrundabstrich – Fixieren – Giemsafärbung) durchgeführt und auf multinukleäre epitheliale Riesenzellen und intranukleäre Einschlußkörperchen untersucht werden. Die Treffsicherheit dieser Methode ist im Vergleich mit dem Virusnachweis und der indirekten Immunfluoreszenz über 90%; falsch positive Reaktionen scheinen nicht vorzukommen [473]. Der Tzanck-Test ist auch bei Verdacht auf Zoster und Varizellen indiziert. In der *Therapie* von Herpes simplex recidivans sind keine großen Fortschritte zu verzeichnen [194, 333, 383] angesichts der Tatsache, daß rezidivierende HSV-Infektionen auch wegen der Kontagiosität ein echtes Problem darstellen. Vieles von dem, was wir therapeutisch tun, ist Plazeboeffekt [142]. Unter den antiviralen Verbindungen (Tabelle 13) sind nur Joddesoxyuridin (IDU; Virunguent, Symniol) und Tromantadin (Viru-Merz) praktisch bedeutsam. IDU ist bei Herpeskeratitis wirksam, bei Herpesinfektionen an der Haut nicht sicher. Auf jeden Fall ist möglichst frühzeitige Anwendung nötig; nur in der Replikationsphase des HS-Virus wird IDU statt Thymidin in die DNS eingebaut. Daß auch das Penetrationsproblem für IDU bedeutsam ist, scheinen günstigere Therapieergebnisse (kürzere Krankheitsdauer und weniger oder keine Rezidive) mit IDU (5%) in Dimethylsulfoxid (DMSO) (Infiltrina) zu belegen; neuerdings als Zostrum-Basotherm im Handel (Übersicht [333]). Allerdings wurde kürzlich auf der Basis einer – vielleicht nicht ganz eindeutigen – Beobachtung auf den möglichen karzinogenen Effekt einer derartigen Therapie hingewiesen [460]; sorgfältige Kontrolle so behandelter Patienten scheint nötig. Bei der Anwendung von Tromantadin-HCl ist die kontaktallergisierende Nebenwirkung zu bedenken [309].

Tabelle 13. Antivirale Verbindungen (nach Horvath, 1977)

- Joddesoxyuridin (evtl. in DMSO)
- Tromantadin – HCI
- Adenin – Arabinosid
- Adenin-Arabinosid – Monophosphat
- Phosphonessigsäure
- Ribavirin
- Trifluorothymidin
- 2-Desoxy-D-Glucose

In der Klinik sehen wir solche Fälle in zunehmender Häufigkeit. Die örtliche photodynamische HSV-Inaktivierungstherapie mit Neutralrot oder Proflavin und weißem Fluoreszenzlicht (Übersicht [216]), welche sehr logisch deduziert und mit besonders großem Enthusiasmus in den USA aufgenommen wurde, ist sehr in der Diskussion wegen ihres onkogenen Effektes, da möglicherweise nicht nur die HSV-DNS inaktiviert wird, sondern vielleicht auch Zellen „transformiert" werden. Nachdem auch klinisch in einer kontrollierten Studie ein sicherer Effekt nicht nachgewiesen wurde [322], sollte man zunächst von dieser Therapieform Abstand nehmen. Auch die örtliche Anwendung organischer Lösungsmittel (Äther, Chloroform) wurde bei initialen Herpes simplex-Infektionen empfohlen, um die Lipoidhülle der Viren aufzulösen. Berichte, allerdings ohne Kontrollkollektive, klingen günstig (Übersicht [333]); allerdings ist Äther feuergefährlich (!) und Chloroform lebertoxisch. Ätherhaltiges Collodium elasticum käme als Alternative in Betracht.

Auch bei Beurteilung der Frage nach der Wirkung *immunstimulierender Maßnahmen* bei chronisch-rezidivierenden Herpes simplex muß man sich vergegenwärtigen, daß der Plazeboeffekt irgendeiner therapeutischen Maßnahme bei 60% oder sogar höher liegt [333]; daher sind Doppelblindstudien dringend erforderlich. In schweren Fällen am aussichtsreichsten von den unspezifischen Immunstimulanti ist vielleicht das Antihelminthicum Levamisol (Übersicht [269]), welches allerdings wegen möglicher Nebenwirkungen (Agranulozytose) nur sehr kontrolliert eingesetzt werden sollte (Dosierung: 3 × 50 mg Levamisol an einem Tag pro Woche, 3 Tage später Blutbildkontrolle ([Leukozytenzahl, evtl. Thrombozytenzahl]). Unsere eigenen Erfahrungen entsprechen denen von Raab. Die in den USA lange Zeit übliche Pockenvakzinierung ist heute als ineffektiv verlassen, die BCG-Immunisierung wegen möglicher Komplikationen (Ulzeration, BCG-Lupus, Keloidbildung, Lymphadenopathie oder disseminierte Infektion) gewöhnlich nicht indiziert. Wie steht es um *spezifische Immunstimulation* mit HSV-Vakzinen? In der Bundesrepublik steht eine derartige Vakzine (Lupidon H und Lupidon G) zur spezifischen Therapie von HSV-Typ 1 und -Typ 2-Infektionen, die zweifellos in einem beachtenswerten Prozentsatz der Fälle wirksam war, nicht mehr allgemein zur Verfügung. Bei den HSV-Vakzinen besteht das Problem einer möglichen karzinogenen Potenz des abgeschwächten HSV. In einer Phase der Unsicherheit scheint, wie kürzlich von Wise et al. von der FDA in den USA betont wurde [498], eine breite Anwendung von Vakzinen mit genetischem HSV-Material schwer vertretbar. Möglicherweise können Vakzine ohne HSV-DNS einen Ausweg darstellen.

Bezüglich der raschen und faszinierenden Entwicklung auf dem Gebiete der *Warzenviren* und der durch Warzenvirusinfektion bedingten Immunreaktionen kann auf die Übersichten während dieser Fortbildungswoche und neuere Übersichten verwiesen werden [129, 209, 352, 353, 379, 459].

Auch für die Praxis ist wichtig, daß mit modernen Methoden der Nachweis gelungen ist, vier verschiedene humane Papillomvirus (HPV)-Arten voneinander abzugrenzen, welche auch klinisch verschiedene Warzenarten induzieren:

HPV 1 Verrucae vulgares plantares
HPV 2 Verrucae vulgares
HPV 3 Verrucae planae juveniles und Epidermodysplasia verruciformis (benigna)
HPV 4 Epidermodysplasia verruciformis (maligna)

Für die potentielle Onkogenität (fehlend oder gering bei HPV 1, 2 und 3, relativ groß bei HPV 4) scheint in erster Linie der Virustyp verantwortlich zu sein, weniger dagegen der immunologische Zustand des Organismus (Jablonska et al.), andererseits ist der *Immunzustand* von großer Bedeutung für Ansiedlung und Aussaat von Warzen. Warzenaussaat bei primärem Immunmangel [387], Warzenaussaat unter immunosuppressiver Therapie, bei fortgeschrittenen Malignitäten, möglicherweise auch passagere virusinfektionsbedingte (z.B. Masern) sekundäre Immundefekte [419], besonders bei Kindern, sind für das Angehen von Warzenvirusinfektionen ursächlich anzuschuldigen. Neuere experimentelle Ergebnisse und histologische Beobachtungen bei Spontanrückbildung von Warzen lassen erkennen, daß es zelluläre Immunmechanismen sind, welche für Anfälligkeit und Abheilung von Warzen von Bedeutung sind (Übersicht [209, 459, 475]). So konnte bei sich spontan und plötzlich zurückbildenden planen juvenilen Warzen – einem oft mit entzündlicher Rötung und Juckreiz verbundenen Vorgang – in jedem Fall mononukleäre Zellinfiltrationen im Str. papillare mit epidermaler Exozytose festgestellt werden; dies spricht dafür, daß regressive Phänomene bei planen Warzen vor allem durch zelluläre Immunphänomene vermittelt werden [456]. Die Spontanrückbildung von Verrucae vulgares scheint sich anders zu vollziehen, nämlich nach eigenen Beobachtungen durch Kapillarthrombosierung im Str. papillare. Natürlich ergibt sich aus solchen Befunden die Schlußfolgerung einer Immuntherapie bei HPV-Infektionen. Unspezifische Immunstimulation mit Levamisol erwies sich aber bei Verrucae vulgares und Condylomataacuminata in einer Doppelblindstudie als wertlos [417].

Andererseits scheint unspezifische Immuntherapie von Verrucae vulgares durch DNCB-Kontaktsensibilisierung – (tgl. Pinselung der Warzen mit DNCB-Acetonlösung (0,01 – 0,1 – 0,5–1,0%) zu beachtlichen Regressionen (66% Heilungen bei 35 Patienten) zu führen (Übersicht [55]). Allerdings muß man sich stets vergegenwärtigen, daß man einen Menschen gegen eine mutagene substituierte Benzolverbindung sensibilisiert, und auch Komplikationen (Pruritus, Ödem, Erythem, Vesikulation, ausstreuende Kontaktdermatitis, bakterielle Sekundärinfektionen, Pigmentveränderungen) vorkommen. Diese Methode sollte daher nur für sehr resistente Warzen in Betracht gezogen werden. Die Tatsache, daß sich bei einseitiger Behandlung innerhalb von etwa 4 Monaten auch die nichtbehandelten Warzen zurückbilden, spricht übrigens ebenfalls für das Wirksamwerden von Immunmechanismen [138]. Daß man bei allen neuen Entwicklungen nicht vergessen sollte, daß auch das örtliche *Hautterrain* (Akrozyanose, feuchte Wärme) für das Angehen von HPV bedeutsam ist, wird wieder aus einer Studie über genitale Warzen und Genitalinfektionen (Tabelle 14) deutlich [236].

Tabelle 14. Genitale Warzen und genitale Infektionen (nach Kinghorn, 1978)

Kranke mit genitalen Warzen		
Männer 278 Frauen 200		
Kranke mit simultanen genitalen Infektionen		
Männer 32% Frauen 61%	Kandidose 25%	
	Corynebact. vaginale 21%	
	Gonorrhoe 12%	
	Trichomonaden 12%	

Störungen des Haarwachstums

Seit Jahren ist die Arbeitsgruppe um Moretti bemüht, unsere Vorstellungen über die biologischen Vorgänge und Kontrollmechanismen des Haarzyklus zu erweitern. Sicher scheint zu sein, daß für die normale Funktion des Haarzyklus nicht nur ektodermale (Keratinozyten und Melanozyten), sondern auch mesodermale (Fibroblasten und Mastzellen) Zellen unerläßlich sind [312]. Im Tierexperiment (Ratte) ist der Katecholamingehalt während der Telogenphase, in der praktisch keine mitotische Aktivität im Haarfollikel existiert, am größten. Die synchrone hohe Adenylzyklaseaktivität und der minimale Histamingehalt [72] lassen eine Beeinflussung der mitotischen Aktivität im Haarfollikel über das Adenylzyklase-c-AMP-System vermuten. Daß unter den kontrollierenden Faktoren auch die Geschlechtshormone bedeutsam sind, wurde bereits im letzten Übersichtsreferat [40] betont. Testosteron und Dihydrotestosteron dürften für die Umwandlung von Vellushaaren in Terminalhaare verantwortlich sein, auch für die Entwicklung von idiopathischem Hirsutismus und androgenetischer Alopezie [157].

Neuere Untersuchungen zur Morphologie und Histochemie der androgenetischen Alopezie beim Mann (male pattern baldness) ergaben alte Befunde: Übergang in vellusartige Miniaturfollikel, Vergrößerungen der Talgdrüsen und Mm. arrectores pilorum sowie Vermehrung von Mastzellen und Veränderungen im dermalen Bindegewebe [257], aber keinen Anhalt für definierbare Stoffwechselstörungen.

Neuere Untersuchungen bei Haarausfall unter zytostatischer Therapie bestätigen die von Braun-Falco [37, 38] erkannte *Dosisabhängigkeit der Haarwurzelreaktion:* Geringere Zytostatikadosen (meist Monotherapie) führen zu telogenem Effluvium nach 6 bis 10 Wochen („Spät-Effluvium"), höhere Zytostatikadosen (besonders bei Polychemotherapie) zu dystrophischem Effluvium nach 1 bis 4 Wochen („Sofort-Effluvium"). Bemerkenswert ist auch die Verlangsamung der Haarwachstumsgeschwindigkeit. Möglicherweise ist auch die Qualität der zytostatischen Noxe, d.h. ihr Angriffspunkt im Stoffwechsel, für Art und Intensität der Störung der synthetischen Aktivität in der mitotisch aktiven Haarmatrix bedeutsam [126, 340, 341].

In der Praxis bedeutsam ist der *diffuse Haarverlust bei Frauen* (chronisches diffuses Effluvium oder chronisch diffuse Alopezie bei Frauen). Diese Frauen sind oft psychisch stark belastet und bedürfen guten ärztlichen Rates. Die Tatsache, daß schwarze Rassen wesentlich seltener getroffen sind, spricht für eine genetisch mitbestimmte Haarmatrixempfindlichkeit. Meist handelt es sich nach dem Trichogramm um ein telogenes Effluvium. Bevor man sich zu der Diagnose „androgenetische Alopezie der Frau" entschließt, sollten durch sorgfältige Anamnese und notwendige Untersuchungen anderweitige Ursachen (Tabelle 15) abgeklärt sein [20, 21, 444].

Tabelle 15a. Diffuser Haarausfall bei Frauen. Telogenes Effluvium

Ätiologische Faktoren	
Traktation (Trauma)	Allgemeinerkrankungen
Post partum	Endokrine Erkrankungen
Post menopausem	Eisenmangel, Zinkverwertungsstörungen
Allgemeinnarkosen	Abnahmediät
Chirurgische Eingriffe	Psychische Streßsituationen
Erkrankungen mit Fieber	Idiopathisch
Arzneimittel (Antikoagulantien, orale Kontrazeptiva, Thioharnstoff, Vitamin A, Zytostatika)	

Tabelle 15b. Diffuser Haarausfall bei Frauen und innerliche Erkrankungen. (In Anlehnung an Bergfeld, 1978)

Hepatitis acuta	Leukämie
Lues	Neoplasmen (Mammakarzinom)
Anorexia nervosa	Sarkoidose
Hypertonie	Thyreoiditis subacuta
Reizkolon	Morbus Hodgkin

Die *Alopecia areata* wird zur Zeit gewöhnlich für eine Autoimmunerkrankung gehalten. Mit ihren scheibenförmigen Herden läßt sie sich komparativ als „numuläres Ekzem der Haarfollikel" interpretieren und assoziierte Störungen wie Schilddrüsenerkrankungen, Vitiligo, Lupus erythematodes, atopische Dermatitis und erhöhte Autoantikörper scheinen die Autoimmunnatur dieser Erkrankung zu untermauern. Dafür könnte übrigens auch die von Wunderlich u. Braun-Falco (1965) beschriebene Assoziation von A. areata und Trisomie 21 (Mongolismus) sprechen, welche kürzlich wiederum bestätigt wurde [92]; denn auch hierbei kommen immunologische Störungen und übrigens auch Vitiligo vor.

Allerdings sind auch gegensätzliche Befunde bekannt geworden [238]. Vielleicht liegt dies an der Tatsache, daß die A. areata wahrscheinlich eine heterogene Krankheit darstellt. – In Bewegung gekommen ist auch wieder die Therapie der A. areata. Bereits den alten Dermatologen war geläufig, daß A. areata-Herde auf eine Reizbehandlung ansprechen. Offenbar kommt es darauf an, eine *resorbierende Entzündung* zu erzeugen, d.h. einen Entzündungsmechanismus zu initiieren, durch den die peribulbäre lymphozytäre A.-areata-Entzündung gestört und zur Resorbierung gebracht wird. So dürften Berichte über günstige therapeutische Effekte mit örtlicher Psoralen-UVA-Therapie [491], mittels DNCB-Kontaktsensibilisierung [82, 169][1] oder Vitamin-A-Säure [316] zu verstehen sein. Sicher hat die innerliche und äußerliche Therapie mit Glukokortikoiden auch heute noch ihren Platz in den therapeutischen Bemühungen, man sollte aber stets das therapeutische Risiko bedenken [471]. Wenn die zum Haarwachstum notwendigen Erhaltungsdosen peroraler Glukokortikoide die sog. Cushingschwelle überschreiten (7,5 mg Prednison oder Isodosen anderer Steroide), sollte man die Therapie nicht langfristig fortsetzen. Angesichts der vermuteten Autoimmunnatur der A. areata wurden auch Sulfone (DADPS) allein oder zusammen mit Glukokortikoiden anscheinend mit gewissem Erfolg eingesetzt [462]. Wenn bei ausgedehnter A. areata oder bei A. areata totalis entsprechende Therapieerfolge ausbleiben, dann sollte mit medizinischer Begründung Haarersatz verordnet werden [509]; man hilft damit dem Patienten psychisch mehr als mit immer neueren wirkungsfraglichen Therapieversuchen.

Hypertrichosen

Die Aufklärung der Ursache von weiblichem Hirsutismus sollte in Zusammenarbeit mit dem Gynäkologen erfolgen. In der Therapie haben sich Antiandrogene bewährt [109, 493]. Die Therapieform richtet sich nach Ursache und Schwere der Erkrankung (Tabelle 16).

Tabelle 16. Antiandrogen-Therapie des idiopathischen Hirsutismus (nach von Werder et al., 1978)

Schweregrad des Hirsutismus	Behandlungsschema	Arzneimittel
Hypertrichose (vor allem bei gleichzeitiger Acne vulgaris und Seborrhoe)	21 Tg. 0,1 Mestranol 10 Tg. 2 mg Chlormadinonazetat	Eunomin
Leichter Hirsutismus	21 Tg. (5.–25. Zyklustag) 2 mg Cyproteronazetat und 0,05 mg Äthinylöstradiol	Diane
Mittelschwerer Hirsutismus	21 Tg. (5.–25. Zyklustag) 0,04 mg Äthinylöstradiol und 10 Tg. (5.–14. Zyklustag) 25–100 mg Cyproteronazetat	Progynon C (2 Tbl./d) Androcur ($^1/_2$–2 Tbl./d)
Schwerer Hirsutismus	21 Tg. (5.–25. Zyklustag) 0,04 mg Äthinylöstradiol und 10 Tg. (5.–14. Zyklustag) 100–200 mg Cyproteronazetat	Progynon C (2 Tbl./d) Androcur (2–4 Tbl/d)
Hirsutismus bei Frauen nach Menopause und/oder Uterusentfernung	Kontinuierlich täglich 50–100 mg Cyproteronazetat	Androcur (1–2 Tbl./d)

---

[1] Wegen Mutagenität von DNCB nicht mehr empfohlen!

310

Erworbene Hypertrichosis lanuginosa ist ein Symptom, das auf interne Malignitäten hinweist [485]. Es wurde in Zusammenhang mit Karzinomen an Gallenblase, Kolon, Rektum, Harnblase, Lunge, Pankreas und Brust beschrieben. Im Hinblick auf paraneoplastische Syndrome sei auch auf die Monographie von Hagedorn et al. [160] verwiesen.

Andere Anomalien

Vor kurzem wurde wieder eine Familie mit autosomal dominant erblichem Wollhaar (familiäres Wollhaar) und anderen Anomalien (Taubheit, Ichthyosis vulgaris) bei Konsanguinität beschrieben [474]. Daß bei *Netherton-Syndrom* auch mit Störungen im Aminosäurestoffwechsel (Aminoazidurie) zu rechnen ist, zeigt eine Beobachtung mit Prolinurie und Alopezie [308]. Eine eingehende Übersicht über *Hair casts* (Syn. peripilar keratin casts, graue Haarzylinder oder Haarhülsen, Gaines coulissantes péripilaires) verdanken wir Zimmermann [512]; wahrscheinlich handelt es sich um entzündlich bedingte parakeratotische Hyperkeratosen in Follikel, die hülsenförmig den Haaren nach ihrem Austritt aus dem Follikelostium angelagert bleiben.

Vitiligo

Zunächst sei auf die Möglichkeit der Erkennung von Depigmentierungen sowie die Differenzierung von epidermalen und dermalen Hyperpigmentierungen in der Praxis durch Woodlicht-Untersuchung hingewiesen [127]. Nicht nur infizierte Hautareale fluoreszieren (Tabelle 17)), sondern epidermale Pigmentierungen werden unter Woodlicht stärker und dermale Pigmentierungen schwächer als in sichtbarem Licht. Fragliche Depigmentierungen sind gut zu erkennen.

Tabelle 17. Fluoreszenz im Woodlicht (nach Gilchrest et al., 1977)

Klinische Diagnose	Farbe im Woodlicht	Fluoreszierender Stoff
Tinea capitis	blau-grün	Pteridin
Mikrosporie	blau-grün	Pteridin
Erythrasma	korallenrot	Porphyrine in C. minutissimum
Pseudomonasinfektionen	gelblich-grün	Fluoreszin
Porphyria cutanea tarda	orange-rosa	Uroporphyrin
Normale Haut	blauweiß	Proteine

Vitiligo ist bekanntlich eine Störung, bei der die Melanozyten infolge von Hemmung der Melaninsynthese oder Zerstörung die Melaninproduktion einstellen. Durch viele Untersuchungen wurde die Assoziierung von Vitiligo mit inneren Erkrankungen (Tabelle 18) bestätigt (Übersicht [181]). Das Vorhandensein von Thyreoidea-Antikörpern, adrenalen und Parietalzellen-Antikörpern bei Patienten mit Vitiligo und solchen endokrinen Störungen läßt an Autoimmunmechanismen denken, wie übrigens auch der Nachweis von organspezifischen Autoantikörpern bei einer ganzen Reihe von Fällen.

Tabelle 18. Vitiligo und Innere Krankheiten

Perniziöse Anämie	Hyperthyreose
Lupus erythematodes	Hypothyreose
Alopecia areata	Hypoparathyreoidismus
Mukokutane Kandidose	Diabetes mellitus

Vor kurzem konnten nun zirkulierende Antimelanozytenantikörper nachgewiesen werden, die als ein IgG charakterisiert werden konnten, welches Komplement über den klassischen Weg aktiviert. Diese Antikörper banden sich an Melanozyten in menschlicher Haut, an Nävuszellen und Melanomzellen [181]. Die Diagnose Vitiligo sollte daher den Dermatologen zu entsprechender internistischer Durchuntersuchung auffordern. Die *Therapie* der Vitiligo ist nach wie vor problematisch. Beta-Karotin (50–75–150 mg tgl.) (Carotaben) zur Verminderung der Kontrastierung zur normalen Haut hat sich besonders in Sommermonaten als hilfreich erwiesen [370]; gelegentliche Leberwertkontrollen sind zweckmäßig. Bei ausgedehnter Vitiligo können scheinbar hyperpigmentiert wirkende Restareale in der Haut mit 20%igem Hydrochinonmonobenzyläther (Benoquin, Paul B. Elder Co., Bryan, Ohio, USA) definitiv amelanotisch gemacht werden, weil die Melanozyten dadurch zerstört werden. Die Erfolgsrate mehrmonatiger Behandlung wird mit 60% angegeben [315]. Die therapeutische Wirkung von oral verabreichten Glukokortikoiden auf Vitiligoherde in ausgedehnten Fällen wurde über 6 Monate beobachtet. Interessanterweise zeigten sich unter einer solchen Therapie (Dosierung: initial 15 bis 25 mg Prednison, innerhalb von 3 Monaten; Reduktion auf 5,0 bis 2,5 mg) bei den Patienten bis zu 75% Teilrepigmentierungen, wobei ausgedehntere Vitiligofälle besser ansprachen [200]. Die Photochemotherapie der Vitiligo mit oral gegebenem Psoralen (8-Methoxypsoralen [Meladinine, Oxoralen]; Trimethylpsoralen [Trisoralen]) und UVA-Bestrahlung hat sich bewährt, besonders bei solchen Fällen, welche auch in sonnenreicher Jahreszeit Spontanrückbildung zeigen [354, 357, 376]. Bezüglich therapeutischer Einzelheiten für die Praxis sei auf die Ausführungen von Hofmann [187] verwiesen.

Vielleicht sollte noch betont werden, daß die örtliche Anwendung von 8-Methoxypsoralen (Meladininelösung) und nachfolgende Sonnenbestrahlung im Sinne einer Eigenbehandlung wegen unkontrollierbarer, oft schwerer bullöser phototoxischer Reaktionen nicht zu empfehlen ist.

Primäre Keratosen (Keratodermien)

Die ultrastrukturellen Untersuchungen von Schnyder u. Anton-Lamprecht haben wesentlich zum pathogenetischen Verständnis und zur Klassifikation der verschiedenen Typen der erblichen Ichthyosiserkrankungen beigetragen. Wir wissen heute, daß manche dominant vererbten Typen Störungen in der Keratohyalinbildung oder im Tonofilamentsystem aufweisen, während bei rezessiv erblichen Typen offenbar mehr quantitative Abweichungen vom normalen Verhornungsvorgang die pathogenetische Grundlage darstellen. So kann die Elektronenmikroskopie auch bei der Klassifikation unklarer Fälle sehr hilfreich sein (Übersicht [6]). Größere Aufmerksamkeit hat man in letzter Zeit auch assoziierten Symptomen bei hereditären Keratodermien und speziell bei Ichthyosis zugewandt [45, 478].

Bei *Keratosis punctata palmaris et plantaris* konnte gezeigt werden, daß parakeratotisch verhornende Stachelzellen um den epidermalen Schweißdrüsenporus durch Obstruktion des intraepidermalen Schweißdrüsenausführungsganges zur Anhidrosis in den keratotischen Bereichen führen [458].

Die *Porokeratosis* Mibelli ist bekanntlich vor kurzem durch die Variante der *disseminierten aktinischen Porokeratosis* (Freeman u. Chernovsky) erweitert worden. Neuerdings wurden die Beziehungen zu den aktinischen Keratosen untersucht; es wurde festgestellt, daß bei beiden Veränderungen die Poliferation atypischer Zellen im Str. basale das Initialereignis dargestellt. So scheint es gerechtfertigt, auch die Porokeratosis Mibelli dem Kapitel der aktinischen Präkanzerosen zuzuordnen [279].

Bei *Hyperkeratosis lenticularis perstans* (Flegel) findet man elektronenmikroskopisch in den keratotischen Herden keine Odland-Bodies und das Keratohyalin reduziert. Vermutlich handelt es sich um eine autosomal dominant erbliche Verhornungsstörung, die sich durch Fehlen von Odland-Bodies in umschriebenen Epidermisbereichen manifestiert [116].

Auch auf eine klinische Studie von 31 Fällen mit *Pityriasis rubra pilaris* soll aufmerksam gemacht werden [330]. Bindung zu einem bstimmten HLA-Muster konnte nicht gefunden werden, ebenfalls keine abnormen Serum-Vitamin-A-Spiegel oder immunologische Abweichungen. 27 von 31 Patienten hatten zwei oder mehr folgender Symptome: Erythrodermie, umschriebene Inseln normaler Haut in den entzündlichen Bereichen, palmo-plantare Keratodermie oder sichtbare follikuläre Keratosen.

Der *i*nflammatorische *l*ineäre *v*erruköse *e*pidermale *N*ävus (ILVEN) wurde in den letzten Jahren vermehrt literarisch beachtet (Übersicht [173]).

Porphyrien

Über die Fortschritte auf dem Gebiet der Pathobiochemie hat Doss kürzlich berichtet [90, 91]. Bezüglich der Pathogenese der chronischen hepatischen Porphyrie, die sich oft auch als *Porphyria cutanea tarda* (PCT) manifestiert, ist in jedem Falle ein Leberzellschaden essentielle Voraussetzung für die Erkrankung. Am häufigsten werden alkoholtoxischer Leberschaden, chronisch agressive Hepatitis und Zirrhose beobachtet. Alkohol und Östrogene führen besonders gern zu den dermatologisch charakteristischen Hauterscheinungen (262]; auch an Östrogen-induzierte PCT bei Patienten mit Prostatakarzinom ist zu denken.

Therapeutisch kommen bei PCT in Betracht: Metabolische Alkalisierung (Uralyt U) p-Aminobenzoesäure (Potaba), Chloroquin (Resochin), Aderlässe nach Ippen, Eisenelimination durch Ionenaustauscher (Desferal), evtl. Adenosin-S-Monosphat, Pyridoxal S-Phosphat und Lichtschutz [91, 136]. Paraaminobenzoesäure sollte wegen der geringen Erfolgsquote als Therapeutikum nicht weiter angewandt werden [136]. Neben der wesentlichen Therapie, nämlich der Aderlaßbehandlung nach Ippen, ist aber auch Chloroquin als vielversprechendes Therapeutikum erkannt; es fördert die Ausscheidung von Porphyrinen und deren Vorstufen. Wichtig ist richtige Dosierung! Bei der üblichen Dosis von 1 bis 3 Tabletten tgl. (250 bis 750 mg) sind symptomenreiche Krisen möglich. Über gute Erfahrungen bei 56 Patienten mit dem Therapieregime von Kordac u. Semradova [248] wurde vor kurzem berichtet [136]. Unter einer Dosierung von 125 mg Chloroquin, zweimal wöchentlich, kam es in 8 bis 12 Monaten zu einer Normalisierung der Porphyrine und zum Abklingen der dermatologischen Symptomatik, ferner auch zur Normalisierung der Transaminasen. Der Eisenspiegel bleibt unbeeinflußt. Man kann diese Therapie mit der Aderlaßtherapie kombinieren, wobei letztere zur Vermeidung von Nebenwirkungen durch Chloroquin stets vor der Arzneigabe durchgeführt werden sollte [452]. Andere Autoren dosieren höher (0,5 bis 1,0 g Chloroquin 2× wöchentlich), haben raschere Rückbildungserfolge, müssen aber auch mit akuten toxischen Reaktionen zu Behandlungsbeginn rechnen [193]. Übrigens bildet sich unter Chloroquin offensichtlich auch die Photosensitivität zurück [143]. Die alleinige Aderlaßtherapie führt im übrigen, wie Langzeitbeobachtungen zeigen, zu beachtlichen Heil- und Besserungserfolgen [367]. Neuerdings wird – allerdings auf der Basis von nur zwei Fällen! – auch Vitamin E (1600 I.E. d-Alpha-Tokopheryl-Azetat tgl.) empfohlen [8].

Von Korting wurde 1975 zuerst über *Porphyria-cutanea-tarda-artige Hautveränderungen bei Patienten unter Langzeithämodialyse* berichtet [250]. Erosionen nach geringfügigen Traumen, Blasen, atrophische Narben, Hyperpigmentierung an Handrücken, Gesicht oder Nacken, Hypertrichose, Entwicklung nach Sonnenexposition (Sommer, Winter) sind für beide Krankheitszustände typische Befunde; übrigens sind auch der histopathologische (subepidermale Blasenbildung und Verdickung der Gefäßwände) und immunpathologische (DIF:IgG und Fibrin, manchmal auch IgA und Komplementfaktoren in den Gefäßwänden sowie IgG und Komplementfaktoren in der BMZ) Befund übereinstimmend. Der bemerkenswerte Unterschied: kein Anhalt für Porphyrie! Diese Erkrankung ist, wie Thivolet [146, 364] an 100 Hämodialysepatienten erkennen konnte, relativ häufig (16%). Die Ursache ist noch nicht klar (Leberzellstörung, Arzneiwirkung, vorzeitige Alterung).

Die anfänglich enthusiastischen Berichte über die günstige Wirkung von *Beta-Karotin bei erythropoetischer Protoporphyrie* sind einer nüchternen Analyse gewichen. In einer kontrollierten Cross-over-Studie und bei einer Dosierung von viermal 25 mg tgl. konnte ein signifikanter Unterschied zum Plazebo nicht festgestellt werden [77]. Bei einer höheren Dosierung (50 mg tgl. bei Kindern unter 12 Jahren, 75 bis 200 mg bei Erwachsenen zur Aufrechterhaltung eines Beta-Karotin-Blutspiegels von 500 bis 1000 µg/100 ml) konnte subjektive Besserung (längere Sonnenlichtexpositionszeiten) beobachtet werden. Die klinische Besserung stand aber nicht in einer direkten Korrelation zum Verhalten der Porphyrinkonzentrationen in Blut und Faeces und auch nicht zur minimalen Erythemdosis [511].

Bei erythropoetischer *Porphyria congenita* (Morbus Günther) scheint man von Beta-Karotin nicht viel erwarten zu können; umso interessanter ist eine Kasuistik über den Effekt von Chloroquin auf die Porphyrinausscheidung (Anstieg!) und die Normalisierung der pathologischen Erythrozytenrigidität [204].

Chronisch-venöse Beinveneninsuffizienz und postthrombotisches Syndrom

Die Zahl der Patienten mit chronisch-venöser Insuffizienz (CVI), d.h. mit chronischer Störung des Blutrücktransportes im venösen System, ist ständig im Steigen begriffen. Der Häufigkeit nach stehen bekanntlich die dekompensierte Primärvarikose und das postthrombotische Syndrom an erster Stelle. Die letzten Jahre sind dadurch gekennzeichnet, von der subjektiven prima-vista-Diagnose zu einer überprüfbaren objektiven Diagnose zukommen. Interessant ist in diesem Zusammenhang eine umfangreiche Studie von Feuerstein [104] an 346 Kranken, aus der deutlich wird, daß die rein klinische Treffsicherheit beim postthrombotischen Syndrom (PTS) nicht ausreichend ist; bei klarer Thromboseanamnese hatten 25% phlebographisch ein PTS, während bei 28% der Patienten mit klarer Thromboseanamnese ein PTS phlebographisch nicht verifiziert werden konnte, und schließlich bei phlebographisch nachgewiesenem PTS in nur 55% die Diagnose klinisch richtig gestellt wurde.

Abgesehen von funktionellen Meßmethoden, die nur in wenigen Institutionen zur Verfügung stehen, sind es insbesondere die *Phlebographie* und die *Ultraschall-Doppler-Diagnostik*, welche heute im Bemühen um eine diagnostische Objektivierung klinischer Befunde eine immer größere Rolle spielen; auch als Voraussetzung für eine optimale konservative oder operative Versorgung solcher Patienten [254]. Besonders die Einführung der Ultraschall-Doppler-Sonographie stellt einen wesentlichen Fortschritt in der angiologischen Diagnostik dar und sollte auch vom angiologisch tätigen Dermatologen in Klinik und Praxis herangezogen werden.

Hauttumoren und paraneoplastische Syndrome

Die Entwicklungen auf dem Sektor der pathologisch-anatomischen Differenzierung von Hauttumoren ist stürmisch. Es würde aber zu weit führen, darauf in diesem Zusammenhang einzugehen. Stattdessen mögen nur wenige für die Praxis wichtige Daten Erwähnung finden.

Maligne Melanome

Auf dem Melanomgebiet informieren zwei neu erschienene Bücher [74, 247]. Wichtig ist, daß die Clarksche *Klassifikation* maligner Melanome (NM = noduläres Melanom, LMM = Lentigo-maligna-Melanom, SSM = Superfiziell-spreitendes Melanom) durch Abgrenzung des akro-lentiginösen Melanoms (ALM) erweitert wurde, welch letzteres gewöhnlich an Palmae und Plantae vorkommt.

Nach neueren epidemiologischen Untersuchungen ist in den letzten Jahren in Europa, Nordamerika und Australien die *Häufigkeit maligner Melanome* größer und die durch sie bewirkte Mortalität im Steigen begriffen [98, 180, 246, 247]. Zur Zeit rechnet man in den USA mit etwa vier bis fünf malignen Melanomen pro 100000 Einwohner; obwohl sie nur 3% aller malignen Hauttumoren ausmachen, werden durch Melanome 67% der Hautkrebstodesfälle verursacht. Einige Fakten sprechen dafür, daß für diese Entwicklung exogene Faktoren wie etwa chronische Sonnenexposition bedeutsam sind. Auf der anderen Seite deutlich die zunehmende Anzahl von Fällen mit familiären hereditären malignen Melanomen (1 bis 7% aller Melanome) (Übersicht [255]) und vielleicht auch von solchen mit multiplen primären Melanomen [249] auf bedeutungsvolle genetische Faktoren und auf die Notwendigkeit, durch gute anamnestische Erhebungen und Familienuntersuchungen zur Früherkennung beizutragen.

Es sieht so aus, als ob heute die *Prognose maligner Melanome* im ganzen gesehen günstiger ist; dieser Eindruck kann aber auch ein nur scheinbarer sein, da durch die Aufklärung von Ärzten und Patienten in den letzten Jahren die Erkrankten eher zur Behandlung kommen als früher. Die Bemühungen in den letzten Jahren gingen dahin, bessere prognostische Kriterien zu erarbeiten. Bekannt ist die Tatsache, daß Tumorvolumen und Tumoreindringtiefe in die Haut (Invasionstiefe) zu den wichtigsten prognostischen Kriterien bei malignem Melanom im Stadium I gehören, wobei die exakt gemessene Tumordicke im histologischen Präparat nach Breslow [52] der Bestimmung der Invasionstiefe nach Clark gegenüber gerade im Bereich der Invasionstiefen 3 und 4 klare Vorteile zu bieten scheint. Nachdem bereits frühere Untersuchungen gezeigt hatten, daß auch die Mitosendichte im Tumor ein wichtiges Kriterium darstellt, haben wir den *prognostischen Index* zur Beurteilung des prognostischen Risikos entwickelt [49, 415, 416]; er wird als Produkt von Tumordicke und Mitoseindex definiert. Bei über 300 Patienten mit verschiedenen Typen von malignen Melanomen konnte kürzlich die Überlegenheit des prognostischen Index zur Beurteilung von Patienten mit primären malignen Melanomen mit hohem und geringen Metastasenrisiko gezeigt werden [49]. Es sieht so aus, als ob Tumordicke (als Ausdruck des Tumorvolumens) und prognostischer Index eine deutlich sicherere Aussage zur Prognose ermöglichen als etwa die relativ groben Aussagen, welche die klinische Klassifikation in primär knotiges malignes Melanom, oberflächlich-spreitendes malignes Melanom, Lentigo-maligna-Melanom und akrolentiginöses Melanom zuläßt.

Im übrigen sollten dem klinischen Therapeuten vom Histopathologen heute alle *prognostischen Informationen* mitgeteilt werden, welche für sein Handeln von Bedeutung sein können: 1. Melanom-Typ, 2. Invasionstiefe, 3. Tumordicke, 4. Mitoserate, 5. prognostischer Index, 6. zytologische Zuordnung (Zell- und Kernpolymorphie), 7. Stromareaktion (s. auch [63]).

Bezüglich der *Therapie* steht die chirurgische Entfernung des Primärtumors, wenn möglich 5,0 cm im Gesunden und bis an die Faszie, immer noch an der Spitze aller therapeutischen Maßnahmen. Neuere Entwicklungen gehen dahin, den „Sicherheitsabstand" bei malignen Melanomen der Invasionstiefe 1 und 2 oder bei einem prognostischen Index unter 5 auf peritumoral 2,0 cm zu verringern, während andererseits die prophylaktische Ausräumung regionaler Lymphknoten bei Invasionstiefen 4 und 5 oder einem prognostischen Index über 13,0 zu empfehlen ist (s. dazu [487]). Die Behandlung primärer maligner Melanome mit Elektronenbestrahlung sollte weiter erarbeitet werden. Die primäre unspezifische Immuntherapie oder immunochirurgische Behandlung scheint noch nicht reif für die Praxis [1, 66, 199]).

Neben der Behandlung des Primärtumors erscheint bei einem so bösartigen Tumor wie einem malignen Melanom die Frage berechtigt, ob nicht eine möglichst frühzeitig einsetzende, sozusagen *prophylaktische Immunochemotherapie* bei Risikopatienten mit malignen Melanomen sinnvoller wäre, als die Durchführung einer solchen Therapie erst dann, wenn bereits klinisch Metastasen nachweisbar sind. Wir führen bei allen Fällen mit primären malignen Melanomen einer Invasionstiefe von mehr als 2 eine kombinierte Chemotherapie mit Dacarbazine (DTIC) und Immuntherapie mit BCG-Impfungen durch und haben davon im Vergleich mit früheren Erfahrungen, auch wenn die statistische Bearbeitung noch nicht durchgeführt wurde, einen eher positiven Eindruck. Natürlich sind wir uns der Problematik dieser Therapiemaßnahme wohl bewußt (s. auch [507, 508]). Bei allen metastasierenden malignen Melanomen sollte die operative Entfernung der antigenen Tumormassen an erster Stelle stehen, neben Bestrahlung oder Nachbestrahlung mit schnellen Elektronen und möglicherweise begleitender Immunochemotherapie.

Pigmentierte aktinische Keratosen

Besonders bei älteren Menschen findet man häufiger pigmentierte Hautveränderungen im Gesicht, die klinisch große differentialdiagnostische Schwierigkeiten bereiten können (Tabelle 19). Neuerdings wurde von englischen Autoren auf eine Variante aktinischer Keratosen aufmerksam gemacht: die *spreitenden pigmentierten aktinischen Keratosen* [211], welche im Gesicht vorkommen, meist über 1,5 cm groß sind und zentrifugal wachsen. Unterschiedliche Pigmentierungsintensität, glatte verruziforme oder leicht schilfernde Oberfläche sind typisch. In zwei von zehn Fällen hatte sich bereits ein pigmentiertes spinozelluläres Karzinom entwickelt. Daher ist in allen zweifelhaften Fällen Biopsie angezeigt.

Tabelle 19. Flache pigmentierte Hautveränderungen im Gesicht

1. Pigmentierte Verruca seborrhoica senilis
2. Lentigo maligna
3. Lentigo senilis
4. Superfiziell spreitendes malignes Melanom
5. Pigmentiertes intraepidermales Epitheliom
6. Pigmentierter Morbus Bowen
7. Spreitende pigmentierte aktinische Keratose
8. Melanoakanthom

Paraneoplastische Hautsyndrome

Im Zusammenhang mit Hauterscheinungen als paraneoplastisches Syndrom soll darauf aufmerksam gemacht werden, daß man bei multiplen Talgdrüsenhyperplasien, Talgzysten, Talgdrüsenadenomen oder Keratoakanthomen im Gesicht immer an polypöse, adenomatöse oder karzinomatöse Veränderungen im Verdauungstrakt und speziell im Kolon denken sollte. Eine Übersicht über das Torre-Syndrom, Gardner-Syndrom, Oldfieldt-Syndrom, Fuhrmann-Syndrom sowie Reiffers-Laugier-Hunziker-Syndrom findet sich bei Reiffers [388] sowie Bönniger [33]. Ferner sei neben Akanthosis nigricans, Erythema gyratum repens, Akrodermatitis psoriasiformis (Basex) und Hypertrichosis lanuginosa auf die fünfte obligate kutane Paraneoplasie aufmerksam gemacht, nämlich die von Röckl et al. [396] kürzlich herausgestellte *Staphylodermia superficialis circinata*. Diese sich in girlandenartiger, bogiger oder anulärer erythemato-erosiver, erythemato-pustulöser oder erythemato-squamöser Form manifestierende Dermatose, welche offenbar durch Staphylococcus aureus induziert wird, ohne daß sie durch entsprechende antibiotische Therapie geheilt werden könnte, ist identisch mit dem von Wilkinson beschriebenen *Erythema necroticans migrans* und weist fast spezifisch auf Pankreaskarzinom (nur in einem Fall Kollumkarzinom) hin. Wir verfügen über eine gleichartige Beobachtung.

Bemerkenswert ist in diesem Zusammenhang auch die Tatsache, daß unter der Diagnose *Pustulosis subcornealis* (Sneddon-Wilkinson) Fälle mit nichtsterilem Pustelinhalt und der Kombination mit Karzinom an Pankreas, Darm, Portio uteri oder Prostata beschrieben wurde (Übersicht [355]). Vielleicht hat es sich in diesen Fällen ebenfalls um Staphyloderma superficialis circinata gehandelt.

Pseudolymphome und Lymphome

Bereits auf der letzten Fortbildungswoche wurde über die faszinierenden Entwicklungen auf diesem Gebiet referiert [40].

Unter der Bezeichnung *Pseudolymphom* werden einige Dermatosen zusammengefaßt, die klinisch und auch histomorphologisch an maligne Hautlymphome erinnern können, aber im Gegensatz zu ihnen durch einen gutartigen klinischen Verlauf gekennzeichnet sind. Folgende Erkrankungen werden in Übereinstimmung mit Kresbach dieser Gruppe zugerechnet:

1. Lymphadenosis cutis benigna (Bäfverstedt), Lymphoplasie (Mach), Lymphozytom
2. Lymphozytäre Infiltration der Haut (Jessner u. Kanof)
3. Eruptiv-disseminierte lymphozytäre Infiltrationen (Kerl u. Kresbach)
4. Medikamentöse Pseudolymphome (Hydantoinderivate, Mentholderivate, ätherische Pflanzenöle, Antigeninjektionen, Goldpräparate, Aspirin [164, 259])
5. Insektenbedingte Pseudolymphome (Skabies, Wespe [407])
6. Lymphomatoide Papulose (Macaulay [156, 276])
7. Aktinisches Retikuloid [206]
8. Postinflammatorisches Pseudolymphom. Braun-Falco hat solche Veränderungen in abheilenden Zoster-Herden sich entwickeln sehen.
9. Angioimmunoblastische Lymphadenopathie [123].

Wahrscheinlich sind bei letzteren nur die chronischen benignen Verlaufsformen zu den Pseudolymphomen zu zählen, nicht aber die raschen letalen Verlaufsformen. Die meisten älteren Patienten zeigen klinische Symptome und Allgemeinkrankheit wie Fieber, Gewichtsverlust, Polylymphadenopathie (stets vorhanden!), Hepatosplenomegalie, polyklonale Hypergammaglobulinämie, Coombs-positive hämolytische Anämie und in 40% Hauterscheinungen in Form eines juckenden, generalisierten makulo-papulösen Exanthems. Von den Patienten mit Hauterscheinungen haben 80% Arzneien konsumiert (Penizillin, Sulfonamide, Halothan, Aspirin, Griseofulvin, Phenytoin u.a.). Die Lymphknotenhistologie ist typisch:

1. Pleomorphes Zellinfiltrat aus Lymphozyten, Immunoblasten, Plasmazellen, Histiozyten und Eosinophilen;
2. Gefäß- und Endothelzellenproliferation;
3. Interstitielles amorphes eosinophiles Material. Möglicherweise handelt es sich um eine antigenstimulierte Erkrankung [289].

Über den augenblicklichen Entwicklungsstand auf dem Gebiet der kutanen malignen Lymphome informiert der von Kresbach et al. herausgegebene Supplementband zum „Hautarzt" [252]. Bemerkenswert scheint die Tatsache, daß man neuerdings auch Langzeitarzneibehandlungen ein gewisses Risiko für die Entwicklung von Morbus Hodgkin und Non-Hodgkin-Lymphomen beimißt, wie am Beispiel langdauernder Diphenylhydantointherapie zu zeigen versucht wurde [264].

Geschlechtskrankheiten

Daß für die weltweite Ausbreitung der Geschlechtskrankheiten und speziell von Gonorrhoe, Trichomoniasis, Candidosis etc. andere als medizinische Faktoren anzuschuldigen sind, ist allgemein bekannt. Wir verfügen über die entsprechenden diagnostischen Methoden und wirksame Therapeutika zur Behandlung geschlechtlich übertragener Erkrankungen, und doch zeigen die Morbiditätsziffern ansteigende Tendenzen. Storck [449] hat kürzlich diesbezügliche Probleme diskutiert.

Gonorrhoe

Bezüglich der *Gonorrhoe* ist auch in der Bundesrepublik in zunehmendem Maße mit penizillinresistenten Erregern zu rechnen [325, 327]. Wir müssen heute davon ausgehen, daß die Gonokokken innerhalb der letzten 30 Jahre nicht nur infolge chromosomaler Mutation und genetischer Selektion eine langsam zunehmende Empfindlichkeitsminderung gegenüber Penizillin erworben haben, sondern daß es auch Gonokokken gibt, die Penizillinase produzieren und daher penizillinresistent sind. An *penizillinresistente Gonorrhoe* ist aber nicht nur bei Patienten zu denken, die von den Philippinen oder aus Thailand kommen [430]. Vielmehr ist die Dissemination penizillinasebildender Gonokokken heute weltweit und dürfte wahrscheinlich größere Probleme in der Kontrolle dieser Krankheit aufwerfen. Welche Behandlung kann in diesen Fällen empfohlen werden? Tetrazykline scheinen weniger geeignet [229] als Spectinomycin, neuere Cephalosporine (Cefoxitin, Cefuroxim) oder neuere Aminoglykoside wie Sisomycin. Wir selbst haben gute Erfahrungen mit Spectinomycin; spectinomycinresistente Gonokokken wurden bislang nur ganz selten beschrieben.

Tabelle 20. Konkomittierende Infektionen bei Gonorrhoe

Mikroben	Empfindlich	Weniger oder nicht empfindlich
Trichomonaden	Metronidazol Tinidazol Ornidazol Nitrofuratel	Antibiotika
Chlamydia trachomatis	Tetrazykline	Penizillin Ampizillin Gentamycin Spectinomycin
Candida albicans	Nystatin Amphotericin B	Antibiotika

Vermehrt zu achten ist ferner auf *gleichzeitige Mehrfachinfektionen*. Dabei ist nicht nur wie früher an Lues zu denken, sondern bei Gonorrhoe auch an konkomittierende Infektionen mit Mykoplasmen, Chlamydia trachomatis, Trichomonaden oder/und Candida albicans (Tabelle 20). *Mykoplasmen* (Übersicht [190]) wachsen auf Spezialnährböden und sprechen, da sie keine Zellwand haben, nicht auf Penizilline oder Cephalosporine an (Tabelle 21). Empfohlen wird 10- bis 14tägige Behandlung mit Doxyzyklin (Vibramycin, 2 × 100 mg peroral tgl.), Minozyklin (Klinomycin, 2 × 200 mg peroral tgl.) oder Tetrazyklinhydrochlorid (2 × 500 mg peroral tgl.); lediglich bei Ureaplasmennachweis ist Erythromycin (Erycinum, 4 × 250 mg peroral tgl.) zu empfehlen. *Chlamydia trachomatis*, ebenfalls eine wichtige Ursache für nichtgonorrhoische Urethritis, wurde bei Männern mit Gonorrhoe in 20 bis 30% und bei Frauen mit gonorrhoischer Zervizitis in 30 bis 60% isoliert (Übersicht [351]). Auch bei anderen Mehrfachinfektionen wird es häufiger isoliert [501]). Hier ist zu berücksichtigen, daß einige antigonorrhoisch gut wirksame Antibiotika gegen Chlamydia-trachomatis-Infektionen wenig oder gar nicht wirksam sind, so beispielsweise Gentamycin, Penizillin oder Ampizillin. Auch durch Spectinomycin wird dieser Keim bei Doppelinfektion mit Gonorrhoe offenbar nicht eliminiert [351], wohl aber mit Tetrazyklinen (2 bis 3 Wochen) oder Doxycylin (1. Tag 200 mg, dann

Tabelle 21. Behandlung von Mykoplasmeninfektionen (nach Hofstetter, 1977)

Doxyzyklin (Vibramycin)	: 2 × 100 mg tgl.	
Minozyklin (Klinomycin)	: 2 × 200 mg tgl.	
Tetrazyklin	: 2 × 500 mg tgl.	für 10–14 Tage
Bei Ureaplasmen:		
Erythromycin (Erycinum)	: 4 × 250 mg tgl.	

100 mg Vibramycin tgl.) [395]. Ferner ist an assoziierte Infektion durch *Trichomonaden* (Übersicht [56, 217]) oder Candida albicans zu denken und entsprechend zu behandeln (Trichomonadeninfektion: Metronidazol = Clont, Flagyl, Sanatrichom; Tinidazol = Simplotan; Ornidazol = Tiberal; Nifuratel = Inimur; *Candida albicans*-Infektion: Nystatin = Candio-Hermal, Moronal, Nystatin „Lederle"; Amphotericin B = Ampho-Moronal). Wie die neuere Entwicklung zeigt, ist Mehrfachtherapie immer häufiger erforderlich; bei allen Patienten mit postgonorrhoischer Urethritis (PGU) ist an diese ätiologischen Faktoren zu denken. Ein Hinweis für die Praxis: Bei Männern mit Verdacht auf Trichomonadenurethritis ist die Sedimentuntersuchung einer kleinen Urinportion im Phasenkontrastmikroskop oder im abgeblendeten Hellfeld oft hilfreich!

---

1. Schmerz – Rötung – Ödem im *Anusbereich*
   Eitrige Sekretion aus dem Anus
2. Schmerzen bei *Defäkation*
   Eiter oder Blut *auf* dem Stuhl
3. Keine Symptome

Tabelle 22. Anorektale Gonorrhoe. Variationsbreite der Symptomatik (nach Fjumara, 1978)

Bezüglich der *Gonorrhoetherapie* hat sich gegenüber den Ausführungen im Jahre 1973 [39] grundsätzlich nichts geändert [128]. Allerdings ist festzustellen, daß viele Ärzte in Klinik und Praxis aus Furcht vor möglichen allergischen Nebenwirkungen immer mehr von der Penizillintherapie abkommen und stattdessen vielfach Spectinomycin, 2,0 g (1 Amp.) i.m. beim Mann, 4,0 g (2 Amp.) i.m. bei der Frau, verordnen. Dreierlei sollte man sich dabei aber doch vergegenwärtigen:
1. Bei begründetem Verdacht oder Vorhandensein einer gonorrhoischen Pharyngitis oder anorektaler Gonorrhoe (Proctitis gonorrhoica, Tabelle 22) sind wegen schlechtere Ansprechbarkeit auch bei Männern 4,0 g Spectinomycin indiziert [106].
2. Bei der Einzeitbehandlung einer akuten Gonorrhoe mit Spectinomycin (übrigens auch mit Thiamphenicol) ist *nicht*, wohl aber bei einer Einzeittherapie mit 4 Mega Penizillin und Probenecid (Megacillin forte plus Benemid 1,0 g) mit ausreichender Mitbehandlung einer gleichzeitig erworbenen Syphilis zu rechnen [128, 368].
3. Schließlich kann großzügiger Einsatz von Spectinomycin die Ausbildung von spectinomycinresistenten Gonokokken und plasmidmediierter Spectinomycinresistenz durch penizillinasebildende Gonokokken Veranlassung geben.

Syphilis

Die Bedeutung *serologischer Methoden bei Syphilis* konnte durch statistische Arbeiten weiter profiliert werden (Übersichten [48, 103, 161, 228, 299, 317, 318, 319, 442]).
Was kann als Resümee für die Praxis [48] zusammengefaßt werden (Tabelle 23)?
1. Als *Suchreaktion* zur Erfassung unerkannt verlaufender Syphilisinfektion gilt ohne Einschränkung heute unter Berücksichtigung der Kriterien von Spezifität, Sensibilität, Zeitpunkt der frühesten Reaktivität, Automatisierbarkeit und Kosten der *TPHA-Test*. Wir empfehlen zusätzlich den VDRL-Test.
2. Bei der allein serologischen Diagnose einer Syphilisinfektion besteht wegen der medizinischen und psychosozialen Tragweite einer solchen Diagnose die ärztliche Verpflichtung, durch *mehrere Testverfahren* das positive Untersuchungsergebnis bestmöglich abzusichern.
3. Als *Bestätigungsreaktion* empfiehlt sich neben dem *VDRL-Test* eine weitere ebenfalls treponemenspezifische Seroreaktion: der *FTA-ABS-Test*. In Fällen, wo TPHA- und FTA-ABS-Test zu divergierenden Resultaten führen („Problemseren"), und klinisch keine Klarheit herrscht, sollte der *TPI-Test* durchgeführt werden.
4. Als *Verkaufskontrollreaktionen* dienen auch heute noch Seroreaktionen, mit denen

quantitativ Reagintyp-Antikörper nachgewiesen werden können (VDRL-Test, MKR II, Cardiolipin-KBR), weil diese Reaktionen nahezu regelmäßig einen mit dem Erfolg der Therapie korrelierten Titerabfall aufweisen, während die treponemenspezifischen Reaktionen (FTA-ABS-Test, TPHA-Test, TPI-Test) bekanntlich nur bei sehr frühzeitigem Behandlungsbeginn (L I und ganz frühe L II) negativ werden können, im übrigen aber wegen der Persistenz treponemenspezifischer IgG-Antikörper weiterhin positiv reagieren („Serumnarbe"). Es ist zu hoffen, daß uns die technische Entwicklung bald die Möglichkeit zur routinemäßigen Durchführung des FTA-19S-IgM-Testes ermöglicht, da diese Reaktion in der Diagnostik der Lues connata praecox (Kind mit Lc produziert antitreponemale Antikörper vom IgM-Typ) und der Therapiekontrolle (Titerabfall bei erfolgreicher Therapie) von Bedeutung ist.

5. Bei Verdacht auf *Neurosyphilis* sollten zusätzlich der FTA-ABS-Test und der VDRL-Test im Liquor durchgeführt werden. Auch normale Zellzahlen und normales Gesamtprotein im Liquor schließen eine Spätsyphilis mit zentralnervöser Beteiligung nicht aus; in diesem Fällen ist der Gegenwart von Plasmazellen im Liquor sowie erhöhter Konzentration von IgG oder/und IgM (Immunelektrophorese) besondere diagnostische Bedeutung zuzumessen.

Tabelle 23. Praktisch wichtige Testcharakteristika und empfohlener Einsatzbereich luesserologischer Untersuchungsmethoden (Braun-Falco u. Scherer 1979)

Testmethode	Antigenspezifiät	Zeitpunkt der frühesten Reaktivität nach Infektion	empfohlene Indikation
TPHA-Test	treponemale Antigene	3. Woche	Suchreaktion
FTA-ABS-Test	treponemale Antigene	3.–4. Woche	Bestätigungsreaktion
FTA-19S-IgM-Test	treponemale Antigene	2.–3. Woche	Suchtest bei Lues connata Therapieleitreaktion
TPI-Test	treponemale Antigene	8.–9. Woche	Bestätigungsreaktion
Reagin-Tests	Lipoid-Antigene	5.–6. Woche	Verlaufskontrollreaktion Schnelltest

Bezüglich der *Behandlung der Syphilis* scheint sich weltweit immer mehr die Haltung durchzusetzen, daß die Syphilis bis zum Ende des ersten Jahres nach Infektionsbeginn (Frühsyphilis, primäre, sekundäre und frühlatente Syphilis) mit geringeren Gesamtdosen von Penizillin behandelt werden kann als die Syphilis ab dem zweiten Jahr nach Infektionsbeginn.

I. *Syphilis im ersten Jahr nach der Infektion (Frühsyphilis)*
1. *Benzathin-Penizillin G.* Einmalige Injektion von 2,4 Mega (1,2 Mega i.m. in je eine Gesäßhälfte).
2. *Procain-Penizillin G oder Clemizol-Penizillin G.* Tägliche Injektion von 600 000 bis 1 200 000 E Procainpenizillin G oder 1 000 000 E Clemizol-Penizillin G für *wenigstens* 10 Tage.

II. *Syphilis ab dem zweiten Jahr nach der Infektion (Spätsyphilis)*
1. *Benzathin-Penizillin G.* Dreimal je 2,4 Mega E i.m. im Abstand von jeweils 7 Tagen.
2. *Procain-Penizillin oder Clemizol-Penizillin G.* Wie oben, aber für die Dauer von *mindestens* 3 Wochen.

Man sollte sich aber auch bei diesen Empfehlungen vergegenwärtigen, daß sie klinisch-empirisch gewonnen wurden und Mindestdosierungsschemata darstellen.

Symptomlose Syphilis mit unbekanntem Infektionsdatum, kardiovaskuläre Syphilis und Lues connata tarda werden wie eine Syphilisinfektion ab dem zweiten Jahr (Schema II) behandelt. Ob Benzathin-Penizillin zur Behandlung der Neurosyphilis ausreicht.

Überwindung der Liquorschranke?), ist noch nicht sicher. Sicher ist indessen, daß Penizillin G (Procain-Penizillin oder Clemizol-Penizillin in der obigen Dosierung) über 3 bis 4 Wochen gute Erfolge gewährleistet; manche Kliniker ziehen es daher vor, unter klinischen Bedingungen über 10 bis 14 Tage alle 4 Stunden 2 bis 4 Mega wasserlösliches Penizillin G intravenös zu verabreichen, um sicher die Liquorschranke zu überwinden und ausreichende Gewebsspiegel in dem neural-zerebralen Kompartment zu erreichen.

Grundsätzlich ist aber daran festzuhalten, daß für die erfolgreiche Behandlung der Syphilis Penizillin nach wie vor das Mittel der Wahl ist, wobei von uns an der Münchener Klinik aus Sicherheitsgründen nach wie vor bei *allen* Luesformen ein therapeutischer Blutspiegel über 4 Wochen aufrecht erhalten wird.

Dermatotherapie

Die therapeutischen Fortschritte in der Dermatologie vollziehen sich relativ rasch. Dabei sind es zum einen aktive Maßnahmen, welche weiter perfektioniert wurden. Etwa 20 bis 25% aller klinisch behandelten Patienten in unserer Klinik werden „aktiv" behandelt (Kürettage, Kryotherapie, Dermabrasion, operative Therapie, Strahlentherapie u.a.). Die Arzneitherapie ist entsprechend der größeren Erfahrung durch den Trend geprägt, Zytostatika, Immunsuppressiva und Glukokortikoide nunmehr gezielter einzusetzen und zu nichtglukokortikoiden antiinflammatorischen Substanzen zu kommen. Schließlich zeichnet sich auch eine innerliche Therapie bei Psoriasis ab.

Operative Maßnahmen

Auf der *Verwendung der Rasierklinge* (Gilette Super Blue Blade) und der Elektrodesikkationsnadel in der dermatologischen Praxis hat Shelly wieder aufmerksam gemacht [425, 426]. Die Rasierklinge ist für die Chirurgie geeignet, d.h. zur oberflächlichen Entfernung epidermaler Veränderungen (Lentigines, beginnende seborrhoische Warzen, flache Nävi). Bemerkenswert ist die Erfahrung, daß die Rasierklingenmethode auch bei *Herpes simplex* helfen soll, wenn eine kleine Herpeseruption innerhalb der ersten 48 Stunden flach exzidiert wird. Rückfälle an dieser Stelle wurde praktisch nicht beobachtet. *Kürettage* scheint bei *Keratoakanthom* in Lokalanästhesie zu sehr guten und dauerhaften Erfolgen (nur ein Rückfall bei 47 Patienten) zu führen [390]. Erfahrungen an größeren Patientenzahlen zeigen, daß auch alleinige, sorgfältig durchgeführte Kürettagebehandlung bei *Basaliom* effektiv ist. Die Rezidivquote innerhalb von 2 Jahren scheint unter 3% zu liegen [291]. Uns hat sich *Desikkation mit nachfolgender Kürettage* bewährt; allerdings verwenden wir diese Methode zumeist bei Rumpfhautbasaliomen und nicht im Lid- bzw. Nasenspitzenbereich. Über gute Erfahrungen mit der 6 mm-*Einmalstanze* (SBP: Skin-Biopsy-Punch Stiefel) für die Entfernung von sog. Follikelretentionszysten berichten anhand ausführlicher Illustration Friedrich u. Diels [117].

Bei der operativen Therapie der *Hyperhidrosis axillaris* hat sich offenbar die subkutane Kürettage der unterminierten Haut nach Jennec nicht bewährt, vielmehr wird wieder die seit Skoog u. Thyresson übliche Achselhautexzision empfohlen [97].

Röntgenstrahlentherapie

Aus einer großen Statistik, auf die bereits auf der 8. Fortbildungswoche aufmerksam gemacht wurde, geht hervor, daß 1974/75 in den USA noch etwa 55% aller dermatologischen Praxen mit Röntgenweichstrahlen bzw. Grenzstrahlengeräten ausgerüstet sind [140]. Bei uns gewinnt man den Eindruck, daß die Tendenz zur Dermatoröntgentherapie bei gutartigen, aber auch bei bösartigen Dermatosen und Hauttumoren eher rückläufig ist und vor allem durch die gesetzlichen Auflagen eher negativ beeinflußt wird.

Nach wie vor ist die Röntgenweichstrahltherapie bei *Basaliomen* und *spinozellulären Karzinomen* im Augenlidbereich indiziert und wegen der hohen Heilungsquote (95%) als primäre Therapiemaßnahme zu empfehlen [409].

Auch *Melanosis circumscripta praecancerosa* (Lentigo maligna) ist nach wie vor eine Indikation für Grenz- oder Weichstrahltherapie [450].

Bei *kavernösen Hämangiomen* ist bekanntlich die spontane Rückbildungstendenz sehr groß. Ausführlich wurden kürzlich die günstigen Therapieergebnisse einer vorsichtigen niedrigfraktionierten Röntgentherapie gewürdigt; dabei wurde besonders über das gute Ansprechen von *Lidhämangiomen* (44 Fälle, davon in 70,5% vollständige Remission, in 25% befriedigender Erfolg) berichtet [11].

Über weitere Entwicklungen auf diesem Gebiet informiert übrigens das Augustheft 1978 des „Journal of Dermatologic Surgery and Oncology", sowie eine neue Monographie von Goldschmidt [141].

Äußerliche medikamentöse Therapie

Um Wiederholungen zu vermeiden, sei auf den Übersichtsartikel über *Dermatotherapie 1976–1977* von Coskey verwiesen [79].

Bei rasch wachsenden größeren *kavernösen Hämangiomen,* besonders im Gesicht bei Kindern, kommt nicht nur orale Prednisontherapie (1,0 mg/kg KG tgl. für 3 bis 5 Wochen oder 2 bis 3 mg/kg KG tgl. für 3 Wochen, mit späterer Reduktion um 1,0 bis 2,5 mg jeden 3. Tag über eine Periode von 7 bis 19 Wochen), sondern auch die *intraläsionale Glukokortikoidtherapie* in Betracht (2,0 mg Methylprednisolonacetat/kg KG, verdünnt mit physiologischer NaCl, wöchentlich je einmal für 4 Wochen, evtl. Wiederholung des Schemas nach 2 bis 3 Monaten). Wichtig ist, daß *nicht* in die kavernösen Hohlräume injiziert wird (Aspiration!), sondern das bindegewebige Stroma. Über exzellente Erfolge wird ausführlich berichtet [290].

Über intraläsionale Injektionstherapie mit Vincristin (1 mg in 20 ml Verdünnungsflüssigkeit) bei kleinen Knoten von *Morbus Kaposi* wurde vor kurzem berichtet [335]. Fluoruracil (Efudix) wird nicht nur bei Präkanzerosen wie aktinischen Keratosen und Morbus Bowen eingesetzt; neuerdings wird es auch in Kombination mit Salicylsäure und DMSO zur Behandlung viraler Warzen empfohlen [300]. Wichtig ist, daß mit dem Präparat (Verrumal) pro Applikation nicht mehr als 25 cm^2 Hautfläche behandelt werden, um resorptive Nebenwirkungen zu vermeiden.

Über die *DNCB-Therapie bei Alopecia areata* wurde bereits weiter oben berichtet. Auch aus den USA liegen günstige Erfahrungen [82] vor. Allerdings mußte diese Therapieform wegen mutagener Effekte von DNCB inzwischen gestoppt werden!

Auch in der Praxis sollte man immer daran denken, daß die adrenokortikale Funktion durch äußerlich in größeren Arealen aufgetragene *Glukokortikoide* supprimiert werden kann. Offenbar bestehen hinsichtlich dieses Effektes Unterschiede zwischen verschiedenen Verbindungen [234]. Auch insofern ist es wünschenswert, nach antiinflammatorischen nichtsteroidalen Substanzen zu suchen, um – auch wegen möglicher örtlicher Nebenwirkungen – langfristige Applikation von Glukokortikoiden zu vermeiden. Eine derartige Substanz ist Bufexamac (Parfenac); leider war bei einer klinischen Prüfung kein Unterschied zum Plazebo festzustellen [68].

Vitamin-A-Säure (Retinoic acid, VAS) und *Benzoylperoxyd* (BPO) haben sich bei Acne vulgaris bewährt. Sicher ist BPO leichter zu steuern als VAS, welch letztere einen besseren Schäleffekt aufweist. Wichtig ist wegen fraglicher karzinogener Effekte, daß Patienten unter örtlicher VAS-Therapie sich nicht gleichzeitig massiven Insolationen aussetzen. Ob man nunmehr auf alle anderen *Schälmittel* (β-Naphthol, Resorzin, Salizylsäure oder Schwefel) verzichten kann, wird sich in absehbarer Zeit erweisen müssen; jedenfalls sieht Flegel [107] mehr Nach- als Vorteile einer solchen „alten" Therapie. In diesem Zusammenhang von Interesse sind klinische Erfahrungen, nach denen *Milchsäure* als Keratolytikum (5% Milchsäure als Razemat in Ungt. emulsificans aquosum) zur örtlichen Behandlung von Ichthyosisformen schweren Grades der Vitamin-A-Säure gleichwertig ist [414].

Ähnlich wie BPO hat auch das in mehreren amerikanischen Haarshampoos verwendete Zink-Pyrithion einen guten antimikrobiellen Effekt, neben seiner leicht keratolytischen Wirkung. Es steht auch bei uns jetzt zur Verfügung (Desquaman) und hat sich uns besonders bei seborrhoischer Pityriasis simplex capillitii bewährt [182]. Ob dieses Shampoo auch bei „geöffneter" Haut, d.h. bei Ekzemen oder Psoriasis am behaarten Kopf verwendbar ist, sollte toxikologisch überprüft werden.

1975 wurde die örtliche Behandlung von *Melasma* (Chloasma) mit DMSO-enthaltender Betamethasonvalerat-Creme beschrieben [323].

Über *Phototherapie* und *Photochemotherapie* soll hier nicht eingehender berichtet werden, da dieses Thema während dieser Fortbildungswoche ausführlich andernorts behandelt wird. Neuerdings wird die Phototherapie, speziell die selektive UV-Phototherapie (SUP), aber auch die PUVA-Therapie bei Psoriasis mit gutem Erfolg mit oraler Retinoidtherapie (Ro 10-9359) kombiniert [121, 347, 445, 499]. Es scheint wohl so zu sein, daß der günstige, vor allem auch UV-strahlensparende Effekt des oralen aromatischen Retinoids auf der desquamativen (hornschichtverdünnenden) Wirkung beruht, die so die Penetration der UV-Strahlung in die Haut erleichtert. Klinische Erfahrungen werden notwendig sein, um sicherzugehen, daß diese kombinierte Therapie auch bei langfristiger Anwendung keine mutagenen oder onkogenen Effekte an der Haut entfaltet.

Die Behandlung von Patienten mit *Urticaria solaris* durch wiederholte Expositionen mit Sonnenlicht oder künstlichem Fluoreszenzlicht ist möglich; die Patienten entwikkeln Toleranz [385]. Erste eigene Erfahrungen mit Phototherapie zusammen mit Plewig, Hofmann u. Hölzle sind ermutigend.

Zur intensiven örtlichen *8-MOP-UVA-Therapie* wurden inzwischen Geräte mit beweglichen Lichtleitern konstruiert [223, 372]. Diese erlauben die Behandlung von Warzen, Nagelpsoriasis, palmoplantarer Psoriasis u.a. Nachteilig sind gelegentlich die langen Bestrahlungszeiten. Auch zur Lichttestung kommen solche Geräte in Betracht.

Innerliche medikamentöse Therapie

Die Entwicklung der innerlichen Therapie in der Dermatologie macht kontinuierliche Fortschritte. Vielfach ist die innerliche Therapie von systemischen Krankheiten wie Bindegewebskrankheiten oder malignen Lymphomen, aber auch von bullösen Dermatosen sehr viel differenter geworden und vielfach in der ersten Behandlungsphase nur in einer Klinik möglich. Der Dermatologe von heute muß daher viel mehr an klinisch-pharmakologischem Wissen besitzen als früher, und er muß viel mehr und viel häufiger – besonders bei der Durchführung komplizierter polychemotherapeutischer Verfahren – mit Kollegen der Inneren Medizin (besonders der Hämatologie) zusammenzuarbeiten bereit sein, will er seine Patienten optimal betreuen. Die *Beachtung des therapeutischen Risikos* verlangt zunehmend häufiger in der klinischen Dermatologie auch psychologische und ethische Entscheidungen.

Retinoide. Die Entwicklung von Vitamin A über Vitamin A-Säure zu neuen aromatischen Retinoiden (Ro 10-9359, Hoffmann LaRoche) als Therapeutika bei Erkrankungen mit Verhornungsstörungen hat über 2 Jahrzehnte gedauert (Übersicht [345]). Wie ist die Situation zur Zeit?

13-cis-Vitamin-A-Säure. Diese Verbindung spielt bei uns als internes Therapeutikum keine Rolle. Bei Psoriasis vulgaris wurde VAS bereits früher ohne besonderen Erfolg von Stüttgen eingesetzt [418], bei anderen hereditären Dermatosen (Ichthyosis, Morbus Darier, Erythrokeratodermia variabilis) waren die Effekte günstiger. Vor kurzem wurden unerwartet gute Wirkungen mit 13-cis-Vitamin-A-Säure bei Acne conglobata und schwerer Acne vulgaris mitgeteilt [359, 373]. Man hat Anhaltspunkte dafür, daß dieses geometrische Isomer der in der Natur vorkommenden all-trans-Vitamin-A-Säure wahrscheinlich über einen direkten inhibitorischen Effekt auf die Talgdrüsen (Erzeugung einer medikamentösen Sebostase) wirksam wird.

Aromatische Retinoide. Die Bemühungen auf dem Wege zu wirkungsvollen Retinoiden mit größerer therapeutischer Breite führte zu einer neuen Verbindung, dem Äthylalltrans-9-(4-methoxy-2, 3, 6, trimethyl-phenyl) 3,7-dimethyl-2, 4, 6, 8-nomentetraenoat, einem aromatischen Retinoid (Ro 10-9359, Hoffmann LaRoche). Bezüglich von Einzelheiten sei auf Orfanos u. Schuppli [348] sowie Orfanos et al. [346] verwiesen.

Was kann heute zusammenfassend festgestellt werden?

1. Ro 10-9359 ist bei Erkrankungen mit Verhornungsstörungen und Seborrhoe wirksam.
2. *Psoriasis.* Ro 10-9359 ist von einer deutlichen Wirkung, welche bei Psoriasis vulgaris allerdings meist nicht zur Erreichung von Erscheinungsfreiheit ausreicht. Besonders bei generalisierter Psoriasis vulgaris, psoriatischer Erythrodermie und Psoriasis pustulosa generalisata kommt es aber als Alternative zum Methotrexat in Betracht [158, 344]. Die Verabfolgung von Ro 10-9359 verbessert die Ansprechbarkeit der Psoriasis-Herde auf andere Therapieformen (PUVA, SUP, Dithranol). Ob allerdings solche *adjuvante Therapie* langfristig irrelevant ist, bleibt abzuwarten, wenn auch die Lichtempfindlichkeit durch Ro 10-9359 offenbar nicht wesentlich verändert zu werden scheint [202, 277].
3. Bei *Lichen ruber planus* der Mundschleimhaut hat sich dieses aromatische Retinoid besonders bei den schmerzhaften erosiven Formen bewährt, ist nach eigenen Erfahrungen aber oft nur morbostatisch wirksam [94].
4. *Hereditäre Keratodermien.* Sie sind in schweren Fällen als primäre Indikation anzusehen. Auch hier ist zu bedenken, daß es sich nur um morbostatische Effekte – frische Rezidive treten zumeist nach 4 bis 8 Wochen auf – handelt, und daß das therapeutische Risiko beachtet werden sollte. Über günstige Effekte wurde berichtet bei verschiedenen Ichthyosisformen [360], Erythrodermia ichthyosiformis congenitalis [29, 88], Morbus Darier [186, 343], Erythrokeratodermia figurata variabilis [120, 483], systemischem Naevus verrucosus [170]. Auch bei palmo-plantaren Keratosen ist das Vitamin-A-Säure-Derivat nach eigenen Beobachtungen wirksam.
5. *Pustulosis subcornealis* (Sneddon-Wilkinson) *und Pustulosis palmo-plantaris* (Andrews). Auch bei dieser nicht selten mit IgA-Myelom kombinierten Erkrankung scheint Ro 10-9359 wirksam zu sein [110], desgl. bei Pustulosis palmoplantaris [114].
6. *Verabfolgung und Nebenwirkungen.* Meist wird bei Erwachsenen 1 mg/kg KG tgl. (zumeist 75 mg, nicht mehr als 100 mg) für die ersten 3 bis 4 Wochen verabfolgt und dann im Rahmen der Erhaltungstherapie auf 25 mg tgl. reduziert. Nach eigenen Erfahrungen genügt in manchen Fällen eine noch geringere Dosierung (25 mg jeden 2. oder jeden 3. Tag) zur Erhaltung des Initialeffektes. Wegen fraglicher embryotoxischer Wirkungen sollten Frauen gleichzeitig Ovulationshemmer einnehmen. Hauptsächliche dosisabhängige Nebenwirkungen sind: Trockenheit der Schleimhäute, Cheilitis sicca, Exfoliation an Händen und Füßen, gelegentlich Paronychien und in 30% diffuses Effluvium, davon in 70% der Fälle von telogenem Typ [277]. Nur selten steigen die Transaminasen leicht an; das Präparat sollte nicht bei Leberstoffwechselstörungen verabreicht werden (Übersicht [342, 345]).

Zusammenfassend kann demnach festgestellt werden, daß wir hier zum ersten Mal ein Therapeutikum zur Verfügung haben, das es uns ermöglicht, Dermatosen mit Verhornungsstörungen innerlich zu behandeln, ohne kaum vertretbar große Risiken im Bezug auf Nebenwirkungen einzugehen. Wichtig scheint die Abklärung des chronischen Toxizitätsproblems beim Menschen.

Zinksulfat. Wir haben im letzten Bericht [40] auf *Zinksulfat,* das sich bekanntlich bei Akrodermatitis enteropathica zur Substitution so hervorragend bewährt hat (Übersicht [47]) als Therapeutikum aufmerksam gemacht und auch später informatorisch über Zinksulfat berichtet [43]. Michaelsson et al. [303, 304, 305] berichteten über günstige Effekte oraler Zinksulfat-Verabreichung (tgl. 135 mg Zink) bei Acne vulgaris; allerdings wurden diese Ergebnisse bislang nicht bestätigt [490]. Nach Michaelsson et al. [305] war Zinksulfat (3 × 1 Tabl. Solvezink für 12 Wochen) in einer Doppelblindstudie ebenso wirksam (70% Besserung) wie Tetrazykline. Möglicherweise mobilisiert Zink Vitamin A [307].

Auch bei *chronisch rezidivierenden Aphthen*, besonders bei Patienten mit einem Serumzinkspiegel unter 110 g/100 ml, wurden Besserungen beobachtet [297]. Es ist nicht klar, ob es sich nur um einen Supplementäreffekt handelt. Daß orale Zinksulfattherapie bei *Ulcera cruris* wirksam sein soll, wurde immer wieder beschrieben. Zinksulfat (220 mg, ein- bis dreimal tgl.) soll sich auch bei axillärer Bromhidrosis bewähren [420]. Bislang ist der Wirkungsmechanismus von Zink, das zu den lebensnotwendigen Elementen gehört, bei entzündlichen Dermatosen nicht aufgeklärt. Pharmazeutische Präparate sind Solvezinc (Tika Lund/Schweden) und Zink-DL-Aspartat (Dr. F. Köhler, 6146 Alsbach).

Beta-Karotin. Dieses gehört als wichtigster Vertreter zu den A-Provitaminen. Seit der Mitteilung von Fitzpatrick et al. über die photoprotektive Wirkung von Beta-Karotin bei erythropoetischer Protoporphyrie (EPP) wurde dieses Therapeutikum bei Porphyrien und Lichtdermatosen als Photoprotektivum überprüft (Übersicht [134, 135]). Die Beurteilung ist nicht einheitlich. Bezüglich der Wirksamkeit bei Porphyrien wurde bereits weiter oben berichtet; uneinheitliche gelegentliche Besserungen wurden bei Lichturtikaria, aktinischem Retikuloid und anderen nicht klassifizierbaren Lichtdermatosen beschrieben [135]. Die exakte Wirkung von Beta-Karotin bei lichtinduzierten Dermatosen ist noch nicht geklärt; man denkt an Absorption von Licht und Quenchingeffekte. Als mittlere Initialdosis gelten 75 mg Beta-Karotin (Carotaben), als Erhaltungsdosis 25 mg tgl. Die Verträglichkeit ist gut, gelegentliche Kontrolle der Leberwerte empfehlenswert. Die therapeutische Gelbfärbung der Haut (Aurantiasis) wird neuerdings bei akraler Vitiligo im Sommer therapeutisch ausgenutzt, um Kontrastphänomene zwischen normaler und vitiliginöser Haut zu mildern [370].

Dinatriumcromoglycat. DNCG hemmt die Liberierung von Histamin aus den Mastzellen und kann daher prophylaktisch bei allergischen Reaktionen von Typ I nach Gell u. Coombs eingesetzt werden (s. S. 282)

Clofazimin. Über gute Therapieerfolge mit den Antileprosum Clofazimin (Lampren) bei Pyoderma gangraenosum wurde 1976 berichtet [306]. Diese wurden auch von anderer Seite bestätigt [23]. Clofazimin stimuliert offenbar die phagozytische Aktivität von neutrophilen Leukozyten und Makrophagen.

Es kann daher auch bei Psoriasis pustulosa palmo-plantaris und Pustulosis palmoplantaris versucht werden. Die Tagesdurchschnittdosis beträgt: 3 × 100 mg; eigene Versuche waren allerdings nicht ermutigend.

Levamisol. Im Rahmen unseres Referates auf der 8. Fortbildungswoche wurde bereits auf dieses neue Medikament aufmerksam gemacht, das zur Immunstimulierung eingesetzt wird. Experimentell ist eine Steigerung der Chemotaxis von Makrophagen und gesteigerte Phagozytosefähigkeit der Granulozyten und Makrophagen nachweisbar, eine verminderte zellvermittelte Immunitätssituation wird normalisiert (Übersicht [269]). Die immunstimulierende Wirkung von Levamisol scheint thymosinartig zu sein [177].

Wegen möglicher schwerer Nebenwirkungen (Agranulozytose, besonders bei Patienten mit HLA-27) muß Levamisol kritisch eingesetzt werden und ist noch nicht allgemein verfügbar. Diskutierte Indikationen sind: Chronisch-rezidivierende Aphthen, Behcet-Syndrom, Herpes recidivans, Psoriasis arthropathica und therapieresistente Follikulitis [166, 203].

Kaliumjodid. Die im 8. Fortbildungsreferat [40] erwähnte Kaliumjodidtherapie bei Erythema nodosum und nodöser Vaskulitis der Unterschenkel wurde bei 20 weiteren Patienten als gut wirksam herausgestellt [461]. Die Dosierung beträgt 1,5 – 2,0 g tgl. Nebenwirkungen können Kopfschmerzen und Jodismus sein. Auf Lungentuberkulose muß vorher untersucht werden.

Zytostatika. Mit dem Einsatz von Zytostatika in der Dermatologie hat sich in letzter Zeit besonders Luger beschäftigt [271, 272, 273]. Als Indikationen für interne zytostatische

Therapie gelten zur Zeit maligne epitheliale und mesenchymale Tumoren (spinozelluläre Karzinome, ausgedehnte Basaliome, maligne Melanome, Morbus, Kaposi, Sarkome), ferner Keratoakanthome und floride orale Papillomatose, maligne Lymphome und Immunopathien (Pemphigus vulgaris, bullöses Pemphigoid, Dermatomyositis, systemischer Lupus erythematodes, Periarteriitis nodosa, Livedo racemosa mit Ulzeration, Wegenersche Granulomatose, chronische kutane Vaskulitis, evtl. systemische Sklerodermie). Jede Form von immunsuppressiver oder zytostatischer Therapie hat eine exakte Kenntnis möglicher Nebenwirkungen zur Voraussetzung. Vor der Behandlung ist in jedem Fall das Nutzen-Risikoverhältnis sorgfältig zu überprüfen und auf Kontraindikationen zu achten. Vielfach muß eine derartige Therapie unter klinischen Bedingungen eingeleitet werden, um Verträglichkeit und Wirksamkeit zu überprüfen sowie akute oder subakute Nebenwirkungen möglichst frühzeitig zu erfassen. Zu bedenken ist ferner das Risiko der Onkogenese besonders bei jüngeren Patienten und offenbar besonders bei der Verwendung von Alkylantien (z.B. Zyklophosphamid) sowie auch die teratogene Wirkung (Übersicht [496]).

Bei frühen Stadien der *Mycosis fungoides* scheinen massive therapeutische Verfahren wie Ganzkörperoberflächenelektronenbestrahlung, PUVA oder örtliche Ganzkörpertherapie mit Stickstofflost oder Nitrosoharnstoffpräparaten möglicherweise von kurativer Wirkung zu sein. Vloden u. Larsen [476] berichten über günstige Effekte mit Stickstofflost bei zwölf Patienten und teilen ihre Erfahrungen mit, die häufiger im Verlauf eintretende und subjektiv sehr störende allergische Kontaktdermatitis durch topische Desensibilisierung zu überwinden.

Virostatika. Die Entwicklung auf diesem Sektor scheint sich besonders langsam zu vollziehen. In der Dermatologie wird Cytarabin (Alexan), das im Experiment die Bildung intakter DNS-Viren wirksam hemmt, besonders zur Behandlung von Varizellen, Zoster und schwer verlaufenden Infektionen durch Herpes-simplex-Virus (Herpes-Enzephalitis etc.) empfohlen. Interessant ist in diesem Zusammenhang, daß bei Zoster im Rahmen einer randomisierten Doppelblindstudie ein Effekt von Cytarabin auf den Spontanablauf der Zosterinfektion nicht festgestellt werden konnte [350].

Hormone. Die Anwendung von Antiandrogenen aus dermatologischer Indikation betrifft in der Hauptsache weibliche Patienten mit starker Seborrhoe, schwerer Acne vulgaris, androgenetischer Alopezie und Hirsutismus (Virilismus). Für die Behandlung, die vielfach nur morbostatisch wirkt, kommen im wesentlichen zwei Antiandrogene in Betracht, nämlich Cyproteronacetat (Androcur) oder Chlormadinonacetat (Gestafortin). Zur intensiven Initialtherapie (cave Nebenwirkungen!) wurden verschiedene Therapieschemen angegeben (Übersicht [412]). Solch differente Therapie sollte möglichst in Kooperation mit dem Gynäkologen durchgeführt werden; Myome und kanzeröse Zustände müssen vor Therapiebeginn ausgeschlossen sein.

Zur Behandlung geringer ausgeprägter Krankheitszustände und zur Nachbehandlung kommen Ovulationshemmer mit antiandrogener Wirkung (Cyproteronacetat und Äthinylöstradiol (Diane); Chlormadinonacetat und Mestranol (Eunomin) in Betracht [270, 356, 510]. Die Effekte dieser zumeist nur morbostatischen Behandlung halten etwa 3 bis 4 Monate nach Absetzen der Therapie an. Die Nebenwirkungen von Ovulationshemmern mit antiandrogenem Hormon sind im Hinblick auf Zahl und Art ähnlich der anderer handelsüblicher Ovulationshemmer; sorgfältige Indikationsstellung ist daher angezeigt.

Konservative Therapie bei arteriellen Verschlußkrankheiten

Der Dermatologe ist nicht selten der erste, der auf dem Boden begleitender Dermatosen wie Onychomykose, Tinea pedum, Zyanose oder initialer Gangrän die Verdachtsdiagnose einer peripheren arteriellen Verschlußkrankheit stellt. Er sollte auch mit konservativen Therapiemaßnahmen vertraut sein, um seine Patienten gut beraten oder behandeln zu können (Übersicht [178]).

Der Einsatz konservativer therapeutischer Maßnahmen hat folgendes Bild:

1. *Behandlung von Risikofaktoren.* Frühzeitige Erkennung und Behandlung von Risikofaktoren ist ein wichtiges Ziel. Diabetes mellitus, Hypertonie, Hyperlipoproteinämie und evtl. Hyperurikämie sollten in Zusammenarbeit mit einem Internisten erkannt und fortlaufend behandelt werden (*Basistherapie*). Auch anderen Faktoren wie Rauchen, Streß u.a. ist Aufmerksamkeit zuzuwenden.

2. *Spezifische konservative Therapie.* Vor allem ist die Herzleistung zu überprüfen. Patienten mit latenter oder manifester *Myokardinsuffizienz* sollten stets unabhängig vom Schweregrad der arteriellen Durchblutungsstörung voll digitalisiert werden.

Die weitere Therapie richtet sich nach der klinischen Symptomatik, wobei man generell der *Stadieneinteilung von R. Fontaine* folgt:

Stadium I: Keine Symptome,
Stadium II: Claudicatio intermittens,
Stadium III: Claudicatio intermittens mit Ruheschmerz,
Stadium IV: Nekrose und Gangrän.

Tabelle 24. Konservative Differentialtherapie chronisch-arterieller Verschlußerkrankungen (nach Heidrich, 1978)

Leitsymptom	–	Claudicatio	Ruheschmerz	Nekrose
Stadium nach Fontaine	I	II	III	IV
Therapie Risikofaktoren	+	+	+	+
Digitalisierung bei Myokardinsuffizienz	+	+	+	+
Bewegungstherapie		+		
Vasodilatantien	–	+	(+)	(+)
Niedermolekulare Dextrane		+	+	+
Kontrollierte Hypertension		(+)	+	+
Defibrinierung			+	(+)
Fibrinolyse		+	+	+
Antikoagulation	+	+	(+)	(+)

+   gesicherte Indikation
(+) mögliche Indikation

Die konservativen therapeutischen Möglichkeiten wurden kürzlich zusammenfassend dargestellt [178]. In Betracht kommen vorsichtige Bewegungstherapie, Vasodilatantien (arteriell oder intravenös), niedermolekulare Dextrane (Rheomakrodex), induzierte milde Hypertonie durch Minerallokortikoide (Astonin H), Defibrinierung (Asterin; Defibrase), Antikoagulantien und gegebenenfalls Thrombolyse. Als informative Richtlinie für die Indikation der aufgezeigten Maßnahmen kann die Tabelle 24 gelten. Es muß aber betont werden, daß die teilweise recht differenten Therapiemaßnahmen nur in speziellen Kliniken möglich sind, die auch über die notwendigen Voraussetzungen für die technische Überwachung solcher Therapieformen, besonders mit Antikoagulantien und Defibrinierungsmaßnahmen, verfügen. Daher ist es in jedem Falle notwendig, in enger Fühlungsnahme und Kooperation mit chirurgischen und internistischen Kollegen den Therapieplan aufzustellen sowie Vor- und Nachteile der in Betracht kommenden Verfahren gegeneinander abzuwägen, um so im Individualfall zum besten Therapieerfolg zu kommen. Dem Dermatologen kommt in diesem Zusammenhang auch eine wichtige Funktion in der Prophylaxe (Vermeidung von Mykosen, Erysipel, Klavi, Nekrosen) sowie in der Therapie von Ulzerationen und Gangrän zu.

Schluß

Insgesamt läßt diese keineswegs vollständige Übersicht erkennen, daß sich die Dermatologie in vielfältiger Beziehung rasch und erfolgreich entwickelt, und daß auch die therapeutischen Möglichkeiten bei den einzelnen Erkrankungen besser werden; viele teilweise differente Therapieverfahren verlangen vom Dermatologen in Klinik und Praxis eine immer detailliertere pharmakologische Kenntnis.

Literatur

1. Adolphs, H.D.: Immuntherapie maligner Tumoren. Med. Klin. *70*, 255–266 (1975)
2. Alani, S.D., Alani, M.D.: Allergic contact dermatitis and conjunctivitis to corticosteroids. Contact Dermatitis *2*, 301–34 (1976)
3. Albrecht-Nebe, H.: Untersuchungen zum Nachweis viszeraler Verlaufsformen des Lupus erythematodes chronicus. Dermatol. Wochenschr. *163*, 296–308 (1977)
4. Aly, R., Maibach, H.I., Mandel, A.: Bacterial flora in psoriasis. Br. J. Dermatol. *95*, 603–603 (1976)
5. Andersen, K.E.: Contact allergy to toothpaste flavors. Contact Dermatitis *4*, 195–198 (1978)
6. Anton-Lamprecht, I.: Ultrastructural criteria for the distinction of different types of inherited ichthyoses. In: The Ichthyoses, Marks, R., P.J. Dykes (eds.), pp. 71–87. Cardiff: MTP 1978
7. Asboe-Hansen, G.: Treatment of generalized scleroderma with inhibitors of connective tissue formation. Acta Derm.Venereol. (Stockh.) *55*, 461–465 (1975)
8. Ayres, S., Mihan, R.: Porphyria cutanea tarda: response to Vitamin E, a review and two case reports. Cutis *22*, 50–52 (1978)
9. Baer, R.L.: Die Rolle der Langerhans-Zellen bei der Kontaktallergie. Hautarzt *27*, 554–558 (1976)
10. Baer, R.L.: Immunologic functions of Langerhans cells. J. Dermatol. *5*, 257–263 (1978)
11. Bamberg, M., Scherer, E.: Weichstrahltherapie bei 44 Lidhämangiomen – Indikation und Ergebnisse. Dtsch. Med. Wochenschr. *103*, 1293–1297 (1978)
12. Bandlow, G., Kohlschütter, A.: Herpes simplex als Ursache eines therapieresistenten Panaritiums. Dtsch. Med. Wochenschr. *102*, 759–760 (1977)
13. Baran, E.: Über die Piluflora des Verdauungstraktes bei Acne rosacea-Kranken. Mykosen *21*, 277–284 (1978)
14. Bart, B.J., Gorlin, R.J., Anderson, V.E. et al.: Congenital localized absence of skin and associated abnormalities resembling epidermolysis bullosa. Arch. Dermatol. *93*, 296–304 (1966)
15. Bart, B.J.: Epidermolysis bullosa and congenital localized absence of skin. Arch. Dermatol. *101*, 78–81 (1970)
16. Bauer, E.A., Gedde-Dahl, I., Eisen, A.Z.: The role of human skin collagenase in epidermolysis bullosa. J. Invest. Dermatol. *68*, 119–124 (1977)
17. Baur, X., Fruhmann, G., Liebe, V.v.: Allergologische Untersuchungsmethoden (inhalativer Provokationstest, Hauttest, RAST) für die Diagnose des Asthma bronchiale. Klin. Wochenschr. *56*, 1205–1212 (1978)
18. Beeson, P.B., Bass, D.A.: The Eosinophil. Vol. 14. Philadelphia: W.B. Saunders 1977
19. Benthely-Phillips, C.B., Paulli-Jørgensen, H., Marks, R.: The effects of prostaglandins E_1 and F_{2a} on epidermal growth. Arch. Dermatol. Res. *257*, 233–237 (1977)
20. Bergfeld, W.F.: Hair loss, a practical approach to diagnosis. Cutis *21*, 497–499 (1978)
21. Bergfeld, W.F.: Diffuse hair loss in women. Cutis *22*, 190–195 (1978)
22. Bertrams, J.: HLA-Antigene und Krankheitsempfänglichkeit. Dtsch. med. Wochenschr. *101*, 178–184 (1976)
23. Beurey, J., Weber, M., Delours, J.-L., Chaulieu, Y.: Pyoderma gangrenosum: thérapeutique par clofazimine. Ann. Dermatol. Venereol. *104*, 631–634 (1977)
24. Beutner, E.H., Chorzelski, T.P.: Studies on etiologic factors in pemphigus. J. Cutan. Pathol. *3*, 67–74 (1976)
25. Bint, A.J., George, R.H., Healing, D.E., Wise, R., Davies, M.: An outbreak of infection caused by a gentamycin resistent staphylococcus aureus. J. Clin. Pathol. *30*, 165 (1975)
26. Björnberg, A., Mobacken, H.: Recurrent bullous eruptions on the lower legs. Acta Derma. Venereol. (Stockh.) *56*, 405–408 (1976)

27. Black, M.M., Marks, R.: The inflammatory reaction in pityriasis lichenoides. Br. J. Dermatol. *87*, 533–539 (1972)
28. Black, M.M., Eykyn, S.J.: The successful treatment of tropical fish tank granuloma (Mycobacterium marinum) with cotrimoxazolen. Br. J. Dermatol. *97*, 689–692 (1977)
29. Blanchet-Bardou, C., Anton-Lamprecht, I., Schnyder, U.W.: Erythrodermie congénitale ichthyosiforme bulleuse: contrôle ultrastructural du traitement par l'éther éthylique d'un dérivé aromatique de l'acide rétinoique. Ann. Dermatol. Venereol. *104*, 648–653 (1977)
30. Blondeel, A., Oleffe, J., Achten, G.: Contact allergy in 330 dermatological patients. Contact Dermatitis *4*, 270–276 (1978)
31. Blumenkrantz, N., Asboe-Hansen, G.: Abnormal skin collagen in scleroderma. Acta Derm. Venereol. (Stockh.) *58*, 75–76 (1978)
32. Böhm, G., Holzmann, H.: D-Penicillamin induzierter Pemphigus erythematosus. Akt. Dermatol. *4*, 41–45 (1978)
33. Bönniger, F., Burg, G.: Multiple Keratoakonthane. Hautarzt *30*, 92–94 (1979)
34. Bonvalet, D., Colou-Johns, K., Bélaich, S., Civatte, J., Degos, R.: Les différentes formes du parapsoriasis en plaques – à propos de 90 cas. Ann. Dermatol. Venereol. *104*, 18–25 (1977)
35. Boonpucknavig, V., Boonpucknavig, S., Vuttivirojana, O., Yaemboonmiang, C.C.: Immunofluorescence skin test for lupus erythematosus. Arch. Dermatol. *101*, 350–353 (1977)
36. Braun, W., Koester, H., Taute, K.M.: Metronidazol bei Rosacea. Dermatol. Monatsschr. *164*, 197–199 (1978)
37. Braun-Falco, O.: Klinik und Pathomechanismus der Endoxan-Alopecie als Beitrag zum Wesen cytostatischer Alopecien. Arch. Klin. Exp. Dermatol. *212*, 194–216 (1961)
38. Braun-Falco, O.: Dynamik des normalen und pathologischen Haarwachstums. Arch. Klin. Exp. Dermatol. *227*, 419–452 (1966)
39. Braun-Falco, O.: Was gibt es Neues in der praktischen Dermatologie? In: Fortschritte der praktischen Dermatologie und Venerologie, Bd. 7, Braun-Falco, O., Petzoldt, D. (Hrsg.), S. 306–326. Berlin, Heidelberg, New York: Springer 1973
40. Braun-Falco, O.: Neuere Entwicklungen in der Dermatologie. In: Fortschritte der praktischen Dermatologie, Bd. 8, Braun-Falco, O., Marghescu, S. (Hrsg.), S. 417–456. Berlin, Heidelberg, New York: Springer 1976
41. Braun-Falco, O.: The initial psoriatic lesion. In: Psoriasis, Proceedings of the Second International Symposion, Farber, E.M., Cor, A.J., Jacobs, P.H., Nall, M.L. (eds.), pp. 1–11. New York: York Medical Books 1976
42. Braun-Falco, O.: Neuere Aspekte zur Pathogenese der Hauterscheinungen bei Psoriasis vulgaris. Hautarzt *27*, 363–374 (1976)
43. Braun-Falco, O.: Zink – ein neues Dermatotherapeutikum. Münch. Med. Wochenschr. *119*, 7–8 (1977)
44. Braun-Falco, O., Hofmann, C., Plewig, G.: Feingewebliche Veränderungen unter Photochemotherapie der Psoriasis. Arch. Dermatol. Res. *257*, 307–317 (1977)
45. Braun-Falco, O., Landthaler, M.: Ichthyosis vulgaris, Taubheit, Pili torti und Zahnanomalien. Hautarzt *29*, 276–280 (1978)
46. Braun-Falco, O., Landthaler, M., Ryckmans, F.: BK-Mole-Syndrom. Fortschr. Med. *97*, 1489–1494 (1979)
47. Braun-Falco, O., v. Liebe, V.: Zinktherapie der Akrodermatitis enteropathica. Münch. Med. Wochenschr. *119*, 37–42 (1977)
48. Braun-Falco, O., Scherer, R.: Diagnostische Bedeutung der Luesserologie. Dtsch. Med. Wochenschr. *104*, 275–277 (1979)
49. Braun-Falco, O., Schmoeckel, Ch.: Prognostische Kriterien beim malignen Melanom. (im Druck)
50. Breit, R.: Allergen–change in stasis dermatitis. Contact Dermatitis *3*, 309–311 (1977)
51. Bremer, W., Gschnait, F., Mayr, W.R.: HLA-B13, B17, B37 und Cw6 in psoriasis vulgaris. Association with the age of onset. Arch. Dermatol. Res. (1978)
52. Breslow, A.: Tumor thickness, level of invasion and node dissection in stage 1 cutaneous melanoma. Ann. Surg. *182*, 572–575 (1975)
53. Bruinsma, W.: A guide to drug eruptions, the file of adverse reactions to the skin. Meppel, Holland: Krips Repro 1977
54. Buchegger, G., Vankov, T., Schneiderhan, H.: D-Penicillamin in der Behandlung der Sarkoidose. Med. Klin. *72*, 2024–2028 (1977)

55. Buckner, D., Price, N.M.: Immunotherapy of verrucae vulgares with dinitrochlorbenzene. Br. J. Dermatol. *98*, 451–455 (1978)

56. Buess, H., Käser, D.: Klinik, Diagnose und Therapie der Trichomoniasis. Schweiz. Rundschau Med. *66*, 1241–1246 (1977)

57. Bullough, W.S.: Chalones and cancer. In: Growth kinetics and biochemical regulation of normal and malignant cells, Drewinko, B., Humphrey, R.M. (eds.), pp. 77–89. Baltimore: Williams and Wilkins 1977

58. Bullough, W.S., Laurence, E.B.: The control of epidermal mitotic activity in the mouse. Proc. R. Soc. Lond. (Biol.) *151*, 517–536 (1960)

59. Bullough, W.S., Laurence, E.B.: Mitotic control by internal secretion: the role of the chalone-adrenalin complex. Exp. Cell Res. *33*, 176–194 (1964)

60. Bunge, R.: Azetylsalizylsäure (ASS) und Prostaglandine. Med. Welt *28*, 1834–1839 (1977)

61. Burnham, T.K.: Antinuclear antibodies. Arch. Dermatol. *114*, 1343–1344 (1978)

62. Buselmeier, T.J., Dahl, M.V., Kjellstrand, C.M., Goltz, R.W.: Dialysis therapy for psoriasis. J. Am. Med. Assoc. *240*, 1270–1279 (1978)

63. Callen, J.P., Chanda, J.J., Stawiski, M.A.: Malignant melanoma. Arch. Dermatol. *114*, 369–370 (1978)

64. Chapmann. L.F.: Mechanisms of the flare reaction in human skin. J. Invest. Dermatol. *69*, 88–97 (1977)

65. Carapeto, F.J., Winkelmann, R.K.: Peripheral blood lymphocyte distribution in skleroderma. Dermatologica *151*, 228–235 (1975)

66. Castermans-Elias, S., Simar, L., Vanwijck, R.: Immunosurgical treatment of Stage I malignant melanoma. Cancer Immunol. Immunother. *2*, 179–187 (1977)

67. Chorzelski, T.P., Jablonska, S., Beutner, E.E., Maciejowska, E., Jarzabek-Chorzelska, M.: Juvenile dermatitis herpetiformis versus „benign chronic bullous dermatosis of childhood". Are these immunologic diseases. J. Invest. Dermatol. *65*, 447–450 (1978)

68. Christiansen, J.K., Gadborg, E., Kleiter, I. et al.: Efficacy of Bufexamac (NFN) cream in skin diseases – a double-blind multicentric trial. Dermatologica *154*, 177–184 (1977)

69. Christensen, O.B.: An exogenous variety of pseudoxanthoma elasticum in old farmers. Acta Derm. Venereol. (Stockh.) *58*, 319–321 (1978)

70. Christensen, O.B., Møller, H.: External and internal exposure to the antigen in the hand eczema of nickel allergy. Contact Dermatitis *1*, 136–144 (1975)

71. Chugh, K.S., Nath, I. V.S., Bedi, T.R., Pareek, S.K.: Dialysis therapy for psoriasis. Ann. Intern. Med. *88*, 842–843 (1978)

72. Cipriani, C., Moretti, G., Rampini, E., Divano, C.: Adenyl-Cyclase activity in rat-hair-cycle. Arch. Dermatol. Res. *256*, 319–325 (1976)

73. Civatte, J., Lazarovici, C., Gamas, P., Léon, S., Hors, J., Contu, L., Dausset, J.: Le système HL-A dans le psoriasis. Etude de 31 familles. Ann. Dermatol. Venereol. *104*, 525–532 (1977)

74. Kopf, A.W., Bart, R.S., Rodriquez-Sains, R.S., Ackerman, A.B.: Malignant melanoma. New York–Paris–Barcelona–Milan–Mexico City–Rio de Janeiro: Masson Publishing USA, Inc. 1979

75. Clark, W.H., Reimer, R.R., Greene, M., Ainswarth, A.M., Mastrangelo, M.J.: Origin of familial malignant melanomas from heritable melanozytic lesions, „The B-K-Mole-Syndrome". Arch. Dermatol. *114*, 732–738 (1978)

76. Clayton, R., Haffenden, G., Vivier, A. du et al: Pityriasis lichenoides – an immun complex disease. Br. J. Dermatol. *97*, 629–634 (1977)

77. Corbett, M.F., Herxheimer, A., Magnus, I.A., Ramsay, C.A., Kobza-Black, A.: The long term treatment with β-Carotene in erythropoietic protoporphyria: a controlled trial. Br. J. Dermatol. *97*, 655–662 (1977)

78. Cormane, R.H., Hunyadi, J., Hamerlinck, F.: The role of lymphoid cells and polymorphonuclear leukocytes in the pathogenesis of psoriasis. J. Dermatol. *3*, 247–259 (1976)

79. Coskey, R.J.: Dermatologic therapy: December 1976 through November 1977. Cutis *22*, 349–373 (1978)

80. Cotterill, J.A., Barker, D.J., Millard, L.G., Robinson, E.A.: Plasma exchange in the treatment of pemphigus vulgaris. Br. J. Dermatol. *98*, 243 (1978)

81. Cramer, H.J.: Verrucosis seborrhoica. Hautarzt *20*, 31–34 (1969)

82. Daman, L.A., Rosenberg, E.W., Drake, L.: Treatment of alopecia areata with dinitrochlorobenzene. Arch. Dermatol. *114*, 1036–1038 (1978)

83. Daróczy, J., Vajda, K., Kiraly, K.: Study of the ultrastructure of normal and pathological human dermal elastic fibre. Front. Matrix Biol. *4*, 122–171 (1977)

84. Dausset, J., Svejgaard, A. (eds.): HLA and disease. Kopenhagen: Munksgaard 1977

85. Davies, M.G., Hodgson, G.A., Evans, E.: Contact dermatitis from an ostomy deodorant. Contact Dermatitis *4,* 11-13 (1978)

86. Degos, R., Civatte, J., Belaich, S.: La pigmentation maculeuse éruptive idiopathique. Ann. Dermatol. Venereol. *105,* 177-182 (1978)

87. Deneau, D.G., Farber, E.N.: The treatment of psoriasis with azaribine. Dermatologica *151,* 158-163 (175)

88. Dinet, Y., Achten, G., Wanet, J. et al: Traitement oral de grands états ichthyosiformes par le rétinoide éthylester. Ann. Dermatol. Venereol. *105,* 465-468 (1978)

89. Dirnagl, K.: Badetherapie in der Dermatologie: Physikalische Aspekte. Ärztl. Kosmetologie *7,* 151-158 (1977)

90. Doss, M.: Pathobiochemie der Porphyrien. Med. Klin. *72,* 1501-1518 (1977)

91. Doss, M.: Was ist gesichert in der Therapie der Porphyrien? Internist (Berlin) *18,* 664-675 (1977)

92. Doutze, M.S., Ortonne, J.P., Floret, D., Thivolet, J.: Pelade et Trisomie 21. Ann. Dermatol. Venereol. *105,* 587-590 (1978)

93. Dvorak, H.F., Dvorak, A.M., Simpson, B.A., Richerson, H.B., Leskowitz, S., Karnowsky, M.J.: Cutaneous basophil hypersensitivity. II. A light and electron microscopic description. J. Exp. Med. *132,* 558-582 (1970)

94. Ebner, H.: Erfahrungen mit der systemischen Retinoidbehandlung (Ro 10-9359) bei Lichen ruber planus. Wien. Klin. Wochenschr. *91,* 161-164 (1979)

95. Ebner, H., Gebhart, W.: Vergleichende Untersuchungen bei juvenilem und adultem Colloid-milium. Arch. Dermatol. Res. *261,* 231-244 (1978)

96. Elgjo, K.: Epidermal chalone: Cell cycle specificity of two epidermal growth inhibitors. Natl. Cancer Inst. Monogr. *38,* 71-78 (1973)

97. Ellis, H.: Axillary hyperhidrosis: failure of subcutaneous curettage. Br. Med. J. *2,* 301-302 (1977)

98. Elwood, J.M., Lee, J.A.H.: Recent data on the epidemiology of malignant melanoma. Semin. Oncol. *2,* 149-154 (1975)

99. Emerit, J.: Chromosomal breakage in system sclerosis and related disorders. Dermatologica *153,* 145-156 (1976)

100. Favez, G., Leuenberger, P.: Le diagnostic sérologique de la sarkoidose. Rev. Fr. Malad. Resp. *3,* 1037-1042 (1975)

101. Feig. P.U., Scoter, N.A., Yager, H.M., Caplan, L., Rosen, S.: Vasculitis with urticaria, hypo-complementemia, and multiple system involvement. J. Am. Med. Assoc. *236,* 3065-3068 (1976)

102. Felten, A., von Gerber, N.: HLA-Typisierung: ein diagnostisches Hilfsmittel? Schweiz. med. Wochenschr. *108,* 1381-1383 (1978)

103. Feuerhake, K., Fröhlich, E., Meyer-Rohn, J.: Zur Brauchbarkeit des TPHA-Testes als Such-reaktion in der modernen Luesserologie. Z.Hautkr. *53,* 150-158 (1978)

104. Feuerstein, W.: Die Diagnose des postthrombotischen Syndroms. Phlebol. u. Proktol. *8,* 18-46 (1979)

105. Fitzpatrick, T.B., Szabo, G., Hori, Y. et al: White leaf-shaped macules: Earliest visible sign of tuberous sclerosis. Arch. Dermatol. *98,* 1-6 (1968)

106. Fjumara, N.J.: The treatment of gonococcal proctitis. J. Am. Med. Assoc. *239,* 735-737 (1978)

107. Flegel, H.: Sind Schälkuren sinnvoll? Dermatol. Monatsschr. *163,* 122-124 (1977)

108. Fleischmajer, R., Gay, S., Meigel, W.N., Perlish, J.S.: Collagen in the cellular and fibrotic stages of scleroderma. Arthritis Rheum. *21,* 418-428 (1978)

109. Floersheim, Y., Keller, P.J.: Hormonale Behandlung des Hirsutismus. Schweiz. med. Wochenschr. *106,* 573-574 (1976)

110. Folkers, E., Tafelkruyer, J.: Subcorneal pustular dermatosis (Sneddon-Wilkinson disease) – therapeutic problems Br. J. Dermatol. *98,* 681-684 (1978)

111. Forck, G., Kalveram, K.-J.: Nachweis einer unterschiedlichen Antigenpotenz gleichartiger Antigenextrakte verschiedener Hersteller mittels Hauttest, RAST und RAST-Inhibitionstest. Z. Hautkr. *54,* 201-204 (1978)

112. Forsbeck, M., Hovmark, A., Skog, E.: Patch testing, tuberculin testing and sensitization with dinitrochlorobenzene and nitrosodimethylaniline of patients with atopic dermatitis. Acta Derm. Venereol. (Stockh.) *56,* 135-138 (1976)

113. Forsbeck, M., Skog, E.: Immediate reactions to patch tests with balsam of peru. Contact Dermatitis *3,* 201-205 (1977)

114. Frediksson, T., Pettersson, U.: Oral treatment of pustulosis palmo-plantaris with a new retinoid Ro 10-9359. Dermatologica *158*, 60-64 (1979)

115. Fregert, S., Thorgeirsson, A.: Patch testing with low molecular oligomers of epoxy resins in humans. Contact Dermatitis *3*, 301-303 (1977)

116. Frenk, E., Tapernoux, B.: Hyperkeratotis lenticularis perstans (Flegel). A biological model for keratinization occuring in the absence of Odland bodies? Dermatologica *153*, 253-262 (1976)

117. Friederich, H.C., Diels, J.: Über eine einfache Methode zur dermato-chirurgischen Therapie von Follikelretentionscysten. Z.Hautkr. *52*, 847-852 (1977)

118. Friedman-Birnbaum, R., Haim, S., Gideone, O., Barzilai, A.: Histocompatibility antigens in granuloma annulare. Br. J. Dermatol. *98*, 425-428 (1978)

119. Friedrich, E.G.: Reversible vulvar atypia. Obstet. Gynecol. *39*, 173-181 (1972)

120. Fritsch, P.O.: Erythrokeratodermia figurata variablis. Mendes da Costa: Erfolgreiche Behandlung mit einem oralen aromatischen Retinoid (Ro 10-9359). Hautarzt *30*, 161-163 (1979)

121. Fritsch, P.O., Hönigsmann, H., Jaschke, E., Wolff, K.: Augmentation of oral methoxalen-photochemotherapy with an oral retinoic acid derivate. J. Invest. Dermatol. *70*, 178-182 (1978)

122. Fritz, J., Sandhofer, M.: Zelluläre Immunphänomene bei der Sklerodermie. Dermatologica *154*, 129-137 (1977)

123. Frizzera, G., Moran, E..M., Rappaport, H.: Angioimmunoblastic lymphadenopathy with dysproteinemia. Lancet *1*, 1070-1073 (1974)

124. From, E., Frederiksen, P.: Pemphigus vulgaris following D-penicillamine. Dermatologica *152*, 358-362 (1976)

125. Gebbers, J.O., Otto, H.F., Müller-Wieland, K.: Immunoblastisches Sarkom („Retikulumzell-sarkom") des Gastrointestinaltraktes bei Dermatitis herpetiformis Duhring. Dtsch. Med. Wochenschr. *102*, 242-247 (1977)

126. Gerstein, E., Orfanos, C.E.: Haarausfall nach Zytostatika, I. Klinische Befunde. Ärztl. Kosmetologie *6*, 54-601 (1976)

127. Gilchrest, B.A., Fitzpatrick, T.B., Anderson, R.R., Parrish, J.A.: Localization of melanin pigmentation in the skin with wood's lamp. Br. J. Dermatol. *96*, 245-248 (1977)

128. Gilliet, F., Eichmann, A.: Therapie der Gonorrhoe. Schweiz. Med. Wochenschr. *107*, 1266-1269 (1977)

129. Gissmann, L., Pfister, H., Zur Hausen, H.: Human papilloma virus (HPV): Characterization of four different isolates. Virology *76*, 569-580 (1977)

130. Glinski, W., Haftek, M., Obalak, S., Jablonska, S.: Clinical aspects of T and B lymphocytes in psoriasis. Arch. Dermatol. Res. *258*, 89-92 (1977)

131. Glinski, W., Jablonska, S., Imiela, J. et al: Continous peritoneal dialysis for treatment of psoriasis. Arch. Dermatol. Res. *266*, 83-86 (1979)

132. Göring, H.D., Schubert, H., Schwalm, J.: Die Testung häufiger Ekzematogene mit dem Lymphozytentransformationstest (Formaldehyd, p-Phenylendiamin, p-Hydroxybenzolsäure-methylester und p-Hydroxybenzolsäurepropylester. Dermatol. Wochenschr. *162*, 833-836 (1976)

133. Goerttler, E., Schnyder, U.W.: Zur Erbprognose der Neurodermitis atopica. Hautarzt *26*, 18-20 (1975)

134. Goerz, G.: Moderne interne Therapie von Hautkrankheiten. Münch. Med. Wochenschr. *121*, 133-136 (1979)

135. Goerz, G., Ippen, H.: Carotinoid-Behandlung von Lichtdermatosen. Dtsch. Med. Wochenschr. *102*, 1051-1055 (1977)

136. Goerz, G., Krieg, Th.: Porphyria cutanea tarda, Therapiemöglichkeiten und -Ergebnisse. Dtsch. Med. Wochenschr. *103*, 1329-1333 (1978)

137. Goerz, G., Orfanos, C.E.: Systemic treatment of psoriasis with a new aromatic retinoid. Dermatologica *157*, 38-44 (1978)

138. Goihman-Yahr, M., Fernandez, J., Boatswain, A., Convit, J.: Unilateral dinitrochlorbenzene immunotherapy of recalcitrant warts. Lancet *1978*, 447-448

139. Gold, A.A., Freeman, J.M.: Depigmentated nevi: the earliest sign of tuberous sclerosis. Pediatrics *35*, 1003-1005 (1965)

140. Goldschmidt, H.: Ionizing radiation therapy in dermatology. Current use in the United States and Canada. Arch. Dermatol. *111*, 1511-1517 (1975)

141. Goldschmidt, H.: Physical modalities in dermatologic therapy. New York: Springer 1978

142. Goodhart, G.L., Guinan, M.E.: Treatment of genital herpes simplex. New Engl. J. Med. *296*, 1338-1345 (1978)

143. Gould, P.: Photosensitivity after treatment of porphyria cutanea tarda with low dose chloroquin. Br. J. Dermatol. *98*, 225–228 (1978)
144. Greven, J.: Prostaglandine. I. Biochemische Grundlagen und physiologische Bedeutung. Med. Klin. *74*, 591–596 (1979)
145. Greven, J.: Prostaglandine. II. Wirkungen auf einzelne Organsysteme und klinische Bedeutung. Med. Klin. *74*, 597–601 (1979)
146. Griffon-Euvrard, S., Thivolet, J., Laurent, G., Calemord, E., Gaillemin, J., Perrot, H., Ortonne, J.P.: Recherche de la pseudo-porphyrie cutanée tardive chez 100 hémodialyses. Dermatologica *155*, 193–199 (1977)
147. Grond, K.: IgE und die Bedeutung des Radio-Allergo-Sorbens-Testes (RAST). Hautarzt *27*, 409–415 (1976)
148. Grond, K.: IgE-Bestimmungen mit dem PRIST. Z. Hautkr. *52*, 11–16 (1977)
149. Gross, R.: The eosinophils, Braunsteiner, H., Zucker-Franklin, D. (eds.), pp. 1–46. New York: Grune & Stratton 1962
150. Gross, W.L., Packhäuser, U., Hahn, G., Westphal, E., Christophers, E., Schlaak, M.: Lymphocyte activation by streptococcal antigens in psoriasis. Br. J. Dermatol. *97*, 529–536 (1977)
151. Grosse-Wilde, H., Wüstner, H., Albert, E.D., Kuntz, B., Scholz, S., Braun-Falco, O.: HLA-D Typing in 72 Psoriasis vulgaris patients: distribution of seven HLA-D alleles. Tissue Antigens *11*, 427–433 (1978)
152. Grosser, V., Sönnichsen, N., Zabel, R., Barthelmes, H.: Diagnostische und therapeutische Probleme der Dermatitis herpetiformis Duhring im Kindesalter. Dermatol. Monatsschr. *164*, 640–648 (1978)
153. Grosshans, E.: Bilan des notions étiologiques actuelles de la rosacée. J. des agreges (J.A.G.) *10*, No. 8/9 (Aug./Sept.) (1977)
154. Grund, K.: 4 Jahre IgE-Forschung mit RAST, RIST und PRIST an der Grazer Hautklinik. Z. Hautkr. *54*, 82–89 (1979)
155. Gschnait, F., Pehamberger, H., Holubar, K.: Pemphigus acantholysis in tissue culture: studies on photo-induction. Acta Derm. Venereol. (Stockh.) *58*, 237–239 (1978)
156. Gschnait, F., Stingl. G.: Die lymphomatoide Papulose. Z. Hautkr. *52*, 663–667 (1977)
157. Guarra, M., Cardo, P., Moretti, G., Rampini, E., Divano, C.: Studies on hair cultures. IV. The effects of testosterone and dihydrotestosterone. Arch. Dermatol. Res. *256*, 275–281 (1976)
158. Guilhou, J.-J., Malbos, S., Meynadier, J.: Traitment oral des psoriasis graves par un nouveau retinoide aromatique (Ro 10-9359). Ann. Dermatol. Venereol. *105*, 813–818 (1978)
159. Hägermark, Ö., Strandberg, K.: Pruritogenic activity of prostaglandin E_2. Acta Derm. Venereol. (Stockh.) *57*, 37–43 (1977)
160. Hagedorn, M., Haut, G.F., Thomas, C.: Paraneoplasien, Tumorsyntropien und Tumorsyndrome der Haut. Wien: Springer 1978
161. Hagedorn, H.-J., Naumann, P.: Moderne Serodiagnostik der Syphilis. Dtsch. Med. Wochenschr. *104*, 209–214 (1979)
162. Haider, S.A.: Treatment of atopic eczema in children: Clinical trial of 10% Sodiumchronoglycat ointment. Br. Med. J. *1*, 1570–1572 (1977)
163. Haim, S., Friedman-Birnbaum, R.: Dapsone in the treatment of pemphigus vulgaris. Dermatologica *156*, 120–123 (1978)
164. Halevy, S., Feuerman, E.J.: Pseudolymphoma syndrome. Dermatologica *155*, 321–327 (1977)
165. Hammerström, S., Hamberg, M., Samuelsson, B., Duell, E.A., Stawiski, M.A., Voorhees, J.J.: Increased concentrations of nonesterfied arachidonic acid, 12 L-hydroxy-5, 8, 10, 14-eicosatetraenoic acid, prostaglandin E_2, and prostaglandin F_2 in epidermis of psoriasis. Proc. Nat. Acad. Sci. (USA) *72*, 5130–5134 (1975)
166. Haneke, E., Meinhof, W.: Levamisol zur Behandlung therapieresistenter Follikulitiden. Z. Hautkr. *52*, 688–690 (1977)
167. Hanks, C.T., Smith, E.O.: Inhibition of connective tissue proliferation by dermal extract. J. Invest. Dermatol. *71*, 172–176 (1978)
168. Happle, R., Cebulla, K., Echternacht-Happle, K.: Dinitrochlorobenzene therapy for alopecia areata. Arch. Dermatol. *114*, 1629–1631 (1978)
169. Happle, R., Echternacht, K.: Alopecia areata: Erfolgreiche Halbseitenbehandlung mit DNCB. Z. Hautkr. *52*, 1129–1134 (1977)
170. Happle, R., Kastrup, W., Macher, E.: Systemic retinoid therapy of systematized verrucous epidermal nevus. Dermatologica *155*, 200–205 (1977)

171. Hartmann, A.: Staphylococci of the normal human skin flora. Arch. Dermatol. Res. *261*, 295–302 (1978)

172. Hartmann, A.A.: Waschverbot und Verhalten der Hautflora. Arch. Dermatol. Res. *263*, 105–114 (1978)

173. Haustein, U.-F., Süss, E.: Inflammatorischer linearer verruköser epidermaler Nävus (ILVEN). Dermatol. Monatsschr. *164*, 120–129 (1978)

174. Hayashi, T.: Pityriasis lichenoides et varioliformis acuta. Immunhistopathologic study. J. Dermatol. (Tokyo) *4*, 173–178 (1977)

175. Heid, E., Desveaux, J., Brändle, I., Grosshans, E.: Der Verlauf der Parapsoriasis en plaques (Brocqsche Krankheit). Z. Hautkr. *52*, 658–662 (1977)

176. Heid, E., Grosshans, E., Provencher, D., Basset, M.: Folliculites pityrosporiques. Ann. Dermatol. Venereol. *105*, 133–138 (1978)

177. Heid, E., Schlachter, A., Samsoen, M., Grosshans, E.: Action in vitro du lévamisole sur les T-lymphocytes des sujets normeaux et atopiques. Ann. Dermatol. Venereol. *104*, 697–700 (1977)

178. Heidrich, H.: Konservative Therapie peripherer arterieller Verschlußkrankheiten. Münch. Med. Wochenschr. *120*, 23–30 (1978)

179. Henriksen, O., Kristensen, J.K., Wadskov, S.: Local regulation of blood flow in subcutaneous tissue in generalized scleroderma. J. Invest. Dermatol. *68*, 318–321 (1977)

180. Herrmann, W.P.: Melanom und Sonnenstrahlen. Dtsch. Med. Wochenschr. *103*, 1155–1156 (1978)

181. Hertz, K.C., Gazze, L.A., Kirkpatrick, C.H., Katz, S.I.: Autoimmune Vitiligo. New Engl. J. Med. *297*, 634–637 (1977)

182. Herzberg, J.: Erfolgsbericht: De–Squaman. Derm. Kosmet. (Hermal) *18*, 5–6 (1977)

183. Hjorth, N.: Gut eczema in slaughterhouse workers. Contact Dermatitis *4*, 49–52 (1978)

184. Hjorth, N., Möller, H.: Phototoxic textile dermatitis („Bikini-Dermatitis") Arch. Dermatol. *112*, 1445–1447 (1976)

185. Höfs, W., Quednow, C.: Spezielle Beobachtungen zum Lichen sclerosus et atrophicans. Dermatol. Monatsschr. *164*, 625–632 (1978) und *164*, 633–639 (1978)

186. Hönigsmann, H., Fritsch, P., Jaschke, E.: Hypertroph verhornende Variante des Morbus Darier. Erfolgreiche orale Behandlung mit einem aromatischen Retinoid (Ro 10–9359). Hautarzt *29*, 601–603 (1978)

187. Hofmann, C.: Innerliche Behandlung der Vitiligo. Hautarzt *29*, 298–299 (1978)

188. Hofmann, C., Plewig, G., Braun-Falco, O.: Klinische Erfahrungen mit der 8-Methoxy-psoralen-UVA-Therapie (Photochemotherapie) bei Psoriasis. Hautarzt *27*, 588–594 (1976)

189. Hofmann, C., Plewig, G., Braun-Falco, O.: Ungewöhnliche Nebenwirkungen bei oraler Photochemotherapie (PUVA-Therapy) der Psoriasis. Hautarzt *28*, 583–588 (1977)

190. Hofstetter, A.: Mykoplasmeninfektion des Urogenitaltraktes. Hautarzt *28*, 295–298 (1977)

191. Holzmann, H., Hoede, N., Hahn, K., Eißner, D.: Knochenbefunde bei Psoriasis. Arch. Dermatol. Res. *262*, 191–196 (1978)

192. Hopsu-Havu, V.K., Helander, I.: Cell mediated autohypersensitivity in psoriasis. Acta Derm. Venereol. (Stockh.) *54*, 333–337 (1974)

193. Horkay, I., Nagy, E.: Behandlung der Porphyria cutanea tarda mit Chloroquin. Z. Hautkr. *53*, 417–421 (1978)

194. Horvath, P.: Rezidivierender Herpes simplex. Die Situation in den Vereinigten Staaten. Z. Hautkr. *52*, 529–532 (1977)

195. Houck, J.K.: Fibroblast chalone and putative circulating anti-chalone. In: Chalones, Houck, J. K. (eds.) pp. 247–264. New York: Elsvier Publ. Comp. Inc. 1976

196. Houck, J.K. (ed.): Chalones. Amsterdam: North-Holland Publ. Comp. 1976

197. Hunt, K.J., Valentine, M.D., Sobotka, A.K., Benton, A.W., Amodio, F.J., Lichtenstein, L.M.: A controlled trial of immunotherapy in insect hypersensitivity. New Engl. J. Med. *299*, 157–161 (1978)

198. Hunziker, N., Winkelmann, R.K.: Langerhans cells in contact dermatitis of the guinea pig. Arch. Dermatol. *114*, 1309–1313 (1978)

199. Illig, L., Paul, E.: Unspezifische epifokale Immuntherapie des malignen Melanoms der Haut mit DNCB nach Malek-Mansour. Hautarzt *27*, 579–587 (1976)

200. Imamura, S., Tagami, H.: Treatment of Vitiligo with oral corticosteroids. Dermatologica *153*, 179–185 (1976)

201. Ippen, H.: Kontaktekzem durch Isonikotinsäurehydrazid. Derm. Beruf Umwelt 26, 57 (1978)
202. Ippen, H., Hofbauer, M., Schauder, S.: Influence of a systemically administered aromatic retinoid (Ro 10-9359) on the light sensitivity. Derm. Beruf Umwelt 26, 88–90 (1978)
203. Ippen, H., Quadripur, S.A.: Levamisol zur Behandlung von Hautkrankheiten. Dtsch. Med. Wochenschr. 100, 1710–1711 (1975)
204. Ippen, H., Tillmann, W., Seubert, S., Seubert, A.: Porphyria erythropoetica congenita Günther und Chloroquin. Klin. Wochenschr. 56, 623–624 (1978)
205. Isaksson-Forsén, G., Burton, D.R., Korsgaard, R., Elgjo, K., Iversen, O.H.: Partial purification of epidermal G$_2$-Chalone, Virchows Arch. 26, 97–103 (1977)
206. Ive, F.A., Magnus, I.A., Warin, R.P., Wilson Jones, E.: „Actinic Reticuloid". A chronic dermatosis associated with severe photosensitivity and the histological resemblance to a lymphoma. Br. J. Dermatol. 81, 469–485 (1969)
207. Jablonska, S.: Intestinal absorption of L-tryptophan in scleroderma. Acta Derm. Venereol. (Stockh.) 56, 257–264 (1976)
208. Jablonska, S., Chorzelski, T., Blaszczyk, W., Maciejewski, W.: Pathogenesis of pemphigus erythematosus. Arch. Dermatol. Res. 258, 135–140 (1977)
209. Jablonska, S., Orth, G., Jarzabek-Chorzelska, M., Obalek, S., Rzesa, G., Croissant, O., Favre, M.: Neues auf dem Gebiet der Warzenviren. Hautarzt 30, 411–417 (1979)
210. Jakobza, D.: Zum immunologischen Verhalten der progressiven Sklerodermie. Dermatol. Monatsschr. 162, 909–911 (1976)
211. James, M.P., G.C. Wells, Whimster, I.W.: Spreading pigmented actinic keratoses. Br. J. Dermatol. 98, 373–379 (1978)
212. Jarisch, R.: Leistungen und Grenzen der in vitro-Allergiediagnostik (Am Modell der Bienengiftallergie und der Neurodermitis in bezug auf IgE-T-Lymphozyten-Interaktion). Z. Hautkr. 54, 75–81 (1979)
213. Jarisch, R., Sandor, I.: Allergiediagnostik im Kindesalter. Wien. Klin. Wochenschr. 89, 455–459 (1977)
214. Jarisch, R., Sandor, I.: Epicutanstandardtestung: Ergebnisse aus fünf Jahren und ihre Auswirkungen auf zukünftige Untersuchungen. Z. Hautkr. 53, 462–470 (1978)
215. Jarisch, R., Sandor, I., Götz, M., Kummer, F.: Immuntherapie allergischer Erkrankungen. Untersuchungen an 460 Patienten. Hautarzt 30, 365–370 (1979)
216. Jarrat, M., Knox, J.: Die photodynamische Wirkung bei Herpes simplex. Hautarzt 26, 345–348 (1975)
217. Jenny, J.: Symptomatologie, Diagnostik und Therapie der Trichomonadeninfektion. Schweiz. Rundschau Med. 66, 247–250 (1977)
218. Jørgensen, P.H., Søndergaard, S.: Pathogenesis of erythromelalgia. Arch. Dermatol. 114, 112–114 (1978)
219. Jongh, G.J. de, Spruit, D., Bongaarts, P.J.M., Duller, P.: Factors influencing nickel dermatitis. I. Contact Dermatitis 4, 142–148 (1978)
220. Jongh, G.J. de, Spruit, D.: Factors influencing nickel dermatitis. II. Contact Dermatitis 4, 149–156 (1978)
221. Jordon, R.E.: Complement activation in pemphigus and bullous pemphigoid. J. Invest. Dermatol. 67, 366–371 (1976)
222. Jung, H.D.: Berufliche Kontaktekzeme durch Bercema Zineb 80 (Zinkäthylen-1,2-bis-dithiocarbamat) in der Landwirtschaft. Dtsch. Ges. Wesen 31, 573–576 (1976)
223. Jung, G.: Lokale Photochemotherapie der Warzen. Akt. Dermatol. 3, 17–19 (1977)
224. Jung, H.D., Wolff, F.: Allergisches Kontaktekzem durch Futtermittel und das darin enthaltene Antioxydans Aethoxyquin in der industriellen Tierproduktion. Zahnärztl. Fortbild. 69, 1232–1235 (1975)
225. Kaaber, K., Veien, N.K.: The significance of chromate ingestion in patients allergic to chromate. Acta. Derm. Venereol. (Stockh.) 57, 321–323 (1977)
226. Kaaber, K., Veien, N.K., Tjell, J.C.: Low nickel diet in the treatment of patients with chronic nickel dermatitis. Br. J. Dermatol. 98, 197–201 (1978)
227. Kalveran, K.J., Forck, G.: Untersuchungen an Pollinosis-Patienten mittels Hauttest. RAST und RAST-Inhibitions-Test zur Frage der Antigenverwandtschaft bei Gräser- und Roggenpollen. Arch. Dermatol. Res. 260, 17–27 (1977)
228. Karl, H., Bayer, U., Turek, T.-D.: Beurteilung und klinische Bedeutung des Treponema-pallidum-Hämagglutinations (TPHA)-Testes in der Syphilisdiagnostik. Z. Hautkr. 51, 718–726 (1976)

229. Karney, W.W., Pederson, A.H.B., Nelson, M. et al: Spectinomycin versus tetracyline for treatment of gonorrhea. New Engl. J. Med. *296*, 889–894 (1977)

230. Katz, S.I.: Recruitment of basophils in delayed hypersensitivity reactions. J. Invest. Dermatol. *71*, 70–75 (1978)

231. Katz, H.I., Posalaky, Z., McGinley, D.: Pigmented penile papules with carcinoma in situ changes. Br. J. Dermatol. *99*, 155–162 (1978)

232. Katz, S.I., Strober, W.: The pathogenesis of dermatitis herpetiformis. J. Invest. Dermatol. *70*, 63–75 (1978)

233. Kavli, G.: Pemphigus vulgaris and thymoma, a T-lymphocyte defect? Br. J. Dermatol. *99*, 97–98 (1978)

234. Keczkes, K., Teasdale, P., Wiseman, R.A., Mugglestone, C.J.: Plasma cortisol values after topical application of difluorcortolone valerat (0,3%) or clobetasol propionate (0,05%) in psoriatic patients. Br. J. Dermatol. *99*, 417–420 (1978)

235. Kersten, W., Kasperski, J., Worth, G.: Spezifische Hyposensibilisierung bei allergischen Erkrankungen. Dtsch. Med. Wochenschr. *102*, 1897–1881 (1977)

236. Kinghorn, G.R.: Genital warts: incidence of associated genital infections. Br. J. Dermatol. *98*, 405–409 (1978)

237. Kint, A., Geerts, M.L., Brauwere, D.: Diagnostic criteria in dermatitis herpetiformis. Dermatologica *153*, 266–271 (1976)

238. Klaber, M.R., Munro, D.D.: Alopecia areata: immunofluorescence and other studies. Br. J. Dermatol. *99*, 383–386 (1978)

239. Klehr, N., Milbradt, R.: Zur Allergen-Spezifität bei der Proteindermatitis (Hjorth). Derm. Beruf Umwelt *26*, 187–190 (1978)

240. Klehr, N., Schneider, C.: Intestinale und immunologische Veränderungen bei Dermatitis herpetiformis Duhring. Z. Hautkr. *52*, 785–790 (1977)

241. Kleinhans, D.: Hausstaub- und Hausstaubmilben-Sensibilisierung bei Dermatitis atopica. Hauttest und RAST-Ergebnisse. Z. Hautkr. *51*, 959–962 (1976)

242. Kleinhans, D.: Diagnostik der Insektentoxin-Allergie (Biene, Wespe) mit dem Radio-Allergo-Sorbens-Test. Z. Hautkr. *54*, 123–129 (1979)

243. Kocsard, E.: The rarity of solar keratoses in psoriatic patients: preliminary report. Australas. J. Dermatol. *17*, 65–66 (1976)

244. Kolar, O.J., Burkhart, J.E.: Neurosyphilis. Br. J. Vener. Dis. *53*, 221–225 (1977)

245. Kopf, A.W., Bart, R.S.: Multiple Bowenoid pàpules of the penis. A new entity? J. Dermatol. Surg. Oncol. *3*, 3–5 (1977)

246. Kopf, A.W., Bart, R.S., Rodriguez-Sains, R.S.: Malignant melanoma. A review. J. Dermatol. Surg. Oncol. *3*, 41–125 (1976)

247. Kopf, A.W., Bart, R.S., Rodriguez-Sains, R.S., Ackerman, A.B.: Malignant melanoma. New York: Masson Publ. 1979

248. Kordač, V., Semrádová, M.: Treatment of porphyria cutanea tarda with chloroquine. Br. J. Dermatol. *90*, 95–100 (1974)

249. Korsch, A., Gartmann, H., Steigleder, G.K.: Primär multiple maligne Melanome mit ungewöhnlich langem Verlauf. Z. Hautkr. *51*, 949–956 (1976)

250. Korting, G.W.: Über Porphyria-cutanea-tarda-artige Hautveränderungen bei Patienten unter Langzeithämodialyse. Dermatologica *150*, 58–61 (1975)

251. Kossard, S., Winkelmann, R.K.: Response of generalized granuloma annulare to alkylating agents. Arch. Dermatol. *114*, 216–220 (1978)

252. Kresbach, H., Kerl, H., Braun-Falco, O.: Retikulosen und Lymphome der Haut aus heutiger Sicht. Hautarzt Suppl. III (1978)

253. Krieg, T., Müller, P.K., Goerz, G.: Fibroblasts from a patient with scleroderma reveal abnormal metabolism. Arch. Dermatol. Res. *259*, 105–107 (1977)

254. Kriesmann, A., Bollinger, A.: Ultraschall-Doppler-Diagnostik in der Angiologie, 2. Aufl. Stuttgart: Thieme 1979

255. Landthaler, M., Braun-Falco, O.: Familiäres hereditäres malignes Melanom. Med. Klin. *74*, 353–357 (1979)

256. Lassus, A., Tiilikainen, A., Karvonen, J., Reunala, T.: HLA-Antigene in der Dermatologie. Hautarzt *29*, 303–312 (1978)

257. Lattanand, A., Johnson, W.: Male pattern alopecia. A histopathologic and histochemical study. J. Cutan. Pathol. *2*, 58–70 (1975)

258. Laugier, P., Hundziker, N., Harms, M., Dubouloz, M.M., Olmos, L.: Réticulose à plasmocytes. Ann. Dermatol. Venereol. *102*, 507–514 (1975)

259. Laugier, P., Olmos, L.: Pseudolymphome medikamentösen Ursprungs. Z. Hautkr. *53*, 353–361 (1978)

260. Lawley, T.L., Stingl, G., Katz, S.I.: Fetal and maternal risk factors in herpes gestationis. Arch. Dermatol. *114*, 552–555 (1978)

261. Lazarus, G.S., Yost, F.J., Thomas, C.A.: Polymorphonuclear leucocytes: possible mechanism of accumulation in psoriasis. Science *198*, 1144–1145 (1977)

262. Leonhardi, G., Schneider, C., Güranci, J.: Porphyria cutanea tarda durch hormonelle Kontrazeptiva. Dtsch. Med. Wochenschr. *102*, 160–162 (1977)

263. Lever, W.F., Schaumburg-Lever, G.: Immunosupressants and prednisone in pemphigus vulgaris. Arch. Dermatol. *113*, 1236–1241 (1977)

264. Li, F.R., Willard, D.R., Goodman, R., Vawter, G.: Malignant lymphoma after diphenylhydantoin (Dilantin) therapy. Cancer *36*, 1359–1362 (1975)

265. Lichtenstein, L.M., Marone, G., Thomas, L.L., Malveaux, F.J.: The role of basophils in inflammatory reactions. J. Invest. Dermatol. *71*, 65–69 (1978)

266. Lin, R.Y., Deng, J.-S., Lu, Y.-C.: A specific substance in psoriatic scale. J. Dermatol. (Tokyo) *6*, 21–24 (1979)

267. Lindholm, L., Magnusson, B.-L., Mobacken, H.: Depressed non-specific lymphocyte reactivity in psoriasis. Arch. Dermatol. Res. *263*, 121–125 (1978)

268. Lischka, G.: T-lymphocytes and psoriasis. Arch. Dermatol. Res. *257*, 107–108 (1976)

269. Luderschmidt, Ch., Wolff, H.H.: Behandlung des Herpes simplex recidivans mit Levamisol. Hautarzt *30*, 21–24 (1979)

270. Ludwig, E., Schauder, S., Ippen, H.: Zur Behandlung Androgen-abhängiger Hautkrankheiten mit einer sequential verabreichten Chlormadinon-acetat-Mestranol-Kombination. Ärztl. Kosmetik *8*, 283–290 (1978)

271. Luger, A.: Cytostatica in der Dermatologie. Berlin, Heidelberg, New York: Springer 1977

272. Luger, A.: Chemotherapie maligner Lymphome. In: III. Supplementband Lymphome. Hautarzt 67–73 (1978)

273. Luger, A.: Zytostatika in der Dermatologie. Z. Hautkr. *53*, 857–870 (1978)

274. Luger, A., Petzoldt, D.: Serumdiagnose und Behandlung der Syphilis. Einige wichtige Gesichtspunkte. Hautarzt (1979) (im Druck)

275. Lynch, W.S., Roenigk, H.H.: Lupus erythematosus and Psoriasis vulgaris. Cutis *21*, 511–525 (1978)

276. Macaulay, W.L.: Lymphomatoid papulosis. A continuing self-healing eruption, clinically benign – histologically malignant. Arch. Dermatol. *97*, 23–30 (1968)

277. Mahrle, G., Orfanos, C.E., Ippen, H., Hofbauer, M.: Haarwachstum, Leberwerte und Lichtempfindlichkeit unter oraler Retinoid-Therapie bei Psoriasis. Dtsch. Med. Wochenschr. *104*, 473–477 (1979)

278. Maize, J.C., Dobson, R.L., Provost, Th.T.: Pemphigus and myasthenia gravis. Arch. Dermatol. *111*, 1334–1339 (1975)

279. Manfredi, G., Bordi, C., Allegra, F.: Porokeratose de Mibelli et kératoses actiniques. Ann. Dermatol. Venereol. *105*, 741–746 (1978)

280. Mansson, T.: Malignant diseases in dermatitis herpetiformis. Acta Derm. Venereol. (Stockh.) *51*, 379–382 (1971)

281. Marcusson, J.: Psoriasis and arthritic lesions in relation to the inheritance of HLA genotypes. Acta Derm. Venereol. (Stockh.) *59*, Suppl. 82 (1979)

282. Marcusson, J., Möller, E., Thyresson, N.: Penetration of HLA-linked psoriasis-predisposing gene(s): A family investigation. Acta Derm. Venereol. (Stockh.) *56*, 453–463 (1976)

283. Marder, R.J., Rent, R., Choi, E.Y.C. et al.: Cl_q deficiency associated with urticaria-like lesions and cutaneous vasculitis. Am. J. Med. *61*, 560–565 (1976)

284. Marghescu, S.: Allergische Arzneiexantheme. Erlangen: Dr. Straube 1978

285. Marks, F.: Isolation of an endogenous inhibitor of epidermal DNA synthesis (G_1-Chalone) from pig skin. Hoppe-Seylers Z. Physiol. Chem. *356*, 1982–1992 (1975)

286. Marks, R.: Acne and rosacea. Practitioner *219*, 840–846 (1977)

287. Marples, R.R., Kligman, A.M.: Ecological effects or oral antibiotics on the microflora of human skin. Arch. Dermatol. *103*, 148–153 (1971)

288. Mathias, C.G.T., Cram, D., Ragsdale, J., Maibach, H.I.: Contact dermatitis caused by spouse's perfume and cologne. Can. Med. Assoc. J. *119*, 257–258 (1978)

289. Mathoff, R.B., Neimann, R.S.: Angioimmunoblastic lymphadenopathy Arch. Dermatol. *114*, 92–94 (1978)

290. Mazzola, R.F.: Treatment of hemangiomas in children by intralesional injections of steroids. Chir. Plast. (Berl.) *4*, 161–171 (1978)

291. McDaniel, W.E.: Surgical therapy for basal cell epitheliomas by curettage only. Arch. Dermatol. *114*, 1491–1492 (1978)

292. McDuffie, F.C., Sams, W.M.jr., Maldonado, J.E. et al: Hypocomplementemia with cutaneous vasculitis, and arthritis: possible immune complex syndrome. Mayo Clin. Proc. *48*, 340–348 (1973)

293. McEvoy, J., Kelly, A.M.T.: Psoriasis clearance during hemodialysis. Ulster Med. J., *45*, 76–78 (1976)

294. Menne, T., Andersen, K.E.: Allergic contact dermatitis from fluocortolone, fluocortolone pivalate and fluocortolone caproate. Contact Dermatitis *3*, 337–340 (1977)

295. Menne, T., Kaaber, K.: Treatment of pompholyx due to nickel allergy with chelating agents. Contact Dermatitis *4*, 289–290 (1978)

296. Menne, T., Mikkelson, H.I., Solgaard, P.: Nickel excretion in urine after oral administration. Contact Dermatitis *4*, 106–108 (1978)

297. Merchant, H.W., Gangarosa, L.P., Glossman, A.B. et al: Zinc sulfate supplementation for treatment of recurring oral ulcers. South Med. J. *70*, 559 (1977)

298. Meurer, M., Braun-Falco, O.: Plasma exchange in the treatment of pemphigus vulgaris. Br. J. Dermatol. *100*, 231–232 (1979)

299. Meyer-Rohn, J.: Moderne Syphilis-Serologie. Z. Hautkr. *51*, 713–717 (1976)

300. Meyer-Rohn, J., P. Schmersahl: Die äußerliche Anwendung von Fluoruracil zur Behandlung von Warzen. Z. Hautkr. *53*, 697–700 (1978)

301. Michael, B., Ko, C.S.: An organ culture model for the study of pemphigus acantholysis. Br. J. Dermatol. *96*, 295–302 (1977)

302. Michaelsson, G., Juhlin, L.: Urticaria induced by preservatives and dye additives in food and drugs. Br. J. Dermatol. *88*, 525–532 (1973)

303. Michaelsson, G., Juhlin, L., Vahlquist, A.: Effects of oral zinc and vitamin A in acne. Arch. Dermatol. *113*, 31–36 (1977)

304. Michaelsson, G., Juhlin, L., Vahlquist, A.: Oral zinc sulphate therapy for acne vulgaris (letter to the editor). Acta Derm. Venereol. (Stockh.) *57*, 372 (1977)

305. Michaelsson, G., Juhlin, L., Ljunghall, K.: A double-blind study of the effect in zinc and oxytetra cycline in acne vulgaris. Br. J. Dermatol. *97*, 561–566 (1977)

306. Michaelsson, G., Molin, L., Ohmann, S. et al.: Clofazimine. A new agent for the treatment of pyoderma gangrenosum. Arch. Dermatol. *112*, 344–348 (1976)

307. Michaelsson, G., Vahlquist, A., Juhlin, L.: Serum zinc and retinol binding protein in acne. Br. J. Dermatol. *96*, 283–286 (1977)

308. Michalowski, R., Urban, J., Kucharska, D.: Netherton-Syndrom mit Alopezie und Prolinurie. Hautarzt *29*, 205–208 (1978)

309. Mischer, P., Fanta, D.: Das Tromantadinkontaktekzem. Hautarzt *29*, 337–339 (1978)

310. Mitchell, J.C.: Day 7 (D7) patch test reading – valuable or not? Contact Dermatitis *4*, 139–141 (1978)

311. Möller, H.: Merthiolate allergy, a nationwide iatrogenic sensitization. Acta Derm. Venereol. (Stockh.) *57*, 509–517 (1977)

312. Moretti, G., Rampini, E., Rebora, A.: The hair cycle re-evaluated. Int. J. Dermatol. *15*, 277–285 (1976)

313. Morison, W.L., Parrish, J.A., Fitzpatrick, T.B.: Oral psoralen photochemotherapy of atopic eczema. Br. J. Dermatol. *98*, 25–30 (1978)

314. Morr, H.: Der RAST in der Differentialdiagnose obstruktiver Atemwegserkrankungen. Z. Hautkr. *54*, 136–143 (1979)

315. Mosher, D.B., Parrish, J.A., Fitzpatrick, T.B.: Monobenzylether of hydrochinone. A retrospective study of treatment of 18 Vitiligo patients and a review of the literature. Br. J. Dermatol. *97*, 669–679 (1979)

316. Much, T.: Behandlung von Alopecia areata mit Vitamin-A-Säure. Z. Hautkr. *51*, 993–998 (1976)

317. Müller, F.: Perspektiven immunologischer Syphilis-Diagnostik. Dtsch. Ärztebl. *73*, 9–12 (1976)

318. Müller, F.: Methoden moderner Syphilis-Serodiagnostik und Interpretation der Untersuchungsbefunde. Dtsch. Ärztebl. *74*, 1851–1856 (1977)

319. Müller, F.: Serodiagnostik der Syphilis aus der Sicht des Immunologen. Hautarzt *28*, 167–172 (1977)
320. Müller, U.: Neuere Erkenntnisse in der antiallergischen Pharmakotherapie. Med. Klin. *72*, 1901–1908 (1977)
321. Muston, H.L., Conclicao, S.: Remission of psoriasis during hemodialysis. Br. Med. J. *1*, 480–481 (1978)
322. Myers, M.G., Oxman, M.N., Clark, J.E., Arndt, K.A.: Failure of neutral red photodynamic inactivation in recurrent herpes simplex virus infections. New Engl. J. Med. *293*, 945–949 (1975)
323. Neering, H.: Treatment of Melasma (Chloasma) by local application of a steroid cream. Dermatologica *151*, 349–353 (1975)
324. Nelder, K.H.: Treatment of localized linear scleroderma with phenytoin. Cutis *22*, 569–572 (1978)
325. Neubert, U.: Zum Auftreten Penicillin-resistenter Gonokokken. Münchn. Med. Wochenschr. *119*, 829–830 (1977)
326. Neubert, U., Lentze, I.: Die bakterielle Flora des Präputialraumes. Hautarzt *30*, 149–153 (1979)
327. Neubert, U., Ruckdeschel, G.: Isolierung Penicillinase-bildender Gonokokken in München. Med. Wochenschr. *120*, 1063–1064 (1978)
328. Nieboer, C., Roeleveld, C.G., Kalsbeek, G.L.: Localized chronic pemphigoid. Dermatologica *156*, 24–33 (1978)
329. Niemi, K.-M.: Plasmacellular angiodermatitis and hypertrophy of extremities. J. Cutan. Pathol *3*, 257–262 (1976)
330. Niemi, K.-M., Kousa, M., Stogards, K., Karvonen, J.: Pityriasis rubra pilaris. Dermatologica *152*, 109–118 (1976)
331. Noble, W.C., Naidoo, J.: Evolution of antibiotic resistance in staphylococcus aureus: the role of the skin. Br. J. Dermatol. *98*, 481–489 (1978)
332. Nolting, S., Passmann, M.: Entstehung und Bedeutung der perioralen Dermatitis. Münch. Med. Wochenschr. *119*, 49–52 (1977)
333. Nuss, D.D., Aeling, J.L.: Herpes simplex: treatment today. Cutis *20*, 237–240 (1977)
334. Nyfors, A., Rasmussen, P.A., Lemholt, K., Eriksen, B.: Improvement of refractory psoriasis vulgaris after tonsillectomy. Dermatologica *151*, 216–222 (1975)
335. Odom, R.B., Goette, D.K.: Treatment of cutaneous Kaposi's sarcoma with intralesional vincristine. Arch. Dermatol. *114*, 1693–1694 (1978)
336. Odom, R.B., Maibach, H.I.: Kontakt-Urticaria (KU), eine besondere Form der Kontaktdermatitis. Z. Hautkr. *51*, 815–824 (1976)
337. Ogawa, H., Taneda, A., Morioka, S.: Characterization of pemphigus antigen. J. Invest. Dermatol. *70*, 194–196 (1978)
338. Ogino, A., Tamaki, E.: Atypical granuloma annulare. Dermatologica *156*, 97–100 (1978)
339. O'Loughin, S., Diaz-Perez, J.L., Gleich, G.J., Winkelmann, R.K.: Serum IgE in dermatitis and dermatosis. Arch. Dermatol. *113*, 309–315 (1977)
340. Orfanos, C.E., Gerstein, E.: Haarausfall nach Zytostatika, II. Veränderungen des Haarwurzelmusters in Abhängigkeit vom Behandlungsschema. Ärztl. Kosmetologie *6*, 96–105 (1976)
341. Orfanos, C.E., Gerstein, E., Runne, U.: Der zytostatische Haarverlust als biologisches Modell. Dtsch. Med. Wochenschr. *101*, 1465–1468 (1976)
342. Orfanos, C.E., Goerz, G.: Orale Psoriasis-Therapie mit einem neuen aromatischen Retinoid. Dtsch. Med. Wochenschr. *103*, 195–199 (1978)
343. Orfanos, C.E., Kurka, M., Strunk, V.: Oral treatment of keratosis follicularis with a new aromatic retinoid. Arch. Dermatol. *114*, 1211–1214 (1978)
344. Orfanos, C.E., Landes, E., Bloch, P.H.: Traitement du psoriasis pustuleux par un nouveaux rétinoide aromatique (Ro 10-9359). Ann. Dermatol. Venereol. *105*, 807–811 (1978)
345. Orfanos, C.E., Pullmann, H., Runne, U. et al.: Behandlung der Psoriasis mit Vitamin A, Vitamin-A-Säure und oralen Retinoiden. Hautarzt *30*, 124–133 (1979)
346. Orfanos, C. E., Pullmann, H., Runne, U. et al: Behandlung der Psoriasis mit Vitamin A, Vitamin-A-Säure und oralen Retinoiden. Hautarzt *30*, 124–133 (1979)
347. Orfanos, C.E., Pullmann, H., Sherry, W., Künzig, M.: Retinoid-PUVA (Re-PUVA): Systemische Kombinationsbehandlung bei Psoriasis. Z. Hautkr. *53*, 494–504 (1978)
348. Orfanos, C.E., Schuppli, R. (eds.): Oral retinoids in dermatology. Proceedings of the Workshop at the XVth International Congress of Dermatology, Oct. 19, 1977, Mexico. Dermatologica *157*, Suppl. 1 (1978)

349. Orfanos, C.E., Steigleder, G.K.: Psoriasis-Therapie mit Cignolin (Dihydroxyanthranol): Das Kölner CSV-Therapie-Schema. Z. Hautkr. *51*, 473–480 (1976)

350. Orfanos, C.E., Weese, A., Runne, U., Kratka, J., Goerz, G.: Zosterbehandlung mit Cytarabin? Dtsch. med. Wochenschr. *162*, 312–316 (1977)

351. Oriel, J.D., Ridgway, G.L., Tschamouroff, S., Owen, J.: Spectinomycin hydrochloride in the treatment of gonorrhoea: its effect on associated Chlamydia trachomatis infections. Br. J. Vener. Dis. *53*, 226–229 (1977)

352. Orth, G., Breitburd, F., Favre, M., Croissant, O.: Papilloma viruses: Possible role in human cancer. In: Origin of Human Cancer, Cold Spring Harbor Laboratory, pp. 1043–1068 (1977)

353. Orth, G., Favre, M., Croissant, O.: Characterization of a new type of human papilloma virus that causes skin warts. J.Virol. *24*, 108–120 (1977)

354. Ortonne, J.P.: Samwald, C., Thivolet, J.: La photochimiotherapie orale du vitiligo. Ann. Dermatol. Venereol. *105*, 617–624 (1978)

355. Otremba, H.: Pustulosis subcornealis Sneddon-Wilkinson bei Pankreaskarzinom. Dermatol. Monatsschr. *164*, 176–179 (1978)

356. Palatsi, R., Ylöstalo, P., Taipale, A.: Treatment of acne with cyproterone acetate and ethinyl estradiol. Acta Derm. Venereol. (Stockh.) *58*, 449–454 (1978)

357. Parrish, J.A., Fitzpatrick, T.B., Shea, C., Pathak, M.A.: Photochemotherapy of vitiligo. Arch. Dermatol. *112*, 1531–1534 (1976)

358. Pearson, R.W.: Advances in the diagnosis and treatment of blister diseases: a selective review. In: Year Book of Dermatology, Malkinson, F.D., Pearson, R.W. (eds.), pp. 7–52. Chicago: Year Book Med. Publ. 1977

359. Peck, G.L., Olson, T.G., Yoder, F.W. et al: Prolonged remissions of cystic and conglobate acne with 13-CIS-retinoic acid. New Engl. J. Med. *300*, 329–333 (1979)

360. Pehamberger, H., Neumann, H., Holubar, K.: Oral treatment of ichthyosis with an aromatic retinoid. Br. J. Dermatol. *99*, 319–324 (1978)

361. Pelzer, K., Pulverer, G., Jeljaszewicz, J., Pillich, J.: Modification of Baird-Parkers classification system of staphyloccus albus. Med. Microbiol. Immunol. (Berl.) *158*, 249–257 (1973)

362. Penneys, N.S., Ziboh, V., Lord, J. et al.: An inhibitor of prostaglandin synthesis in psoriatic plaque. Nature *254*, 351–352 (1975)

363. Penneys, N.S., Ziboh, V., Simon, P., Lord, J.: Pathogenesis of Woronoff ring in psoriasis. Arch. Dermatol. *112*, 955–957 (1976)

364. Perrot, H., Germain, D., Euvrard, S., Thivolet, J.: Porphyria cutanea tarda-like dermatosis by hemodialysis. Ultrastructural study of exposed skin. Arch. Dermatol. Res. *259*, 177–185 (1977)

365. Person, J.R., Rogers, R.S., Jordon, R.E.: Cicatricial pemphigoid with circulating antibasement membrane antibodies. Dermatologica *154*, 90–97 (1977)

366. Person, J.R., Rogers, R.S., Perry, H.O.: Localized pemphigoid. Br. J. Dermatol. *95*, 531–534 (1976)

367. Peschlow, I.: Ergebnisse langzeitiger Nachkontrolle von behandelten Porphyria-cutanea-tarda-Patienten. Dermatol. Monatsschr. *164*, 94–100 (1978)

368. Petzold, D., Neubert, U.: Die Einzeitbehandlung der Gonorrhoe. Z. Hautkr. *51*, 701–707 (1976)

369. Piamphongsant, T., Ausawamongkonpan, S.: Bullous pemphigoid controlled by dapsone. Dermatologica *152*, 352–357 (1976)

370. Pietzker, F., Kuner-Beck, V.: Behandlung der akralen Vitiligo mit β-Caroten. Med. Welt *28*, 1407–1408 (1977)

371. Plewig, G., Hofmann, C., Braun-Falco, O.: Photoallergic dermatitis from 8-methoxypsoralen. Arch. Dermatol. Res. *261*, 201–211 (1978)

372. Plewig, G., Hofmann, C., Braun-Falco, O., Nath, G., Kreitmair, A.: A new apparatus for the delivery of high intensity UVA and UVA + UVB irradiation, and some dermatological applications. Br. J. Dermatol. *98*, 15–24 (1978)

373. Pochi, P.E.: 13-CIS-retinoic acid in severe acne. New Engl. J. Med. *300*, 359–360 (1979)

374. Polak, L.: Immunological aspects of contact sensitivity. In: Advances in Modern Toxicology, Vol. 4: Dermatotoxicology and pharmacology. Marzulli, F.N., Maibach, H.J. (eds.). Washington: Hemisphere 1977

375. Polak, L.: Recent trends in the immunology of contact sensitivity. II. Contact Dermatitis *4*, 256–263 (1978)

376. Polemann, G.: Zur Blacklight-Behandlung der Vitiligo. Z. Hautkr. *53*, 727–739 (1978)

377. Potter, B.S., Burgoon, C.F., Johnson, W.C.: Pityrosporum folliculitis. Arch. Dermatol. *107*, 388–391 (1973)

378. Prunieras, M.: Interactions between keratinocytes and dendritic cells. J. Invest. Dermatol. *52*, 1–17 (1969)

379. Prunieras, M.: Verrues, virus, cancer. Ann. Dermatol. Venereol. *105*, 479–483 (1978)

380. Psoriasis. Proceedings of the Second International Symposium, Stanford, University 1976, Farber, E.M., Cox, A.J., Jacobs, P.H., Nall, M.L., New York: Yorke Medical Books 1977

381. Pürschel, W., Zeidler, U., Pahl, O., Souverein, M.: Neurodermitis, Hausstaub- und Milbenallergie. Radioimmunologische Bestimmung des Gesamt-IgE und allergenspezifischer IgE-Antikörper. Z. Hautkr. *52*, 1026–1034 (1977)

382. Pürschel, W., Zeidler, U., Pahl, O., Souverein, M.: Beziehungen zwischen Prick-Testungen, Gesamt-IgE, allergenspezifischen IgE-Antikörpern und Schweregrad der Neurodermitis. Allergologie *1*, 50–53 (1978)

383. Raab, W.: Spezifische und unspezifische Immunstimulation bei Herpes simplex. Z. Hautkr. *52*, 565–572 (1977)

384. Rahbari, H., Cordero, A.A., Mehregan, A.H.: Punctate porokeratosis. A clinical variant of porokeratosis Mibelli. J. Cutan. Pathol. *4*, 338–341 (1977)

385. Ramsay, C.A.: Solar urticaria treatment by inducing tolerance to artificial radiation and natural light. Arch. Dermatol. *113*, 1222–1225 (1977)

386. Ratzenhofer, E., Lubec, G.: Blaseninhalt bei Epidermolysis hereditaria bullosa dystrophica spaltet Alpha-1-Antitrypsin. Hautarzt *28*, 481–482 (1977)

387. Reid, T.M.S., Fraser, N.G., Kernohan, I.R.: Generalized warts and immune defiency. Br. J. Dermatol. *95*, 559–564 (1976)

388. Reiffers, J., Laugier, P., Hunziker, N.: Hyperplasies sébacées, Kerato-acanthomes, épithéliomas du visage et cancer du colon. Dermatologica *153*, 23–33 (1976)

389. Retornaz, G., Betuel, H., Ortonne, J.P., Thivolet, J.: Hl-A antigens and vitiligo. Br. J. Dermatol. *95*, 173–175 (1976)

390. Reymann, F.: Treatment of keratoacanthomas with curettage. Dermatologica *155*, 90–96 (1977)

391. Rhodes, E.L.: Sodium cromoglycate in the treatment of dermatitis herpetiformis. Br. J. Dermatol. *99*, 581–582 (1978)

392. Richerson, H.B., Dvorak, H.F., Leskowitz, S.: Cutaneous basophil hypersensitivity. I. A new look at the Jones-Mote reaction, general characteristics. J. Exp. Med. *132*, 546–557 (1970)

393. Richter, G.: Ätiologie und Morbidität der Arzneimittelexantheme aus der Sicht einer Klinik. Dermatol. Monatsschr. *162*, 533–539 (1976)

394. Ring, J.: Zyklisches Adenosin-3-5-Monophosphat (c-AMP) und Allergie. Hautarzt *29*, 625–631 (1978)

395. Ripa, K.T., Mardh, P.A., Thelin, I.: Chlamydia trachomatis urethritis in men attending a venereal disease clinic: a culture and therapeutic study. Acta Derm. Venereol. (Stockh.) *58*, 175–179 (1978)

396. Röckl, H., Metz, J., Ackermann-Schopf, C.: Staphylodermia superficialis circinata. Hautarzt *28*, 178–184 (1977)

397. Roed-Petersen, J., Hjorth, N.: Compositae sensitivity among patients with contact dermatitis. Contact Dermatitis *2*, 271–281 (1976)

398. Rogers, R.S., Perry, H.O., Bean, S.F., Jordon, R.E.: Immunpathology of cicatricial pemphigoid: Studies of complement deposition. J. Invest. Dermatol. *68*, 39–43 (1977)

399. Ros, A.M., Juhlin, L., Michaelsson, G.: A follow-up study of patients with recurrent urticaria and hypersensitivity to aspirin, benzoates and azo dyes. Br. J. Dermatol. *95*, 19–24 (1976)

400. Rosenthal, M., Müller, W.: Das Sharp-Syndrom („mixed connective tissue disease"). Schweiz. Med. Wochenschr. *107*, 1162–1165 (1977)

401. Rowden, G.: Immuno-electron microscopic studies of surface receptors and antigens of human Langerhans cells. Br. J. Dermatol. *97*, 593–608 (1977)

402. Rowden, G., Lewis, M.G.: Langerhans cells: involvement in the pathogenesis of mycosis fungoides. Br. J. Dermatol. *95*, 665–672 (1976)

403. Rowell, N.: Scleroderma. Practitioner *1977*, 820–825 (1977)

404. Rupec, M., Vakilzadeh, F.: Eine kleinfleckige Pigmentdermatose. Hautarzt *22*, 337–340 (1971)

405. Ruppert, V., Wettengl, U.: Praxiserfahrung mit dem RAST bei Hausstaub- und Hausstaub-Milbenallergien. Z. Hautarzt. *54*, 144–146 (1979)

406. Russell, D.H., Combest, W.L., Duell, E.A., Stawiski, M.A., Anderson, Th. F., Voorhees, J.J.: Glucocorticoid inhibits polyamine biosynthesis in psoriasis. J. Invest. Dermatol. *71*, 177–181 (1978)

407. Sandbank, M., Barr-Nea, L., Ishay, J.: Pseudolymphoma of skin induced by oriental hornet (Vespa orientalis) venom. Arch. Dermatol. Res. *262*, 135–141 (1978)

408. Sandor, I., Jarisch, R.: Degeneratives Handekzem versus chronisches Kontaktekzem: Beurteilung mittels Nitrazingelbtest. Z. Hautkr. *52*, 1175–1180 (1977)

409. Scherer, E., Schietzel, M.: Die Strahlentherapie der Augenlidkarzinome. Strahlentherapie *151*, 144–150 (1976)

410. Scherer, R., Wolff, H.H., Braun-Falco, O.: Immunpathologische Befunde beim Herpes gestationis. Dtsch. Med. Wochenschr. *102*, 1155–1160 (1977)

411. Schiltz, J.Th., Michel, B.: Production of epidermal acantholysis in normal human skin in vitro by the IgG fraction from pemphigus serum. J. Invest. Dermatol. *67*, 254–260 (1976)

412. Schindler, A.E.: Behandlung mit Antiandrogenen in der Gynäkologie. Dtsch. Med. Wochenschr. *102*, 763–765 (1977)

413. Schlaeger, M., Gottmann-Lückerath, J., Florescu, S., Pullmann, H.: Die diagnostische Aussagekraft der RAST-Klassen nach Einführung des neuen Referenzsystems. Z. Hautkr. *54*, 213–217 (1979)

414. Schlenzka, K., Fügemann, S., Bloch, Y.: Vergleichende topische Behandlung schwerer Ichthyosisformen (Ichthyosis congenita und x-chromosomale hereditäre Ichthyosis) mit Vitamin-A-Säure und Milchsäure. Dermatol. Monatsschr. *164*, 689–695 (1978)

415. Schmoeckel, Ch., Braun-Falco, O.: Prognostic index in malignant melanoma. Arch. Dermatol. *114*, 871–873 (1978)

416. Schmoeckel, Ch., Kaviani Nejad, K., Braun-Falco, O.: Der prognostische Index. Eine verbesserte Methode zur Einschätzung des Metastasierungsrisikos beim malignen Melanom (Pathologe, im Druck)

417. Schou, M., Helin, P.: Levamisole in a double-blind study: no effect on warts. Acta Derm. Venereol. (Stockh.) *57*, 449–454 (1977)

418. Schumacher, A., Stüttgen, G.: Vitamin-A-Säure bei Hyperkeratosen, epithelialen Tumoren und Akne. Dtsch. Med. Wochenschr. *96*, 1547–1551 (1971)

419. Schumacher, K.: Sekundäre Defektimmunopathien. Internist (Berlin) *18*, 255–263 (1977)

420. Scribner, M.D.: Zinc sulfate and axillary perspiration odor. Arch. Dermatol. *113*, 1302 (1977)

421. Seebacher, C.: Zur Ätiologie und Pathogenese der sogenannten Dermatitis seborrhoides infantum. Kinderärztl. Prax. *46*, 113–120 (1978)

422. Seville, R.H.: Psoriasis and Stress. Br. J. Dermatol. *97*, 297–302 (1977)

423. Seville, R.H.: Psoriasis and Stress. II. Br. J. Dermatol. *98*, 151–153 (1978)

424. Sharp, G.C., Irwin, W.S., Tan, E.M., Gould, R.G., Holman, H.R.: Mixed connective tissue disease: an apparently distinct rheumatoid disease syndrome associated with a specific antibody to an extrable nuclear antigen (ENA). Am. J. Med. *52*, 148–159 (1972)

425. Shelley, W.B.: The razor blade in dermatologic practice. Cutis *16*, 843–845 (1975)

426. Shelley, W.B.: Epidermal Surgery. J. Dermatol. Surg. Oncol. *2*, 125–128 (1976)

427. Shelley, W.B., Juhlin, L.: The Langerhans cell: its origin, nature and function. Acta Derm. Venereol. (Stockh.), Suppl. *79*, 7–22 (1978)

428. Shulman, L.E.: Diffuse fasciitis with eosinophilia: a new syndrome? Trans. Assoc. Am. Physicians *88*, 70–85 (1975)

429. Shulman, L.E.: Diffuse fasciitis with eosinophilia: a new syndrom? Clin. Res. *23*, 443 (1975)

430. Siegel, M.S., Thompson, S.E., Perine, P.L.: Penicillinase-producing Neisseria Gonorrhoeae. Sex. transmitt. Dis. J. Am. Vener. Dis. Assoc. *4*, 32–33 (1977)

431. Silberberg, I., Baer, R.L., Rosenthal, S.A.: Role of Langerhans cells in allergic contact hypersensitivity: Review of findings in man and guinea pigs. J. Invest. Dermatol. *66*, 210–217 (1976)

432. Sissonous, J.G.P., Williams, D.G., Peters, D.K. et al.: Skin lesions, angio-oedema, and hypocomplementaemia. Lancet *2*, 1350–1352 (1974)

433. Skott, A., Mobacken, H., Starmark, J.E.: Exacerbation of psoriasis during lithium treatment. Br. J. Dermatol. *96*, 445–448 (1977)

434. Smith, S.Z., Cram, D.L.: A mechanobullous disease of the newborn, Bart's syndrome. Arch. Dermatol. *114*, 81–84 (1978)

435. Snyder, D.S., Eaglstein, W.H.: Topical indometacin and sunburn. Br. J. Dermatol. *90*, 91–93 (1974)

436. Snyder, D.S., Eaglstein, W.H.: Intradermal anti-prostaglandin agents and sunburn. J. Invest. Dermatol. *62*, 47–50 (1974)

437. Sodaify, M., Vollum, D.I.: Familial lichen planus. Br. J. Dermatol. *98*, 579–581 (1978)

438. Sönnichsen, N., Friedrich, C., Barthelmes, H., Meffert, H., Schulze, P.: Ergebnisse immunologischer Untersuchungen bei der Sklerodermie und ihre Bedeutung für Diagnostik und Therapie. Dtsch. Gesundh. Wesen *32*, 839–843 (1977)

439. Søndergaard, J.: Prostaglandins in normal and pathological skin. J. Cutan. Pathol. *1*, 275–290 (1974)

440. Soter, N.A.: Chronic urticaria as a manifestation of necrotizing venulitis. New Engl. J. Med. *296*, 1440–1442 (1977)

441. Soter, N.A., Austen, K.F., Gigli, I.: Urticaria and arthralgias as manifestations of necrotizing angiitis (vasculitis). J. Invest. Dermatol. *63*, 485–490 (1974)

442. Spendlingwimmer, I.: Der TPHA-Test, eine neue Methode zum Nachweis einer Syphilisinfektion. Z. Hautkr. *51*, 788–790 (1976)

443. Stawisky, M.A., Anderson, Th.F., Voorhees, J.J.: Glucocorticoid in inflammatory proliferative skin disease reduces arachidonic and hydroxyeicosatetraenoic acids. Science *197*, 994–996 (1977)

444. Steck, W.D.: Telogen Effluvium. Cutis *21*, 543–548 (1978)

445. Steigleder, G.K., Orfanos, C.E., Pullmann, H.: Retinoid-SUP-Therapie der Psoriasis. Z. Hautkr. *54*, 19–23 (1979)

446. Stewart, W.M., Lauret, P., Boullie, M.C., Thormine, Avenal, M.: Apropos de deux cas d'accidents bulleux, dont un cas de pemphigus, dus à la pénicillamine. Ann. Dermatol. Venereol. *104*, 542–548 (1977)

447. Stingl, G., Katz, I., Shevach, E.M., Rosenthal, A.S., Green, I.: Analogous functions of macrophages and Langerhans cells in the initation of the immune response. J. Invest. Dermatol. *71*, 59–64 (1978)

448. Stone, S., Gleich, G.J., Muller, S.A.: Atopic dermatitis and IgE. Arch. Dermatol. *112*, 1254–1255 (1976)

449. Storck, H.: Zur Definition und Problematik der sexually-transmitted diseases. Ther. Umsch. *33*, 5–8 (1976)

450. Storck, H.: Treatment of melanotic freckles by radiotherapy. J. Dermatol. Surg. Oncol. *3*, 293–294 (1977)

451. Stüttgen, G.: Mediatorenmechanismen in der menschlichen Haut – Pharmakoanalyse und therapeutische Aspekte. Hautarzt *28*, 277–285 (1977)

452. Swanbeck, G., Wennersten, G.: Treatment of porphyria cutanea tarda with chloroquin and phlebotomy. Br. J. Dermatol. *97*, 77–80 (1977)

453. Tagami, H., Imamura, S., Noguchi, S., Nishitani, H.: Coexistence of peculiar pemphigus, myasthenia gravis and malignant thymome. Dermatologica *152*, 181–190 (1976)

454. Tagami, H., Ofuji, S.: Leukotactic properties of soluble substances in psoriasis scale. Br. J. Dermatol. *95*, 1–8 (1976)

455. Tagami, H., Ofuji, S.: Demonstration of C_3 clevage product in leukotactic substances of scale extract from pustular psoriasis. Br. J. Dermatol, *96*, 94–95 (1977)

456. Tagami, H., Takigawa, M., Ogino, A., Imamura, S., Ofugi, S.: Spontaneous regression of plane warts after inflammation Arch. Dermatol. *113*, 1209–1213 (1977)

457. Tappeiner, G., O'Loughlin, S., Jordon, R.E.: C_1q binding activity in lupus erythematosus: correlation with the „lupus band test". J. Invest. Dermatol. *70*, 187–190 (1978)

458. Tezuka, T.: Keratosis punctata palmaris et plantaris. Acta Derm. Venereol. (Stockh.) *56*, 105–110 (1976)

459. Thivolet, J., Viac, J.: Immunologie des verrues humaines. Ann. Dermatol. Venereol. *105*, 257–264 (1978)

460. Thomson, J., O'Neill, S.M.: Iodoxuridine in dimethyl sulfoxide; is it carcinogenic in men? J. Cutan. Pathol. *3*, 269–272 (1976)

461. Török, L., Szües, M.: Behandlung von Erythema nodosum und vasculitis nodularis mit Kaliumjodat. Z. Hautkr. *52*, 685–687 (1977)

462. Tofahrn, J., Gernand, E., Huneiker, M.: Sulfontherapie bei Alopecia areata. Z. Hautkr. *23*, 989–992 (1976)

463. Tronnier, H.: Therapeutische Aspekte der dermatologischen Badetherapie. Ärztl. Kosmetik. *7*, 159–162 (1977)

465. Tuffanelli, D.L.: Connective tissue diseases. In: Year Book of Dermatology, Malkinson, F.D., Pearson, R.W. (eds.), pp. 9–36. Chicago: New York Publ. 1978

466. Twardkowski, Z.J., Nolph, K.D., Rubin, J., Anderson, P.C.: Peritoneal dialysis for psoriasis. An uncontrolled study. Ann. Intern. Med. *88*, 349–351 (1978)

467. Uehara, M., Ofuji, S.: Primary eruption of prurigo simplex subacuta. Dermatologica *153*, 49–56 (1976)
468. Uitto, J.: Biochemistry of elastic fibers in normal connective tissues and its alterations in diseases. J. Invest. Dermatol. *72*, 1–10 (1979)
469. Umbert, P., Belcher, R.W., Winkelmann, R.K.: Lymphokines (MIF) in the serum of patients with sarcoidosis and cutaneous granuloma annulare. Br. J. Dermatol. *95*, 481–485 (1976)
470. Umbert, P., Winkelmann, R.K.: Granuloma annulare: direct immunofluorescence study. Br. J. Dermatol. *95*, 487–492 (1976)
471. Unger, W.P., Schemmer, R.J.: Corticosteroids in the treatment of alopecia areata. Arch. Dermatol. *114*, 1486–1490 (1978)
472. Urbanek, R., Karitzky, D., Forster, J.: Die Hyposensibilisierungsbehandlung mit reinem Bienengift. Dtsch. Med. Wochenschr. *103*, 1656–1660 (1978)
473. Veien, N.K., Vestergaard, B.F.: Rapid diagnostic tests for cutaneous eruptions of herpes simplex. Acta Derm. Venereol. (Stockh.) *58*, 83–85 (1978)
474. Verbov, J.: Wooly-hair – Study of a family. Dermatologica *157*, 42–47 (1978)
475. Viac, J., Thivolet, J., Chardonnet, Y.: Specific ummunity in patients suffering from recurring warts before and after repetitive intradermal tests with human papilloma virus. Br. J. Dermatol. *97*, 365–370 (1977)
476. Vloden, G., Larsen, T.E.: Remissions of mycosis fungoides induced by nitrogen mustard (HN$_2$). Dermatologica *156*, 129–141 (1978)
477. Voigtländer, V.: Genetik der Neurodermitis. Z. Hautkr. *52* (Suppl. 2), 65–71 (1977)
478. Voigtländer, V.: Hereditäre Verhornungsstörungen und Taubheit. Z. Hautkr. *52*, 1017–1025 (1977)
479. Vries, R.R.P., Rood, J.J.van: HLA and infectious diseases. Arch. Dermatol. Res. *264*, 89–95 (1979)
480. Ward, J.M., Barnes, R.M.R.: HLA antigens in persistent palmoplantar pustulosis and its relationship to psoriasis. Br. J. Dermatol. *99*, 477–483 (1978)
481. Warin, R.P., Smith, R.J.: Challenge test battery in chronic urticaria. Br. J. Dermatol. *94*, 401–406 (1976)
482. Warren, R.E., Roberts, S.O.B.: Gentamycin-resistent staphylococci. Lancet *1976*, 543
483. Wateren, van der, A.R., Cormane, R.H.: Oral retinoid therapy for erythrokeratoderma variablis. Br. J. Dermatol. *97*, 83–85 (1977)
484. Weck, A.L. de: Bedeutung und Praxis der Desensibilisierung bei allergischen Erkrankungen. Therapiewoche *28*, 2546–2556 (1978)
485. Wedskov, S., Bro–Jørgensen, A., Søndergaard, J.: Aquired hypertrichosis lanuginosa. Arch. Dermatol. *112*, 1442–1444 (1976)
486. Weedon, D., Robertson, I.: Localized chronic pemphigoid. J. Cutan. Pathol. *3*, 41–44 (1976)
487. Weidner, F., Hornstein, O.P., Hermanek, P., Wutz, G.: Early metastases in regional lymph nodes and prognosis of malignant melanoma. Arch. Dermatol. Res. *256*, 167–177 (1976)
488. Weirich, E.G.: Die Kontaktakne: Beispiel einer Zivilisationsdermatose. Derm. Beruf Umwelt *26*, 7–21 und 45–52 (1978)
489. Weirich, E., Lutz, U.C.: Hemmung der Ultraviolettstrahlenreaktion menschlicher Haut durch externe Phlogistica. Arch. Dermatol. Res. *259*, 49–62 (1977)
490. Weismann, K., Wedskov, S., Søndergaard, J.: Oral zinc sulphate therapy for acne vulgaris. Acta Derm. Venereol. (Stockh.) *57*, 357–360 (1977)
491. Weissmann, I., Hofmann, C., Wagner, G., Plewig, G., Braun-Falco, O.: PUVA-Therapie for alopecia areata. Arch. Dermatol. Res. *262*, 333–336 (1978)
492. Weissman, V., Feuerman, E.J., Joshua, H., Hazaz, B.: The correlation between the antibody titers in sera of patients with pemphigus vulgaris and their clinical state. J. Invest. Dermatol. *71*, 107–109 (1978)
493. Werder, K.v., Goebel, K., Müller, D.A.: Hirsutismus. Ursachen, Diagnostik, Therapie. Internist *20*, 75–84 (1979)
494. Westerhof, W., Breemer, F.A., Cormane, R.H., Delleman, J.W. et al.: Hereditary congenital hypopigmented and hyperpigmented macules. Arch. Dermatol. *114*, 931–936 (1978)
495. White, M.I.: Contact dermatitis from ethylenediamine. Contact Dermatitis *4*, 291–293 (1978)
496. Wilms, K.: Das Dilemma der Langzeittherapie mit Immunsuppressiva. Therapiewoche *128*, 2559–2568 (1978)
497. Wilson Jones, E., Grice, K.: Reticulate pigmentated anomaly of the flexures, Dowling Degos disease, a new genodermatosis. Arch. Dermatol. *114*, 1150–1157 (1978)

498. Wise, Th.G., Pavan, P.R., Ennis, F.A.: Herpes simplex virus vaccines. J. Infect. Dis. *136*, 706–711 (1977)

499. Wokalek, H., Rösch, H.W., Born, W.: Erfolge mit UV-Retinoid bei therapieresistenter Psoriasis. Akt. Dermatol. *4*, 225–230 (1978)

500. Wolff, K., Fitzpatrick, T.B., Parrish, J.A. et al: Photochemotherapy for psoriasis with orally administered methoxsalen. Arch. Dermatol. *112*, 943–949 (1976)

501. Woolfit, J.M.G., Watt: Chlamydial infection of the urogenital tract in promiscuous and non-promiscuous women. Br. J. Vener. Dis. *53*, 93–95 (1977)

502. Wüthrich, B.: Zur Immunpathologie der Neurodermitis constutionalis. Bern: H. Huber 1975

503. Wüthrich, B., Dhonau, H.: Besondere Aspekte beim RAST: Bienengift-, Hunde- und Katzenhaar-Allergie. Z. Hautkr. *54*, 130–135 (1979)

504. Wurm, K.: Heutiger Stand der Sarkoidose-Therapie und ihrer Probleme. Dtsch. Med. Wochenschr. *103*, 352–355 (1978)

505. Wyatt, T.D., Ferguson, W.P., Wilson, T.S., McCormick, E.: Gentamycin resistant staphylococcus aureus associated with the use of topical gentamicin. J. Antimicrob. Chemother. *3*, 123 (1977)

506. Yaffee, H.S.: Pityrosporum folliculitis. Arch. Dermatol. *108*, 277 (1973)

507. Zaumseil, R.P., Fiedler, H., Lübbe, D.: Zur Chemotherapie der malignen Melanome mit DTIC. Dermatol. Monatsschr. *163*, 905–914 (1977)

508. Zaumseil, R.P., Wohlrab, W.: Bemerkungen zur Therapie der malignen Melanome. Dermatol. Monatsschr. *163*, 367–371 (1977)

509. Zaun, H.: Zur medizinischen Begründung der Versorgung von Haarersatz. Dtsch. Derm. *26*, 64–66 (1978)

510. Zaun, H., Ludwig, E.: Dermatologische Indikationsstellung zur antiandrogenen Behandlung. Z. Hautkr. *53*, 759–765 (1978)

511. Zaynoun, S.T., Hunter, J.A.A., Darby, F.J., Zarembski, P., Johnson, B.E., Frain-Bell, W.: The treatment of erythropoietic protoporphyria. Br. J. Dermatol. *97*, 663–668 (1977)

512. Zimmermann, R.: Hair casts. Dermatol. Monatsschr. *164*, 277–284 (1978)

513. Zingsheim, M., Pullmann, H., Gartmann, H.: Pityriasis lichenoides chronica bei 8jährigem Mädchen nach Fixierung von Knochenfragmenten mit einer Metallplatte. Z. Hautkr. *53*, 101–107 (1977)

514. Zucker-Franklin, D.: Eosinophil function related to cutaneous disorders. J. Invest. Dermatol. *71*, 100–105 (1978)

Moderne Therapie

Hanns Hippius

Zur Anwendung von Psychopharmaka bei hautkranken Patienten

Dermatologen und Psychiater sind sich sicherlich darin einig, daß die *Haut* eines der wesentlichsten Ausdrucksorgane der menschlichen Emotionen ist.

In diesem Zusammenhang wird gern auf Redewendungen der Umgangssprache hingewiesen, die das ganz ursprüngliche Wissen um die engen Beziehungen zwischen seelischer Verfassung und Haut offenkundig machen. Diese Hinweise reichen von der „Gänsehaut", der „Schamröte", der „Dickfelligkeit" bis zu solchen Wendungen, daß man „sich in seiner Haut nicht wohlfühlt" oder daß man „aus der Haut fährt".

Mehr wissenschaftlicher Anspruch liegt in der unendlich oft zu vernehmenden Feststellung, daß Zusammenhänge zwischen *Störungen der Psyche* und *Störungen am Hautorgan* ja schon deswegen zu erwarten seien, weil Haut und Gehirn demselben Keimblatt, dem Ektoderm, entstammten. Dieses entwicklungsgeschichtliche Aperçu ist zwar nicht zu bestreiten – aber man sollte solche Zusammenhänge ebensowenig überstrapazieren wie den Erkenntnisgewinn aus Redewendungen der Umgangssprache. Wichtig ist wohl nur, daß psychische Vorgänge – je basaler sie sind (d.h. je mehr sie den endothymen Grund einer Person erfassen und womöglich im Unbewußten verbleiben), umso enger verkoppelt sind mit Funktionsänderungen in den *zentralen Instanzen des vegetativen Nervensystems*. Und im Zusammenhang mit Funktionsänderungen im vegetativen Nervensystem kann es zu Funktionsänderungen in allen vegetativ innervierten Organsystemen kommen – somit auch am Hautorgan. Dort liegen die Wurzeln für das Erröten aus Aufregung oder Scham, das Schwitzen vor Aufregung, das Erblassen vor Schreck. Entsprechende Abläufe sind aber auch nicht nur am Hautorgan, sondern auch an anderen, vegetativ innervierten Organsystemen zu registrieren, auch wenn sie nicht wie die Haut dem ektodermalen Keimblatt entstammen.

Für die Behandlung dermatologischer Krankheiten kann deswegen jedes Therapieprinzip Bedeutung bekommen, das die Funktionsabläufe des vegetativen Nervensystems entweder primär oder auch nur sekundär beeinflußt.

In den letzten 20 Jahren galt besondere Aufmerksamkeit den Therapieverfahren, die sich sekundär auf das vegetative Nervensystem auswirken – ich meine damit alle Verfahren der Psychotherapie, einschließlich der tiefenpsychologisch orientierten Behandlungsverfahren. Diese Entwicklung stand im engen Zusammenhang mit einer im wesentlichen von der Tiefenpsychologie getragenen Psychosomatik in der Dermatologie, die gelegentlich mit dem Begriff „Psychodermatologie" belegt wurde. Diese Einengung auf die tiefenpsychologische Betrachtungsweise ist aber sicher nicht gerechtfertigt. *Alle* Behandlungsverfahren, die auf die Beeinflussung der psychischen Grundstrukturen der Emotionalität und Affektivität abzielen und somit die vegetativen Regulationsabläufe sozusagen sekundär modifizieren, sollten für die Dermatologie im Kreis der Betrachtung bleiben.

Auf der anderen Seite sollten aber auch alle die Therapiemethoden auf ihre Bedeutung für die Behandlung von Hautkrankheiten überprüft werden, die in der Psychiatrie eingesetzt werden, ihre Hauptindikationsgebiete bei den psychiatrischen Krankheiten haben, und die auf einer primären Beeinflussung vegetativer Funktionsabläufe beruhen. Hier sind in erster Linie die *modernen Psychopharmaka* zu nennen.

Als Psychopharmaka bezeichnet man heute alle Medikamente, für die nach kurzfristiger oder nach langfristiger Anwendung in methodisch einwandfreien Untersuchungen an Tieren und an Menschen zweifelsfrei ein *psychotroper Effekt* nachgewiesen worden ist, d.h. eine Wirkung auf Verhalten, Befinden und/oder Erleben [2]. Außerdem muß es gesichert sein, daß dieser psychotrope Effekt auf der Wirkung des Pharmakons selbst oder auf der Wirkung seiner Metaboliten auf Strukturen des Zentralnervensystems beruht.

In erster Linie handelt es sich um die Gruppen der

1. *Tranquilizer,*
2. *Neuroleptika,*
3. *Antidepressiva.*

Wenn dem Dermatologen empfohlen wird, sich bei der Behandlung von Hautkrankheiten auf Medikamente aus diesen drei Gruppen zu beschränken, so bleiben einige moderne Arzneimittel unberücksichtigt, die – nach der gegebenen Definition – auch als Psychopharmaka zu bezeichnen wären, und von denen einige für die praktische Therapie psychischer Störungen eine durchaus wichtige Rolle spielen: so z.B. die *Lithiumsalze,* die für die Phasenprophylaxe manisch-depressiver Psychosen unentbehrlich sind. Die Lithiumsalze haben nun zwar einen phasen-*prophylaktischen Effekt*; eine direkte therapeutisch auch in der Dermatologie ausnutzbare psychotrope Wirkung im engeren Sinne haben die Lithiumsalze jedoch nicht.

Auch das Chlormethiazol – das *Distraneurin* –, das weder ein Tranquilizer, noch ein Neuroleptikum, noch ein Antidepressivum ist, kann der Dermatologe entbehren. Das Distraneurin ist ohne Frage ein Pharmakon mit einer deutlichen psychotropen Wirkung, die am ehesten der der traditionellen Hypnotika gleicht. Im Unterschied zu allen anderen Hypnotika hat das Chlormethiazol seine besondere Bedeutung jedoch durch die gute Wirksamkeit beim Alkoholdelir und bei anderen Delirien. In der Dermatologie sollte es schon deswegen nicht eingesetzt werden, weil jede längerfristige Anwendung des Chlormethiazols nämlich die Gefahr einer Abhängigkeitsentwicklung in sich birgt. Außerhalb der Delirtherapie können alle mit Chlormethiazol zu erzielenden Wirkungen durch traditionelle Hypnotika oder durch Neuroleptika oder Tranquilizer erreicht werden.

Bevor man einem hautkranken Patienten ein Psychopharmakon i.e.S. (s.o.) verordnet, sollte man zuvor immer überlegen, bei welchen Hautkrankheiten eine Behandlung mit Psychopharmaka überhaupt in Betracht kommen kann [7]:

1. Psychopharmaka können eingesetzt werden, wenn es sich um dermatologische Symptome handelt, die als *psychosomatische Phänomene* aufzufassen sind. Hier wäre an sich in erster Linie eine *psychotherapeutische Behandlung* indiziert. Wenn hierzu – aus was für Gründen auch immer – keine Möglichkeit besteht, wird man mit einem *Tranquilizer* zumindest einen Behandlungsversuch machen. Auch wenn der Therapieerfolg befriedigend ist, sollte man sich dennoch stets darüber im klaren bleiben, daß man nicht kausal behandelt hat.
2. Das gleiche gilt, wenn es sich bei Hautsymptomen um *vorgeschobene Symptome von Psychoneurosen* handelt.
3. Psychopharmaka aus den Gruppen der *Neuroleptika* und *Antidepressiva* sind indiziert, wenn die dermatologischen Symptome *Begleitsymptome von psychotischen Erkrankungen sind.* Bei den an sich seltenen Artefakten im Rahmen von Psychosen wird man unbedingt und vordringlich die zugrundeliegende Psychose behandeln. Bei phasischen Psychosen kann es auch einen sog. Panoramawechsel von psychischen (z.B. depressiven) Symptomen und Hauterscheinungen (z.B. den Symptomen einer Neurodermitis) geben. Bei solchen Fälen sollten nicht nur Antidepressiva, sondern auch Lithiumsalze zur Phasenprophylaxe eingesetzt werden. Besonders wichtig ist die Verordnung von antipsychotisch wirksamen Neuroleptika

immer dann, wenn es sich um psychotische Erlebensstörungen handelt, die eine dermatologische Erkrankung vortäuschen, ohne daß überhaupt ein echtes dermatologisches System vorliegt. Das ist z.B. beim Dermatozoenwahn, bei Halluzinationen im Bereich der Körperfühlsphäre, bei taktilen Halluzinationen und bei coenästhetopathischen Mißempfindungen im Rahmen schizophrener Psychosen durchaus möglich.

4. Um die wichtigsten Indikationen für den Einsatz von Psychopharmaka bei hautkranken Patienten handelt es sich immer dann, wenn bekannt ist, daß die Ausbildung der dermatologischen Symptomatik mit Funktionsänderungen des vegetativen Nervensystems zusammenhängt, wo also die *dermatologischen Symptome ein psychovegetatives Phänomen* darstellen.

5. Schließlich können Psychopharmaka auch zur Behandlung von den psychischen Störungen eingesetzt werden, die sekundär (reaktiv) sehr oft nach Auftreten von Hauterscheinungen manifest werden. Das reicht von Schlafstörungen z.B. bei juckenden Dermatosen bis hin zu ängstlich-phobischen Symptomen, wenn es sich um Hauterscheinungen handelt, die mitmenschliche Kommunikation erschweren. Gerade bei Überlegungen zu diesem fünften Indikationsbereich wird jedoch klar, daß die Verordnung von Psychopharmaka dann nicht auf die Applikation des Medikaments reduziert werden darf. Die Verordnung eines Psychopharmakons wird nur dann zu einem guten Erfolg führen, wenn sie zum *Teilstück einer umfassenden ärztlichen Therapie* wird.

Diese Zusammenhänge lassen sich am einfachsten an einem Schema erläutern, das im ersten Schritt erst einmal dazu dienen soll, die Basis für eine kritische Beurteilung von Therapieerfolgen mit Psychopharmaka bei Hautkranken zu bilden (Abb. 1).

Die Schwierigkeiten der Beurteilung der Wirkungen und der Wirksamkeit bei Hautkrankheiten liegt nun darin, daß die Psychopharmaka neben ihren für die psychiatrischen Indikationen entscheidenden psychotropen Wirkungsqualitäten immer auch noch andere Wirkungskomponenten aufweisen, die womöglich sehr viel mehr ausschlaggebend sind, wenn die Psychopharmaka bei hautkranken Patienten angewandt werden.

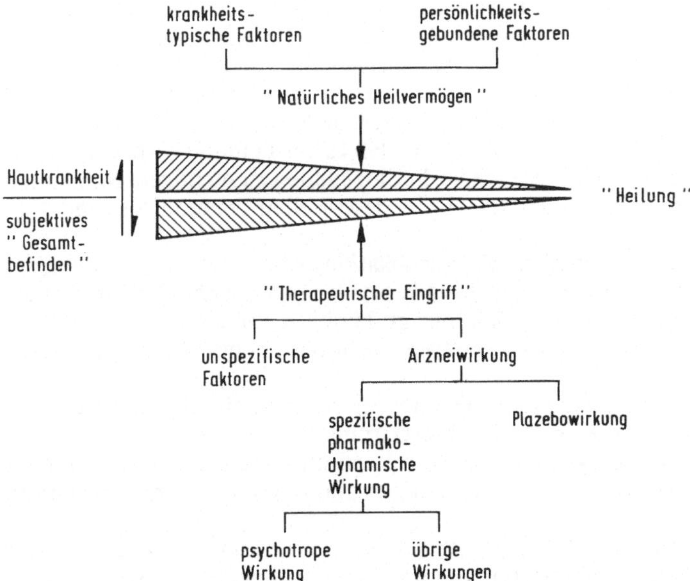

Abb. 1. Schematische Darstellung der komplexen Wirkfaktoren bei der Behandlung dermatologischer Krankheiten. Die psychotropen Wirkungen eines Psychopharmakons sind nur ein Faktor im komplexen Wechselspiel vielfältiger anderer Einflußgrößen

Das sind viele der Wirkungsqualitäten, die in psychiatrischer Sicht als „Nebenwirkungen", insbesondere als vegetative „Nebenwirkungen" einzustufen sind, wie z.B. analgetische, antipruriginöse, antihistaminische, sedativ-hypnotische, sympathikolytische, parasympathokolytische Wirkungen. Gerade diese – aus psychiatrischer Sicht – „Neben"-Wirkungen können die Grundlagen für die *Wirksamkeit bei Hautkrankheiten* sein.

Aber auch wenn alle diese aus sog. Nebenwirkungen der Psychopharmaka erwachsenden Wirkungen wegfallen würden, haben die Psychopharmaka auch direkte psychotrope Wirkungsqualitäten, die sie im Rahmen eines auch psychiatrisch-psychologisch-psychosomatische Aspekte umfassenden „dermatologischen Gesamtbehandlungsplans" zu wertvollen, manchmal unentbehrlichen Therapiemaßnahmen machen.

Am breitesten sind einzusetzen *Tranquilizer* wegen ihrer beruhigenden, anxiolytischen (angstlösenden) Wirkung (Tabelle 1).

Tabelle 1. Tranquilizer (Auswahl)

I.	*Benzodiazepinderivate*	
	Bromazepam	(Lexotanil)
	Camazepam	(Albego)
	Chordiazepoxid	(Librium)
	Clobazepam	(Frisium)
	Diazepam	(Valium)
	Dikalium-Chlorazepat	(Tranxilium)
	Lorazepam	(Tavor)
	Medazepam	(Nobrium)
	Oxazepam	(Adumbran, Praxiten)
	Prazepam	(Demetrin)
II.	*Tranquilizer mit chemischer Verwandtschaft zu den Antidepressiva*	
	Benzoctamin	(Tacitin)
	Opipramol	(Insidon)

Auch *Neuroleptika* haben wie die Tranquilizer dämpfende Wirkungsqualitäten. Vom psychiatrischen Standpunkt aus müssen die Neuroleptika jedoch streng von den Tranquilizern unterschieden werden. Die vom Psychiater bei psychiatrischer Indikation erwarteten „antipsychotischen" Wirkungen der Neuroleptika treten immer erst nach einer mehrtägigen bis mehrwöchigen Latenz nach kurmäßiger Verabreichung auf und sind mittelüberdauernd. Tranquilizer haben *keine* (z.B. bei Schizophrenen ausnutzbare) antipsychotische Wirkung. Das und die Tatsache, daß es bei Tranquilizern – im Unterschied zu den Neuroleptika – zu Mißbrauch, ja, in Einzelfällen zu süchtigem Mißbrauch kommen kann, sind die entscheidenden Unterschiede zwischen Tranquilizern und Neuroleptika.

Vor allem außerhalb der psychiatrischen Indikationsgebiete werden Tranquilizer und Neuroleptika oft „als eine einheitliche Medikamentgruppe psychisch dämpfender" Psychopharmaka angesehen. Das ist – nicht nur im Hinblick auf das bei Tranquilizern durchaus bestehende, bei Neuroleptika praktisch nicht bestehende Abhängigkeitspotential – falsch.

Neuroleptika (Tabelle 2) sind die sehr viel differenteren Arzneimittel, die wegen des größeren Nebenwirkungs- und Komplikationsspektrums einer sehr sorgfältigen Therapieüberwachung bedürfen. Bei Neuroleptika vom Phenothiazintyp kommt es übrigens auch zu Arzneimittelnebenwirkungen am Hautorgan und zu gesteigerter Photosensibilität.

Aus der dritten Gruppe der Psychopharmaka, aus der Gruppe der *Antidepressiva* (Tabelle 3), werden in erster Linie tri- und tetrazyklische Antidepressiva vom Typ des Amitriptylins, vielleicht auch solche vom Imipramintyp, und neuere, sehr weitgehend nebenwirkungsfreie Antidepressiva wie Mianserin (Tolvin) oder Nomifensin (Alival) Verwendung finden können.

350

Tabelle 2. Neuroleptika (Auswahl)

I.	*Phenothiazinderivate*	
	Chlorpromazin	(Megaphen)
	Laevomepromazin	(Neurocil)
	Triflupromazin	(Psyquil)
	Thioridazin	(Melleril)
	Fluphenazin	(Dapotum, Lyogen, Omca)
	Perazin	(Taxilan)
	Perphenazin	(Decentan)
	Trifluperazin	(Jatroneural)
II.	*Thioxanthenderivate*	
	Chlorprothixen	(Taractan, Truxal)
	Clopenthixol	(Ciatyl)
	Flupenthixol	(Fluanxol)
III.	*Butyrophenonderivate und strukturverwandte Verbindungen*	
	Benperidol	(Glianimon)
	Floropipamid	(Dipiperon)
	Fluspirilene	(Imap)
	Haloperidol	(Haldol)
	Penfluridol	(Semap)
	Pimozide	(Orap)
IV.	*Neuartige Neuroleptika*	
	Sulpirid	(Dogmatil)

Tabelle 3. Antidepressiva

I.	*Trizyklische Antidepressiva*	
	Amitriptylin	(Laroxyl, Saroten, Tryptizol, Kombination mit Chlordiazepoxid: Limbatril)
	Clomipramin	(Anafranil)
	Desimipramin	(Pertofran)
	Dibenzepin	(Noveril)
	Dimetacrin	(Istonil)
	Doxepin	(Aponal, Sinquan)
	Imipramin	(Tofranil)
	Lofepramin	(Gamonil)
	Melitracen	(Trausabun)
	Nortriptylin	(Acetexa, Nortrilen, Kombination mit Flupenthixol: Benpon)
	Noxiptilin	(Agedal)
	Protriptylin	(Maximed)
	Trimipramin	(Stangyl)
II.	*Tetrazyklische Antidepressiva*	
	Maprotilin	(Ludiomil)
	Mianserin	(Tolvin)
III.	*Neue Antidepressiva aus verschiedenen chemischen Gruppen*	
	Nomifensin	(Alival)
	Trazodon	(Thombran)
	1-Tryptophan	
	Viloxazin	(Vivalan)
IV.	*Monoaminoxydase-Hemmer*	
	Tranylcypromin	(Kombination mit Trifluperazin: Jatrosom)

351

Der Anwendungsbereich der Antidepressiva bei Hautkrankheiten sollte übrigens nicht auf Patienten mit depressiven Verstimmungen eingeengt bleiben. So bewähren sich z.B. sedativ-dämpfende Antidepressiva vom Amitriptylintyp (Saroten retard) sehr gut bei den im Verlauf von Hautkrankheiten oft auftretenden Schlafstörungen.

Man hat gute Gründe dafür anzunehmen, daß die Patienten mit Hautkrankheiten nicht von dem allgemeinen Trend ausgenommen sind, daß Jahr um Jahr die Verschreibungen von Psychopharmaka ansteigen. Der offensichtlichen Ausweitung des Einsatzes von Psychopharmaka auch in der Dermatologie steht eine vergleichsweise doch verblüffend geringe Zahl von wissenschaftlichen Veröffentlichungen gegenüber, die sich mit der Wirkungsweise, der Abgrenzung von besonderen Indikationsgebieten und den Behandlungserfolgen mit Psychopharmaka in der Dermatologie befassen (Übersichten [1, 4]). Umfangreicher Einsatz und große praktische Erfahrungen auf der einen Seite und demgegenüber überraschend wenig theoretische Auseinandersetzungen und gezielte wissenschaftliche Erforschung – das charakterisiert die Stellung der Therapie mit Psychopharmaka in der Dermatologie.

Eine hierzu spiegelbildliche Situation besteht für die Therapieansätze, die ihre Wurzeln in der Tiefenpsychologie und traditionellen Psychosomatik haben. Aufbauend auf Arbeiten, die vor allem in den USA und in Kanada [8] veröffentlicht worden sind, hat in den letzten 20 Jahren die psychoanalytisch geprägte Psychosomatik auch im deutschen Sprachraum zahlreiche Publikationen hervorgebracht [5, 9]. „Psychodermatologische" Probleme wurden auf verschiedenen Kongressen und Tagungen (z.B. [6]) ausführlich erörtert. Die Veröffentlichungen in deutscher Sprache reichen vom Handbuchkapitel Borellis aus dem Jahre 1961 [3] bis zu den verschiedenen Veröffentlichungen über psychosomatische Aspekte von Hautkrankheiten, die vor allem von Arbeitsgruppen aus Göttingen, Erlangen und Düsseldorf in den letzten Jahren vorgelegt wurden [9].

Hier gewinnt man den Eindruck, daß die theoretischen psychoanalytischen Erörterungen, die psychotherapeutischen Einzelfallstudien und einige breiter angelegte systematische wissenschaftliche Untersuchungen schon einen beachtlichen Umfang haben, daß demgegenüber aber die Umsetzung in die praktische Therapie noch recht bescheiden ist.

Psychopharmaka haben ihre Bedeutung im Rahmen eines dermatologischen Behandlungsplans in erster Linie dadurch, daß sie den Blick auf die mit Hauterkrankungen einhergehenden, manchmal sogar in die Entstehung von Hautkrankheiten eingehenden psychischen Prozesse öffnen. So betrachtet, dürfen Psychopharmaka auch nicht als Gegensatz zu Therapieansätzen mit psychodynamisch-psychosomatischen Betrachtungsweisen aufgefaßt werden – weder in der Psychiatrie noch in der Dermatologie.

Psychopharmaka sollten vielmehr als Teilstück eines psychologische Aspekte berücksichtigenden ärztlichen Gesamtbehandlungsplans immer auch dann eingesetzt werden, wenn sie über ihre spezifischen, wahrscheinlich vegetativen Wirkungen auf Hauterscheinungen hinaus als Ansatzpunkt für die Berücksichtigung und Behandlung der psychischen Dimension bei hautkranken Patienten dienen können.

Literatur

1. Beckmann, H., Vogel, P.G., Braun-Falco, O.: Psychotherapie und Psychopharmakotherapie in der Dermatologie, II. Psychopharmakotherapie in der Dermatologie. Hautarzt *27*, 525–531 (1976)
2. Benkert, O., Hippius, H.: Psychiatrische Pharmakotherapie. Berlin, Heidelberg, New York: Springer 1976
3. Borelli, S.: Die Anwendung der Psychotherapie in den einzelnen klinischen Fächern: Dermatologie (als Grenzgebiet). In: Frankl, V.E., v.Gebsattel, V.E., Schultz, J.H. (Hrsg.) Handbuch der Neurosenlehre. München, Berlin: Urban & Schwarzenberg 1961
4. Greither, A., Ippen, H., Rechenberger, I.: Psychopharmaka in der Dermatologie. In: H.J. Haase, Therapie mit Psychopharmaka und anderen seelisches Befinden beeinflussenden Medikamenten, 4. Aufl., S. 262–265. Stuttgart, New York: Schattauer-Verlag 1977

5. Jänner, M.: Dermatologische Phänomene als Folgeerscheinung emotioneller Reize und Störungen. In: Kranksein in seiner organischen und psychischen Dimension, Bürger-Prinz, H. (Hrsg.), S. 165–180. Grenzach/Baden: Wissenschaftl. Dienst „Roche 1968
6. Schuppli, R.: Haut als menschliches Ausdrucksorgan. Vortrag auf der Jahresversammlung der Schweizerischen Ges. f. Psychosomat. Med., Basel, 20./21. 6. 1975
7. Vogel, P.G., Beckmann, H.: Psychotherapie und Psychopharmakotherapie in der Dermatologie, I. Psychotherapeutische Aspekte und Indikationsstellung. Hautarzt 27, 519–524 (1976)
8. Wittkower, E.D., Russel, B.: Emotional factors in skin diseases. New York: Hoeber 1953
9. Z. Psychosom. Med. Psychoan. 22, Heft 1, 3–131

Nils Thyresson

Glukokortikoidfreie antiinflammatorische Medikamente in der Dermatologie

Eine Diskussion über antiinflammatorische Medikamente setzt eine gewisse Kenntnis der humoralen und zellulären Mechanismen der Entzündung voraus. Abb. 1 gibt ein schematisches Bild der wichtigsten inflammatorischen Mediatoren und ihres Zusammenwirkens [1, 10, 11].

Verschiedene irritative Stimuli – mechanische, thermische, aktinische, chemische (toxische oder allergische) und mikrobielle – setzen die inflammatorischen Mechanismen frei, bei denen Histamin und histaminähnliche Substanzen, Kinine und Prostaglandine die wichtigsten Mediatoren sind. Gewisse Mediatorsubstanzen spielen bei gewissen Entzündungen eine größere Rolle als andere. Histamin wird in den Mastzellen gespeichert und schnell in der *ersten Phase* der Entzündung freigesetzt; danach folgt in der *zweiten Phase* besonders die enzymatische Bildung von Kininen (Bradykinin, Kallidin) und SRS-A (slow reacting substance of allergy). In der *dritten Phase* werden besonders die Prostaglandine gebildet, die wahrscheinlich die wichtigsten Mediatorsubstanzen sind. Es muß jedoch hervorgehoben werden, daß die erste Phase mit der Histaminfreisetzung vielleicht nicht notwendig ist, um die Kininsynthese zu aktivieren. Die Entwicklung einer Entzündung kann nämlich nicht durch Antihistamine verhindert werden. Aus dem Schema geht auch ein enger Zusammenhang zwischen dem Gerinnungssystem und dem fibrinolytischen System hervor, die beide Kininogen zur Kininbildung aktivieren können.

Das Komplementsystem spielt ebenfalls eine wichtige Rolle bei der entzündlichen Reaktion und kann in verschiedener Weise aktiviert werden, wodurch unter anderem auch Anaphylatoxin und chemotaktische Faktoren freigesetzt werden können.

Auch von den Lysosomen werden während der Entzündung Proteasen und andere lysosomale Enzyme freigesetzt, die veränderte Proteine mit entzündungshervorrufenden Eigenschaften bilden können.

Auf zelluläre Mechanismen wird endlich hingewiesen durch B-Lymphozyten, die verschiedene Immunglobuline bilden, durch T-Lymphozyten, die verschiedene Lymphokine freisetzen und durch die Zellmigration von Leukozyten, Lymphozyten, Makrophagen und Histiozyten. Die meisten der antiinflammatorischen Medikamente haben gemeinsam, daß sie inaktivierend und hemmend in verschiedenen Phasen der Entzündung eingreifen. Es muß jedoch darauf hingewiesen werden, daß bis jetzt die Wirkungsmechanismen vieler antiinflammatorischer Substanzen noch unbekannt sind.

Histaminantagonisten

Zu den als erste bekannten Mediatorantagonisten gehören die *Antihistamine.* Die Antihistamine hemmen die Histaminwirkung durch kompetitive Blockierung der Histaminrezeptoren, d.h. der H_1-Rezeptoren. (Die H_2-Rezeptoren an den Parietalzellen der Ma-

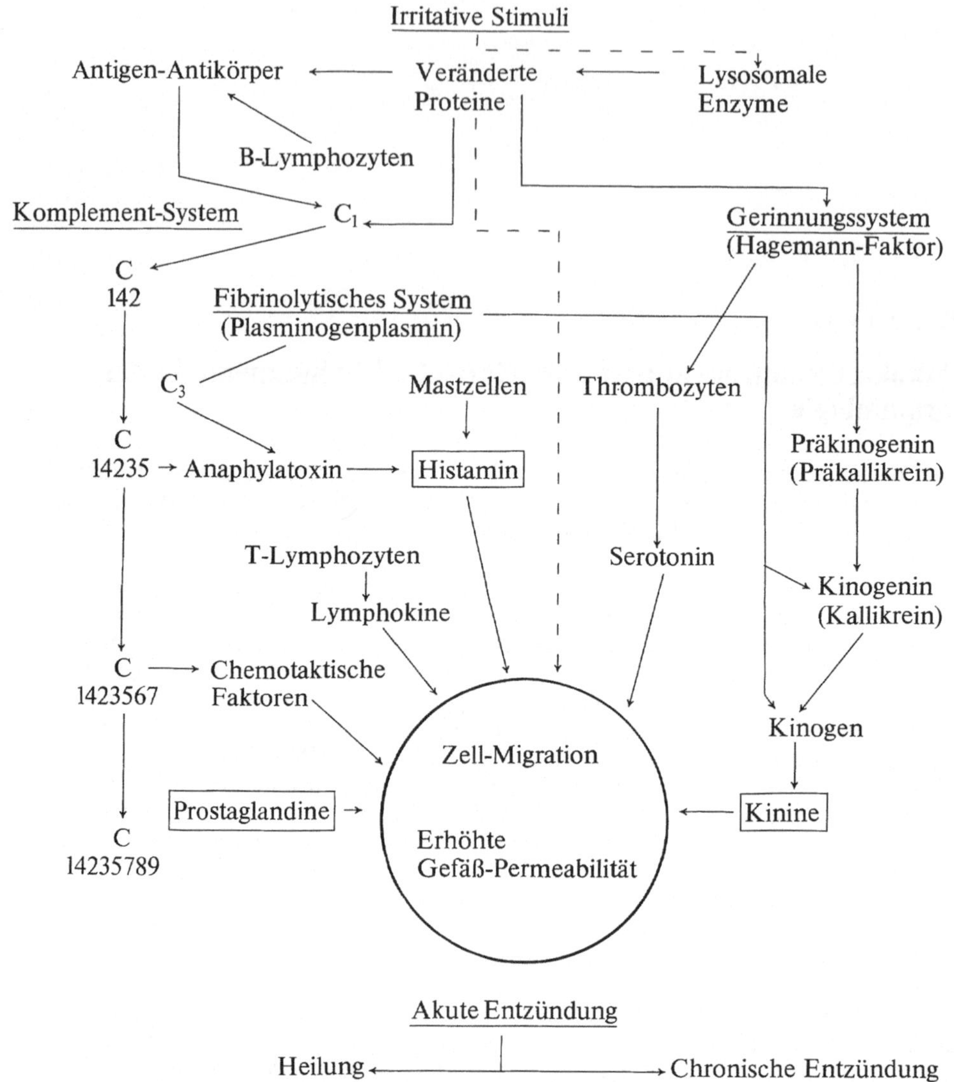

Abb. 1. Mechanismen der Entzündung

genmukosa werden durch gewöhnliche Antihistamine nicht gehemmt.) Hier können nicht die verschiedenen Antihistamine besprochen werden – allein in Skandinavien sind mehr als 20 registriert und verkäuflich –, sondern es kann nur festgestellt werden, daß sie ihre Indikation bei der Urtikariabehandlung haben. Mindestens ein Präparat, Cyproheptadin (Periactin) hat auch einenAntiserotonineffekt, was aber anscheinend keinen besonderen therapeutischen Vorteil bietet. Die Rolle des Serotonins als inflammatorische Mediatorsubstanz ist auch bisher in der Humanmedizin nicht sicher geklärt.

Cromoglicinsäure (Intal) hemmt die Freisetzung des Histamins aus den Mastzellen, blockiert aber nicht schon freigesetztes Histamin. Die Substanz hat ihre Indikation als Prophylaktikum bei der Asthma- und Pollinosisbehandlung. Cromoglicinsäure hat übrigens bisher keine weitere Indikation für die Dermatologen.

Histamin wird durch enzymatische Dekarboxylierung von Histidin gebildet. Behandlungsversuche mit Histidindekarboxylasehemmern haben aber gezeigt, daß die Ausscheidung von Histamin bei Patienten mit chronischer Urtikaria nicht herabgesetzt wird, und das Präparat hat auch bis jetzt keinen therapeutischen Gebrauch gefunden [16].

Kininantagonisten

Gewisse Polypeptide haben histaminähnliche Wirkung an den glatten Muskelzellen der Blutgefäße, der Bronchien und des Darmes, bei der Gefäßpermeabilität usw. Sie werden von α_2-Globulin im Plasma oder im Gewebe durch Proteasen, sog. Kininogenine, z.B. Kallikrein, gebildet. Die genauer studierten Kinine sind Kallidin mit 10 (Dekapeptid) und Bradykinin mit neun (Nonapeptid) Aminosäuren. Die Bildung des Bradykinins kann durch den Kallikreinhemmer Aprotinin (Trasylol), ein aus Ochsenlunge extrahiertes Peptid, gehemmt werden. Aprotinin hemmt übrigens auch andere Proteasen. Trasylol kann nur intravenös gegeben werden. Es liegt allerdings das Risiko einer Sensibilisierung und von allergischen Reaktionen vor. Persönlich habe ich einen lebensbedrohenden Schock bei der Trasylolbehandlung einer Patientin mit hereditärem angioneurotischem Ödem gesehen. Vor der Sensibilisierung hatte Trasylol eine gute therapeutische Wirkung bei dieser Patientin gehabt. Bei dem hereditären angioneurotischen Ödem liegt der Mangel einer Esterase vor, die die Freisetzung von Komplement reguliert, und wahrscheinlich auch Mangel eines Kallikreinhemmers. Aus dem Schema der Abb. 1 geht hervor, daß das fibrinolytische System sowohl die Komplement- als auch die Kininbildung beeinflußt. Epsilonaminokapronsäure und im besonderen Tranexamsäure (Cyklokapron) sind Plasminogen-Aktivierungshemmer und können eine gute therapeutische Wirkung bei dieser Krankheit haben [9].

Auf die Behandlung mit C_1-Inhibitor (Behringwerke) sowie mit Danazol hat Illig in seinem Vortrag über „Nichtallergische Urtikariaformen, Diagnostik und Therapie" hingewiesen.

Übrigens gibt es keine wohldefinierten Kininantagonisten. Es wird jedoch angegeben, daß Imaprimin (Tofranil) und Chlorpromazin (Megaphen) hemmende Wirkung haben sollen.

Prostaglandinantagonisten

Die bahnbrechende Prostaglandinforschung in den sechziger und siebziger Jahren hat uns ganz neue Kenntnisse von der Chemie und den biologischen Funktionen dieser Substanzen gegeben [6, 13].

Die Prostaglandine werden von ungesättigten Fettsäuren mit 20 Kohlenstoffatomen (Eicosa-tri-, -tetra- und -penta-enoinsäure) gebildet. Die wichtigste ist Eicosatetraenoinsäure, besser bekannt als Arachidonsäure. Durch enzymatische Einwirkung wird eine zyklische Verbindung mit einem Zyklopentanring gebildet, Prostanoinsäure, die die Muttersubstanz aller Prostaglandine ist. Abhängig von der Konfiguration des Zyklopentanringes werden die Prostaglandine mit den Buchstaben A bis I gekennzeichnet. Von der Anzahl der Doppelbildungen des Moleküls abhängig, werden die Prostaglandine mit den Ziffern 1 bis 2 numeriert. Die wichtigsten Prostaglandine stammen von der Arachidonsäure und sind die Prostaglandine E_2, F_2 usw. Die griechischen Buchstaben α(trans-) und β(cis-) bezeichnen die stereochemische Struktur.

Die Arachidonsäure und die anderen ungesättigten Fettsäuren sind als Phospholipide in die Zellmembranen eingebaut (Abb. 2). Durch verschiedene nervöse, homonelle, mechanische usw. Stimuli wird ein Enzym, die Phospholipase A_2, aktiviert, und die ungesättigten Fettsäuren werden freigesetzt. Von der Prostanoinsäure bildet dann das Enzym Zyklooxygenase zwei Endoperoxyde (PGG und PGH) mit sehr kurzer Halbwertzeit (ungefähr 5 bis 10 min). Durch verschiedene Prostaglandinsynthetasen bzw. Thromboxansynthetase werden endlich Prostazyklin (PGI), PGE, PGF und Thromboxan gebildet. Unmittelbar vor der Arachidonsäure werden durch das Enzym Lipooxygenase die Substanzen HPTE bzw. HETE (Hydroxyeicosatetraenoinsäure) gebildet, die chemotaktische Eigenschaften haben. Kürzlich soll nachgewiesen worden sein, daß SRS-A eine Verbindung zwischen hydrolysierter Arachidonsäure und der Aminosäure Cystein sei.

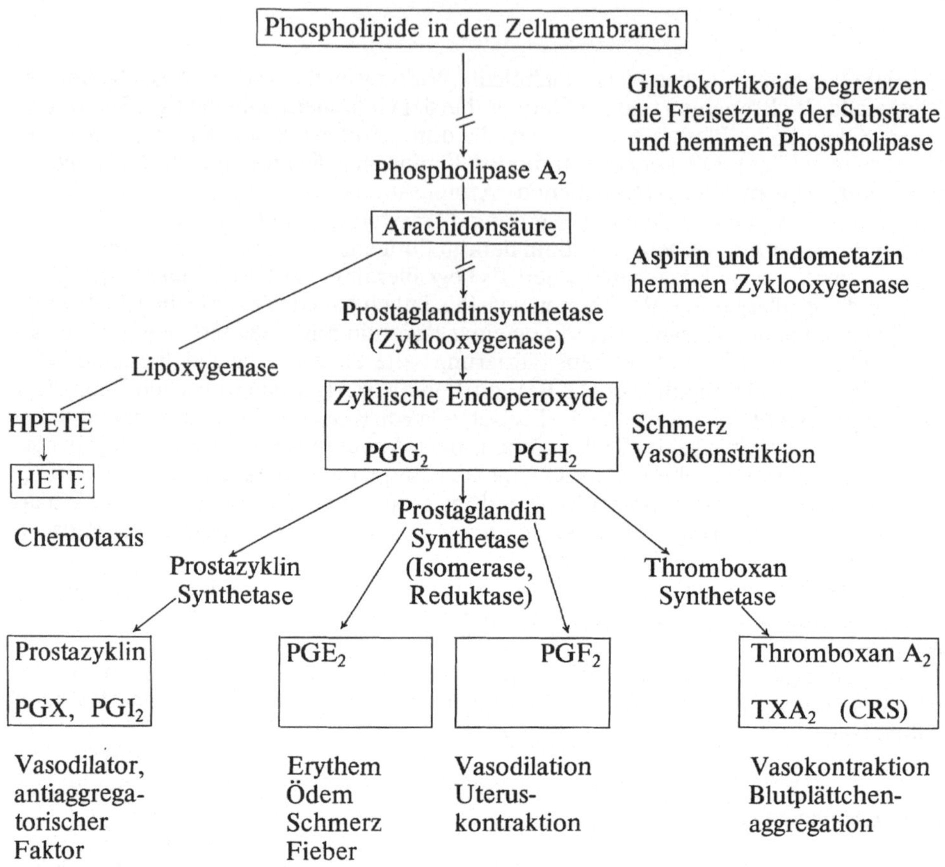

Abb. 2. Prostaglandine, Stoffwechsel und Wirkungen

Die verschiedenen Mitglieder der Prostaglandinfamilie sind ähnlich wie das Histamin und die Kinine lokale Gewebshormone, die verschiedene biologische Funktionen in einer sehr variierenden und auch fast entgegengesetzten Weise beeinflussen. Im Schema sind einige Wirkungen der Substanzen angegeben. Die Prostaglandine werden heute als die wichtigsten Mediatorsubstanzen der Entzündung angesehen.

Seit kaum 10 Jahren wissen wir, daß das älteste und am meisten verwendete antiinflammatorische Präparat, die Azetylsalizylsäure, ähnlich wie auch u.a. Indometazin, starke Zyklooxygenasehemmer sind durch die Hemmung der Synthese der Prostaglandinendoperoxyde, also PGG und PGH. Wahrscheinlich ist das der wichtigste antiinflammatorische Wirkungsmechanismus der Azetylsalizylsäure. Im Bild ist auch markiert, daß die Glukokortikoide die Freisetzung der Präkursoren der Prostaglandine inhibieren, was wahrscheinlich das Geheimnis der vorzüglichen antiinflammatorischen Wirkungen der Glukokortikoide ist [4].

Einige der wichtigsten Prostaglandinantagonisten sind, außer Azetylsalizylsäure und Indometazin, auch Ibuprophen, Naproxen, Phenylbutazon, Oxyphenylbutazon u.a.

Später werde ich auf Bufexamac und andere in Salbenform für externe Behandlung gebrauchte Antiprostaglandine zurückkommen.

Mittel mit immunsuppressiver Wirkung

Hier werden nur die häufigsten in der Dermatologie benutzten zytotoxischen Mittel genannt: Azathioprin (Imurek), Chlorambuzil (Leukeran), Zyklophosphamid (Endoxan)

358

und Methotrexat. Die immunologischen Wirkungen entstehen durch Einwirkung auf die Lymphozyten. Die Hauptindikation betrifft die Kollagenosen.

Mittel, die die Freisetzung bzw. die Wirkung der lysosomalen Enzyme hemmen

Die Eigenschaft, Lysosomen zu stabilisieren und lysosomale Enzyme zu hemmen, wird mehreren von den schon genannten antiinflammatorischen Heilmitteln wie auch anderen zugeschrieben, die noch erwähnt werden sollen. Wie die Mittel aber ihre Wirkung ausüben, ist bisher noch ziemlich unklar. Experimentell hat man besonders die Freisetzung saurer Hydrolasen aus den Lysosomen studiert.

Antiinflammatorische Arzneimittel mit noch nicht bekanntem Wirkungsmechanismus

4,4-Diaminodiphenylsulphon (DADPS, Dapson, Avlosulfon). Wie bekannt, hat Dapson seine Hauptindikation bei der Behandlung von Lepra. In der Dermatologie ist diese Substanz seit ungefähr 30 Jahren die Therapie der Wahl bei Dermatitis herpetiformis. Sie wird mitunter auch bei anderen Hautkrankheiten benutzt, z.B. nodulo-ulzerativer Akne. Der therapeutische Mechanismus ist nicht bekannt. Neulich wurde in Tierversuchen gezeigt, daß Dapson die Eigenschaft besitzt, Lysosomen und Leukozyten zu stabilisieren und die Freisetzung von Proteasen und anderen lysosomalen Enzymen zu hemmen.

Salazosulfapyridin (Azulfidine, Salazopyrin)

Salazosulfapyridin wird in erster Linie bei der Behandlung der ulzerösen Kolitis benutzt. In der Dermatologie hat die Substanz ihre Indikation bei der Behandlung des Pyoderma gangraenosum. Sie wird auch gelegentlich erfolgreich bei allergischer Vaskulitis und aphthöser Stomatitis benutzt. Salazopyrin hat viele interessante antiinflammatorische Eigenschaften. Unter anderem wurde folgendes gezeigt: Salazopyrin wirkt hemmend auf Proteasen und Kollagenasen; es wirkt fibrinolysehemmend und hat eine allgemeine immunsuppressive Wirkung, da es die Leukozytenmigration beeinflußt; experimentell werden auch allergische Spätreaktionen gehemmt [2].

Chloroquin (Resochin)

Die Antimalariamittel wurden seit Ende der vierziger Jahre bei der Behandlung von Lupus erythematodes und später auch als Therapeutikum bei rheumatoider Arthritis benutzt. Auch Chloroquin soll stabilisierend an den Lysosomen wirken. Der nähere Wirkungsmechanismus ist jedoch noch unbekannt.

Thalidomid

Trotz der Thalidomidkatastrophe wird das Präparat noch bei gewissen Formen von Lepra als antiinflammatorisches Mittel benutzt. In letzter Zeit soll man Thalidomid auch mit Erfolg bei der Behandlung von Lupus erythematodes benutzt haben.

Zink (Solvezink)

Bei Zinkmangelkrankheiten, vor allem bei Acrodermatitis enteropathica, ist die Zinktherapie selbstverständlich. Zink soll auch eine stabilisierende Wirkung an der Zellmembran ausüben. Unterschiedliche Resultate sind von der Zinkbehandlung bei Akne berichtet worden. Besonders bei den ulzero-nodösen Formen von Akne kann Zink eine ganz gute Wirkung haben, was ich aus eigener Erfahrung bestätigen kann. Über die therapeutische Wirkung mit Zink bei Alopecia areata haben Jablonska u. Wolowa berichtet [15].

Gold (Aurothioglukose; Aurothiopolypeptid; Aurothiomalat-Natrium)

Früher waren Goldsalze die Therapie der Wahl in der Rheumatologie bei Behandlung der rheumatoiden Arthritis, und sie wurden auch in der Dermatologie bei Behandlung von diskoidem Lupus erythematodes benutzt. Nach Einführung der Antimalariamittel und der Glukokortikoide waren sie während einer längeren Zeit fast außer Gebrauch gekommen. Neuerdings werden sie bei der Behandlung rheumatischer Krankheiten wieder ziemlich viel benutzt. Sie haben eine noch ungeklärte immunmodulierende Wirkung.

Penizillamin (Cuprimine; Metalcaptase; Trolovol)

Penizillamin wirkt chelierend an Kupfer und anderen Metallen. Es hat auch eine immunsuppressive Wirkung. Indikationsgebiete sind in erster Linie rheumatoide Arthritis und Sklerodermie.

Clofazimin (Lampren)

Clofazimin ist ein Phenazin-imino-quinon-Derivat, das bei der Behandlung von Sulfon-resistenter Lepra benutzt wird. Clofazimin wirkt auch immunmodulierend, besonders wahrscheinlich durch eine Stimulation der Phagozytose. Über eine therapeutische Wirkung ist bei Pyoderma gangraenosum und bei Pustulosis palmo-plantaris berichtet worden.

Levamisol

Levamisol ist ein Imidazo-thiazol-Derivat und wird seit 15 Jahren als Anthelminthikum benutzt. Vor einigen Jahren wurde die immunmodulierende Wirkung der Substanz entdeckt. Unter anderem steigert Levamisol die Chemotaxis der Makrophagen, vermehrt die Phagozytosefähigkeit von Granulozyten und Makrophagen und normalisiert erniedrigte T-Lymphozytenzahlen. Levamisol soll bei aphthöser Stomatitis und bei Herpes simplex eine gewisse therapeutische Wirkung haben. Die Wirkung bei der Behandlung von Herpes simplex ist dieses Jahr auch von der Münchner Klinik bestätigt worden [7].

Glukokortikoidfreie antiinflammatorische Medikamente als Externa

Bis jetzt war nur die Rede von innerlich benutzten antiinflammatorischen Arzneimitteln. Den Dermatologen interessiert natürlich besonders, wieweit sie auch als Externa [8, 12] gebraucht werden können, und ob sie Glukokortikoidsalben komplettieren oder sogar ersetzen können. Eine selbstverständliche Bedingung für äußerlichen Gebrauch ist, daß die Präparate keine Kontaktekzeme verursachen. Die Antihistaminsalben wurden schon früh probiert. Sie haben aber eine ziemlich starke kontaktsensibilisierende Wirkung. Die Antihistamine haben daher nur eine beschränkte Anwendung als Externa in der Dermatologie gefunden. In den Vereinigten Staaten sind antihistaminhaltige Externa überhaupt nicht offiziell registriert.

Die Entdeckung der Prostaglandin-antagonistischen Wirkung von Azetylsalizylsäure und ähnlichen antiinflammatorischen Arzneimitteln hat in den letzten Jahren erneute Aufmerksamkeit für die Verwendung dieser Stoffe zum äußerlichen Gebrauch erregt [14]. Die wichtigsten dieser Substanzen, die als Externa benutzt werden, sind:
1. Salizylsäure
2. Indometazin
3. Phenylbutazon (Butazolidin)
4. Oxyphenbutazon (Tanderil)
5. Bufexamac

Die therapeutische Wirkung dieser Präparate ist in erster Linie anhand ihrer Fähigkeit, ein UV-induziertes Erythem zu inhibieren, studiert worden [5, 6]. Sämtliche sowohl an Versuchstieren (Meerschweinchen) als an Menschen geprüften Präparate konnten die Erythembildung hemmen. Bufexamac ist in Kurzzeitversuchen mit angeblichem Erfolg bei verschiedenen Dermatosen probiert worden, besonders bei Kontaktekzemen. Es ist jedoch zu früh, den klinischen Nutzen dieser Präparate zu bewerten. Angeblich soll nur Azetylsalizylsäure, dagegen aber nicht Salizylsäure, die Prostaglandinsynthese hemmen können. Nach neueren Untersuchungen soll aber Salizylsäure doch hemmend wirken. Die Frage liegt nun natürlich nahe, welche antiinflammatorische Bedeutung man all den gewöhnlichen salizylsäurehaltigen Lokaltherapeutika beimessen kann. Ich möchte hier auch auf die salizylsäurehaltige Glukokortikoidsalbe Locasalen hinweisen, worin die Salizylsäure möglicherweise nicht nur keratolytisch, sondern auch antiinflammatorisch potenzierend wirkt.

Zusammenfassend läßt sich feststellen, daß während der siebziger Jahre bahnbrechende Fortschritte zu unserer Kenntnis der Mechanismen der Entzündung hinzugekommen sind. Sie genügen jedoch bis jetzt nicht, um die Wirkungsmechanismen der in der Dermatologie bereits benutzten glukokortikoidfreien antiinflammatorischen Medikamente befriedigend zu erklären.

Das Forschungsgebiet der inflammatorischen Mediatoren befindet sich in schneller Entwicklung. Vermutlich werden uns im nächsten Jahrzehnt als Resultat dieser Forschung neue, wirksame antiinflammatorische Medikamente zur Verfügung stehen.

Literatur

1. Bonta, I.L., Thompson, J., Brune, K. (eds.): Inflammation: mechanisms and their impact on therapy; Proceedings of an Advanced Teaching Course held in Rotterdam, November 1976. Basel und Stuttgart: Birkhäuser
2. Campbell, D.E.S.: Nya rön om Salazopyrins farmakokinetik och farmakologi. Läkartidningen *70*, 3068–3071 (1973)
3. Christiansen, J.V. et al.: Efficacy of Bufexamac (NFN) cream in skin diseases. Dermatologica *154*, 177–184 (1977)
4. Flower, R.: Steroidal antiinflammatory drugs as inhibitors of phospholipase A_2. In Advances in Prostaglandin and Thromboxane Research, Vol. 3, Galli, C. et al. (eds.). New York: Raven Press 1978
5. Kaidbey, K.H., Kurban, A.K.: The influence of corticosteroids and topical indomethacin on sunburn erythema. J. Invest. Dermatol. *66*, 153–156 (1976)
6. Lowe, N.J. et al.: Anti-inflammatory properties of a prostaglandin antagonist, a corticosteroid and indomethacin in experimental contact dermatitis. Br. J. Dermatol. *96*, 433 (1977)
7. Luderschmidt, C.H., Wolff, H.H.: Behandlung des Herpes simplex recidivans mit Levamisol. Hautarzt *30*, 21–24 (1979)
8. Nickander, R., McMahon, F.G., Ridolfo, A.S.: Nonsteroidal anti-inflammatory agents. Annu. Rev. Pharmacol. Toxicol. *19*, 469–490 (1979)
9. Ohela, K.: Treatment of hereditary angioneurotic edema with tranexamic acid and cinnarizine. Acta Derm. Venereol. (Stockh.) *56*, 61–67 (1976)
10. Rocha e Silva, M., Garcia Leme, J.: Chemical mediators of the acute inflammatory reaction. London: Pergamon Press 1972
11. Stüttgen, G.: Mediatorenmechanismen in der menschlichen Haut: Pharmakoanalyse und therapeutische Aspekte. Hautarzt *28*, 277–285 (1977)
12. Trancik, R.J.: Topical nonsteroidal antiinflammatory agents. In: Recent Advances in Dermatopharmacology, p. 133. Spectrum Publ. 1977
13. Vane, J.R.: Inhibitors of prostaglandin, prostacyclin, and thromboxane synthesis. In: Advances in Prostaglandin and Thromboxane Research, Vol. 4, Coceani, F., Olley, P.M. (eds.). New York: Raven Press 1978
14. Weirich, E.G.: Dermatopharmacology of salicylic acid. I–III. Dermatologica *151*, 268–273; 321–332 (1975); *152*, 87–99 (1976)

15. Wolowa, F., Jablonska, S.: Zinc in the treatment of alopecia areata. In: Biology and Disease of the hair. Tokyo: University of Tokyo Press 1976
16. Zachariae, H., Brodthagen, H., Søndergaard, J.: Brocresine, a histidine decarboxylase inhibitor, in chronic urticaria. J. Invest. Dermatol. *53*, 341–343 (1969)

Günter Stüttgen

Orale Behandlung mit Vitamin-A-Säure-Derivaten bei Hauterkrankungen

Einleitung

Das Konzept, Derivate des Vitamin A zunächst lokal therapeutisch einzusetzen (Stüttgen, 1959), beruht auf der Beobachtung, daß trotz der nachgewiesenen perkutanen Permeabilität von Vitamin-A-Palmitat und Vitamin-A-Alkohol ein therapeutischer Effekt auf Verhornungsanomalien in befriedigender Weise im Verhältnis zur oralen Gabe von Vitamin A nicht erzielt werden konnte. Unter der Vorstellung, daß möglicherweise Vitamin-A-Metaboliten für die therapeutische Wirkung auf bestimmte Hauterkrankungen verantwortlich sein könnten, wurden mir von der Arbeitsgruppe O. Wiss, Hoffmann-La Roche, zunächst Vitamin-A-Säure (Erstsynthese H. Pommer, BASF, 1952) und im Jahre 1963 verschiedene Ester der Vitamin-A-Säure zur Verfügung gestellt. Es zeigte sich, daß in Abhängigkeit von der gewählten Veresterung die Wirkung der lokal aufgebrachten Vitamin-A-Säure modifiziert wurde. Dies bezog sich sowohl auf die Reizwirkung als auch auf den therapeutischen Effekt bei der Behandlung von Dyskeratosen. Insgesamt konnte aus der lokalen Behandlung mit Vitamin-A-Säure und deren Estern im Verhältnis zu dem Effekt des Vitamin-A-Palmitats bzw. Vitamin-A-Alkohols festgestellt werden, daß Vitamin-A-Säure und ihre Ester eine therapeutische Wirkung dann erzielten, wenn sich eine Hautreizung auf die lokal verwandte Verbindung entwickelte. Die perkutane Resorption von Vitamin-A-Palmitat und Vitamin-A-Säure, sowohl mit Tritium als auch mit ^{14}C-markierten Verbindungen untersucht [23], unterschied sich nicht wesentlich (Stüttgen, 1963). Unter einer Hautreizung intensivierte sich erwartungsgemäß die Resorption von Vitamin-A-Säure. Es ließ sich aufgrund dieser Ergebnisse zunächst der Leitsatz formulieren: *Ohne Hautreizung auf lokale Applikation von Vitamin-A-Säure und Vitamin-A-Säureestern kein therapeutischer Effekt.*

Morphokinetisch wurde dieser Vorgang von Plewig et al. (1971) analysiert [17a].

Orale Applikation von Vitamin-A-Säure und deren Derivaten

Bei der Prüfung der Wirkung von oral applizierbarer Vitamin-A-Säure (Hoffmann-La Roche, BASF) überraschte zunächst die Tatsache, daß sich eine hervorragende Wirkung auf Dyskeratosen zeigte, ohne daß dieser Effekt obligat mit einer Hautreizung verknüpft war. *Pharmakokinetische Studien* mit radioaktiv markierten Verbindungen zeigten, daß sich in der Grenzzone Epidermis – Korium nach *lokaler Applikation* von 0,1%-iger Vitamin-A-Säure ein Vitamin-A-Säure-Spiegel von 3 µg/g einstellte. Dieser Vitamin-A-Säure-Spiegel konnte erst nach einer *oralen Applikation* von 200 mg Vitamin-A-Säure in der gleichen Hautschicht erreicht werden [10]. Unter einer oralen Applikation von Vitamin-A-Säure stellte sich auch eine Erythementwicklung ein, die sich ggf. mit einer Ödembildung kombinieren kann, wenn mindestens 100 mg Vitamin-A-Säure in einer Einmaldosis verabfolgt werden. Während im Verhältnis zur lokal applizierten Vitamin-A-Säure die oral verabreichte Vitamin-A-Säure nicht die Skala einer Hautreizung bot, zeigte sich aber, daß unter Vitamin-A-Säure oral sich *die Summe unerwünschter Nebenwirkungen* einstellte, die von *hochdosierter* Vitamin-A-Palmitat-Gabe bekannt waren. Diese unerwünschten Nebenwirkungen zeigten dabei eine recht deutliche individuelle Variationsbreite. Bei einer oralen täglichen Dosis von täglich 50 mg waren bei etwa 50% aller so behandelten Patienten mehr oder weniger ausgeprägte unerwünschte Nebenwirkungen vorhanden [22]. Bei täglich 100 bis 200 mg war diese Nebenwirkungsrate konstant und stärker ausgeprägt. Auch eine völlige Somnolenz, die von Goerz aus der Düsseldorfer Hautklinik bei hochdosierter Vitamin-A-Palmitat-Gabe beschrieben wurde, konnte unter Vitamin-A-Säure bei einer Applikation von 50 mg über 3 Tage von uns beobachtet werden. Diese Somnolenz war mit keinerlei Veränderungen der Kreislaufsituation verbunden und verschwand nach 3 Tagen ohne weitere Folgeerscheinungen.

Die Wirkungen der Vitamin-A-Säure auf verschiedene Keratinisationsanomalien [7,8,9, 22] zeigten bestimmte Auswirkungen auf das klinische Bild. Während bei der *Ichthyosis* nach Beginn der oralen Applikation sich innerhalb von 2 bis 3 Wochen eine stetige, lineare Besserung des klinischen Hautzustandes mit Lösungen und schließlich Schwund der Schuppen entwickelte, zeigte sich bei der *Psoriasis vulgaris* in zwei bis drei Tagen zunächst eine massive Stimulierung einer silbrig glänzenden Schuppung. Erst danach entwickelte sich im Verlaufe von mehreren Wochen eine Besserung der Psoriasis, die in höchstens 20% der Fälle in einem Schwund der psoriatischen Herde nach 4 Wochen einmünden konnte. Ein völliger Rückgang der psoriatischen Eruption war ein seltenes Ereignis. Schließlich wurde bei langfristiger Behandlung über ein Jahr deutlich, daß die Art und Weise der psoriatischen Eruption sich änderte, ohne daß von diesem Gesichtspunkt aus von einem guten therapeutischen Erfolg durch Vitamin-A-Säure gesprochen werden konnte. Als positiver Effekt konnte aber beobachtet werden, daß bei fehlendem Ansprechen auf Vitamin-A-Säure sich eine erhöhte therapeutische Ansprechbarkeit auf die üblichen lokalen Behandlungsmaßnahmen der Antipsoriatika, insbesondere bei Cignolin, entwickelte. Bei der ausgesprochenen *Komedonenakne* war der Effekt der oralen Vitamin-A-Säure die Lösung der Komedonen; ein Ergebnis, welches allerdings bei Dosen um 30 mg/die in etwa 2 bis 3 Monaten erreicht werden konnte. Günstiger stellte sich die Situation dar, wenn die Akne sich wesentlich gebessert hatte und sich nunmehr unter 10 mg Vitamin-A-Säure/die ein gewisser prophylaktischer Effekt gegen ein Rezidiv der Akne darstellte.

Bemerkenswert war die *Auswirkung der Vitamin-A-Säure auf Hautmetastasen maligner Tumoren* [1]. Unter oraler Gabe von Vitamin-A-Säure (100 bis 200 mg/die) konnte eine Abflachung von Hauttumoren beobachtet werden, doch zeigte sich bei histologischer Überprüfung, daß in der Tiefe die Karzinomnester sich nach wie vor darstellten, auch wenn diese zytologische Besonderheiten, wie Vakuolisierung und Veränderung der Kernplasma-Relation, aufwiesen. Die epidermisnahen Zellnester allein zeigten deutliche Zeichen einer Regression und wiesen auf eine Akzentuierung des therapeutischen Effekts im Bereiche der Epidermis-Korium-Grenze hin. Ein akanthotischer Effekt der Vitamin-A-Säure bei oraler Applikation war weniger augenscheinlich, auch nicht bei hoher Dosierung im Verhältnis zu dem entsprechenden Effekt nach lokaler Applikation von 0,1% Vitamin-A-Säure, bei der sich allerdings die bekannte Reizwirkung mit Rötung und exsudativer Reaktion entwickelte.

Wir sind zur Zeit noch nicht in der Lage, die Auswirkung einer oralen Applikation von Vitamin-A-Säure und seiner Derivate auf die Röntgenstrahlentherapie bei Haut- und Lungentumoren sicher zu beantworten. Diese Programmierung, die eine Erhöhung der Strahlensensibilität auf eine Röntgenstrahlenbehandlung betrifft, ist im Gang. Ebenfalls sind einige Jahre notwendig, um sicher zu beurteilen, inwieweit eine tägliche Applikation von Vitamin-A-Säure in der Lage ist, einen karzinogenen Reiz [21] wie das Zigarettenrauchen bei entsprechenden Konsumgewohnheiten in Grenzen zu halten.

Mit dem zur Verfügung gestellten *Vitamin-A-Säureäthylamid* begann eine Serie der

Tabelle 1. Häufigkeit der unerwünschten Nebenwirkungen bei Vitamin-A-Säure (nach Schumacher, Stüttgen) und bei arom. Retinoid (nach Orfanos et al., Ott)

Vitamin-A-Säure (VAS)	arom. Retinoid (RET)
Zeitpunkt des Auftretens	
Ab 50–100 mg/die kurzfristig	Ab 100–200 mg/die kurzfristig
Ab 20– 40 mg/die langfristig	Ab 50– 75 mg/die langfristig
Unter 20 mg/die seltener	Unter 50 mg/die seltener
Um 5 mg/die nie	Um 25 mg/die nie bzw. sehr selten
Reihenfolge des Auftretens	
Cheilitis	Cheilitis
Exfoliation	Exfoliation
Kopfschmerzen	*Haarausfall*
Erythem (Flush)	Erythem
Bulbusdruckempfindlichkeit	Pruritus
Schwindelgefühl	Transpiration
Transpiration	*Kopfschmerzen*
Psychische Alteration	Schwindelgefühl
Haarausfall	

Prüfung von Vitamin-A-Säurederivaten bzw. von analogen Verbindungen. Dabei war bemerkenswert, daß Vitamin-A-Säuremethylamid eine geringere lokale Reizbarkeit besitzt und oral gegeben trotzdem deutlich kurative Erfolge zeigte. Ein entscheidender Faktor für den Einsatz dieses Präparates war die erniedrigte toxische Auswirkung im Tierversuch bei noch ausreichender therapeutischer Breite (Peck et al.).

Mit der weiteren Entwicklung der Retinoide wurde *das aromatische Retinoid Ro 10–9359* besonders intensiv untersucht. Diese Verbindung läßt zwar das Grundgerüst der Vitamin-A-Säure erkennen und ist als eine der Vitamin A-Säure analoge Substanz zu bezeichnen, doch zeigt diese Verbindung eine deutlich erniedrigte akute und chronische Toxizität gegenüber der Vitamin-A-Säure (Tabelle 1). Die therapeutische Breite – also die zum therapeutischen Erfolg notwendige Dosis im Verhältnis zur unerwünschten Nebenwirkung – bietet offenbar einen günstigen Aspekt [2]. Während unser Arbeitskreis in Berlin sich weiter mit der Vitamin-A-Säure beschäftigte, um zumindest einen Überblick über einen Zeitraum von 10 Jahren zu erhalten, entwickelte sich ein Schwerpunkt in der Prüfung der therapeutischen Wirksamkeit des aromatischen Retinoids um Orfanos et al. in der Klinik von Steigleder in Köln. Zu dieser Gruppe gesellte sich ein größerer Kreis von Prüfern [14].

Im großen und ganzen wird das aromatische Retinoid etwa 3 bis 4× höher dosiert als die Vitamin-A-Säure. Der unerwünschte Effekt stellt sich später ein und entspricht nach wie vor den unerwünschten Wirkungen der Vitamin-A-Säure und damit auch einer Vitamin-A-Hypervitaminose. Am deutlichsten kann dieser Effekt an der Dosis dargestellt werden, die langfristig ohne unerwünschte Nebenwirkungen vertragen wird. Diese beträgt bei dem aromatischen Retinoid 25–50 mg und bei der Vitamin-A-Säure 5 bis 10 mg. Die lokale Wirkung des aromatischen Retinoids ist auch mit einer Reizwirkung und einer lamellösen Abhebung der Hornschicht bei lokaler Applikation im Okklusivverband verbunden, doch wird das aromatische Retinoid lediglich oral verabreicht, um eine unerwünschte störende Reizwirkung auf der Haut zu vermeiden, wie sie sich bei der lokalen Applikation entwickelt.

Die orale Retinoidtherapie hat ihre Besonderheiten, die sie von der Vitamin-A-Säure in manchen Nuancen unterscheidet. So ist *elektronenmikroskopisch* die Muzinablagerung im Interzellularraum und die Neigung zur Zellnekrose hervorzuheben, wie sie von Orfanos u. Runne deutlich gemacht wurde. Derartige Veränderungen sind unter Vitamin-A-Säure oral nicht festzustellen. Deren Charakteristika sind bei Vorliegen eines schwachen Erythems und eines Ödems nach oraler Applikation ein interstitielles Ödem mit Desmo-

Tabelle 2. Ichthyosis congenita. VAS (n = 50; Literatursammlung, 13 Eigenbeobachtungen).
RET (n = 30; Literatursammlung, 2 Eigenbeobachtungen bei Kindern, sehr gute Verträglichkeit);
weitere Information durch Orfanos (1979)

	Anfangsdosis	Beginn der Besserung	Erhaltungsdosis
VAS {	50–60 mg/tgl.	Nach 8–10 Tagen	20–30 mg/tgl.
RET {	75 mg/tgl.	um 10 Tage	25 mg/tgl.
	25 mg/tgl. bei Kindern		25 mg/tgl.

somenlösung in der Epidermis und deutliche Hinweise für die Entwicklung einer unspezifischen Entzündung im Korium und im Bereich der Gefäße. Nur unter lokaler Applikation der Vitamin-A-Säure wurde von Orfanos et al. bereits eine Zellkernveränderung beobachtet. Der *Haarausfall* unter dem aromatischen Retinoid ist bei der entsprechenden Dosierung 50 bis 100 mg über längere Zeit deutlich und ist bei Applikation der Vitamin-A-Säure, auch bei langfristiger Applikation von 50 mg, entscheidend geringer ausgeprägt. Es ist zu betonen, daß der Haarausfall auf Retinoid eindeutig reversibel ist und somit Parallelen zu der Auswirkung von Antikoagulantien und auch Zytostatika zeigt, bei denen nach Weiterführung der Therapie sich der Haarwuchs wieder entwickelt [11].

Die *Äquivalenzdosis der Vitamin-A-Säure und des aromatischen Retinoids* dürfte etwa einem Verhältnis 1 : 3 entsprechen.

Vergleicht man nun Vitamin-A-Säure und das aromatische Retinoid hinsichtlich der notwendigen Dosis zu Beginn der Behandlung mit der Dosis, die für eine Dauerbehandlung notwendig ist, und vergleicht den Beginn der Besserung mit dem Zeitpunkt der Abheilung bzw. einer partiellen maximalen Besserung, so sind bei etwa gleich hohen Behandlungszahlen der jeweiligen Indikationsgebiete für Vitamin-A-Säure seit 1967 und für das aromatische Retinoid seit 1977 folgende Aussagen erlaubt:

Bei den *Dyskeratosen vom Typ der Ichthyosis* (Tabelle 2) ist die Anfangsdosis bei der Vitamin-A-Säure 40 bis 60 mg, die Erhaltungsdosis 20 bis 40 mg, dem stehen die Zahlen bei dem aromatischen Retinoid mit 75 mg bzw. 100 mg und einer Dauerdosis/Erhaltungsdosis von 25–50 mg gegenüber. Die Besserung tritt bei beiden Präparaten nach 2 Wochen sicher auf, es läßt sich eine fast völlige Abheilung bei den üblichen Formen der Ichthyosis congenita erzielen. Das Rezidiv nach Absetzen der Therapie läßt sich etwa 1 bis 2 Monate Zeit.

Der *Morbus Darier, die Dyskeratosis follicularis* (Tabelle 3) erfordert zunächst für die Erreichung eines optimalen Effektes bei Vitamin-A-Säure eine Anfangsdosierung um 100 mg, nach 14 Tagen ist die Erhaltungsdosis 40 mg, die entsprechende Dosis des aromatischen Retinoids liegt in der Anfangsdosierung um 75 mg, die Erhaltungsdosis um 25 mg bei gleicher Verlaufsbeeinflussung. Der *Lichen planus* (Tabelle 4) zeigt nach 2 bis 3

Tabelle 3. Dyskeratosis follicularis Darier. VAS (n = 8; Stüttgen et al.); RET (n = 7; Cordero et al., Mitteilung durch Orfanos); RET (n = 8; Binazzi, Cicilioni)

	Anfangsdosis	Beginn der Besserung	Erhaltungsdosis
VAS	50–100 mg/tgl.	1–2 Wochen	20 mg/tgl.
RET	50–75 mg/tgl.	1 Woche	25 mg/tgl.
RET	1. Tag 0,5 mg/kg		
	Danach 4 Wochen	1 Woche	0,5–1,0 mg/kg/tgl.
	1–1,5 mg/kg/tgl.		

Tabelle 4. Lichen planus (mucosae). VAS (n = 96; Günther, Stüttgen); RET (n = 34; Ebner, Schuppli); RET (n = 27; Scheiber, Plewig)

Anfangsdosis	Beginn der Besserung	Erhaltungsdosis
VAS 60–80 mg/tgl.	4–8 Wochen	20–40 mg/tgl.
RET 50 (100) mg/tgl.		25
RET 25–75 mg/tgl.	2–3 Wochen	25 mg/tgl.
13-cis 25–75 mg/tgl.	2–3 Wochen	25 mg/tgl.

Wochen unter 30 bis 80 mg eine schnelle Besserung; die Erhaltungsdosis von Vitamin-A-Säure liegt bei 20 mg. Die Ergebnisse mit dem aromatischen Retinoid liegen zwischen 50 bis 100 mg Anfangsdosis und Erhaltungsdosis bei 25 bis 50 mg bei völliger Abheilung nach 20 Tagen. *Leukoplakien* der verschiedensten Formen benötigen bei Vitamin-A-Säure um 70 mg zu Beginn und eine Erhaltungsdosis um 30 mg. Beim aromatischen Retinoid liegt die gleiche Situation vor. Bei der *Akne mit Komedonenentwicklung* zeichnet sich eine wirksame Dosis der Vitamin-A-Säure von 30 mg/die ab und als prophylaktische Dosis nach erreichter wesentlicher Besserung der Akne eine Dauerdosierung um 10 mg. Bei Absetzen dieser Niedrigdosierung, die wir über 2 Jahre bei Patienten mit Neigung zur Akne durchführten, wurde nach 4 Wochen eine Rezidivneigung beobachtet, die nunmehr wieder eine höhere Applikation der Vitamin-A-Säure notwendig macht (30 mg/die). Diese Untersuchungsserie im offenen klinischen Versuch wurde bei 135 Patienten belegt.

Es steht zweifelsohne fest, daß bei der Behandlung der *Psoriasis* durch Vitamin-A-Säure *allein* selten eine Abheilung zu erzielen ist. Dieser Effekt ist bei dem aromatischen Retinoid wesentlich häufiger beschrieben worden (Ott, Orfanos). Sorgfältige Untersuchungen der Mitoserate der Epidermis bei der Psoriasis zeigten, daß 1 mg/kg Retinoid ab dritter Therapiewoche zu einer Normalisierung der bei der Psoriasis verlängerten DNS-Synthesezeit führt (Pullmann et al.). Beide Medikamente – Vitamin-A-Säure und aromatisches Retinoid – sind darüber hinaus in der Lage, die übliche Behandlungszeit der Psoriasis mit Antipsoriatika, insbesondere Cignolin, wesentlich abzukürzen (Tabelle 5a, b).

In letzter Zeit ist die *Kombination von PUVA und SUP mit Vitamin-A-Säure* und insbesondere *mit dem aromatischen Retinoid* langfristig studiert worden. Ich möchte die Gelegenheit nicht versäumen, in dieses Wespennest hineinzustechen. Bevor ich die Ergebnisse der verschiedensten Arbeitsgruppen wiedergebe, sind notwendige Basisformatio-

Tabelle 5a. Psoriasis. RET (n = 55; Ott, 1977; Ott, Bollag, 1975); (n = 196; Orfanos et al., 1978); kombiniert mit PUVA (n = 130; Fritsch et al., 1978); gleiche Ergebnisse: Orfanos et al. 1978; n = 40; Christophers et al., 1979; n = 40)

Anfangsdosierung	Beginn der Besserung	Erhaltungs-dosis	Kombination mit:
100 mg/tgl.	2 Wochen	25 mg/tgl.	–
75 mg/tgl.	2–3 Wochen	25 mg/tgl.	–
1 mg/kg/tgl.			PUVA
Totale Remission	35		
Guter Erfolg	85		
Mäßiger Erfolg	45		
Keine Wirkung	31		

(Verkürzung der Abheilungszeit auf die Hälfte)

Tabelle 5b. Psoriasis.

VAS	Anfangsdosierung	Beginn der Besserung	Erhaltungs-dosis	
n = 13	50–100 mg/tgl.	3–4 Wochen	20 mg/tgl.	Wesentl. Besserung 3 Pat.
n = 5	100–300 mg/tgl.	8 Tage	50 mg/tgl.	Akute Schälung der Herde
n = 15	20 mg/tgl.	14 Tage	20 mg/tgl.	PUVA } Zusatztherapie
n = 12				Dithranol }

nen voranzustellen. Unter oraler Applikation von Vitamin-A-Säure (VAS) oder aromatischem Retinoid (RET) bei der entsprechenden Dosierung von 20 mg VAS und 25 bis 50 mg RET wird der Schwellenwert auf die Erythementwicklung unter Ultraviolett B nicht erniedrigt [10, 11]. Es zeichnet sich vielmehr ein Trend zur Erhöhung des Schwellenwertes ab, und auch unter der PUVA-Therapie konnte durch beide Wirkstoffe keine Verstärkung der Lichtempfindlichkeit in der Form gesehen werden, daß die Dosis der Bestrahlung unter Retinoid oral verringert werden mußte. Es ist offenbar ein Mißverständnis, wenn man die lokale Therapie mit Vitamin-A-Säure, die zweifelsohne mit verstärkter Erythementwicklung und Entzündungsbereitschaft gegenüber Ultraviolett B einhergeht, mit der oralen Applikation der Vitamin-A-Säure und ihrer Derivate gleichsetzt. Sowohl die Arbeitskreise von Wolff, Christophers und schließlich Ippen weisen auf eine Erhöhung der Reizschwelle hin, die sich unter Vitamin-A-Säure entwickelt. Die Verdünnung der Hornschicht unter Vitamin-A-Säure und ihren Derivaten bei Oralapplikation bei der Ichthyosis ist unbestritten. Dieses Phänomen steht offenbar mit der besonderen Situation der Ichthyosis in Zusammenhang. Die deutliche Akanthoseentwicklung mit Verdünnung der Hornschicht bei lokaler Applikation von Vitamin-A-Säure läßt sich bei der oralen Applikation des gleichen Präparates nicht darstellen. Insbesondere wird bei der Psoriasis an der unbefallenen Haut ein histologisch meßbarer Effekt vermißt. Die bisherige Kombination der oralen Behandlung der Psoriasis mit Vitamin-A-Säure und deren Derivaten in Kombination mit PUVA oder SUP kann keinen Hinweis dafür geben, daß nunmehr sich die toxischen Auswirkungen zweier neuartiger Behandlungsverfahren addieren. Die bislang dokumentierten Behandlungsergebnisse zeigen, daß beim aromatischen Retinoid mit einer Anfangsdosis von 50 bis 75 mg/die bei der Psoriasis und einer dazu parallel geschalteten PUVA- bzw. SUP-Therapie sich eine entscheidende Beschleunigung der Abheilung der psoriatischen Herde entwickelt, die sich in einer Reduzierung der Behandlungszeit auf die Hälfte darstellt. Der Ausdruck *Akzelerator der PUVA-Therapie* ist für Vitamin-A-Säure und ihre Derivate bei der Psoriasis-Therapie berechtigt [6]. Darüber hinaus wird jede konventionelle Lokaltherapie der Psoriasis durch gleichzeitige Vitamin-A-Säurederivat-Gaben in ihrer Effektivität verstärkt und die Behandlungszeit verkürzt [6, 16, 22].

Dieser *Trend zur Kombination der Vitamin-A-Säure-Derivate mit anderen Therapieformen* liegt auch bei den übrigen Hauterkrankungen mit Verhornungsanomalien vor, wie bei der Akne, wo die zusätzliche Applikation von oralen Tetrazyklinen in Niedrigdosierung, aber Langzeitprogrammierung, eine weitere Ergänzung darstellt.

Die orale Therapie mit Vitamin-A-Säure und ihren Derivaten hat den Vorteil, daß bei therapeutisch ausreichender Dosierung eine obligate Irritation der Haut vermißt wird. Die lokale Vitamin-A-Säure-Therapie muß von der oralen Applikation unterschieden werden, wobei nicht zuletzt die Möglichkeit der Entwicklung anderer Metaboliten, wie wir es anfangs darstellten, in Betracht gezogen werden muß. Es ist erlaubt, zu behaupten, daß Vitamin-A-Säure-Derivate oral in heutiger Sicht eine bemerkenswerte *Basistherapie* darstellen, und zwar in einer Dosis, die keine unerwünschten Nebeneffekte zeigen muß. Ein Vergleich der Vitamin-A-Säure und des aromatischen Retinoids zeigt, daß vom primär Toxikologischen und auch von der dermatologischen Toleranz aus sich die Situation so kristallisiert hat, daß das aromatische Retinoid in Respektierung des Resümees aus Mexico von Orfanos u. Schuppli besser verträglich ist und bei entsprechend höherer Dosierung offenbar effektvoller ist. Dies gilt insbesondere für die Psoriasis. Ein prinzipieller Unterschied in klinischer Sicht zwischen Vitamin-A-Säure und aromatischem Retinoid besteht allerdings nicht, wenn auch bestimmte Eigenheiten der therapeutischen Breite, aber auch der Nebenwirkungsrate, sich deutlich darstellen lassen. Es ist festzuhalten, daß bei Niedrigdosierung der Vitamin-A-Säure-Derivate die notwendige gleichzeitige Lokalbehandlung sich zu einem Behandlungsschema kombiniert, welches die Therapie von Verhornungsanomalien rationalisiert.

Literatur

1. Binazzi, M., Cicilioni, E.G.: Systemic treatment of Darier's disease with a new retinoid (Ro 10-9359). Arch. Dermatol. Res. *264*, 365-367 (1979)
2. Bollag, W.: Antitumor effect of a new retinoid acid analog. Experientia *30*, 1198 (1974)
3. Bollag, W.: Prophylaxis of chemically induced epithelial tumors with an aromatic retinoid acid analog (Ro 10-9359). Eur. J. Cancer *11*, 721-724 (1975)
4. Christophers, E., Langner, A.: In-vitro effects of vitamin A acid on cultured fibroblasts, lymphocytes and epidermal cells: a comparative study
5. Dierlich, E., Orfanos, C.E., Pullmann, H., Steigleder, G.K.: Epidermale Zellproliferation unter oraler Retinoid-Therapie bei Psoriasis. Arch. Dermatol. Res. *264*, 169-178 (1979)
6. Fritsch, P.O., Hönigsmann, H., Jaschke, E., Wolff, K.: Augmentation of oral methoxsalen-photochemotherapy with an oral retinoic acid derivative. J. Invest. Dermatol. *70*, 178-182 (1978)
7. Günther, S.: Lichen ruber planus and Lichen ruber verrucosus der Haut: Behandlungsergebnisse mit Vitamin-A-Säure bei 98 Patienten. Z. Hautkr. *50*, 59-68 (1975)
8. Günther, S.: Über Wirksamkeit der Vitamin-A-Säure bei Erkrankungen der Mundschleimhaut: Lichen ruber planus, Leukoplakien und Lingua geographica. Z. Hautkr. *50*, 41-46 (1975)
9. Günther, S., Freitag, F.: Therapeutic value and side effects of retinoic (Vitamin A acid) acid on human patients and animal experimental investigations on rats. Dermatol. Monatsschr. *161*, 137-147 (1975)
10. Ippen, H., Hofbauer, M., Schauder, S.: Influence of a systemically administered aromatic retinoid (Ro 10-9359) on the light sensitivity. Derm. Beruf Umwelt *26*, 88-90 (1978)
11. Mahrle, G., Orfanos, C.E., Ippen, H., Hofbauer, M.: Haarwachstum, Leberwerte und Lichtempfindlichkeit unter oraler Retinoid-Therapie bei Psoriasis. Dtsch. Med. Wochenschr. *13*, 473-477 (1979)
12. Mayer, H., Bollag, W., Haenni, R., Ruegg, R.: Retinoids, a new class of compounds with prophylactic and therapeutic activities in oncology and dermatology. Separatum Experientia *34*, 1105-1119 (1978)
13. Merker, H., Stüttgen, G.: Electron microscope findings after toxic doses of vitamin A acid in man. In: The Therapeutic use of Vitamin A Acid, Proceeding of the Int. Symp. Flim, 1975, Acta Derm. Venereol. (Stockh.) 55 Suppl. *74*, 64-72
14. Orfanos, C.E., Schuppli, R. (Chairmen): Oral retinoids in dermatology. In: Proceedings of the Workshop at the XVth Int. Congr. of Dermatology, Oct. 1977, Mexico City. Dermatologica *157*, Suppl. 1 (1978)
15. Orfanos, C.E., Pullmann, H., Runne, U., Kurka, M., Strunk, V., Künzig, M., Dierlich, E.: Behandlung der Psoriasis mit Vitamin A, Vitamin-A-Säure und oralen Retinoiden. Hautarzt *30*, 124-133 (1979)
16. Ott, F.: Behandlung der Psoriasis mit einem oral wirksamen aromatischen Retinoid. Schweiz. Med. Wochenschr. *107*, 144-147 (1977)
17a. Plewig, G., Wolff, H.H., Braun-Falco, O.: Lokalbehandlung normaler und pathologischer menschlicher Haut mit Vitamin-A-Säure. Arch. klin. exp. Derm. 239, 390-413 (1971).
17b. Plewig, G., Schill, W.-B., Hofmann, C.: Orale Behandlung mit Tretinoin. Andrologische, trichologische, ophthalmologische Befunde und Therapieergebnisse bei Acne. Arch. Dermatol. Res. *265*, 37-37 (1979)
18. Ryssel, H.J., Brunner, K.W., Bollag, W.: Die perorale Anwendung von Vitamin-A-Säure bei Leukoplakien, Hyperkeratosen und Plattenepithelkarzinomen: Ergebnisse und Verträglichkeit. Schweiz. Med. Wochenschr, *101*, 1027-1030 (1971)

19. Schaefer, H., Zesch, A.: Penetration of vitamin A acid into human skin in the therapeutic use of vitamin A acid. Acta Derm. Venereol. (Stockh.) 55, Suppl. *74*, 50 (1975)
20. Scheiber, W., Plewig, G.: Behandlung des Lichen ruber mucosae mit Vitamin-A-Säure-Derivaten. Dermatologica *157*, 171–180 (1978)
21. Sporn, M.B., Dunlop, N.M., Newton, D.L., Smith, J.M.: Prevention of chemical carcinogenesis by vitamin A and its synthetic analogs (retinoids). Fed. Proc. *6*, 1332–1338 (1976)
22. Schumacher, A., Stüttgen, G.: Vitamin-A-Säure bei Hyperkeratosen, epithelialen Tumoren und Akne. Orale und lokale Anwendung. Dtsch. Med. Wochenschr. *40*, 1547–1551 (1971)
23. Stüttgen, G.: Die Vitamin-A-Säure bei lokaler Applikation. Fette-Seifen-Anstrichmittel *65*, 239–241 (1963)
24. Stüttgen, G., Ippen, H., Mahrle, G.: Oral vitamin A acid in treatment of dermatoses with pathologic keratinization. Dermatology *6*, 500–502 (1977)
25. Stüttgen, G.: Oral vitamin A acid therapy. Acta Derm. Venereol. (Stockh.) *55*, Suppl. 74, 174 (1975)
26. The Therapeutic use of Vitamin A acid Proceedings of the International Symposium Flims, Switzerland, January 27–29, 1975. Conference Chairman: G. Stüttgen, Conference Co-Chairmen: O. Braun-Falco, A.M. Kligman, C. Grupper. Acta Derm. Venereol. (Stockh.) *55*, Suppl. 74 (1975)

Hansotto Zaun

Ovulationshemmer und Antiandrogene in dermatologischer Indikation

Für die systemische Sexualhormonbehandlung von Hautkrankheiten stehen seit einiger Zeit Gestagene zur Verfügung, die u.a. die Eigenschaft haben, die Wirkungen männlicher Hormone auf ihre Zielorgane zu hemmen. Man bezeichnet sie als Antiandrogene.

Ihre Anwendung, bevorzugt in Kombination mit Östrogenen, hat sich bewährt bei Virilisierungserscheinungen, aber auch zur alleinigen oder unterstützenden Behandlung von Hautveränderungen, die von androgengesteuerten Hautfunktionen abhängig sind.

Nach den vorliegenden umfangreichen Erfahrungen und mit dem derzeit angebotenen antiandrogenhaltigen Präparaten mit oder ohne Östrogenanteil, ist die praktische Durchführung der dermatologischen Sexualhormonbehandlung weder schwierig noch risikoreich. Trotzdem stehen viele Hautärzte der Anwendung dieser neuen Wirkstoffe mit Zurückhaltung gegenüber. Das hat zur Folge, daß zunehmend Hautkranke von Ärzten behandelt werden, die wahrscheinlich von Hormonen mehr verstehen als wir, die aber die hormonunabhängigen Entstehungsbedingungen der behandelten Krankheiten nicht übersehen und ihre differentialdiagnostische Abgrenzung nicht zuverlässig treffen können.

Mit den nachstehenden Ausführungen sollen die Informationen über Wirkungsweise, Ziel und praktische Handhabung der in Rede stehenden Therapie gegeben werden, die es dem Hautarzt ermöglichen, Antiandrogene und antiandrogenwirksame Ovulationshemmer bei der Planung seiner Therapie einzubeziehen.

Von den Funktionen der Haut werden physiologischerweise die *Talgsekretion*, die *Produktion des apokrinen Schweißes* sowie die *Intensität und Musterbildung der terminalen Behaarung* durch männliche Hormone gesteuert. Wie wir uns den Einfluß der Androgene auf den Hautanhangsgebilde vorzustellen haben, aber auch, wo wir in die androgene Wirkungskette eingreifen können, kann – etwas vereinfachend – an einem Schema (Abb. 1) erläutert werden.

Das aus Testes bzw. Ovar und Nebennierenrinde sezernierte Testosteron – die Transportform der androgenen Aktivität – liegt im Plasma nur zu etwa 10% in freier Form vor. Überwiegend ist es gebunden an SHBG (sexualhormonbindendes Globulin). Nur freies Testosteron ist biologisch verfügbar und kann in die Zellen der androgenen Zielorgane eindringen. Dort wird es unter Einwirkung von 5-alpha-Reduktase in die wirksamere Form 5-alpha-Dihydrotestosteron umgewandelt und danach an ein zytoplasmatisches Rezeptorprotein mit hoher Affinität zu 5-alpha-DHT gebunden. Durch Koppelung des DHT-Rezeptor-Komplexes an einen spezifischen nukleären Akzeptor werden die spezifischen biochemischen Reaktionsabläufe in Gang gesetzt, als deren Folge die für das jeweilige Zielorgan charakteristische androgen-induzierte Reaktion resultiert.

In diese Wirkungskette können synthetische Sexualhormone an drei Stellen in der Weise eingreifen, daß weniger DHT-Rezeptorkomplex für die Koppelung an den Androgenakzeptor zur Verfügung steht:

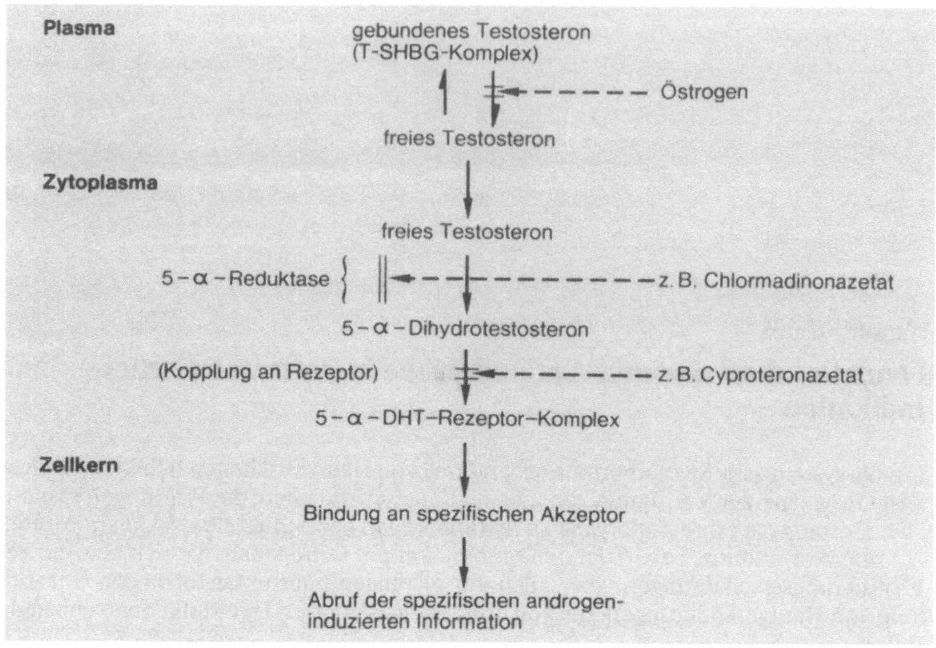

Abb. 1. Schematische Darstellung der Wirkung androgener Hormone auf ihre Zielorgane (verein-facht) und ihrer Hemmung durch antiandrogene synthetische Sexualhormone

1. Östrogene steigern die Bindungskapazität von SHBG, so daß der Spiegel an biologisch verfügbarem Testosteron absinkt.
2. Einige Progesteronderivate wie das Chlormadinonacetat – möglicherweise auch bestimmte Östrogenderivate – hemmen die Wirkung der 5-alpha-Reduktase.
3. Das Progesteronderivat Cyproteronacerat hemmt die Bindung von 5-alpha-DHT an das zytoplasmatische Rezeptorprotein.

Die Intensität der antiandrogenen Wirkungen nimmt in der aufgeführten Reihenfolge zu, ist aber natürlich auch abhängig von der Dosierung, d.h., die Wechselwirkungen (körpereigener) androgener und (zugeführter) antiandrogener Hormone sind von ihren Mengenverhältnissen abhängig. Prinzipiell wirken jedoch Antiandrogene ganz unabhängig davon, ob unphysiologisch erhöhte oder physiologische oder gar verminderte Androgenspiegel vorliegen. Man kann also mit diesen Medikamenten einerseits Krankheiten behandeln, die auf verstärkten Androgenwirkungen beruhen, wozu erfahrungsgemäß höhere Antiandrogendosen notwendig sind. Wir können aber auch mit geringen Antiandrogendosen androgenabhängige physiologische Funktionen wie die Talgsekretion bremsen und damit Hautveränderungen günstig beeinflussen, in deren ursächlichem Bedingungskomplex diese Funktionen eine Rolle spielen. Keineswegs erscheint es mir berechtigt, Krankheiten, die auf niedrige Antiandrogengabe günstig ansprechen, als Androgenisierungerscheinungen zu klassifizieren und damit die Vorstellung einer verstärkten Androgenwirkung zu suggerieren. Bei Akne und Seborrhoe – den häufigsten Veränderungen, bei denen die Anwendung von synthetischen Sexualhormonen in Betracht zu ziehen ist – liegt in der übergroßen Mehrzahl der Fälle keine verstärkte androgene Stimulation vor, und Ziel der Hormonmedikation ist nicht eine Normalisierung gestörter hormoneller Regulationen. Wir wollen vielmehr mit dieser Behandlung nur einen therapeutisch nützlichen Effekt gezielt ausnutzen, vergleichbar der Anwendung von Kortikoiden bei entzündlichen Hauterkrankungen.

Voraussetzung einer unter diesen Gesichtspunkten durchgeführten Therapie ist, daß die für den Therapieerfolg notwendigen zugeführten Hormonmengen nicht zu einer unerwünschten Störung hormoneller Regulationen führen und das Nebenwirkungsrisiko minimiert wird. Um diesen Forderungen gerecht zu werden, sind folgende Punkte zu beachten:

1. Männer sind von der antiandrogenen Behandlung aus dermatologischer Indikation auszuschließen. Die Risiken infolge Einwirkung der Antiandrogene auf andere Zielorgane als die Haut sind hier zur Zeit nicht zuverlässig abzuschätzen.

2. Bei Frauen in der Menopause kann eine Behandlung mit alleiniger kontinuierlicher Gabe antiandrogenwirksamer Gestagene (Cyproteronacetat oder Chlormadinoacetat) in bestimmten Fällen versucht werden, jedoch ist die Indikation mit Zurückhaltung zu stellen (Einzelheiten s. S. 376).

3. Bei Frauen im Reproduktionsalter sind antiandrogene Gestagene stets in Kombination mit Östrogenen und zyklusgerecht – in erprobten Dosierungen – zuzuführen. Neben dem Vorteil eines gewissen synergistischen Effektes der Wirkstoffe auf die Haut gewährleisten solche Kombinationen regelmäßige Abbruchblutungen und wirken bei vorschriftsmäßiger Einnahme zuverlässig kontrazeptiv. Das ist wichtig in Hinblick auf die theoretisch mögliche Feminierung männlicher Föten bei antiandrogener Behandlung der Mutter. Das ist aber auch vorteilhaft, weil somit Antiandrogenkombinationen andere hormonale Kontrazeptiva ersetzen können, ohne deren oft ungünstige Wirkungen auf die Haut zu haben. Sie stimmen im übrigen in ihren Nebenwirkungen und Kontraindikationen mit anderen Ovulationshemmern durchaus überein. Es ergibt sich damit die Möglichkeit, bei allen Frauen, die ohnehin hormonale Kontrazeption betreiben, ohne irgendwelche Nachteile und ohne zusätzlich notwendige Medikamentengaben – nur durch Auswahl des „richtigen", d.h. antiandrogenhaltigen Kontrazeptivums – Hauterscheinungen sozusagen „nebenbei" zu therapieren oder günstigere Voraussetzungen für ihre Heilung zu schaffen. Das ist ein wichtiger Gesichtspunkt für den Einsatz dieser Präparate bei Patientinnen, deren Hautveränderungen man für sich nicht als Indikation für eine Hormonbehandlung ansehen würde.

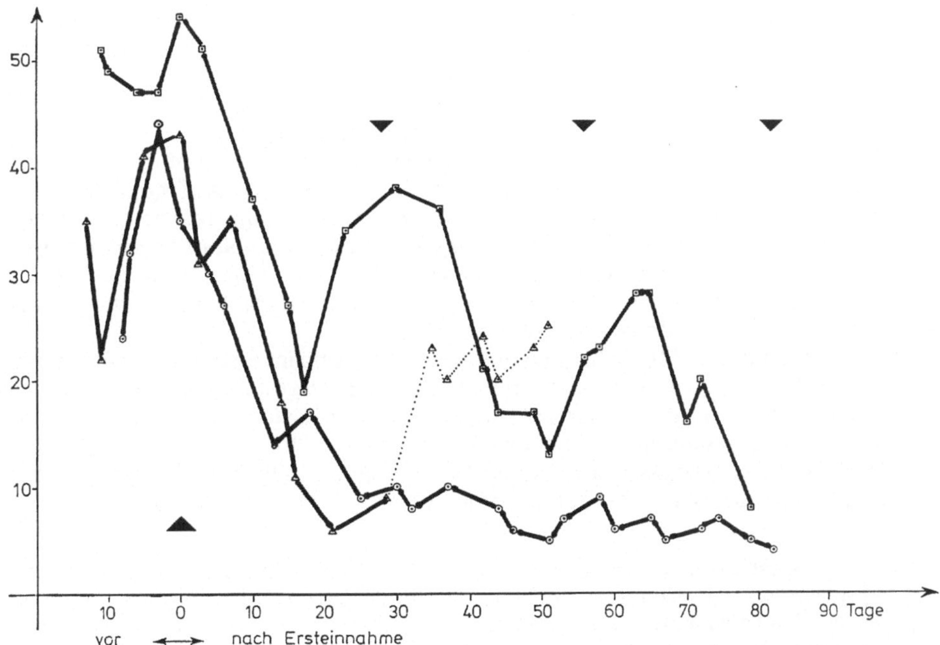

Abb. 2. Talgsekretion bei drei Frauen vor und unter Einnahme einer Cyproteronacetat-Östrogen-Kombination; Bestimmung der Rückfettung nach 90 min an der Stirn (Rauhglasmethode von Schäfer/Kuhn-Bussius). Aus: Ludwig et al. (1977)

Hierher gehören die Seborrhoea oleosa und Akneerkrankungen mäßigen Grades. Akne und Seborrhoe können durchaus gelegentlich als Symptome gesteigerter Androgenproduktion, fehlerhafter Androgenmetabolisierung oder exogener Androgenzufuhr auftreten. Erinnert sei hier an den von Meinhof abgegrenzten Aknetyp, aber auch an die Frauen, die angeben, daß unter Einnahme einer nortestosteronhaltigen Pille Akneknötchen und/oder schnelleres Fetten der Haare in Erscheinung getreten seien. Wie schon betont, spielen aber bei diesen Veränderungen unphysiologische Androgenwirkungen meist keine Rolle. Der hemmende Effekt antiandrogen wirksamer Kontrazeptiva auf die Talgsekretion – in Abb. 2 beispielhaft belegt – führt aber ganz unabhängig davon in einem hohen Prozentsatz der Fälle zu Minderung oder Verschwinden der störenden Hauterscheinungen.

Frauen mit Akne oder Seborrhoe, die hormonale Kontrazeption betreiben, sind für den Hinweis auf die Zweckmäßigkeit eines geeigneten Präparatewechsels sehr dankbar. Schwere und therapeutisch schlecht ansprechende Akneerkrankungen sind aber auch für sich eine berechtigte Indikation zur hormonellen Therapie. Die Kombination mit anderen bewährten Maßnahmen: Vitamin-A-Säure, Benzoylperoxyd, Tetrazykline, ist durchaus sinnvoll, zumal die Angriffspunkte völlig verschieden sind.

Bei der Seborrhoea oleosa führt die Antiandrogenbehandlung in über 90% der Fälle innerhalb von zwei bis drei Behandlungszyklen zu deutlichem Nachlassen der Talgsekretion, erkennbar an der Verlängerung der Intervalle zwischen den notwendigen Haarwäschen. Bei der Akne liegen die Therapieerfolge ebenfalls um 90%, jedoch sind hier längere Behandlungszeiten (3 bis 6 Monate) bis zum deutlichen Einsetzen der Besserung erforderlich. Die Erfolge sind in gleicher Weise mit jedem der bei uns käuflichen Kontrazeptiva mit Antiandrogenanteil (Diane, Eunomin, Gestamestrol[1]) zu erreichen. Die genannten Präparate sind auch gut geeignet zur Behandlung der apokrinen Miliaria (Fox-Fordyce). In der Anwendung gibt es keine Schwierigkeiten, da die meisten Frauen mit der Handhabung der Pille vertraut sind. Wenn bzw. solange kein Kinderwunsch besteht, kann man die Behandlung bei guter Verträglichkeit unbedenklich über Jahre führen; die früher geforderte Pillenpause nach 12 bis 18 Monaten ist obsolet.

Die alleinige zyklusgerechte Verabreichung eines antiandrogenwirksamen Kontrazeptivums ist allerdings meist nicht ausreichend, wenn wir Virilisierungserscheinungen behandeln wollen. Diese Krankheitsgruppe stellt die Hauptindikation für Antiandrogene dar. Die in Rede stehenden Hormone sind hier unersetzlich.

Virilisierungserscheinungen sind die androgenetische Alopezie bei der Frau und der Hirsutismus, für deren Auftreten wir nach derzeitiger Kenntnis stets gesteigerte Androgenwirkungen auf die Haarfollikel verantwortlich machen müssen. Auf mögliche Ursachen wird weiter unten eingegangen. Die Klinik dieser Erscheinungen ist dem Dermatologen vertraut. Ihre Bedeutung liegt nicht nur darin, daß sie Symptom endokriner Störung sein können, sondern sie werden von den betroffenen Frauen als schwere Entstellung empfunden und können erhebliche Belastungen im sozialen Kontakt und schweren psychischen Leidensdruck zur Folge haben.

Die therapeutischen Möglichkeiten und Aussichten sind im Einzelfall abhängig von der Ursache der gesteigerten androgenen Stimulation. In Frage kommen medikamentöse Androgenzufuhr, vermehrte adrenale oder ovarielle Testosteronproduktion oder ein auf die Peripherie beschränktes Überangebot androgener Hormone.

Medikamentöse Auslösung kann unter Beachtung des zeitlichen Zusammenhangs anamnestisch ausgeschlossen oder bestätigt werden. War ein Kontrazeptivum mit

---

[1] Diane: östrogenärmeres Einphasenpräparat mit 42 mg Cyproteronacetat/Zyklus; Eunomin: östrogenreicheres Sequenzpräparat mit 22 mg Chlormadinonacetat/Zyklus; Gestamestrol: östrogenreiches Einphasenpräparat mit 63 mg Chlormadinonacetat/Zyklus. Vorteile: Einphasenpräparate: bessere kontrazeptive Sicherheit; Sequenzpräparate: bessere Verträglichkeit (geringere Soorgefährdung); wenig Östrogen: geringe Thrombose- und Infektneigung; mehr Östrogen: geringe Zwischenblutungsrate (alles in Abhängigkeit von personalen beungünstigenden Faktoren: Alter, Hypertonie, anlagemäßige Migräne, Thromboseneigung und andere).

androgener Restwirkung der Auslöser, dann bietet sich Umstellung auf eine antiandrogene Hormonkombination an. Wurden Androgene aus anderer Indikation gegeben, z.B. zur Therapie östrogenabhängiger maligner Tumoren oder in Form von Anabolika, dann sind die Möglichkeiten des Verzichts auf diese Behandlung zu erörtern. War medikamentöse Androgenzufuhr nicht gegeben, dann sollte durch gynäkologische Untersuchung ein androgenbildender Ovarialtumor ausgeschlossen bzw. bei dessen Feststellung die Frage der Operationsindikation geprüft werden. Starke Übergewichtigkeit oder ausgeprägte Cushing-Symptomatik weisen auf eine Nebennierenrindenhyperplasie hin, die in Zusammenarbeit mit dem Endokrinologen von Fall zu Fall operativ, suppressiv (Dexamethason) und mit Antiandrogenen zu behandeln ist. Sehr plötzliches und sehr massives Auftreten eines männlichen Behaarungsmuster bei erwachsenen Frauen sollte stets als Indikator maligner Tumoren des Endokriniums gewertet werden. Mit der Pubertät auftretende und langsam progrediente Erscheinungen dieser Art erfordern demgegenüber keine intensivere endokrinologische Abklärung. Sie gehören durchwegs zur zahlenmäßig größten Gruppe der Patientinnen, bei denen ein auf die Peripherie beschränktes Androgenüberangebot vorliegt. Dem kann nach derzeitigen Vorstellungen eine verminderte Eiweißbindung von Testosteron im Plasma und/oder eine gesteigerte Konversion schwach wirkender Transportandrogene in stärker wirksame Testosteronderivate in der Haut zugrundeliegen. Solche Störungen waren bis vor kurzen hormonanalytisch nicht faßbar (weshalb man z.B. von „idiopathischem" Hirsutismus sprach). Neueste Untersuchungen von Tamm haben aber ergeben, daß der Testosteronglucuronidspiegel bei Patienten mit Hirsutismus immer und bei androgenetischer Alopezie fast immer auf das zwei- bis dreifache der Norm erhöht ist. Der Begriff der „idiopathischen" Virilisierungserscheinungen wird damit hinfällig, wenn man ihn nicht gebrauchen will, um besondere anlagemäßige Metabolisierungsweisen des Testosterons zu bezeichnen. Bei solchen Krankheiten bringt bislang nur die antiandrogene Behandlung Erfolgsaussichten, die in diesem Falle – anders als bei Seborrhoe oder Akne – das Androgenüberangebot hemmen soll. Dazu sind höhere Dosen von Cyproteronacetat erforderlich, und vor der Menopause zusätzlich Östrogene.

In der Praxis hat es sich bewährt, ein antiandrogenhaltiges Kontrazeptivum mit Androcur (2 Tabl. = 100 mg während der ersten 10 Tage eines jeden Einnahmezyklus) zu kombinieren, nach dem von Hammerstein angegebenen Schema der umgekehrten Zweiphasentherapie (Abb. 3). Mit dieser Behandlung erreicht man bei androgenetischer Alopezie nach 4 bis 6 bis 8 Behandlungszyklen in etwa 70% der Fälle einen Stillstand des Haarausfalles, in etwa 40% und nur bei Frühbehandlung ein verstärktes Nachwachsen der Haare. Beim Hirsutismus zeigt sich in 50% der Fälle und frühestens nach 6 Monaten ein Erfolg in Form langsameren Nachwachsens dünnerer und schwächer pigmentierter Haare, kaum eine vollständige Rückbildung. Ist der erzielbare Behandlungserfolg eingetreten, dann kann Reduzierung der Cyproteronacetatdosis versucht werden. Beendigung der Hormonmedikation hat so gut wie immer ein Rezidiv zur Folge, worauf man die Patientinnen vor Beginn der Behandlung hinweisen muß. Für junge Frauen ist aber

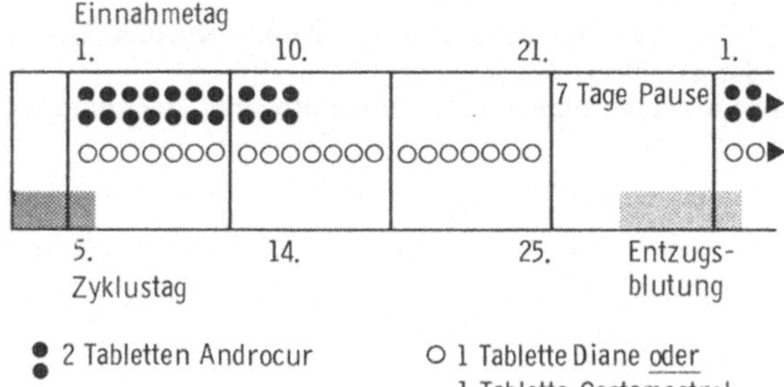

Abb. 3. Einnahmeschema für die intensivierte Antiandrogenbehandlung: umgekehrte Zweiphasentherapie nach Hammerstein, modifiziert

auch eine auf einige Jahre beschränkte Hilfe oft wertvoll, und bei guter Vertäglichkeit und fehlendem Kinderwunsch kann die Therapie als Langzeitbehandlung geführt werden; evtl. auch über das Menopausenalter hinaus, wenn die Frauen bereit sind, die weiteren regelmäßigen Entzugsblutungen in Kauf zu nehmen und sich regelmäßig gynäkologisch kontrollieren zu lassen. Man kann aber auch im Menopausenalter die Kombinationsbehandlung absetzen und nach Sistieren der Blutungen eine Dauerbehandlung mit 50 bis 25 mg Cyproteronacetat täglich (= 1 bzw. ½ Tabl. Androcur) beginnen. Die Ergebnisse einer erstmals nach der Menopause in Form der Dauertherapie aufgenommenen antiandrogenen Behandlung haben uns bisher nicht überzeugen können. Überhaupt sind nach meinem Eindruck die Therapieresultate umso besser, je jünger die behandelten Patientinnen sind und je kürzer die Virilisierungserscheinungen bestanden haben.

Der Vollständigkeit halber soll hier noch darauf hingewiesen werden, daß bei Magenunverträglichkeit von Östrogenen diese auch parenteral in Kombination mit Androcur zugeführt werden können, und daß neuerdings auch ein intramuskulär applizierbares Cyproteronacetat-Präparat zur Verfügung steht, das bei der umgekehrten Sequenztherapie anstelle der oralen Androcurmedikation eingesetzt werden kann (eine Injektion von 300 mg Cyproteronacetat/Zyklus am ersten Tag der Einnahme von Diane).

Vorstehend wurde versucht, insbesondere auf die Fragen einzugehen, die in Zusammenhang mit der antiandrogenen Behandlung wiederholt von Fachkollegen an mich herangetragen wurden und auf die der Arzt seinen Patientinnen in der Praxis Antwort geben muß. Wenngleich diese Hormonbehandlung nicht alle in sie gestellten Erwartungen erfüllen konnte, ist sie sicher eine wesentliche Bereicherung und Ergänzung unserer Behandlungsmöglichkeiten.

Literatur

1. Hammerstein, J.: Antiandrogene – Klinische Aspekte bei Haarkrankheiten. In: Haar und Haarkrankheiten, Orfanos, C.E., (Hrsg.) S. 1011–1042. Stuttgart: G. Fischer 1979.
2. Hammerstein, J., Cupceancu, B.: Behandlung des Hirsutismus mit Cyproteronacetat. Dtsch. Med. Wochenschr. *94*, 829–834 (1969)
3. Ludwig, E., Meinhof, W., Zaun, H.: Zur Therapie androgenabhängiger Hauterscheinungen mit Cyproteronacetat-Oestrogen-Konbinationen. Akt. Dermatol. *3*, 201–209 (1977)
4. Ludwig, E., Tamm, J.: Neuere Erkenntnisse auf dem Gebiet der androgenetischen Alopecie. Akt. Dermatol. *1*, 219–227 (1975)
5. Meinhof, W.: Akne vulgaris. Beitr. zur Dermatologie, Bd. 1. Erlangen: D. Straube 1978
6. Plewig, G.: Krankheiten der Talgdrüsenfollikel. Akne. In: Dermatologie in Praxis und Klinik, Korting, G.W., (Hrsg.) Bd. III, 27. 1–27. 29. Stuttgart: Thieme 1979
7. Tamm, J.: Diskussionsbem. beim Symposium über Androgenisierungsersch. bei der Frau, Berlin, 23. 2. 1979
8. Zaun, H.: Systemische Therapie mit Sexualhormonen in der dermatologischen Praxis. Akt. Dermatol. *2*, 33–38 (1976)
9. Zaun, H.: Dermatologische Behandlung mit Ovulationshemmern, insbesondere bei androgenetischer Alopecie. Ärzl. Kosmetologie *9*, 77–80 (1979)
10. Zaun, H.: Krankheiten der Haare. In: Dermatologie in Praxis und Klinik, Korting, G.W., (Hrsg.), Bd. III, 28.1–28.29. Stuttgart: Thieme 1979
11. Zaun, H., Ludwig, E.: Dermatologische Indikationsstellung zur antiandrogenen Behandlung. Z. Hautkr. *53*, 759–765 (1978)

Wolf-Bernhard Schill

Therapie der Oligozoospermie – kein Grund zur Resignation

Die moderne Therapie der Oligozoospermie ist durch Fortschritte auf dem Gebiet der andrologischen Diagnostik, insbesondere durch radioimmunologische Hormonbestimmungen gekennzeichnet [14]. Auch ist das therapeutische Spektrum in den letzten Jahren durch neue Medikamente erweitert worden, so daß die Therapie insgesamt erfolgreicher ist. Damit erscheint der vielerorts bestehende therapeutische Nihilismus nicht gerechtfertigt, so daß die Therapie der Oligozoospermie heutzutage keinen Grund mehr zur Resignation darstellen sollte.

Eine Oligozoospermie mit weniger als 40 Mill. Spermatozoen pro ml Ejakulat findet sich in unserem Patientengut bei der Hälfte der Patienten, wobei selten isolierte Oligozoospermien mit guter Motilität und normaler Spermatozoenmorphologie vorkommen. Meist liegt eine Oligoasthenoteratozoospermie vor, die eine hochgradige Subfertilität bedingt.

Will man hinsichtlich der Spermatozoenzahl eine Wertung der Fertilitätseinschränkung vornehmen, so stellt nach neueren Untersuchungen eine Spermatozoendichte unter 10 Mill./ml den kritischen Bereich dar [20]. Dies bedeutet konkret, daß oberhalb einer Spermatozoendichte von 10 Mill./ml überwiegend andere Faktoren als die Spermatozoenzahl die Fertilität limitieren. Im wesentlichen handelt es sich dabei um die Spermatozoenmotilität, die neben der Zahl und Morphologie der Spermatozoen das wichtigste Kriterium für die Beurteilung der Fertilitätschance eines Ejakulates darstellt. Dies wird durch die Erfahrung unterstrichen, daß selbst in Ehen von Männern mit außerordentlich geringen Spermatozoendichten von weniger als 1 Mill./ml Schwangerschaften beobachtet werden, wenn wenigstens 50 bis 60% der Spermatozoen eine gute Beweglichkeit aufweisen.

Auf die Ätiologie der Oligozoospermie kann im Rahmen dieses Referates nicht eingegangen werden [7]. Grundsätzlich unterscheidet man nach dem Sitz der Störung primäre und sekundäre Hodenschäden sowie extragonadale Störungen. Eine Unterscheidung zwischen primären und sekundären Hodenschäden ist mit Hilfe der modernen Hormondiagnostik leicht möglich und auch hinsichtlich des therapeutischen Vorgehens wichtig, so daß die Untersuchungen der Hypothalamus-Hypophysen-Gonadenachse bei Spermatozoendichten unter 20 Mill./ml grundsätzlich durchgeführt werden sollte [3]. Neben der Basissekretion von Testosteron, LH, FSH und Prolaktin können die einzelnen Ebenen der Hypothalamus-Hypophysen-Gonadenachse durch dynamische Funktionstests auf ihre funktionelle Kapazität hin untersucht werden [3, 10]. Dabei wird durch den Clomiphen-Test eine hypothalamische Störung, durch den GnRH-Test eine Störung des Hypophysenvorderlappens und durch den HCG-Test eine Insuffizienz der Leydigschen Zwischenzellen überprüft. Diagnostisch wichtig ist, daß testikuläre Störungen im Sinne einer hochgradigen Insuffizienz des Keimepithels hormonanalytisch durch eine erhöhte FSH-Basissekretion objektiviert werden können und dadurch die Hodenbiopsie nur noch selten erforderlich ist.

Endokrinologisch lassen sich drei Patientengruppen bei Oligozoospermie unterscheiden:

1. *Oligozoospermie bei primären Hodenschäden* mit Erhöhung der Gonadotropin-Basissekretion, vor allem von FSH. Die therapeutische Ansprechbarkeit dieser Patientengruppe ist ungünstig.
2. *Oligozoospermie bei sekundären Hodenschäden* mit grenzwertig normaler bis leicht erniedrigter Gonadotropin-Basissekretion. Diese Patienten sind selten, sprechen jedoch gut auf eine Hormontherapie an.
3. *Normogonadotrope Oligozoospermie,* deren Ursache überwiegend idiopathischer Natur ist. Die therapeutische Ansprechbarkeit dieser Patientengruppe ist als zufriedenstellend bis gut zu bezeichnen.

Vor Einleitung einer andrologischen Therapie müssen exogene Noxen wie Arznei- und Genußmittel oder Streß und endogene Noxen wie fokal-toxische Einflüsse ausgeschaltet werden. Die sich daran anschließende Therapie der Oligozoospermie läßt sich in Abhängigkeit von der Ätiopathogenese in einen operativen und medikamentösen Teil untergliedern. Schließlich stehen Techniken zur Verfügung, die eine Qualitätsverbesserung von Sperma für Inseminationszwecke zum Ziele haben und damit eine enge andrologisch-gynäkologische Kooperation in der Sterilitätsbehandlung voraussetzen.

Operative Therapie

Auf dem operativen Sektor überwiegt die chirurgische Therapie der idiopathischen Varikozele, die nach den Untersuchungen von Jecht et al. [8] häufig subklinisch verlaufen kann und dann nur phlebographisch zu sichern ist. Beim Vorliegen einer Varikozele führt die hohe Ligatur der Vena spermatica interna in 40 bis 80% der Fälle zu einer Verbesserung oder Normalisierung des Spermiogramms ca. ½ bis 1 Jahr post operationem. Die Konzeptionsraten liegen zwischen 25 und 45% [10]. Neuerdings wird auch die Sklerosierung der Vena spermatica interna mit gutem Erfolg durchgeführt [8].

Einer operativen Therapie sollten auch Hydrozelen und größere Spermatozelen zugeführt werden. Beim Vorliegen eines Leistenhodens im Erwachsenenalter, der mit Oligozoospermie einhergeht, ist die Orchidopexie anzustreben.

Medikamentöse Therapie

In der medikamentösen Therapie der Oligozoospermie ist das Spektrum der Pharmaka in den letzten Jahren größer geworden. Die Therapie ist jedoch nicht spezifischer geworden, sondern nach wie vor überwiegend empirisch geblieben. Eine kausale Behandlung, z.B. eine Hormon-Substitutionstherapie, ist außerordentlich selten.

Da in dem vorliegenden Referat vor allem die moderne Therapie der Oligozoospermie angesprochen werden soll, muß auf eine vollständige Darstellung seltener oder fragwürdiger Behandlungsformen verzichtet und auf die Literatur verwiesen werden [14]. Auch auf die antibiotische Behandlung entzündlicher Affektionen des männlichen Genitaltraktes, die häufig Ursache einer Oligozoospermie sind, kann hier nicht eingegangen werden.

Eine Zusammenstellung der für die Therapie der Oligozoospermie in Frage kommenden Pharmaka zeigt Tabelle 1.

Einige der genannten Therapeutika haben spezifische Angriffspunkte im Bereich des Hypophysenvorderlappens, der Gonaden oder der akzessorischen Geschlechtsdrüsen, andere wiederum zeigen nachweisbare Effekte, ohne jedoch in ihrem Wirkungsmechanismus letztlich aufgeklärt zu sein (Abb. 1).

Da sich einige der Substanzen noch im klinisch-experimentellen Stadium befinden und bei anderen ein therapeutischer Effekt statistisch nicht gesichert ist, engt sich das

Tabelle 1. Medikamentöse Therapie männlicher Fertilitätsstörungen

- Antiöstrogene (Clomiphen, Tamoxifen)
- Gonadotropin-Releasinghormon (GnRH)
- Humangonadotropine (HCG, HMG)
- Androgene (Testosteron, Mesterolon)
- Kininogenasen (Pankreaskallikrein)
- Aminosäuren (Arginin)
- Psychopharmaka, Spasmolytika
- Antibiotika
- Glukokortikoide, Schilddrüsenhormone, Vitamine

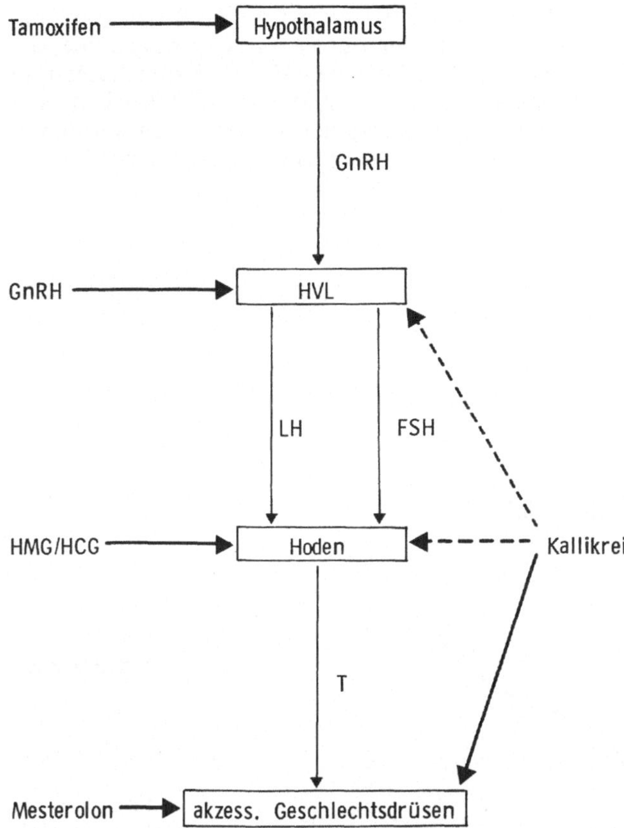

Abb. 1. Pharmakologischer Angriffspunkt bekannter Therapeutika am männlichen Reproduktionssystem. ⟶ Wirkung gesichert, - - -→ Wirkung wahrscheinlich; *FSH* = Follikelstimulierendes Hormon; *GnRH* = Gonadotropin-Releasinghormon (Synonym: LH-RH); *HCG* = Humanes Choriongonadotropin; *HMG* = Humanes Menopausengonadotropin; *HVL* = Hypophysenvorderlappen; *LH* = Luteinisierungshormon; *T* = Testosteron

Spektrum der medikamentösen Therapie auf die folgenden Substanzgruppen ein, wobei deren Wirksamkeit als statistisch gesichert gelten darf:

1. *Antiöstrogene* vom Typ des Tamoxifen, 2. *Humangonadotropine* (HMG, HCG), 3. *Androgene* vom Typ des Mesterolon 4. Gewebshormone (Kinine)-freisetzende *Proteinasen* vom Typ der Kininogenase Kallikrein.

Im folgenden soll auf den Einsatz der genannten Pharmaka bei der Oligozoospermie eingegangen werden. Vorausschickend möchte ich daran erinnern, daß wegen des Spermatogenesezyklus und der Nebenhodenpassage der Behandlungszeitraum mindestens 3 Monate betragen sollte.

Kininogenasen

Experimentelle Untersuchungen haben eine Beteiligung des Kallikrein-Kinin-Systems bei einzelnen Fortpflanzungsfunktionen gezeigt, wobei durch Kallikrein, einer Kininogenase, in erster Linie die Spermatozoenmotilität, aber auch die Spermatogenese beeinflußt wird [5]. So haben klinische Studien gezeigt, daß die systemische Gabe von Pankreas-Kallikrein (Padutin) bei der Oligozoospermie drei Effekte erkennen läßt:

1. Verbesserung der Spermatozoenmotilität, 2. Zunahme der Spermatozoenzahl, 3. Tendenz, den Anteil lichtmikroskopisch normal konfigurierter Spermatozoen in Ejakulat zu erhöhen.

Da die Kallikreintherapie empirisch ist, existieren bisher keine Auswahlkriterien für die Selektion der Patienten, jedoch spricht die idiopathische Form der Oligozoospermie am besten auf Kallikrein an, aber auch bei einer primären Hodenschädigung empfiehlt sich ein therapeutischer Versuch.

Kallikrein kann entweder parenteral in einer Dosierung von 3× wöchentlich 40 E oder per os in einer Dosierung von tgl. 600 E appliziert werden (Tabelle 2). Bei einer Doppelblindstudie an 90 Männern mit idiopathischer Oligozoospermie wurde nach einer siebenwöchigen oralen Therapie mit täglich 600 E Kallikrein im Vergleich zum Plazebo ein signifikanter Anstieg der Spermatozoendichte mit einem Maximum 12 Wochen nach Therapiebeginn beobachtet (Abb. 2). Die Gesamtzahl der Spermatozoen war durchschnittlich um 31 Mill./Ejakulat angestiegen [13]. Außerdem konnte eine signifikante

Tabelle 2. Kininogenasen

Generic name: Kallikrein
Präparate: Depot-Padutin, Padutin 100
Dosierung: 3 × 40 E/Woche i.m. oder tgl. 600 E per os

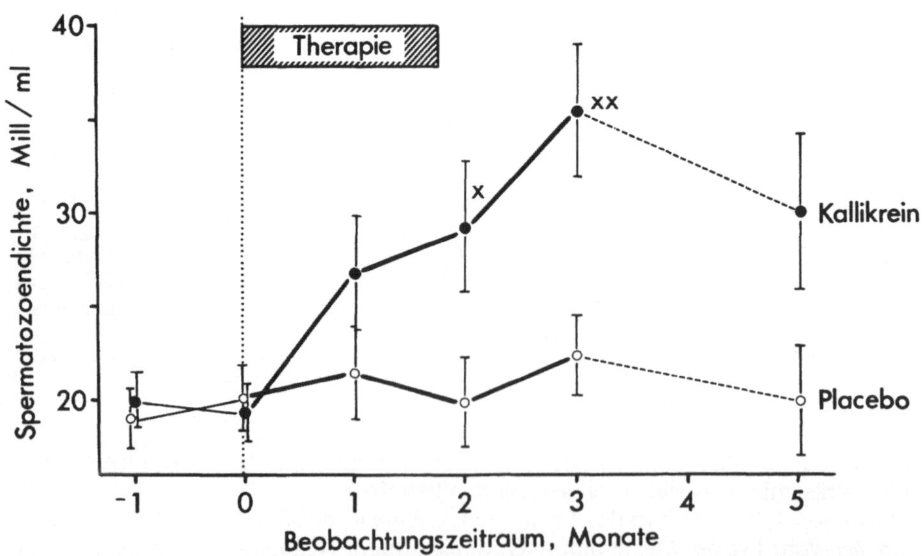

Abb. 2. Doppelblindbehandlung von 90 Männern mit idiopathischer Oligozoospermie über einen Zeitraum von 7 Wochen mit täglich 600 Einheiten Kallikrein (Padutin 100) bzw. einem Plazebo. Dargestellt sind die Mittelwerte und der mittlere Fehler des Mittelwertes der Spermatozoendichte (Mill./ml) im Verumkollektiv (n = 48) und im Plazebokollektiv (n = 42). Einzelheiten siehe Schill [13]

Besserung der quantitativen und qualitativen Spermatozoenmotilität nachgewiesen werden. Die katamnestisch ermittelten Konzeptionsraten betrugen in der Kallikreingruppe 38% und 16% in der Plazebogruppe (p < 0,05).

Nebenwirkungen der Kallikreintherapie wie Schwindel und Durchfälle werden außerordentlich selten beobachtet. Kontraindikationen stellen akute und chronische Adnexentzündungen wegen einer möglichen Infektexazerbation dar.

Im Gegensatz zu diesen empirischen Ergebnissen ist der Wirkungsmechanismus der systemischen Kallikreinbehandlung nach wie vor hypothetisch. Kürzlich konnten wir während Kallikreintherapie einen signifikanten Anstieg von LH, Prolaktin und Testosteron nachweisen, während sich die FSH-Werte nicht veränderten. Aufgrund dieser Ergebnisse scheint Kallikrein die Spermatogenese und die Reifung der Spermatozoen im Nebenhoden außer über einen Kinineffekt im Sinne lokal wirksamer Gewebshormone durch eine Zunahme des intratestikulären Testosteronspiegels via Hypophyse zu beeinflussen.

Androgene

Die bislang praktizierte niedrigdosierte Androgentherapie der Oligozoospermie z.B. mit wöchentlich 25 mg Testosteron i.m. bzw. per os tägl. 75 mg Mesterolon (Proviron), einem synthetischen, nicht lebertoxischen Androgen, ist seit vielen Jahren etabliert (Tabelle 3) und bei letzterem durch zwei Blindstudien untermauert [11, 14]. Andere Arbeitsgruppen konnten allerdings einen positiven Therapieeffekt statistisch nicht nachweisen. Übereinstimmung besteht jedoch in der Direktwirkung von Testosteron und Mesterolon auf die sekretorische Aktivität der männlichen akzessorischen Geschlechtsdrüsen, was man sich bei der Bläschendrüseninsuffizienz zur Normalisierung des Initialfruktosespiegels zunutze macht.

Neuere Erkenntnisse zeigen, daß die niedrigdosierte Androgentherapie der Oligozoospermie bei primären Tubulusstörungen vom theroretischen Konzept her wirkungslos sein müßte. Man weiß heute, daß zur Aufrechterhaltung der Spermatogenese extrem hohe intratestikuläre Testosteronkonzentrationen – ca. 100fach höher als in der Peripherie – notwendig sind. Damit sind die früheren Vorstellungen einer Spermatogenesestimulation durch einen tubulären Kontakteffekt exogen zugeführter Androgene falsch. Ausreichend hohe intratestikuläre Testosteronkonzentrationen können nur durch eine Stimulation der Testosteronbiosynthese in den Leydigschen Zwischenzellen durch HCG-Applikation bewirkt werden.

Eine hochdosierte Androgentherapie (z.B. 2 × 250 mg Testosterondepot/Woche bis zur Azoospermie) ist vom theoretischen Konzept her zur Auslösung eines Reboundphänomens durch Gonadotropinbremsung sinnvoll, wobei diese Therapie wegen der Gefahr irreversibler Tubulusschäden riskant und allenfalls andrologischen Spezialabteilungen vorbehalten sein sollte.

Tabelle 3. Androgene

Generic name: Testosteron, Mesterolon
Präparate: Testoviron, Proviron
Dosierung: 25 mg Testoviron/Woche i.m., 75 mg Proviron tgl. per os

Humangonadotropine

Humangonadotropine zur Therapie des sekundären Hypogonadismus stellen eine kausale Therapie bei der Wiederherstellung der männlichen Fertilität dar. Neu ist der empirische Einsatz von Gonadotropinen zur Behandlung der Oligozoospermie beim Vorliegen eines relativen FSH-Mangels, des sog. relativen hypogonadotropen Normogonadis-

Tabelle 4. Humangonadotropine

Generic name: HMG, HCG
HMG-Präparate: Humegon, Pergonal 500
HCG-Präparate: Choragon, Predalon, Pregnesin, Primogonyl
Dosierung: 3 × 150 IE HMG/Woche i.m., 2 × 2500 IE HCG/Woche i.m.

mus, der latenten Leydigzell-Insuffizienz sowie bei histologisch gesicherter Hemmung der Spermatogenese in Höhe der Spermatiden [6,11]. Beim relativen hypogonadotropen Normogonadismus liegt eine hochgradige Oligozoospermie mit normaler Gonadotropin-Basissekretion vor. Im GnRH-Test zeigt sich eine fehlende bis herabgesetzte FSH-Reaktion. Bei der latenten Leydigzell-Insuffizienz wird ein vermindertes Ansprechen der Leydigzellen auf LH postuliert. Bei diesen Störungen zeigt die kombinierte Anwendung der FSH- und LH-Aktivität enthaltenden Humangonadotropinpräparate HMG und HCG die besten Resultate. Für die Behandlung empfiehlt sich folgendes Therapieschema (Tabelle 4): 3× wöchentlich (Montag, Mittwoch und Freitag) je 2 Ampullen HMG und 2× wöchentlich (Montag und Freitag) je 1 Ampulle HCG intramuskulär.

Das Ergebnis einer kombinierten Humangonadotropinbehandlung bei 48 Männern mit idiopathischer normogonadotroper Oligozoospermie ergab 3 Monate nach Therapiebeginn einen signifikanten (p < 0,025) Anstieg der Gesamtzahl der Spermatozoen im Mittel um 15 Mill. [17]. Bei 23% der Patienten betrug die Zunahme der Spermatozoen mehr als 40 Mill. Die mittlere Spermatozoenmotilität stieg bereits 1 Monat nach Therapiebeginn an (p < 0,01) und war auch noch nach 3 und 5 Monaten signifikant erhöht. Die Schwangerschaftsrate betrug 30%.

Nebenwirkungen der Humangonadotropintherapie können Mastodynie, Gynäkomastie, Gewichtszunahme sowie Steigerung von Libido und Potenz sein. Kontraindikationen stellen solche Oligozoospermien dar, die extragonadal bedingt sind und bei denen ein hypergonadotroper Hypogonadismus vorliegt.

Antiöstrogene

Schließlich soll auf eine neue Form der empirischen andrologischen Therapie mit dem Antiöstrogen Tamoxifen (Nolvadex) eingegangen werden (Tabelle 5). Der Vorteil des Tamoxifen ist, daß es im Gegensatz zu Clomiphen praktisch keine Östrogenaktivität besitzt. Antiöstrogene regen die Gonadotropin-Freisetzung durch Verdrängung von Östrogenen bzw. Testosteron aus spezifischen Rezeptorstellen im Hypothalamus an und führen daher bei intaktem Hypothalamus-Hypophysen-System über eine vermehrte Freisetzung von Gonadotropin-Releasinghormon zu einer Steigerung der endokrinen Synthese und Sekretion von Gonadotropinen bzw. des Testosterons. Der Plasmatestosteron-Spiegel steigt unter der Therpie auf das Doppelte an. Außer Gewichtszunahme wurden bisher keine Nebenwirkungen bei Männern beobachtet.

Bei idiopathischer normogonadotroper Oligozoospermie führt die tägliche Gabe von 20 mg Tamoxifen zu einem signifikanten Anstieg der Spermatozoendichte [2]. Kürzlich berichteten Bartsch u. Scheiber [3] über Langzeitergebnisse bei 54 Patienten mit idiopathischer Oligozoospermie, die täglich 30 mg Tamoxifen 1 Jahr lang bekommen hatten. 67% der Patienten sprachen auf die Behandlung mit einer Zunahme der Spermatozoendichte an. Auch die Spermatozoenmotilität war bereits nach 3 Monaten Tamoxi-

Tabelle 5. Antiöstrogene

Generic name: Tamoxifen
Präparat: Nolvadex
Dosierung: 2 × 10 mg. tgl. per os

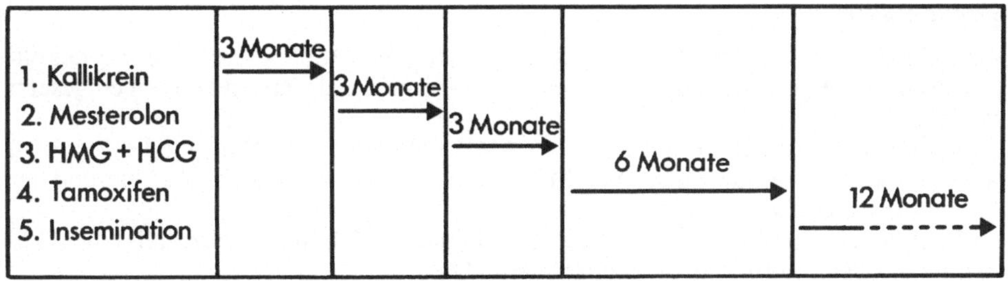

Abb. 3. Vorgeschlagenes Therapieschema bei normogonadotroper Oligozoospermie.

fentherapie deutlich gebessert. Die Konzeptionsrate betrug 19%. Besonders beachtenswert ist, daß auch 10 Patienten mit einem erhöhten Gonadotropinspiegel behandelt wurden, wobei 6 Patienten auf die Tamoxifenbehandlung ansprachen. Dies bedeutet, daß Tamoxifen eine Behandlungsmöglichkeit bei bereits erhöhter FSH-Basissekretion darstellt. Die Hauptindikation für Tamoxifen stellt jedoch die idiopathische normogonadotrope Oligozoospermie dar. Spezifische Selektionskriterien existieren bisher nicht. Unsere eigenen Erfahrungen mit Tamoxifen sind ebenfalls vielversprechend und werden gerade zusammengestellt [16].

Zusammenfassend möchte ich folgendes Procedere für die medikamentöse Behandlung, insbesondere der normogonadotropen Oligozoospermie für die Praxis vorschlagen, wobei – wie bereits gesagt – außer der Gonadotropinbestimmung keine sicheren Auswahlkriterien für eine spezielle Therapie vorhanden sind (Abb. 3):

Beginn der Behandlung mit der Kininogenase Kallikrein. Bei Therapieversagen Verabfolgung niedrigdosierter Androgene vom Typ Mesterolon. Besteht Therapieresistenz, so ist spätestens jetzt der Einsatz von Humangonadotropinen gerechtfertigt. Aufgrund der oben beschriebenen Untersuchungen kommt auch die Anwendung von Antiöstrogenen in Frage.

Führt keines der genannten Pharmaka zum Therapieerfolg, so sollte schließlich überprüft werden, ob eine Verbesserung der Spermaqualität mittels Splitejakulat oder spermatozoenstimulierenden Substanzen für Inseminationszwecke möglich ist.

Inseminationstherapie

Im folgenden soll daher auf einige neuere Aspekte der Inseminationstherapie eingegangen werden.

Splitejakulat

Beim sog. Splitejakulat [4] macht man sich zunutze, daß in der ersten Hälfte des in zwei Portionen gesammelten Ejakulates etwa zwei Drittel aller Spermatozoen zu finden sind. Damit ist eine Spermatozoenanreicherung möglich. Dies bedeutet, daß bei einer hochgradigen Oligozoospermie die Spermatozoendichte z.B. von 5 Mill./ml auf 20 Mill./ml konzentriert werden kann. Voraussetzung ist lediglich, daß ein Ejakulatvolumen von mehr als 3 ml vorliegt. Wesentlich ist auch, daß die Progressivmotilität in der spermatozoenreichen Fraktion des Splitejakulates deutlich besser als im Gesamtejakulat ist. Das fraktionierte Sammeln des Spermas ermöglicht daher, bei Oligozoospermien ein qualitativ verbessertes Ejakulat für Inseminationszwecke zu gewinnen.

Die Erfolgsraten der homologen Insemination bei Oligozoospermie liegen durchschnittlich zwischen 20 und 30%. Steeno [19] konnte nun nach Insemination unter Verwendung von Splitejakulat eine Konzeptionsrate von 44% erzielen, während der gleiche Autor nach Verwendung von Gesamtejakulat eine Konzeptionsrate von 27% vorweisen konnte.

Weiterhin besteht die Möglichkeiten, Spermazusätze zur Motilitätsverbesserung des oligozoospermen Ejakulates zu verwenden. Die folgenden Substanzen können eingesetzt werden:

1. *Coffein*, das durch Hemmung der cAMP-inaktivierenden Phosphodiesterase zu einem Anstieg des intrazellulären cAMP-Spiegels und damit zu einer Aktivierung des Spermatozoenstoffwechsels führt, und

2. *Kallikrein*, das durch Freisetzung von Kininen aus Kininogen ebenfalls eine Aktivierung des Spermatozoenstoffwechsels bewirkt.

Die Aufgabe des Andrologen ist es, in einem Stimulationstest zu überprüfen, ob sich die Motilität der Spermatozoen nach Zusatz von Coffein bzw. Kallikrein in vitro aktivieren läßt [12]. In Penetrationsstudien konnte gezeigt werden, daß sowohl Coffein- als auch kallikreinstimulierte Spermatozoen im Vergleich zu unbehandelten Kontrollen ein besseres Penetrationsvermögen im ovulatorischen Zervixmukus aufweisen. Damit erscheint der Zusatz von motilitätsstimulierenden Substanzen zum Sperma für Inseminationszwecke sinnvoll. Da es sich beim Kallikrein um ein Enzympräparat handelt, das in ein physiologisches System regulierend eingreift, bevorzugen wir diese Substanz für Inseminationszwecke (Tabelle 6).

Erste klinische Erfahrungen mit dem Zusatz von Coffein und Kallikrein zum Sperma liegen inzwischen vor. Im Gegensatz zum Coffein, das zu keinen Schwangerschaften führte, liegen die bisherigen Ergebnisse mit Kallikrein günstig. Bei 52 Ehepaaren konnte eine Konzeptionsrate von 38,5% nach Insemination mit Zusatz von Kallikrein erzielt werden [9].

Abschließend läßt sich feststellen, daß beim Vorliegen eines männlichen Sterilitätsfaktors im Sinne einer Oligozoospermie bei voller Ausschöpfung aller therapeutischen Gegebenheiten durch Andrologen und Gynäkologen in einem nicht unerheblichen Maße die Chance besteht, den vorhandenen Kinderwunsch zu erfüllen.

Tabelle 6. Kallikreinzusatz zum Sperma für die Insemination

Substanz:
    Depot-Padutin, 40 KE/Ampulle
Stammlösung:
    100 KE/ml (40 KE in 0,4 ml physiol. NaCl gelöst)
    Lagerung bei 4 °C, vor Gebrauch erwärmen (20 °C)
Beachte:
    Nur Inseminationsbestecke aus Plastikmaterial verwenden!
Insemination:
    5 Einheiten Kallikrein pro ml Ejakulat
    z.B. 1.9 ml Ejakulat + 0,1 ml Stammlösung

Literatur

1. Bartsch, G., Scheiber, K.: Tamoxifen, ein neues Antiöstrogen in Diagnostik und Therapie der gestörten Virilität und Fertilität. Fortschritte der Fertilitätsforschung, Band 8, Berlin: Grosse im Druck 1979
2. Comhaire, F.: Treatment of oligospermia with tamoxifen. Int. J. Fertil. *21*, 232–238 (1976)
3. Da Rugna, D.: Die hormonale Untersuchung infertiler Männer. Med. Klin. *74*, 548–557 (1979)
4. Eliasson, R., Lindholmer, C.: Distribution and properties of spermatozoa in different fractions of split ejaculates. Fertil. Steril. *23*, 252–256 (1972)
5. Haberland, G.L., Rohen, J.W., Suzuki, T.: Kininogenases. Kallikrein 4. Stuttgart – New York: Schattauer 1977
6. Hofmann, N., Becker, H., Gall, H.: Grenzen und Chancen einer Gonadotropintherapie bei Fertilitätsstörungen des Mannes. Therapiewoche *25*, 7575–7580 (1975)

7. Hornstein, O.P.: Neuere Gesichtspunkte der Hormontherapie von Oligozoospermien. In: Fortschritte der praktischen Dermatologie und Venerologie, Band 7, Braun-Falco, O., Petzoldt, D. (Hrsg.) S. 147–154. Berlin, Heidelberg, New York: Springer 1973

8. Jecht, E., Herzinger, R., Zeitler, E.: Die subklinische Varikozele. Fortschritte der Fertilitätsforschung, Band 8. Berlin: Grosse im Druck 1979

9. Littich, M., Schill, W.-B.: Homologous insemination with the addition of pancreatic kallikrein. Int. Symp. Human Artificial Insemination and Semen Preservation, p. 45. Cecos: Édition François Réder 1979

10. Lunenfeld, B., Insler, V.: Diagnosis and treatment of functional infertility. Berlin: Grosse 1978

11. Mauss, J.: Ergebnisse der Behandlung von Fertilitätsstörungen des Mannes mit Mesterolon oder einem Placebo. Arzneim. Forsch. 24, 1338–1341 (1974)

12. Schill, W.-B.: Caffeine- and kallikrein-induced stimulation of human sperm motility: a comparative study. Andrologia 7, 229–236 (1975)

13. Schill, W.-B.: Kallikrein im Doppelblindversuch bei idiopathischer Oligozoospermie. Hautarzt 29, 319–322 (1978)

14. Schill, W.-B.: Recent progress in pharmacological therapy of male subfertility – a review. Andrologia 11, 77–107 (1979)

15. Schill, W.-B.: Fortschritte in der Diagnostik und Behandlung der Sterilität. Männliche Sterilitätsfaktoren. Arch. Gynaekol. 228, 467–478 (1979)

16. Schill, W.-B., Landthaler, M.: Erfahrungen mit dem Antiöstrogen Tamoxifen zur Therapie der Oligozoospermie. Hautarzt, in Vorbereitung 1980

17. Schill, W.-B., Jüngst, D., Unterburger, P., Vogt, W.: Kombinierte Humangonadotropintherapie bei idiopathischer Oligozoospermie. Fortschritte der Fertilitätsforschung, Band 8, Berlin: Grosse im Druck 1979

18. Schirren, C.: Kallikrein in der Andrologie. Advances of Andrology, Band 5. Berlin: Grosse 1978

19. Steeno, O.: Cervical cap technique of insemination. In: Proc. First Int. Symp. Artificial Insemination, Emperaire, J.C., Audebert, A. (eds.), pp. 38–41. Bordeaux: Institute de Recherches sur la Reproduction Humaine 1978

20. Zyl, J.A. van, Menkveld, R., Kotze, T.J. van, Retief, A.E., Niekerk, W.A. van: Oligozoospermia: a seven-year survey of the incidence, chromosomal aberrations, treatment and pregnancy rate. Int. J. Fertil. 20, 129–132 (1975)

Sachverzeichnis

Retikulosen und Lymphome der Haut aus heutiger Sicht

Symposion der Universitätsklinik für Dermatologie und
Venerologie in Graz am 21. April 1978

Herausgeber: H. Kresbach, H. Kerl, O. Braun-Falco
Unter Mitarbeit von G. Burg
1979. 88 Abbildungen. 108 Seiten
(Der Hautarzt, Supplement 3)
DM 44,–; US $ 24.20
Vorzugspreis für Abonnenten der Zeitschrift „Der Hautarzt"
DM 35,20; US $ 19.40
ISBN 3-540-09165-3
Preisänderungen vorbehalten

Inhaltsübersicht: Grundlagen und Methoden. – Kutane Lymphome und Pseudolymphome. – Andere Erkrankungen.

In den letzten Jahren wurden beachtliche Fortschritte auf dem Gebiet der Lymphomforschung erzielt. Diese Entwicklung hat auch ihren Niederschlag in der Dermatologie gefunden und zu einer Neuorientierung in der Therapie der Retikulosen und Lymphome der Haut geführt. Im vorliegenden Buch sind die Vorträge eines speziell zu diesen Fragen 1978 in Graz abgehaltenen Symposiums zusammengefaßt. Der Schwerpunkt liegt auf einer modernen Klassifikation der Hautlymphome, welche klassisch-morphologische Vorstellungen mit den Erkenntnissen der Immunologie, Cytochemie und Elektronenmikroskopie in Einklang bringt. Speziell eingegangen wird auf die Mykosis fungoides, das Sézary-Syndrom und die pagetoide Retikulose, den Morbus Hodgkin sowie das Burkitt-Lymphom der Haut. In eigenen Kapiteln werden die Differentialdiagnose der cutanen Lymphome und Pseudolymphome, die myeloproliferativen und malignen histiocytären Erkrankungen der Haut sowie die Mastzellen-Krankheiten abgehandelt. Schließlich werden auch die Erfahrungen mit modernen Behandlungsmethoden bei cutanen Lymphomen (z.B. Photochemotherapie) dargestellt.

Insgesamt vermittelt dieser Band einen guten und aktuellen Überblick unseres heutigen Wissens über die Lymphome der Haut.

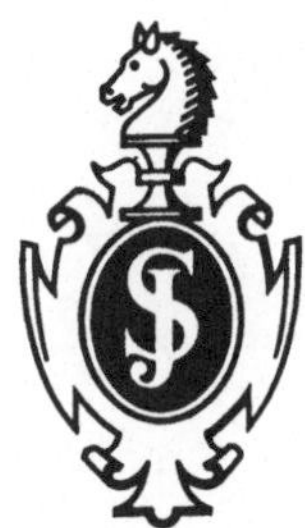

Springer-Verlag
Berlin
Heidelberg
New York